Comprehensive Knowledge and Skills
**in Pharmacy**

药学综合知识与技能

李 菁 司秋菊 马东来 主编

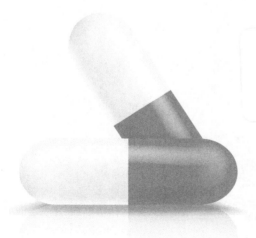

U0228827

化学工业出版社

·北京·

## 内 容 简 介

本书以《国家执业药师资格考试大纲》为依据，基于执业能力与人才培养的核心目标，全面梳理教学内容。全书分为三篇：药学专业知识与技能、常用医学检查和常见病症的健康管理、常见病症的临床用药指导，涵盖各级医疗机构药学服务中药品调剂、用药咨询与用药安全、药品的管理、常用医学检验指标解读、常见疾病的自我用药指导、常见疾病的临床用药等多方面内容。

本书以案例导入，通过案例讨论、分析强化学生对知识点的理解和运用，使学生能将临床实践与课堂理论教学相结合，有利于提高学生解决实际问题的能力，培养学生临床思维和工作方法，提高学生的药学服务岗位胜任力。

**图书在版编目（CIP）数据**

药学综合知识与技能/李菁，司秋菊，马东来主编
. 一北京：化学工业出版社，2022. 12
ISBN 978-7-122-42293-4

Ⅰ.①药… Ⅱ.①李…②司…③马… Ⅲ.①药物学-
医学院校-教材 Ⅳ.①R9

中国版本图书馆 CIP 数据核字（2022）第 181256 号

---

责任编辑：张 蕾
文字编辑：翟 珂 陈小滔
责任校对：王鹏飞
装帧设计：史利平

---

出版发行：化学工业出版社
　　　　　（北京市东城区青年湖南街 13 号 邮政编码 100011）
印　　装：北京科印技术咨询服务有限公司数码印刷分部
787mm×1092mm 1/16 印张 19¾ 字数 483 千字
2023 年 9 月北京第 1 版第 1 次印刷

---

购书咨询：010-64518888
售后服务：010-64518899
网　　址：http://www.cip.com.cn
凡购买本书，如有缺损质量问题，本社销售中心负责调换。

---

定　价：69.80 元　　　　　　　　　　　版权所有　违者必究

# 前 言

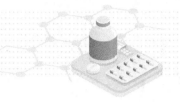

  随着执业药师制度的建立和完善，药师药学服务的水平对高等药学教育产生了很大影响。"药学综合知识与技能"是执业药师考试科目之一，同时也是卫生系统药学专业技术资格考试的组成部分，但由于该课程综合性强，内容涵盖广，涉及药学、临床、检验等多个学科，使得本科目在国家执业药师资格考试中通过率最低。为提高药学专业毕业生的综合技能，丰富"药学综合知识与技能"课程的教学资源，组织了药学院、中西医结合学院、基础医学院等十几位老师共同编写本教材。

  本教材紧密结合新时代行业要求和社会用人需求，与国家执业药师资格考试大纲相对接，以三基（基本理论、基本知识、基本技能）、五性（思想性、科学性、启发性、先进性、实用性）为编写原则，基于执业能力与人才培养的核心目标，全面梳理教学内容。

  本教材分为药学专业知识与技能、常用医学检查和常见病症的健康管理、常见病症的临床用药指导三部分，涵盖了各级医疗机构药学服务中药品调剂、用药咨询与用药安全、药品的管理、常用药学检验指标解读、常见疾病的自我用药指导、常见疾病的临床用药指导等多方面内容。

  本教材坚持问题导向、目标导向、需求导向，通过案例讨论、分析强化学生对知识点的理解和运用，使学生能够将临床实践与课堂理论教学相结合，提高学生解决实际问题的能力，培养学生的临床思维和工作方法，提升学生药学服务岗位的胜任力。

  本教材适于高等院校药学类专业师生教学使用，也可以作为药士、药师、驻店药剂员、执业药师等职业资格考试的培训教材和医药专业技术人员的自学用书。

编者

2022 年 9 月

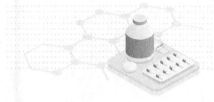

# 目 录

## 139 ▼ 下篇　常见病症的临床用药指导

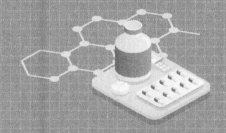

上篇
# 药学专业
# 知识与技能

# 第一章

# 执业药师与药学服务

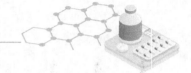

药学工作一百多年的发展历程，大致可划分为三个阶段：传统药学阶段、临床药学阶段、药学服务阶段。

**1. 传统药学阶段**

传统的药学工作以药房为主，调配处方或进行药剂合成配制工作，是以药品供应为中心的阶段。

**2. 临床药学阶段**

自 20 世纪 60 年代开始，美国的药学教育界有人提出药学工作，特别是医院的药学工作最终目的是帮助公众安全用药。由此，药学工作进入了参与临床用药实践，促进合理用药为主的临床药学阶段。

**3. 药学服务阶段**

随着社会的发展，人们逐渐认识到药学服务最重要的问题是药师必须将以患者为中心的服务作为他们的执业理念，这是药学工作的最新发展阶段，即以患者为中心，改善患者生命质量的药学服务阶段。

药学工作的变化反映了现代医药学服务模式和健康理念，体现"以人为本"的宗旨，是时代进步赋予药师的使命，同时也是科学发展和药学技术进步的结果。

## 第一节 ▷ 药学服务

### 一、什么是药学服务

药学服务是药师应用药学专业知识向公众（包括医护人员、患者及家属）提供直接的、负责任的、与用药相关的服务，以期提高药物治疗的安全性、有效性、经济性和适宜性，改善和提高人类生活质量。

药学服务是在临床药学工作的基础上发展起来的，其最基本要素是"与药物有关"的"服务"。其中的"药物"不仅包含治疗性用药还包括预防用药和保健用药。所谓服务，不仅仅是实物形式，还可以是提供信息和知识的形式，满足患者在药物治疗上的特殊需求。药学服务中的"服务"，不同于一般的仅限于行为上的功能，它包含的是药师对患者的关怀和责任。由于这种服务与药物有关，其服务应涉及全社会所有用药的患者，包括住院、门诊、社区和家庭患者，监护他们在用药全程中的安全性、有效性、经济性和适宜性。因此，药学服务具有很强的社会属性。药学服务要求药师把自己的全部活动建立在以患者为中心的基础上，满足患者用药相关的全部需求，包括选药、用药、疗效跟踪、用药方案与剂量调整、不良反应规避、疾病防治和公众健康教育等，在患者药物治疗全程中实施并获得效果。

## 二、药学服务的对象

药学服务的对象是公众，包括患者及家属、医护人员和卫生工作者、药品消费者和健康人群。其中重点关注以下人群：①用药周期长的慢性病患者，或需长期甚至终身用药者；②病情和用药复杂，患有多种疾病，需同时合并应用多种药品者；③特殊人群，如特殊体质者、肝肾功能不全者、过敏体质者、小儿、老年人、妊娠及哺乳期妇女、血液透析者和听障、视障人士等；④用药效果不佳，需要重新选择药品或调整用药方案、剂量、方法者；⑤用药后易出现明显不良反应者；⑥应用特殊剂型、特殊给药途径者；⑦药物治疗窗窄需做监测者。

此外，医师在为患者制订给药方案及护士在临床给药时，针对药物的配伍、组方，注射剂溶剂的选择、溶解和稀释浓度、滴注速度，以及不良反应、禁忌证、药物相互作用等各种问题，均需要得到药师的帮助。

## 三、药学服务的内容

药学服务是在患者治疗过程中实施并获得效果的一种实践活动，其实施内容要包含与患者用药相关的全部需求。因此药学服务的具体工作，除保障药品供应和处方调剂外，还应加强药学专业技术服务，参与临床用药等工作。药学服务的实施内容主要包括以下几个方面：①协助医护人员制订和实施药物治疗方案；②指导和帮助患者合理使用药物；③积极参与疾病的预防、治疗和保健；④定期对药物的使用和管理进行科学的评价。药学服务的具体工作内容有：处方审核与调剂、静脉药物配置、制剂药品检验、药品管理、质量监督、临床药学、药学信息、药学研究、药学教育、药事管理等多个环节。

## 四、执业药师执行药学服务的能力要求

### （一）执业药师参与药学服务的方式

我国在 1994 年制定颁布了《执业药师资格制度暂行规定》，次年 10 月举行了首次执业药师资格考试，同年首批执业药师得到了国家认可，成为我国全面开始实施执业药师制度的标志。执业药师是指经全国统一考试合格，取得执业药师职业资格证书并经注册，在药品生产、经营、使用和其他需要提供药学服务的单位中执业的药学技术人员。执业药师应通过审核处方及调配，提供用药咨询与信息，指导合理用药，开展治疗药物监测及药品疗效评价等药学工作，在减少医疗差错、增进病患用药质量方面提供更多专业保障。

在医院药房中，药师可以参与判断处方用药适宜性、药物配伍禁忌审查建议、提供医护人员药物相关咨询、病患用药指导与咨询、住院患者用药史追踪、制订危急重症与疑难杂症治疗方案、慢性病长期照护、肠外营养注射液和化疗药物配置、肝肾功能不全患者的剂量调整等工作。

药品经营企业尤其是社会药房，直接面对消费者提供药品和用药服务，其经营条件、经营行为、服务能力和服务质量与公众的健康息息相关。因地理优势，社会药房的药师更有可能深入了解社区周围居民的生活方式和就医用药情况。社区药房与药师可能成为公众最容易

接近和接触的基层健康服务机构与人员。药师更有必要掌握相关专业知识和服务技能，为公众提供整体性、持续性、便利性的优质药学服务和健康支持。同时，药师应积极走进社区，为社区群众整理家庭药箱，建立药历和健康档案，在整体健康服务工作中承担起更加重要的职业责任。患者在不同医院或诊所治疗时，常会分别开药，这些药品是否会产生药物相互作用或有重复用药的情况，药师应能够为其把关。

药学服务是一个系统持续的工作，各个执业领域的药师（包括生产和批发企业或者其他领域）都需要建立以消费者为中心的服务理念，主动参与到药学服务工作中，为保障公众正确、安全、有效、合理用药提供优质的服务。

（二）药学服务对执业药师的能力要求

药学服务是高度专业化的服务过程，药师作为医疗团队成员之一，要以合理用药为核心，以提高患者生命质量为目的，运用自己所掌握的专业知识和技能来保证药物使用获得满意的结果。提供药学服务的药师必须具有药学专业背景，具备扎实的药学专业知识（同时了解一定的中药学专业知识）、临床医学基础知识以及开展药学服务工作的实践经验和能力，并具备与药学服务相关的药事管理与法规知识、人文知识及高尚的职业道德。

1. 职业道德

药师必须遵守职业道德，以对药品质量负责、保证人民用药安全有效为基本准则，绝不允许调配、发出没有达到质量标准要求的药品以及缺乏疗效的药品，要尽力为患者提供专业、真实、准确和全面的信息，并尊重患者隐私，严守伦理道德。此外，药师还要具有良好的人文道德素养，遵循社会的伦理规范。

2. 专业知识

（1）药学专业知识　提供药学服务的人员必须具有药学专业背景，具备扎实的药学专业知识。其中药理学、药物化学、药物分析、药剂学、药物治疗学和药事管理学是药师必备的专业理论基础。药学专业知识是执业药师最重要的本领，也是药师在医疗团队中的优势所在。

（2）医学专业知识　药师需要逐渐学习、了解一些相关的基础医学知识和临床医学知识，不断拓宽自己的知识面和思维，便于协助医师实现其用药治疗的意图，便于更好地完成患者的用药教育，提高其用药依从性，从而提高药物的治疗作用。

（3）专业技能　药师的专业技能是指完成优化药物治疗方案、开展合理用药、公众健康宣教所需要的工作技能，包括审核处方、调配处方、发药与用药教育、药品管理、药物咨询、不良反应监测和药物治疗方案的优化等能力。此外，国际上对于药师的药学计算能力要求较高，主要涉及制剂计算、药物分析计算、临床用药计算等。

## 五、药学服务的新进展

随着药学服务的深入，药师会越来越多地参与到药物治疗中去，在医疗团队中发挥互补作用的同时，也使公众对药师这一职业逐渐认识并依赖。从国际交流和国内实践来看，药师还应该深入开展如下工作。

（一）药物重整

药物重整（medication reconciliation）是指在患者药物治疗的每一个不同阶段（入院、

转科和出院时），药师通过与患者沟通或复核，了解其在医疗交接前后的整体用药情况（包括处方药、非处方药、保健品等）与医嘱是否一致，与医疗团队一起对不适当的用药方案进行调整，并做详细而全面的记录，从而预防医疗过程中的药物不良事件（如重复用药、漏服药物、剂量差错、药物相互作用等），保障患者的用药安全。

药物重整的主要流程包括收集用药清单；整理医嘱药物，发现不适当用药，与医疗团队成员讨论并调整治疗药物，形成新的用药清单；新的用药清单交予患者并告知其需在转诊过程中携带。

### 1. 收集用药清单

通过与患者、家属或照顾者沟通，查看患者自带药品或既往病例及处方信息等，多方面、多途径获取用药信息，用药史的内容应包括目前正在使用的药物及既往使用过的与疾病密切相关的药物和保健品的名称、剂型和规格、用法与用量、用药起止时间、停药原因、患者依从性等，还应采集药物及食物过敏史相关信息，建立药物重整记录表。

### 2. 核对及重整

根据收集的用药清单，与患者正在使用的药物与医嘱药物对比，若出现不一致或用药不恰当，需与医师沟通并分析原因，必要时与患者沟通，和医疗团队一起重新调整药物，并对诊疗中药物的调整进行记录。

### 3. 分享完整的用药清单

转科或转入其他医疗机构的患者需有相应的药物重整记录，药物重整记录需交接给相应的医疗团队。出院回家的患者，药物重整记录表应交予患者。患者出院前根据患者的出院医嘱完成用药教育，重点在于住院期间调整、减少或增加的药物，若有需要患者出院后停用的药物，应告知停用时间。

所有药物重整的结果（继续用药、停药、加药、恢复用药、换药）均应记录，并注明时间及原因，药物重整应贯穿于患者慢性病管理控制的整个过程，尤其是在医疗团队发生改变时（入院、转科或出院）必须进行药物调整。

### （二）药物治疗管理

药物治疗管理（medication therapy management，MTM）是指通过药师对患者提供用药教育、咨询指导等一系列专业化服务，从而提高患者用药依从性、预防用药错误，最终培训患者进行自我用药管理，达到优化药物治疗的效果。

药物治疗管理包含：采集患者个体的所有治疗相关信息（如个人基本信息、目前病情与诊断、用药体验、疾病史、过敏史、药物治疗方案等）；评估和确认患者是否存在药物治疗问题；与患者一起确定治疗目标，制订干预措施并执行药学监护计划；对制订的治疗目标进行随访和进一步的评估，以确保患者的药物治疗达到最佳效果。

药物治疗管理的重点人群有：就医或变更治疗方案频繁者；多科就诊或多名医师处方者；患有两种以上慢性疾病者；服用五种以上药品者；正在服用高危药品或依从性差者；服务治疗费用较高者。

### （三）个体化药物治疗

根据患者的具体情况，在药物代谢动力学原理指导下，应用先进的药物监测、药物基因组学分析技术进行治疗药物监测（TDM），通过定量药理模型，以药物治疗窗为基准，药师与临床医师共同制订和调整适合患者的个体化用药方案，提高药物疗效，降低不良反应，节约药物治疗费用。

定量药理学是在传统药物代谢动力学的基础上，运用数学和统计学的方法研究药物和疗效之间关系的药理学分支学科，常以模型来描述和量化药物在体内的处置和产生药效的过程。药物基因组学是以药物效应和安全性为目标，研究代谢酶的活性、各种基因突变与药效及安全性的关系。通过开展的相关研究，依据基因及靶点特性选择治疗药物及适宜的剂量，以此提高药物的有效性，避免不良反应的发生。

## （四）循证医学在药物治疗中的应用

循证医学（evidence-based medicine，EBM）意为"遵循证据的医学"，是一种科学的思想和工作方法，即针对某一具体问题，按照规定的方法对现有的相关证据、信息进行收集、归类、分析，并形成一个系统性评价的过程。其本质就是利用信息技术对证据进行深入挖掘与加工，从而解决某一实际的医（药）学问题。循证医学强调任何医疗决策都应建立在最佳科学研究证据的基础上，其核心是在医疗决策中将临床证据、个人经验与患者的实际情况和意愿三者相结合。

循证医学在药物治疗中的应用是利用循证的方法充分评价药物在广泛人群中使用的安全性、有效性、长期使用的效果、新的适应证以及在临床实践中存在可影响疗效的多种因素等，以促进临床合理用药。例如硝苯地平为第一代短效钙通道阻滞药，曾广泛用于治疗高血压，降压效果很好，无明显肝、肾毒性，还被推广用于治疗急性心肌梗死、不稳定型心绞痛和心力衰竭。20 世纪 90 年代中期，人们从病例对照研究和荟萃分析中发现，与利尿药和 β 受体阻断药相比，硝苯地平能够有效降低血压，但可能增加心肌梗死和心源性死亡的危险，剂量越大，风险增加越明显，因此，使用硝苯地平治疗心肌梗死、心力衰竭，以及在无 β 受体阻滞药作为基础治疗的情况下单独使用硝苯地平治疗不稳定型心绞痛是危险的。以往临床应用只看到其降压作用和无明显肝、肾毒性，而循证医学评价提供了这类药物的远期效应和重大的不良事件。

## （五）药物警戒

药物警戒是与发现、评价、认识和预防不良反应或其他任何可能与药物有关问题（如用药错误和药品质量缺陷等）的科学研究与活动。建立可靠的药物警戒体系对实施国家公共卫生保障，合理、安全、经济、有效的临床用药及完善药品监督管理体系，具有十分重要的意义。

药物不良反应是指合格药品在正常用法用量下出现的与用药目的无关的、有害的反应。药师应当主动收集药物不良反应信息，当获知或发现可能与用药有关的不良反应后，应当详细记录、分析和处理，填写《药物不良反应/事件报告表》，并通过国家药物不良反应监测信息网络报告，报告内容应当真实、完整、准确。平时须注意了解药物不良反应监测机构发布的药物定期安全性更新报告、药物不良反应警示信息等，采取有效措施减少和防止药物不良反应的重复发生。接到药物不良反应事件报告后，特别是严重不良反应时，原则上应先采取行之有效的处置、安抚和解疑，必要时联合临床医师共同应对，减轻对患者所造成的伤害。用药错误是指合格药品在临床使用全过程中出现的、任何可以防范的用药不当。药品质量缺陷（或称药品损害）是指由于药品质量不符合国家药品质量标准而对患者造成的伤害。

## (六) 药物评价

药物评价是评价药物本身的属性，主要指标有安全性、有效性、经济性和药品质量等。

药物的有效性和安全性是药物评价的关键要素，按照《药物临床试验质量管理规范》要求，新药必须经过四期的临床试验，前三期（Ⅰ期、Ⅱ期、Ⅲ期）的临床试验称为上市前药物临床评价阶段；批准上市后的临床试验（Ⅳ期）称为药品临床再评价阶段。上市后再评价是对药物在更广泛的人群、更复杂的用药条件、更长期的用药时间、更多样的用药方案以及用药时与停药后的各项临床指标进行监测和评价，这样的评价既包括临床试验完成的"新药"，也包括所有在市场上销售的"老药"。广义的上市后再评价是贯穿于药物整个生命过程中的评价。

药物经济学评价是通过成本分析对比不同药物治疗方案，或药物治疗方案与其他治疗方案的优劣，设计合理的临床药学服务方案，保证有限的社会卫生保健资源发挥最大的效用。

近年来提出的药物临床综合评价是运用卫生技术评估方法及药物常规监测工具，融合循证医学、流行病学、临床医学、临床药学、循证药学、药物经济学、卫生技术评估等知识体系，综合利用药物上市准入、大规模多中心临床试验结果、不良反应监测、医疗卫生机构药物使用监测、药物临床实践数据以及国内外研究文献等资料，围绕药物的安全性、有效性、经济性、创新性、适宜性、可及性等进行定性与定量的数据整合分析。药物临床综合评价还需不断在实践过程中积累与完善基础数据，加强证据质量分级研究，建立、健全药学专业技术评价与药物政策评价指标体系和多维度分析模型，才能够促进评价工作的科学化和规范化。

# 第二节 ◎ 药学信息服务

药学信息（drug information，DI）是指为实现临床合理用药所需要的信息，它涉及药品研发、生产、检验、经营、使用全过程的各个方面，但最主要的还是药物临床使用方面的信息。

药物信息服务（drug information services，DIS）是药学服务中的一项重要的内容，也是药师必备的基本技能。其核心是以循证药学的理念为临床提供高质量、高效率的用药相关信息，帮助解决患者的实际问题，使患者用药更加安全、有效、合理；同时收集、整理、编写医药学资料，进行学术交流，提高专业水平。具体内容主要有：①为临床合理用药提供支持；②为药物治疗和药事管理委员会的工作提供依据；③为医务人员和公众提供专业或科普的合理用药宣教；④进行药物利用、不良反应及用药错误评价；⑤协助进行新药的临床评价；⑥为药学生和基层进修药师提供药学信息技术培训。

## 一、药学信息来源

### (一) 药品说明书

药品说明书（package insert）是包含药品安全性、有效性的重要科学数据、结论和信息，用以指导安全、合理使用药品。药品说明书是载明药品重要信息的法定文件，具有重要的法律意义和技术意义。

根据《药品说明书和标签管理规定》要求，药品说明书的具体格式、内容和书写要求由国家食品药品监督管理总局制定并发布；药品生产企业应当主动跟踪药品上市后的安全性和有效性情况，根据药品不良反应监测、药品再评价结果等信息，及时向药监部门提出修改药品说明书的申请，国家食品药品监督管理总局也可以要求药品生产企业修改药品说明书。因此，药品说明书理论上应该包含最新的药物有效性和安全性信息。

药品说明书的主要内容包括药品名称、性状、药理毒理、药代动力学、适应证或功能主治、用法用量、禁忌证、不良反应和注意事项、特殊人群用药、药物相互作用、规格、贮藏、包装、有效期、批准文号、生产企业等。《药品说明书和标签管理规定》明确规定，药品说明书应当列出全部活性成分或者组方中的全部中药药味，注射剂和非处方药还应当列出所用的全部辅料名称；药品处方中含有可能引起严重不良反应的成分或者辅料的，应当予以说明。药品说明书应当充分包含药品不良反应信息，详细注明药品不良反应。药品说明书核准日期和修改日期应当在说明书中醒目标示。

## （二）常用中外文药学专著及期刊

常用的中外文药学的专著及期刊及其特点见表 1-1。

表 1-1　常用中外文药学专著及期刊的分类与特点

| 类别 | 名称 | 特点 |
|---|---|---|
| 药物综合信息 | 《中国国家处方集》（化学药品与生物制品卷） | ①是国家规范处方行为和指导合理用药的法规性和专业性文件<br>②采取"以病带药"的方式，以优先使用基本药物为药物选用原则<br>③针对儿童还有《中国国家处方集（儿童卷）》 |
| | 《国家基本药物处方集》 | ①在编写中注重与临床常见病、多发病、慢性病特别是重大疾病防治的衔接<br>②有针对性地增加了适用于老年人、妇女、儿童科学诊疗、合理用药的专项内容 |
| | 《中华人民共和国药典临床用药须知》 | ①《中华人民共和国药典》配套丛书之一<br>②具有较高的实用性、权威性和学术性，对指导合理用药具有较大的参考价值 |
| | 《新编药物学》 | ①对国内外常用药品的性状、药理、应用、用法、注意事项、制剂均有简略的介绍<br>②该书中的引论和附录部分有助于解决药学实践中遇到的问题 |
| | 《马丁代尔药物大典》 | ①由英国皇家药学会出版，2 年更新一次<br>②收录 5500 余种药物专论、近 13 万种制剂、4 万余篇参考文献，涉及 660 余种疾病和多个国家生产商的信息<br>③该书还有关于植物药和其他保健药品以及临时配制制剂的内容 |
| | 《美国医院处方集服务：药物信息》 | ①由美国卫生系统药师协会出版<br>②每个药物的内容均包括适应证、药理学、药动学、安全使用问题和患者咨询要点 |
| | 《药物事实与比较》 | 通过对同类药物之间的比较，了解药物之间的差别，为临床治疗药物的选择提供帮助 |
| | 《医师案头参考》 | 汇编了常用处方药的说明书，书中所列药物的适应证和给药剂量都是 FDA 批准的 |
| | 《美国药典药物信息》 | 该书分为三卷，其中第 II 卷专供患者阅读，通俗讲述有关药品的使用注意事项等信息，可以满足患者想了解更多疾病和药物治疗信息的迫切愿望，医务人员也可以利用书中的内容解答患者的问题 |
| | 《英国国家处方集》 | ①提供临床专家的最新治疗意见，指导药物的正确使用<br>②每年 3 月和 9 月各更新一次<br>③还有《儿童处方集》和《护士处方集》 |
| | 《药物信息手册》 | 简要说明每个药品的临床使用、安全性以及药物的血药浓度监测等内容，手册的附录部分有同类药物比较，有助于治疗药物的选择 |

| 类别 | 名称 | 特点 |
|---|---|---|
| 药品不良反应 | 《药品不良反应》 | 专注于临床常用药品所致的药品不良反应（ADR）、药品不良事件（ADE）和药源性疾病的临床表现与防治 |
| | 《梅氏药物副作用》 | 提供对各国药品不良事件文献的汇总和分析性评论，每4年更新一次 |
| 配伍禁忌和稳定性 | 《最新450种中西药物注射剂配伍忌应用检索表》 | ①以简洁明了的图表形式，采用不同的色彩标记和特有的表格及标号形式，为医师、药师、护士提供更加便捷、清晰的检索方式<br>②配套的《中西药物注射剂使用指南》提供了更为详尽的注射剂使用信息、配伍内容 |
| | 《注射药物手册》 | 由美国卫生系统药师协会出版，以表格形式列出各种药物配伍和稳定性资料 |
| 药物相互作用 | 《药物相互作用的分析与处理》 | 讲述已被确认有临床意义的药物相互作用的机制和处理意见，还提供相互作用的严重程度以及可能对患者的影响 |
| | 《Stockley药物相互作用》 | 由英国皇家药学会出版，简要说明药物相互作用，并提供原始文献参考引文 |
| 妊娠期和哺乳期用药 | 《妊娠期和哺乳期用药》 | 涉及妊娠期与哺乳期间使用的药物达到1000多种，对收录的每个药物都明确给出了妊娠期的危险等级和相关临床文献 |
| 药理学与药物治疗学 | 《治疗学的药理学基础》 | 将药理学的原理与临床实践紧密结合，是一本经典的药理学教科书，书中还有许多药物的药动学和药效学信息 |
| | 《药物治疗学:病理生理学的方法》 | 对疾病的病理生理学、流行病学和治疗方法等诸多内容都有详细的阐述 |
| 药品标准 | 常用的有《中华人民共和国药典》《美国药典》《美国药典-国家处方集》《英国药典》《欧洲药典》《日本药典》等 | |
| 医学 | 《实用内科学》 | 对各种疾病的病因、病理生理和临床表现以及诊断治疗等都有详细的阐述 |
| | 《西塞尔内科学》 | 著名的医学教科书 |
| | 《哈里逊内科学原理》 | 承担了临床医学导论的作用<br>在默克公司网站 |
| | 《默克诊疗手册》 | 最为广泛使用的医学参考书，在互联网上可免费检索，查询全文，了解国际医学界主流观点和可靠的治疗方法 |
| 常用中文药学期刊 | 《中国药学杂志》《中国医院药学杂志》《药物不良反应杂志》《中国新药杂志》《中国药事》《中国药理学报》《中国中药杂志》、高等医药院校的学报，药政部门、疾控中心或其他政府部门主办的期刊等 | |
| 常用外文药学期刊 | *American Journal of Hospital Pharmacy*、*Pharmacotherapy* 等 | |

## （三）常用药学数据库及网站

常用的药学数据库及网站的分类与特点见表1-2。

表1-2　常用药学数据库及网站的分类与特点

| 类别 | 名称 | 特点 |
|---|---|---|
| 光盘或在线数据库、药学应用软件 | MI-CROMEDEX®数据库 | 目前国外最常用的药学信息数据库，属于综述型事实数据库，其内容是由医药学专家针对全世界2000余种医药学期刊文献进行分类、收集、筛选后，按照临床应用的需求，编写为基于证据的综述文献，每季度更新一次 |
| | 《MCDEX合理用药信息支持系统》 | 收集了国内外各种药品的基本信息、药品说明书、药物专论、药物相互作用、注射剂配伍以及国内外多种临床实践指南等信息，供医师、药师参考 |
| | 《CDD上市药品标准化基础数据库信息系统》 | 可以快捷地对所有国内上市产品进行信息查询 |
| | 《PASS合理用药信息监测系统》 | 是一款用药实时监测系统，可实现处方自动审查、医药信息查询等功能，帮助医师、药师等临床专业人员在用药过程中及时掌握和利用医药知识，促进临床合理用药 |
| | 其他国内常用的药学信息数据库:《临床药物咨询系统》《药物咨询及用药安全监测系统》《处方审核与点评系统》《抗菌药品使用分析及控制系统》等 | |

| 类别 | 名称 | 特点 |
|---|---|---|
| 医药文献数据库 | 国家科技图书文献中心网络资源 | 收藏有中外文期刊、图书、会议文献、科技报告、学位论文等科技文献信息资源，开通了外文科技期刊数据库、外文会议论文数据库、外文科技图书数据库、中文会议论文数据库和中文学位论文数据库等文献数据库 |
| | 中国医院数字图书馆 | 资料来源分为期刊、报纸、会议论文、博（硕）士论文等多种数据库，每日更新上万条 |
| | 万方数据资源系统 | 医药期刊908种，包括63种有关药学的期刊 |
| | Pubmed/Medline数据库 | 美国国立医学图书馆的Medline数据库收录了1966年以来70多个国家、4500多种生物医学期刊的题录和文摘，其检索功能强大、快捷、方便 |
| | Embase数据库 | 包含的杂志种类与Medline相似，与药物有关的内容超过40%，方便查询其他国家药物或食品补充剂的相关信息内容 |
| | Toxnet毒理网数据库 | 美国国立医学图书馆建立并负责维护 |
| 互联网站 | 政府网站 | 如国家食品药品监督管理总局网站、美国食品药品监督管理局网站等，提供各国的药品政策法律法规、药物不良反应通报、药学科学研究、免疫接种、重大疾病或流行病发生情况等的相关信息，是查询官方权威数据信息的重要来源 |
| | 专业学术机构网站 | 如中华医学会、美国药学会等，从中可看到各个学科领域的研究动态、专业热点、学术会议要点等有利于指导学科专业发展的信息 |
| | 临床实践网站 | 如默克诊疗手册、全球药师等网站，与临床紧密挂钩，可直接查阅到临床实践所需的药品使用、公式计算、治疗指南等实用信息，对医师和药师开展临床工作发挥重要的支持和帮助作用 |
| | 公共网络资源 | 如Google、百度等。由于公共网络的公众开放性和随意性，其可信度明显低于其他专业信息来源，甚至有些是错误的，需要有足够的判断力来区分哪些信息是准确有用的 |

## （四）治疗指南

临床治疗指南是一类由循证医学而催生发展的三级信息资源，如 *Johns Hopkins Antibiotic Guide*、《肠内肠外营养学临床指南》《中国2型糖尿病防治指南》。临床治疗指南是循证医学和转化医学精髓的最好体现，其优点是将临床经验与文献证据整合在一起，为医师提供医疗诊断和治疗的详细方案。医院药师在面对一份内容极其丰富的临床实践指南时，需要更多地关注药物在疾病治疗中的地位、合理的药物用法用量及疗程，以及在不同临床情况下药物的选择等信息。

# 二、药学信息的分级及质量评价

## （一）药学信息的分级

药物信息的来源广泛，信息的类型多种多样，特别是随着计算机和互联网的发展，使得文献的存储和交流更加方便，信息的获取更加快捷。药物信息按照其最初来源通常分为三级。

一级信息：以期刊发表的原创性论著为主，包括实验研究结果、病例报道以及评价性或描述性的研究结果。

二级信息：一般由引文、书目组成，主要用于检索一级文献，可提供摘要、引文、索引（包括或不包括全文）及目录，文摘数据库或全文数据库是获取文献信息的常用二级信息资源。

三级信息：以参考书和综述型数据库为主，是从原创性研究中提取出被广泛接受的数据信息，对之进行评估而发表的结果。包括医药图书（工具书、教科书、手册等）、光盘或在线数据库、药学应用软件以及临床实践指南、系统评价或综述性的文章等，这类资源虽然比较有限，但非常实用，能满足大多数药学信息需求。

### （二）药学信息的质量评价

随着计算机和网络技术的普及应用，药学信息的收集已不困难，但由于信息来源和类型各异，很容易出现信息量大但又杂乱无章和重复的现象，既有政府文件、期刊文献，也有新闻报道、商家推广资料，药物信息的来源、目的、水平不同，严重影响信息的可靠性。因此，药师必须通过专业的药学信息检索，对良莠不齐的药物信息进行客观、合理的分析评价，去伪存真，筛选出有专业证据的高质量信息，指导临床合理用药。

**1. 一级信息的特点与评价**

（1）一级信息的特点　优点：①内容更新快，周期短；②可以看到有关研究的具体细节，如实验设计方法，观察对象的一般资料和对数据的统计分析，以及对研究结果可靠性的分析；③读者可以自己对文献进行评价，免受他人观点的影响。缺点：①如果是单一试验得到的信息，其结果或结论有可能是错误的，误导读者；②要求读者具有对药学或医学文献进行评价的能力；③一级文献信息量大，阅读要花费许多的时间。

（2）一级信息评价标准　对一级文献的评价是药师必须掌握的技能，也是向医务人员或患者提供客观准确答案的保证。一级文献主题部分主要包括前言、材料和方法、结果、讨论和结论，评价重点为：①前言是否讲清楚研究的来源和目的；②材料与方法这部分的评价重点是"研究对象"和"研究方法"；③结果部分应该重点评价是否对所有相关的结果进行了充分的描述和详细的分析；④讨论和结论重点考察作者是否基于试验结果做出准确的结论，以及结论是否与研究目的相一致。

**2. 二级信息的特点与评价**

（1）二级信息的特点　优点：读者利用索引或文摘可以快速、便捷地对一级信息进行筛选。缺点：①每一个索引或文摘服务所提供的杂志量有限，信息不够全面，因此需要多个检索工具才能获得较全面的信息；②文摘是对原文的概括，其提供的信息可能存在错误，需要药师查阅和评价原文；③从文章发表到建立引文索引间隔时间较长，因此会影响最新信息的检索服务。

（2）二级信息评价标准　对二级文献的评价应该包括：收载杂志的数量、专业种类，出版或更新的频率，索引的完备程度，检索路径多少及服务费用的高低。

**3. 三级信息的特点与评价**

（1）三级信息的特点　优点：①对一个具体问题提供的信息简明扼要；②内容广泛，使用方便；③有的还提供疾病与药物治疗的基础知识。缺点：①从编写到出版所需时间较长，其内容不是该领域最新的；②作者为编写所准备的资料可能不够充分，或鉴于篇幅限制，其论述不够全面细致；③作者可能对一级文献和二级文献的理解有误，或者转录的数据有误，读者需要利用书中列出的参考文献去验证内容的真实性和准确性。

（2）三级信息评价标准　对三级信息的评价主要从以下几个方面来考虑：①书的作者是否为该领域的专家；②书中内容是否相对前沿；③提供的信息是否有相应的参考文献；④是否提供了相关信息引文或链接；⑤信息内容有无偏倚或明显差错。

**4. 互联网信息的特点与评价**

从互联网上可以方便、快捷地获取许多药物信息，但这些信息良莠不齐，质量差别很大。目前，对网站信息的质量评价尚未形成系统的评价方法和指标，不过仍然可以通过以下几个方面来进行分析、衡量。

（1）权威性　网站提供的所有药物信息是否均来自受过专门药学培训的合格人员。如果有不属于上述来源的内容，网站是否清楚地予以注明。

（2）补充性　网站提供的药物信息是否旨在推动和促进患者/网站访问者及其医师之间的关系，而非取代这些关系。

（3）归因性　网站是否尽可能地指明其资料来源（可能的话，通过超链接指向其材料来源），临床网页的最后修改日期是否清楚地注明。

（4）合理性　网站提供的药物信息、探讨的内容是否涉及某个厂家或某个品牌的药品。临床药物疗效的研究是药物之间直接的比较还是药物与安慰剂之间的比较，网站上的研究内容有无偏倚，是否适用于相应的患者。

（5）网站人员　网站的设计者是否清楚明晰地提供药物信息、相关联系地址，以便网站访问者进一步索取资料或获得更多支持；网站中是否清楚列出网站管理者的电子邮箱。

此外，还可以从网站内容的新颖性、赞助商信息、广告诚信性等方面进行互联网信息评价。

### 三、药物信息的管理

药物信息的管理一般经历5个循环往复的阶段：信息寻找阶段、信息收集阶段、信息整理阶段、信息再生阶段和再生信息传递阶段。在完成信息的寻找、收集后，应该对所收集的信息进行真伪和可靠性的鉴别，把有用的信息以一定的方法组织编排起来，形成自己的文档，以便随时查用。

（一）传统的药物信息资料管理

传统的药物信息资料管理方法是建立在笔录基础上的，费时费力并占用较大的空间。主要有卡片式摘录、笔记本式摘录、剪辑式摘录。

（二）药物信息资料的计算机管理

随着计算机的普遍使用，可利用 Word、Excel、Access 等电脑软件来处理期刊目次信息和文献目录信息。

（三）信息管理软件

文献信息管理系统可以帮助用户处理所汇集的各种杂志、工具书等信息，建立并维护个人文献资料库，利用关键词、作者、标题等字段检索药物信息。

## 第三节 ▶ 用药咨询服务

用药咨询是药师应用所掌握的药学知识和药品信息，包括药理学、药效学、药动学、毒理学、药剂学、药品安全性信息等，承接医护人员和公众对药物治疗和合理用药的咨询服务。例如患者取药后常会当场提出对用药的疑惑，或者回到家中发现不知该如何用药，若服药后发生疑似药品不良反应时，除了对用药安全性产生疑虑外，还可能在很大程度上影响服药的依从性。因此药师开展用药咨询，是药学服务的重要内容，是参与全程化药学服务的重要环节，也是药学服务的突破口，对临床合理用药有关键性作用，对保证合理用药有着重要意义。

## 一、咨询方式

用药咨询的方式可以采用当面用药指导、电话咨询、书信咨询、传真咨询、邮件咨询、网络咨询、智能手机软件平台咨询等多种形式，药师应根据具体情况通过合适的方式向公众提供正确用药的常识，对患者进行用药指导，以促进用药安全。

## 二、咨询步骤

药师每天在各种药学实践的场所都会回答患者或医务人员提出的许多问题，因此，药师必须掌握一套药学信息服务的系统方法以便更加有效地进行药学服务，节省工作时间、减少工作失误，咨询服务主要包括以下步骤。

### 1. 了解问询人的一般资料和问询问题的背景信息

如问询者的姓名、职业、住址与联系方式，如果是医务人员，应了解问询者的工作背景（专业与部门），已经查询过哪些信息资源，问题是针对具体患者还是学术的，患者的诊断及用药情况，是否需要紧急得到答复等信息内容。

### 2. 对问题进行确定并归类

常见的问题有：①药物的不良反应；②剂量；③适应证和禁忌证；④药物相互作用；⑤妊娠期及哺乳期用药；⑥血药浓度监测与剂量调整；⑦注射药物的配伍；⑧代谢动力学；⑨药物鉴别；⑩替代治疗。

### 3. 确定检索方法、查阅文献

药师应该建立一套有效的检索方法，既可以节约时间，又可以提高寻找答案的准确性。

### 4. 对文献进行评价、分析和整理

药师需要具有对文献进行评价、分析和整理的技能和能力，如果缺少这一步工作，对问题的解答只能是对药物信息的简单转抄。

### 5. 形成答案并告知问询者

### 6. 随访并建立档案

通过随访可以了解自己的工作效果，建立档案则是对之前工作的总结和完善，便于今后的咨询服务。

## 三、用药咨询

根据药物咨询对象的不同，可将其分为患者、医师、护士和公众用药咨询。

（一）患者用药咨询

医药领域是专业性非常强的特殊领域，药师作为药学专业技术人员，应利用自己掌握的专业知识指导患者用药，最大限度地提高患者的药物治疗效果，提高用药的依从性，保证用药安全、有效。

药师咨询服务的方式分为主动咨询和被动咨询。主动咨询包括药师主动向患者讲授安全用药知识，向患者发放一些合理用药宣传材料或通过网络平台向大众宣传促进健康的科普知识等。药师日常承接的咨询更多的是被动咨询，由患者先提问，药师再面对面或通过电话、网络等方式向患者作答。由于患者的情况各异，涉及专业角度不同，希望了解问题的深度也各不相同，因此，药师在接受咨询时除了问清患者希望咨询的问题外，还应尽可能全面地了解患者信息，掌握良好的沟通技巧，提供有效的咨询服务。

**1. 咨询内容**

① 药品名称：包括通用名、商品名、别名等。

② 适应证：药品适应证与患者病情相对应。

③ 用药方法：包括口服药品的正确服用方法、服用时间和用药前的特殊提示；栓剂、滴眼剂、气雾剂、粉雾剂、各类吸入剂等外用剂型的正确使用方法；缓释制剂、控释制剂、肠溶制剂等特殊剂型的用法及注意事项；如何避免漏服药物以及漏服后的补救方法。

④ 用药剂量：包括首次剂量、维持剂量；每日用药次数、间隔；疗程。

⑤ 服药后预计疗效、起效时间、维持时间。

⑥ 药品的不良反应和相互作用。

⑦ 是否有替代药物或其他疗法。

⑧ 药品的鉴定辨识、贮存方法和有效期。

⑨ 药品价格，是否进入医疗保险报销目录等。

**2. 药师应主动向患者提供咨询的情况**

① 重复用药问题，尤其是复方药物及中西药合用时；合并用药较多时。

② 当患者用药后出现不良反应时，或既往有同种或同类药物不良反应史。

③ 依从性不好的患者或认为疗效不理想、剂量不足以有效，自行增加用药剂量的患者。

④ 依病情需要，处方中药品超出适应证、剂量超过规定剂量时（需医师、药师双签字确认）；处方中用法、用量与说明书不一致时。

⑤ 患者正在使用的药物中有配伍禁忌或配伍不当时（如有明显配伍禁忌，应第一时间联系医师以避免纠纷的发生），如处方中同时有排钾利尿药和强心苷。

⑥ 需要进行血药浓度监测（TDM）的患者，如使用地高辛、茶碱、环孢素A等。

⑦ 近期药品说明书有修改（如商品名、适应证、禁忌证、剂量、有效期、贮存条件、药品不良反应等）。

⑧ 患者所用的药品近期发现严重或罕见的不良反应。

⑨ 使用麻醉药品、精神药品等特殊管理药品的患者；或使用特殊药物（如抗生素、抗真菌药、抗肿瘤药、抗凝药、镇静催眠药、抗精神病药等）的患者；或使用特殊剂型（缓控释制剂、透皮制剂、吸入制剂）者。

⑩ 当同一种药品有多种适应证或用法用量复杂时。

⑪ 当药品被重新分装，而包装的标识物不清晰时。

⑫ 使用需特殊贮存条件的药品时，或使用临近有效期药品时。

（二）医师用药咨询

医师用药咨询的主要内容有治疗方案和药品选择、药品的用法用量、药物相互作用和不良反应、特殊人群用药、药物的药效学与药动学、国内外新药动态、新药临床评价、药物与化学品的中毒鉴别与解救等信息。药师可从以下几个方面向医师提供用药咨询服务。

**1. 提高药物治疗效果**

（1）合理用药信息　抗菌药由于种类多，更新快，在合理使用方面医师希望得到药师的信息咨询服务，能够根据患者的具体情况选择合适的品种和用量，做到个体化用药。特殊人群如肝、肾损伤患者的用药剂量有些需要进行调整；妊娠期、哺乳期患者，不同年龄段的小儿以及老年人用药限制及剂量也需要关注说明书的警示，并结合患者的体质和年龄调整剂量。

**案例 1-1**

　　某患者，急性上呼吸道感染，高热不退，白细胞计数升高，有青霉素过敏史，痰培养结果对头孢哌酮、头孢曲松钠均高度敏感。开始选用头孢哌酮，皮试结果呈阳性。后改用左氧氟沙星等治疗，效果皆不佳。药师详细了解患者情况后，建议试用与头孢哌酮侧链化学结构差异较大的头孢曲松钠，配成浓度为 $500\mu g/mL$ 的稀释液进行皮试，结果呈阴性。在医护人员密切监护下缓慢静脉滴注，未发现有过敏反应，用药 3 日后热退。

**分析1-1**

　　尽管头孢曲松钠说明书中明确注明"对头孢菌素类抗生素过敏者禁用"，该患者使用头孢曲松钠治疗尚存在一定的风险，但基于患者对其他抗菌药物均不敏感，通过查阅相关文献，头孢曲松钠与头孢哌酮的侧链结构差异较大。单凭头孢哌酮皮试阳性结果就简单地停止应用所有头孢菌素类抗生素，将使患者失去合理用药和及时治疗的机会，因此选择对痰培养结果高度敏感的另一种抗菌药头孢曲松钠，经皮试后，在密切监护下进行静脉滴注。

（2）治疗药物监测（TDM）　治疗药物监测是临床药学工作的一项重要内容。目前监测治疗药物的种类主要有强心苷类心血管系统药物（如地高辛、洋地黄毒苷）、免疫抑制剂（如环孢素、吗替麦考酚酯）、抗肿瘤药（如甲氨蝶呤、氟尿嘧啶）、抗病毒药（如依非韦伦）、精神药物（如苯妥英钠、丙戊酸）、抗生素（如万古霉素）、抗真菌药（如伏立康唑）、平喘药（如氨茶碱）等。通过监测，及时了解每名患者的个体血浆药物水平，避免中毒风险，保证治疗药物的安全有效，延长患者的存活时间。

（3）新药信息　随着新药和新剂型不断涌现，带给医师更多治疗选择的同时也带给他们更多的困惑，再加上大量仿制药和"一药多名"现象，使得医师希望获得信息支持，了解新药作用机制、作用靶位、药效学/药动学指标、临床评价等信息，为临床合理用药提供依据。

**2. 降低药物治疗风险**

（1）药品不良反应/事件（ADR/ADE）　药师应熟知常见的药品不良反应，并密切关注国内外有关药品不良反应的最新进展和报道，及时发现、整理、上报，为临床医师提供参考。如抗病毒药阿昔洛韦可致急性肾衰竭、肾功能异常及肾小管损害；利巴韦林可致畸、胎儿异常、肿瘤和溶血性贫血；人促红细胞生成素可引起纯红细胞再生障碍性贫血；肝素诱发血小板减少症（HIT），并由 HIT 而引发血栓并发症。

长期、大剂量使用头孢菌素类（头孢孟多、头孢哌酮、头孢甲肟）、氧头孢烯类（拉氧头孢、氟氧头孢）、头孢霉素类（头孢米诺、头孢美唑）等抗生素可引起牙龈出血、手术创面渗血等出血倾向。上述药物分子中的甲硫四氮唑侧链结构，与谷氨酸分子结构相似，在肝脏微粒体中，与维生素 K 竞争性结合谷氨酸-γ 羟化酶，抑制肠道正常菌群，减少维生素 K 的合成，导致维生素 K 依赖性凝血因子合成障碍（低凝血酶原血症）而致出血。凝血障碍的发生与药物的用量、疗程密切相关。长期使用此类药物还可能会抑制与 B 族维生素吸收有关的微生物，引起口腔溃疡、咽痛等不适，因此，应用头孢菌素类等抗生素时，应注意长期使用宜适当补充维生素 K、B 族维生素，又由于与抗凝药合用时可致大出血，合用时应监测凝血功能和出血。

此外，药师应关注药品不良事件（adverse drug event，ADE）、新药上市后被召回或撤市的案例，并及时告知临床医师。如抗震颤麻痹药培高利特导致心脏瓣膜病；治疗肠易激综合征药物替加色罗存在严重的心脑血管不良事件风险（心绞痛、心脏病、脑卒中）；含钆造影剂（钆双胺、钆喷酸葡胺、钆贝葡胺等）应用于肾功能不全者所引起的肾源性纤维化和皮肤纤维化等。

（2）禁忌证　在医师对患者开药，特别是在使用本专业（科室）以外的药物时，药师有责任提示其用药禁忌。如糖尿病患者禁用加替沙星，否则可能增加其出现低血糖或高血糖症状的隐患，并影响肾功能。

（3）药物相互作用　药师须掌握临床常见的药物间相互作用，如抗抑郁药中的选择性 5-羟色胺再摄取抑制药氟西汀、帕罗西汀若与单胺氧化酶抑制药（如呋喃唑酮、吗氯贝胺、异烟肼、异卡波肼、帕吉林、司来吉兰等）合用，易引起 5-羟色胺综合征，出现高热、兴奋、意识障碍、癫痫发作、肌震颤、高血压危象，甚至死亡，两类药物替代治疗时应至少间隔 14 日；HMG-CoA 抑制药在治疗剂量下与对细胞色系 P4503A4（CYP3A4）有抑制作用的药品如环孢素、伊曲康唑、酮康唑、克拉霉素、罗红霉素等合用则能显著增高本类药的血药浓度。HMG-CoA 抑制药与吉非贝齐、烟酸合用，可能出现肌无力和致死性横纹肌溶解症，因此，初始用药剂量宜小，并将可致肌病的危险性告知患者，叮嘱其注意观察并及时报告所发生的肌痛、触压痛或肌无力，用药初期注意自我监测氨基转移酶（ALT、AST）和肌酸激酶（CK）。

### （三）护士用药咨询

鉴于护理工作在于执行医嘱、实施药物治疗，因此护士主要咨询内容为有关药物的剂量、用法，注射剂配制所需溶剂、稀释浓度、输液滴注速度、输液药物的稳定性和配伍禁忌等信息。

#### 1. 药物的适宜溶剂

（1）不宜选用氯化钠注射液溶解的药品　①多烯磷脂酰胆碱注射液不宜选用氯化钠注射液溶解，以免出现浑浊。②奥沙利铂与氯化钠注射液生成二氯二氨铂，使其疗效降低。③两性霉素 B 用氯化钠注射液溶解可析出沉淀。④红霉素静脉滴注时用氯化钠或含盐类的注射液溶解，可形成溶解度较小的红霉素盐酸盐，产生胶状不溶物，使溶液出现白色混浊或结块沉淀。因此红霉素应先用 6～12mL 注射用水溶解，再稀释于 5% 或 10% 葡萄糖注射液中。此外，红霉素在酸性溶剂中易被破坏，使疗效降低，因此可在 5% 或 10% 葡萄糖注射液中，添加抗坏血酸钠注射液 1g 或 5％碳酸氢钠注射液 0.5mL，使溶液 pH 升高至 5.0 以上，有助于提高药物稳定性。⑤哌库溴铵与氯化钾、氯化钠、氯化钙等联合使用，可使其疗效降低。⑥氟罗沙星用氯化钠、氯化钙等注射液溶解，可出现结晶。

（2）不宜选用葡萄糖注射液溶解的药品　①青霉素结构中含有 β-内酰胺环，酸碱条件下极易水解失效，葡萄糖注射液酸性较强，可促使青霉素水解为无活性的青霉酸和青霉噻唑酸，因此，宜将一次剂量溶解于 50～100mL 氯化钠注射液中，于 0.5～1h 滴毕，既可在短时间内形成较高的血浆浓度，又可减少因药物水解而致过敏反应。②大多数头孢菌素属于弱酸强碱盐，用制备中加入了盐酸的葡萄糖注射液溶解，可产生游离的头孢菌素，生成沉淀或浑浊，建议改用氯化钠注射液或 5％碳酸氢钠注射液（3mL/1000mL）溶解。③苯妥英钠属于弱酸强碱盐，与酸性的葡萄糖注射液配伍可析出苯妥英沉淀。④阿昔洛韦属于弱酸强碱盐，与酸性的葡萄糖液直接配伍可析出沉淀，宜先用注射用水溶解。⑤瑞替普酶与葡萄糖注射液配伍降低效价，宜用少量注射用水溶解。⑥依托泊苷、替尼泊苷、奈达铂等在葡萄糖注射液中不稳定，可析出细微沉淀，宜用氯化钠注射液、注射用水等充分稀释。

### 2. 药物的稀释容积

注射药品的溶解或溶解后稀释的容积不仅直接关系到药品的稳定性，而且与疗效和不良反应密切相关。

氯化钾注射液切忌直接静脉注射，应临用前稀释，否则不仅会引起剧痛，而且会导致心脏停搏。静脉滴注时氯化钾的浓度不宜过高，一般不超过 0.2％～0.4％，心律失常患者使用时可提高至 0.6％～0.7％。

头孢曲松钠肌内注射溶液的配制：将 1g 药物溶解于 3.6mL 灭菌注射用水、氯化钠注射液、5％葡萄糖注射液或 1％盐酸利多卡因注射液中。头孢曲松钠静脉注射溶液的配制：将 1g 药物溶于注射用水或 0.9％氯化钠注射液，并稀释成 10mL，缓缓推注。头孢曲松钠静脉滴注溶液的配制：将 1g 药物溶于 5％葡萄糖注射液、0.9％氯化钠或右旋糖酐注射液 40～100mL 中。头孢曲松钠与含钙注射液（葡萄糖酸钙注射液、氯化钙注射液、复方氯化钠注射液、复方乳酸钠葡萄糖注射液、乳酸钠林格注射液、含钙的静脉营养液）直接混合，会形成微粒，在应用时注意避免。

地诺前列腺素静脉滴注：将 2mg 地诺前列腺素与 1mg 碳酸钠溶解于氯化钠注射液 10mL 中，摇匀后稀释于 5％葡萄糖注射液 500mL 中；静脉滴注速度因适应证而不同，孕中期引产滴速为 4～8μg/min，足月引产滴速 1μg/min。

氢化可的松琥珀酸钠肌内注射宜将 100mg 药物溶于 2mL 注射用水或氯化钠注射液中；静脉注射宜将 100～500mg 药物溶于 10～20mL 注射用水或氯化钠注射液中；静脉滴注时宜将 100～500mg 药物先溶于 2mL 注射用水中，再稀释于 100～500mL 的 5％～10％葡萄糖注射液或氯化钠注射液中；静脉注射时间为 3～5min，静脉滴注时间应控制在 0.4～2h。

### 3. 药物的滴注速度

静脉滴注速度不仅关系到患者心脏负荷，而且与药物的疗效和稳定性直接相关，部分药品滴注速度过快还可致过敏反应和毒性作用。

①万古霉素不宜肌内注射或直接静脉注射，滴速过快可致由组胺引起的非免疫性与剂

量相关反应（红人综合征），突击性大量注射可致严重低血压，因此应控制静脉滴注速度，每 0.5g 至少加入 100mL 液体，时间控制在 1h 以上。

② 两性霉素 B 静脉滴注速度过快可引起心室颤动和心搏骤停，静脉滴注时间应控制在 6h 以上。

③ $H_2$ 受体拮抗药雷尼替丁静脉注射速度过快可引起心动过缓，必须控制滴注速度。血管松弛药罂粟碱静脉注射过快可引起呼吸抑制，并可导致房室传导阻滞、心室颤动，甚至死亡。

④ 维生素 K 静脉注射速度过快，可见面部潮红、出汗、胸闷、血压下降，甚至虚脱等，应尽量选择肌内注射。

⑤ 常见静脉滴注时间应控制在 1h 以上的药物有林可霉素、克林霉素、多黏菌素 B、氯霉素、红霉素、甲砜霉素、磷霉素、环丙沙星、氧氟沙星、左氧氟沙星、莫西沙星、培氟沙星、异烟肼、对氨基水杨酸钠、卡泊芬净、氟康唑等。

⑥ 某些注射药物性质不稳定，遇光易变色，在滴注过程中药液必须避光，如对氨基水杨酸钠、硝普钠、放线菌素 D、长春新碱、尼莫地平、左氧氟沙星、培氟沙星等。

**4. 药物的配伍禁忌**

**案例 1-2**

患者，女，85 岁，因肺部感染、高血压等入院治疗，近日来患者出现水肿、尿量减少等症状，给予多巴胺 20mg＋酚妥拉明 10mg＋呋塞米 40mg＋生理盐水约 50mL，加入 50mL 注射器中微泵给药，约 20min 后护士巡视病房发现注射器中出现浑浊，遂立即停用。

**分析 1-2**

多巴胺作用于多巴胺受体，可增加心排出量，用于少尿及周围血管阻力正常或较低的休克；呋塞米为强效的髓袢利尿药，能增加水和电解质的排泄，用于水肿性疾病；酚妥拉明为 $\alpha_1$、$\alpha_2$ 阻滞药，可使血管扩张而降低周围血管阻力，临床上用于血管痉挛性疾病。在临床上，通常将多巴胺、呋塞米、酚妥拉明等药以一定的剂量组合应用，可增强心肌收缩力、减轻心脏前后负荷、扩张肾血管、改善肾血流循环、增加肾小球对水和电解质的滤过等，从而增加尿量、减轻水肿，因此称为“利尿合剂”。

多巴胺注射液中主要成分盐酸多巴胺，是一种强酸弱碱盐，其分子中含有儿茶酚结构，易被氧化为醌类，显红色，继而形成黑色聚合物，在碱性条件下尤为明显。呋塞米注射液呈碱性，多巴胺注射液与其配伍后显碱性，发生氧化、聚合，生产黑色沉淀。因此，为保证用药安全，建议临床应用多巴胺时，避免与呋塞米配伍使用。

抗心功能不全药毛花苷 C 与氯霉素、氨茶碱、促皮质激素、氢化可的松、辅酶 A、葡萄糖酸钙、水解蛋白、门冬酰胺酶配伍可出现浑浊、沉淀、变色和活性降低；与肝素钠、卡巴克洛、硝普钠配伍可降低效价；与两性霉素 B、氯化琥珀胆碱、肾上腺素、普萘洛尔、依地酸钙钠、利血平、呋塞米、谷氨酸钠配伍时发生毒副反应的危险性增大，合用时需要注意；与钙剂配伍时需谨慎。

不同的药物配伍禁忌不仅会影响药物的疗效，还会对患者的生命造成一定的危害，药物间的配伍禁忌信息可查阅相关图表及专著。

### （四）公众用药咨询

随着社会的高速发展、文明程度的提高和医药知识的普及，公众的自我保健意识不断增强，人们常常会自行在药店购买药物进行治疗，因此药师需要主动承接公众自我保健的咨询，积极提供健康教育，增强公众健康意识，减少影响健康的危险因素。尤其是在常见疾病、减肥、补充营养素等方面给予科学的用药指导，除了药品的用法、适宜的给药时间、注意事项、禁忌证、不良反应及相互作用等，还应提供关于药品的储存注意事项、运输、携带等方面的信息，使公众对药物的使用有更全面的了解。

### （五）药用辅料、包装材料、用药装置方面的咨询

随着新剂型和给药系统的开发上市，药用辅料、制剂包材、输液管线、特殊给药装置等的应用越来越广泛，对药物辅料引起的不良反应、辅料对主药成分的影响、注射剂包材对药物疗效和稳定性的影响、新型输液装置与传统输液给药装置的区别及优势等常被医师、护士忽略，药师应主动提供相关的咨询，保证患者的最佳治疗效果。

#### 1. 药用辅料

有些外用制剂中的辅料丙二醇可引起接触性皮炎；有些难溶药物的注射液中含有大量丙二醇作为溶剂（如复合维生素、硝酸甘油、依托咪酯、戊巴比妥、劳拉西泮、地西泮、苯妥英、地高辛等），大剂量给药时可产生乳酸中毒、溶血反应、血清高渗、中枢抑制；输注速度过快可引起血栓性静脉炎、呼吸衰竭、低血压、癫痫发作。

#### 2. 包装材料

紫杉醇注射液需使用非 PVC 输液瓶和输液管给药，否则其活性成分易被 PVC 材料吸附而降低药效甚至失效。

## 四、沟通技能

沟通是为了一个既定的目标，把信息、思想和情感在个人或者群体间传递，并达成共同协议的过程。沟通的过程是双向的，在发送、接收和反馈过程当中，药师要掌握一些沟通的技能。随着临床药学的发展，沟通技能已经成为当今药师开展药学服务的基本技能。药师的沟通技能具有多样性，针对不同的对象，有不同的沟通技能。

### （一）与患者的沟通

与患者之间的良好沟通能够使药师正确而全面地获知患者的用药史、用药感受及疑问，有助于正确指导患者安全、有效、经济地使用药品，提高患者用药的依从性和满意度。同时，有效的沟通也能使药师本人在工作中得到更多正面的反馈，获得良好的工作认同感和成就感。

> **沟通示例** ▶▶
>
> 药师：××先生，感觉怎么样了？
> 患者：就是有点肩膀疼。

药师：这样啊。这是您今天的药，今天开的药中有止痛药和肌松药。这两种药都是每日 3 次，饭后服用的。可能会有头晕和站立不稳的不良反应，要注意一些。服药时请不要开车。

患者：好的。

药师：那么，还有其他问题吗？

患者：没有了。

药师：好，这是药物的说明书，请拿好。

请问：这位患者是否能够理解肌松药的意思吗？如果出现眩晕、站立不稳的情况，知道如何处理吗？这位患者平时是否驾车？他能够全部理解药师的话吗？他是否信任药师，能不能按时按量服药？

药师与患者之间的良好沟通是建立和保持药患关系，提供用药指导和开展患者健康教育的基础，药师与患者沟通应该注意以下几点。

（1）注意保护隐私　尽可能在私密的环境里进行，确保患者感觉舒适或方便，用尊敬、放松、自信、舒适、专业的态度与患者交流。有的患者有吸烟、酗酒、药瘾等习惯，应如实记录，而不去评判行为本身的对错。

（2）注意倾听　尊重对方，尽可能减少环境中其他容易转移注意力的事情，如噪声、手机铃声等，和对方保持合适的交流距离，尽可能采用通俗易懂的语言提问，以友好、开放、从容的态度，专注地聆听，并适时给予鼓励和肯定。关注对方的语音、语调、停顿、迟疑等细节，判断对方在回忆问题还是在试探药师的反应，甚至是回避真实的答案。

（3）观察和评估　肢体语言能提供大量的信息。俯身与对方保持平行或稍低于对方的视线，会显得更为友好；合适的距离，友好、鼓励、感兴趣的目光交流，简短的语言引导都利于有效而深入地沟通。

（4）避免使用专业术语　药师要学会用通俗易懂的语言来解释专业的医学词汇，避免使用如"通用名""精二类药物""减充血药""利尿药""抗组胺""抗炎""OTC"等专业词汇。研究表明，大多数患者不能正确理解这些专业词汇表达的意思，甚至造成误解。

（5）明确交流目的，把握谈话的主题与深度　开始交流时，多用开放性问题，如"您目前在使用什么药物呢""您在入院前在其他什么地方（药房、诊所、其他医院）接受过什么治疗吗""您对所使用的药物有什么问题吗"等。鼓励患者自由讲述他们对药物和治疗的疑惑，从而让患者了解药师对他们问题是感兴趣并乐于提供帮助的。交谈期间适时用点头、鼓励的眼神和简短的话语，如"嗯""还有吗"，鼓励患者尽可能完整的回忆和回答。

（6）及时和恰当的反馈　在对方回答完几个问题后，要及时小结并反馈给对方：一是核实信息，确保信息传递的准确性，二是能够通过回顾及时发现错误和遗漏。有些患者能够清楚明了地告诉药师他目前正在使用药物的详细情况，而有些患者可能就开始径自讲述自己的诊疗过程而偏离药师的提问。对于后一种情况，药师要适时调整谈话方向。在交流开放性问题后，或者对方总是偏离话题时，药师可以提一些有针对性的或只需回答"是与否"的封闭性问题来完善整个谈话内容，如"除了上面几种口服药之外，您还有用吸入剂、眼药水、外用贴膏或其他保健品吗""您的抗高血压药是每天都规律服用的，还是按照血压情况自行决定是否服用"。

（7）注意控制谈话时间和信息量　与患者谈话时间不宜过长，一次性提供的信息也不宜过多，可以准备一些宣传资料，咨询时发给患者，方便患者阅读。也可以利用微信公众号或网络平台编制用药指导的视频，待患者回家后进一步跟随练习，巩固一些特殊给药装置的使用。

（8）针对不同类型患者，使用不同的技巧　①对于有对立情绪或不愿沟通的患者要避免激怒他们，首先表示尊敬，用专业的态度，直接的方式进行沟通。②对于慢性病患者，由于长期治疗，他们掌握了针对自身疾病的一些医学知识，对药师的重复指导会表示厌倦；也有人会提出一些很少见的问题，药师需要查阅专业书籍才能回答，对于超出药学范畴的问题需要请其他医务人员帮助解答。重要的是使患者认识到慢性病需要长时间的治疗和管控，并帮助患者掌握多种药物的使用方法和注意事项。③老年人大多数都有听力障碍、视力下降或记忆力减退等情况，和老年患者交流时应清楚而缓慢地陈述。需反复交代药品的用法用量和特别注意事项，直至患者完全明白针对容易忘服或者误服的药品，尤其是药名或外形相似而易导致重复用药的药品，应特别在药盒上书写清楚用法，或贴附提示标签，并同时口头交代清晰，反复叮嘱并让老人重复，确保信息传达正确。有条件者可配备分剂量药盒，并叮嘱老年患者的家属或照顾者，敦促患者按时按量服用。④妊娠期妇女情绪波动较大，易劳累，与其沟通时应注意其情绪波动变化和体力情况。⑤某些药物服用后会出现不同程度疲倦、嗜睡、视物模糊、辨色困难的情况，故药师应指导驾驶员了解用药注意事项，确保驾驶员用药安全。⑥国际奥委会规定运动员禁用的药物有 6 大类 100 余种，运动员出现身心疾患必须用药时，药师应权衡用药利弊，确保运动员安全用药。⑦对于有听力减退、智力障碍、因各种原因不能讲话、不愿意交流的患者等，药师尽可能使用辅助的手段（书写、打手势）直接和患者交流，对于重要的信息须请患者或陪同人员复述，以保证药物的正确使用。

## （二）与其他医务工作者的沟通

药师与医师、护士及其他医务工作者之间的沟通也非常重要，如果一些重要的信息没有正确地传达到，可能会影响患者治疗的安全性和有效性。为了使沟通达到效果，需要注意以下几点。

（1）注意沟通的场合和方式　如急诊时药师只是协助者，药师这时的沟通多是提醒医师注意。平常的临床药物实验等，药师是主要执行者，药师和医师可以就试验的结果进行讨论。提醒和讨论在不同的场合下需采用不同的沟通方式。

（2）注意沟通时机的选择　药师协助医师或者护士时，要注意沟通时机的选择，不能打断或耽误别人的工作。

（3）沟通内容的准确性　医务人员之间具有相似的专业背景，因此彼此的交流可以尽可能采用专门的、准确的医学术语，保证沟通内容的准确性。

（4）专业技术问题方面　要与其他医务工作者从团队协作角度出发，有专业疑问和学术分歧时，应以患者利益为中心，以法律法规遵循药品临床应用指导原则、临床诊疗指南和药品说明书。从事实出发，以证据为支持开展有效沟通，进而更好地从"医、护、药"三方多角度保障患者的健康。

## 五、投诉与应对能力

在药学服务过程中，经常遇到的一个棘手问题是接待和处理患者的投诉。患者投诉在一定意义上属于危机事件，需要及时妥善处理。正确地处理患者的投诉，可改善药师的服务，增进患者对药师的信任。反之，不但无益于患者的药物治疗，无益于改进药师的服务，同时对患者的失信和伤害会产生爆炸链式的反应，甚至导致纠纷，使药师失去一个极大的顾客群。

## （一）投诉的类型

### 1. 药师的服务态度和质量

药师在为患者提供直接服务的时候，态度生硬、责任心不强、业务技术、学识水平不高、缺乏与患者语言沟通的技巧，对患者提出的用药问题不能给予合理、细致的解答，以致引起投诉。药师的服务态度直接影响患者的心理感受，尽管药师工作繁忙，压力巨大，但工作过程中仍应保持饱满的工作热情，耐心细致地为患者提供服务，避免不必要的纷争。

### 2. 药品的质量和数量

患者取药后发现与过去用的药外观有差异，从而怀疑药品的质量存在问题，对确属药品质量有问题的，应立即予以退换，对包装改变或更换品牌等导致患者疑问的，应耐心细致地予以解释，使患者恢复对药物治疗的信心，对于药品数量应加强核对，减少此类投诉。

### 3. 药品不良反应

对此类投诉因会同临床医师共同应对，原则上应先处理不良反应，减轻对患者的伤害。

### 4. 药品价格

药品价格是一个较为敏感的问题，医疗单位和药店应严格、认真执行国家药品价格政策。对不同规格、不同包装的药品，同一药名、不同厂家的药品可能价格有所不同，应给予解释。如因招标或国家药品价格调整，应认真耐心地向患者解释。确因价格或收费有误的，应查找原因并退还多收费用。

## （二）投诉的处理

### 1. 选择合适的地点

在接待患者投诉时，首先要考虑在何处接待患者，一般的原则是如果投诉即时发生（即刚接受服务后便发生投诉），应尽快将患者带离现场，以缓和患者的情绪，转移其注意力，不使事件对其他服务对象造成影响，接待患者的地点宜选择办公室、会议室等场所，以有利于谈话和沟通。

### 2. 选择合适的人员

不论是即时或事后患者的投诉，均不宜由当事人来接待患者，一般性的投诉可由当事人的主管或同事接待。事件比较复杂或患者反映的问题比较严重，则应由店长、经理或科主任亲自接待，接待投诉的人员须有亲和力，要善于沟通，有一定的经验。

### 3. 接待时的行为举止要点

接待患者投诉时，接待者的行为举止至关重要，心理学家总结出这样的一条公式，情感表达＝55％动作表情＋38％语调＋7％语言。接待患者投诉时，接待者的行为举止要点是尊重和微笑，使投诉过程从抱怨、谈判变为倾诉和协商，有利于投诉问题的解决。

### 4. 适当的方式和语言

很多情况下，患者投诉是患者对服务方的制度、程序或其他制约条件不够了解，以致对服务不满意。在处理此类投诉时可采用换位思考的方式，要通过适当的语言使患者站在医院、药店或者药师的立场上，理解、体谅我们的服务工作，使双方在一个共同的基础上达成谅解。

### 5. 证据原则

对于患者投诉的问题应有确凿的证据，在工作中应当注意保存有形的证据，如处方、清单、病例、药例或电脑存储的相关信息，以应对患者的投诉。

# 第四节 ◎ 药品的使用方法与用药指导

药品对人类而言是一把双刃剑，既可以预防、治疗疾病，也可以因不合理使用而危害健康。WHO统计资料显示：各国住院患者药物不良反应发生率为10％～20％，其中5％因用药不当死亡；全世界死亡人口中有1/3死于用药不当。因此，药师利用专业知识指导患者用药，可在最大限度上提高患者的药物治疗效果，用药的依从性、有效性和安全性，减少药品不良反应发生的概率。

## 一、部分药品服用的适宜时间

现代医学研究证实，很多药物的作用、毒性、不良反应与人体的生物节律（生物钟）有着极其密切的关系。因此根据药物的特点、人体生理和疾病的规律，选择最适宜的给药时间可以达到以下效果：①顺应人体生物节律的变化，充分调动人体内积极的免疫和抗病因素；②增强药物疗效、提高药物的生物利用度；③减少和规避药品不良反应；④降低给药剂量和节约医药资源；⑤提高患者用药依从性。

人体的生物节律是指在人体内调控某些生化、生理和行为现象有节奏地出现的生理机制。如肝脏合成胆固醇的时间多在夜间；胃酸的分泌呈现昼夜规律，清晨5时至中午11时最低，下午2时至次日凌晨1时最高；而胰腺分泌胰岛素清晨升高，午后达高峰，凌晨降至低谷。因此，服用药物应结合人体生物节律。

高血压患者的用药时间应根据患者的血压节律特征和用药的种类综合考虑。研究表明，钙通道阻滞药于早晨或晚上服药对24h平均血压的作用相同，但晚上服药可以更有效地降低夜间平均血压，进而有助于非构型血压向构型血压的转化。血管紧张素Ⅱ受体拮抗药任何时间服用均可达到全天有效控制血压的目的，但睡前服药可使昼夜血压比值增高，并有助于非构型血压向构型血压转化。晚上服用长效β受体阻断药可以在不影响整体血压控制的同时，更有效降低清晨血压。清晨服用利尿药，则有助于非构型血压转化为构型血压，并可减少起夜次数，避免夜间排尿过多，影响休息和睡眠。呋塞米在上午10时服用利尿作用最强。

氨基糖苷类抗生素的毒性夜间高于白天，因此可增加白天给药剂量，降低夜间给药剂量，以达到增加疗效的同时降低药物的毒性反应。

哮喘患者的发作有明显的昼夜节律，其呼吸困难多发生在凌晨0～2时，主要原因是血浆中的皮质激素和儿茶酚胺的浓度在夜间降至最低水平，而支气管对于过敏原和组胺的反应性达到最高峰。药物在药动学和药效学方面也有昼夜节律的差异，因此，利用疾病和药物的时间节律特点，合理分配剂量，可以更加科学、有效控制病情。肾上腺素能β$_2$受体激动药可采取晨低、夜高的给药方法，利于药物在清晨呼吸困难时达较高血药浓度。例如8时口服特布他林5mg，20时服用10mg，可使该药的血液浓度昼夜保持相对稳定，有效控制哮喘的发作。磷酸二酯酶抑制剂氨茶碱则以早晨 7 时应用效果最好。

部分药品最佳服用时间见表 1-3。

表 1-3　部分药品最佳服用时间表

| 服用时间 | 药品类别 | 药品名称 | 注　释 |
|---|---|---|---|
| 清晨 | 肾上腺皮质激素 | 泼尼松、泼尼松龙、地塞米松 | 肾上腺皮质激素的分泌呈昼夜节律性变化,血药浓度峰值一般在清晨 7～8 时,谷值在午夜 0 时。清晨给药可以减少下丘脑-垂体-肾上腺皮质系统的负反馈抑制,避免肾上腺皮质功能的下降 |
|  | 抗高血压药 | 氨氯地平、拉西地平、依那普利、贝那普利、氯沙坦、缬沙坦、索他洛尔 | 清晨血压高,夜间血压低,清晨服药可以有效控制杓型血压 |
|  | 利尿药 | 呋塞米、螺内酯 | 避免夜间排尿次数过多影响休息 |
|  | 抗抑郁药 | 氟西汀、帕罗西汀、瑞波西汀、氟伏沙明 | 抑郁、焦虑、猜疑等症状常表现为晨重晚轻 |
|  | 泻药 | 硫酸镁 | 盐类泻药可迅速进肠道发挥作用 |
| 餐前 | 胃黏膜保护药 | 氢氧化铝及其复方制剂、磷酸铝、复方三硅酸镁、复方铝酸铋 | 服用后在胃壁上形成保护膜,避免食物刺激或胃酸腐蚀 |
|  | 收敛药 | 鞣酸蛋白 | 可迅速通过胃进入小肠,遇碱性小肠液而分解出鞣酸,起到止泻作用 |
|  | 促胃动力药 | 甲氧氯普胺、多潘立酮、西沙必利、莫沙必利 | 保证在进餐后发挥最大药效 |
|  | 抗高血糖药 | 格列本脲、格列齐特、格列吡嗪、格列喹酮、那格列奈 | 血浆达峰浓度时间比餐中服用提早,增强疗效 |
|  | 钙、磷调节药 | 阿仑膦酸钠(晨起)、丙氨膦酸二钠、氯屈膦酸钠 | 便于吸收,避免对食管和胃的刺激;食物可减少其吸收 |
|  | 抗菌药物 | 头孢拉定、头孢克洛、氨苄西林、阿莫西林、阿奇霉素、克拉霉素、利福平 | 进食会延缓药物的吸收 |
|  | 广谱抗线虫药 | 伊维菌素 | 餐前 1h 服用可增强疗效 |
| 餐中 | 助消化药 | 酵母、胰酶、淀粉酶 | 发挥酶的助消化作用,避免被胃酸破坏 |
|  | 抗高血糖药 | 二甲双胍、阿卡波糖(与第一口饭同服)、格列美脲 | 减轻对胃肠道刺激和不良反应 |
|  | 非甾体抗炎药 | ①舒林酸 ②吡罗昔康、伊索昔康、美洛昔康、奥沙普嗪 | ①可使镇痛作用更持久;②减轻对胃肠道刺激 |
|  | 肝胆辅助药 | 熊去氧胆酸 | 减少胆汁、胆固醇的分泌,利于溶解胆固醇性结石 |
|  | 抗血小板药 | 噻氯匹定 | 提高生物利用度,减轻胃肠道不良反应 |
|  | 减肥药 | 奥利司他 | 可减少对脂肪的吸收 |
|  | 分子靶向抗肿瘤药 | 伊马替尼 | 进餐时服用或与大量水同服可减轻对消化道的刺激 |
|  | 抗结核药 | 乙胺丁醇、对氨基水杨酸钠 | 减轻对消化道的刺激 |
| 餐后 | 非甾体抗炎药 | 阿司匹林、贝诺酯、对乙酰氨基酚、吲哚美辛、尼美舒利、布洛芬、双氯芬酸、甲氯芬那酸、甲芬那酸 | 减轻对胃肠道的刺激(塞来昔布除外,食物可延缓其吸收) |
|  | 维生素 | 维生素 $B_1$、维生素 $B_2$ | 餐后服用可延缓胃排空,使其在小肠较充分地吸收 |
|  | 组胺 $H_2$ 受体阻滞药 | 西咪替丁、雷尼替丁、法莫替丁 | 餐后胃排空延迟,有更多的抗酸和缓冲作用时间 |
| 睡前 | 催眠药 | 司可巴比妥、艾司唑仑、异戊巴比妥、地西泮、苯巴比妥 | 失眠者可择时服用 |
|  | 平喘药 | 沙丁胺醇、二羟丙茶碱 | 哮喘多发于凌晨 |
|  | 血脂调节药 | 洛伐他汀、辛伐他汀、普伐他汀、氟伐他汀、瑞舒伐他汀、阿托伐他汀 | 胆固醇合成主要在夜间,夜间服药比白天更有效 |
|  | 抗过敏药 | 苯海拉明、异丙嗪、氯苯那敏、特非那定、赛庚啶、酮替芬 | 因服用后易出现嗜睡、困乏,睡前服用安全并有助于睡眠 |
|  | 钙剂 | 碳酸钙 | 由于人体血钙水平在午夜至清晨最低,以清晨和睡前服用最佳,使钙剂得到充分的吸收、利用,减少食物对钙吸收的影响 |
|  | 缓泻药 | 比沙可啶、液状石蜡 | 服后约 12h 排便,于次日晨起泻下 |
|  | 组胺 $H_2$ 受体阻滞药 | 西咪替丁 | 对基础胃酸分泌抑制较好,睡前服用可用于消化性溃疡急性期或病理性高分泌状态 |

## 二、药物剂型的正确使用

某患儿，18 个月，因为感冒发热，家长带其就医，在医院输液后，患儿母亲将医师所开"娃娃宁泡腾片"喂给患儿，用少量水送服。几秒后，患儿手脚突然抖动，出现剧烈咳嗽，口唇慢慢发绀，经过用力拍背、催吐均无法缓解症状，之后被送进抢救室抢救，虽在气管中取出泡腾片残迹，但因脑部缺氧时间过长，最终抢救无效死亡。——2017 年央视纪录片《见证》之"药案寻踪"节目。

分析1-3

原因一：泡腾片含有泡腾崩解剂，如有机酸和碳酸钠、碳酸氢钠等，当投入温水时，发生酸碱反应，产生大量二氧化碳，使药片在水中迅速地崩解，若错误地将泡腾片口服，则口腔及气道中会产生大量二氧化碳，最终可能导致缺氧窒息。

原因二：诱发急性喉头水肿。泡腾片在口腔中崩解，在大量的药物溶解及酸碱性辅料等物质的强刺激下，气道可强烈地收缩和痉挛，诱发急性喉头水肿。由于 18 个月大的幼童本身气道较窄，身体各项功能较脆弱，可导致急性呼吸困难，这可能是其脑缺氧死亡的主要原因。

原因三：意外窒息。泡腾片直接堵塞气道，也可能是意外事故的原因。

随着科学技术的发展，药物的新剂型不断增多，因错误的用药方法影响药效，甚至引起严重不良反应的事件时有发生，因此，让患者掌握药物剂型的正确使用方法及注意事项，是药师药学咨询服务的一项重要内容。

### 1. 滴丸

滴丸多用于病情急重者，如冠心病与急、慢性支气管炎。可口服、舌下含服或腔道用药，服用前应仔细阅读说明书，剂量不能过大。滴丸在保存中应注意不宜受热，否则基质易软化。

### 2. 泡腾片

泡腾片在使用时应注意：①严禁直接服用或口含；②供口服的泡腾片一般宜用 100～150mL 凉开水或温水浸泡，迅速崩解和释放药物，待完全溶解或气泡消失后再饮用；③药液中有不溶物、沉淀、絮状物时不宜服用；④不应让幼儿自行服用。

### 3. 舌下片

舌下片在服用时应注意：①迅速置于舌下，含服时间一般控制在 5min 左右，以保证药物充分吸收。②不能用舌头在嘴中移动舌下片以加速其溶解，不能咀嚼或吞咽药物，不要吸烟、进食、嚼口香糖，保持安静，不宜多说话。③含服后 30min 内不宜吃东西或饮水。

### 4. 咀嚼片

咀嚼片常见于维生素类、解热药、治疗胃部疾病的药物（如氢氧化铝、硫糖铝、三硅酸镁、酵母片等），在服用时应注意：①在口腔内的咀嚼时间宜充分，咀嚼后可用少量温开水送服；②用于中和胃酸时，宜在餐后 1～2h 服用。

### 5. 软膏剂、乳膏剂

使用软膏剂、乳膏剂时应注意：①涂敷前将皮肤清洗干净。②对有破损、溃烂、渗出的部位一般不要涂敷，对急性无渗出性糜烂宜用粉剂或软膏剂。③涂布部位有烧灼或瘙痒、发红、肿胀、出疹等反应，应立即停药，并将局部药物洗净。④部分药物，如尿素涂敷后采用封包可显著地提高角质层的含水量，增加药物的吸收。⑤不宜涂敷于口腔、眼结膜。

## 6. 含漱剂

含漱剂中的成分多为消毒防腐药，含漱时不宜咽下或吞下；使用时需按照说明书的要求稀释浓溶液；含漱后不宜马上饮水和进食，以保持口腔内药物浓度。幼儿及恶心、呕吐者暂时不宜含漱。

## 7. 滴眼剂

滴眼剂在使用时应注意：①勿使滴管口触及眼睑或睫毛，以免污染。②若同时使用2种药液，宜间隔10min。③若使用阿托品、毒扁豆碱、毛果芸香碱等有毒性的药液，滴后应用棉球压迫泪囊区2~3min，以免药液经泪道流入泪囊和鼻腔，经黏膜吸收后引起中毒反应。④一般先滴右眼、后滴左眼，以免用错药；如左眼病情较轻，应先左后右，以免交叉感染。⑤滴眼剂多次开管和连续使用1个月后则不应再用，如药液出现混浊或变色时，切勿再用。⑥白天宜用滴眼剂滴眼，临睡前应用眼膏剂涂敷，以利于保持夜间局部药物浓度。

## 8. 眼膏剂

眼膏剂在使用时应注意：①挤压眼膏剂尾部，使眼膏剂呈线状溢出，将约1cm长的眼膏剂挤进下眼袋内，轻轻按摩2~3min，但注意眼膏管口不要直接接触眼睑或睫毛。②多次开管和连续使用超过1个月的不应再用。

## 9. 滴耳剂

滴耳剂主要用于耳道感染或疾病，但耳聋、耳道不通或耳膜穿孔者，不宜应用。滴耳剂的使用方法：①将滴耳剂用手捂热以使其接近体温；②头部微偏向一侧，患耳朝上，抓住耳垂轻轻拉向后上方使耳道变直，一般一次滴入5~10滴，一日2次或参阅药品说明书的剂量；③滴入后休息5min再更换另侧耳；④滴耳后用少许药棉塞住耳道，注意观察是否有刺痛或烧灼感；⑤连续用药3天仍然疼痛者，应停止用药，及时就诊。

## 10. 滴鼻剂

鼻腔和鼻窦内部均为黏膜覆被，鼻腔深而窄，因此滴鼻时应头往后仰，适当吸气，使药液尽量达到较深部位。滴鼻剂使用时应注意：①瓶壁不要接触鼻黏膜。②连续用药3天以上，症状未缓解应向执业医师咨询。③同时使用几种滴鼻剂时，首先滴用鼻腔黏膜血管收缩剂，再滴入抗菌药物。

## 11. 鼻用喷雾剂

鼻用喷雾剂的使用方法：①喷鼻前先呼气。②头部稍向前倾斜，保持坐位。③用力振摇气雾剂并将尖端塞入一个鼻孔，同时用手堵住另一个鼻孔并闭上嘴。④按压气雾剂的阀门喷药，成人一次喷入1~2揿，儿童1揿，一日3~4次，或参阅说明书剂量，同时慢慢地用鼻部吸气。⑤喷药后将头尽力前倾，置于两膝间，10s后坐直，避免药液流入咽部，用嘴呼吸。⑥更换另一鼻孔重复前一过程，用毕后可用凉开水冲洗喷头。

## 12. 栓剂

（1）阴道栓　使用时应注意：①洗净双手。②给药后，保持仰卧姿势约20min，1~2h内尽量不排尿，以免影响药效。③应于睡前给药，以便药物充分吸收。④经期停用，有过敏史者慎用。

（2）直肠栓　使用时应注意：①栓剂松软不易使用时，可将其置入冰水或冰箱中10～20min，使基质变硬。②塞入深度距肛门口幼儿约2cm，成人约3cm，保持侧卧姿势15min。③用药前先排便，用药后1～2h内尽量不解大便（刺激性泻药除外）。

### 13. 透皮贴剂

透皮贴剂使用时应注意：①用前将所要贴敷部位的皮肤清洗干净，并晾干。②贴于无毛发或是刮净毛发的皮肤上，轻轻按压使之边缘与皮肤贴紧，不宜热敷。③皮肤有破损、溃烂、渗出、红肿的部位不应贴敷。④不要贴于皮肤的皱褶处、四肢下端或紧身衣服底下。⑤定期更换或遵医嘱，若发现给药部位出现红肿或刺激症状，可向医师咨询。

### 14. 气雾剂和干粉吸入剂

（1）气雾剂　气雾剂指将药物与适宜的抛射剂制成的澄明液体、混悬液或乳浊液，装于具有特制阀门系统的耐压密闭容器中，使用时借抛射剂的压力将内容物呈雾状喷出的制剂。使用时应注意：①尽量将痰液咳出，口腔内的食物咽下。②用前将气雾剂摇匀。③将双唇紧贴近喷嘴，头稍微后倾，缓缓呼气以尽量让肺部的气体排尽。④于深呼吸的同时揿压气雾剂阀门，使舌头向下；准确掌握剂量，明确1次给药揿压几下。⑤屏住呼吸10～15s后用鼻部呼气。⑥喷雾后用温水清洗口腔，或用0.9%氯化钠溶液漱口，并及时擦洗喷嘴儿。

（2）干粉吸入剂　干粉吸入剂是指药物经特殊的给药装置，通过患者的主动吸入，使药物分散成雾状进入呼吸道，发挥全身或局部作用的给药系统，包括都保类、准纳器和吸乐等。常用都保类药物有富马酸福莫特罗粉吸入剂、布地奈德-福莫特罗干粉吸入剂、布地奈德干粉吸入剂；常用准纳器属于多剂量型；常用吸乐属于单剂量型。

### 15. 缓、控释制剂

服用缓、控释制剂时应注意：①服药前一定要看说明书或请示医师，因各制药公司的缓、控释剂型口服药的特性可能不同；另有些药物采用的是商品名，未标明"缓释"或"控释"字样，但若在其外文药名中带有"SR"或"ER"时，则属于缓释剂型。②除另有规定外，一般应整片或整丸吞服，严禁嚼碎和击碎分次服用。③缓、控释制剂每日仅用1～2次，服药时间宜固定。

## 三、服用药品的特殊提示

在日常生活中，很多因素会影响药物的疗效、血液浓度、体内过程，有时甚至会导致严重的后果，因此药师对于有特殊提示药品的注意事项一定要告知患者。

### （一）饮水对药物疗效的影响

#### 1. 宜多饮水的药物

（1）平喘药　茶碱类的平喘药，因其可提高肾血流量，具有利尿作用，易致脱水，出现口干、多尿或心悸；同时哮喘患者又往往伴有血容量较低。因此，应注意适量补充液体，多饮白开水。

（2）利胆药　利胆药中去氢胆酸、熊去氧胆酸、羟甲香豆素、苯丙醇服后可引起胆汁的过度分泌和腹泻，因此，服用时应尽量多饮水，以免过度腹泻而脱水。

（3）抗尿结石药　服用中成药排石汤、排石冲剂、柳栎浸膏胶囊后，需多饮水，保持1日尿量 2500～3000mL，冲洗尿道，稀释尿液，降低尿液中盐类的浓度，减少尿盐沉淀的机会。

（4）抗痛风药　服用苯溴马隆、丙磺舒、别嘌醇等抗痛风药的过程中，应注意多饮水，每日保持尿量在 2000mL 以上，同时应碱化尿液，使尿液 pH 保持在 6.0 以上，以防止尿酸在泌尿道沉积形成结石。

（5）磺胺类药物　服用磺胺类药物易形成结晶性沉淀，发生尿路刺激和阻塞现象，出现结晶尿、血尿、尿痛和尿闭，因此，应注意大量饮水，冲走结晶，也可加服碳酸氢钠以碱化尿液，减少结晶对尿道的伤害。

（6）蛋白酶抑制药（艾滋病联合治疗）　服用利托那韦、茚地那韦、奈非那韦等蛋白酶抑制药，多数可引起尿道结石或肾结石，为避免结石的发生，治疗期间应确保摄入足够的水，1 日须饮水量在 2000mL 以上。

（7）氨基糖苷类抗生素　服用链霉素、庆大霉素、卡那霉素、阿米卡星等氨基糖苷类抗生素宜多饮水，加快药物排泄以减少对肾脏的毒性。

（8）氟喹诺酮类药物　诺氟沙星、左氧氟沙星等氟喹诺酮类药物主要经肾排泄，服用后应多饮水，减少药物造成肾损伤。

（9）双膦酸盐　双膦酸盐对食管有刺激性，需用 200mL 以上的水送服；其中阿仑膦酸二钠、帕屈膦酸二钠、氯屈膦酸二钠在用于治疗高钙血症时，可致水、电解质紊乱，故应注意补充液体，使 1 日的尿量达 2000mL 以上。同时提示患者在服药后不宜立即平卧，保持上身直立 30min。

（10）电解质　口服补液盐（ORS），每袋加 500～1000mL 凉开水，溶解后服下。

**2. 限制饮水的药物**

（1）某些治疗胃病的药物　①苦味健胃药是通过苦味刺激舌部味觉感受器及末梢神经以促进唾液和胃液分泌而增加食欲，饮水会影响药物作用机制，降低药物疗效，因此不要加水冲淡，也不要多饮水，服后不要漱口。②硫糖铝、果胶铋等胃黏膜保护药在服药后会在胃中形成保护膜，服药后 1h 内尽量不要饮水，以免保护层被水冲掉。③需要直接嚼碎吞服的胃药，不要多饮水，以免破坏已形成的保护膜。

（2）止咳药　如止咳糖浆、甘草合剂等黏稠药物会黏附在发炎的咽喉部而发挥作用，因此用后应少饮水，尤其不应喝热水，以免将药物冲掉。

（3）预防心绞痛发作的药物　如硝酸甘油片、麝香保心丸等舌下含服药物，由舌下静脉吸收，不可咽下，不需用水送服。

（4）抗利尿药　如加压素、去氨加压素，服药期间应限制饮水，否则可能会引起水潴留或低钠血症及其并发症。

**3. 不宜用热水送服的药物**

含消化酶的助消化药，70℃以上即失效；维生素 $B_1$、维生素 $B_2$、维生素 C 受热易被破坏而失效；活疫苗脊髓灰质炎糖丸等遇热会导致疫苗失活；含活性菌类药物如乳酶生、整肠生等，热水会破坏活性菌，使其失效。

**（二）饮食对药物疗效的影响**

**1. 饮酒**

酒的主要成分乙醇为中枢神经系统抑制药，饮用后先引起兴奋，随后抑制，此外乙醇还会刺激胃黏膜，扩张血管，刺激或抑制肝药酶代谢系统。服药前后饮酒，会影响药物或乙醇的体内代谢。总体上，药与酒的相互作用结果有两个：一是降低药效；二是增加不良反应发生率。因此，应注意饮酒对药物疗效的影响。

（1）降低疗效　①抗痛风药别嘌醇可使尿酸生成减少，降低血中尿酸浓度，此时饮酒会降低其抑制尿酸生成的效果；②在服用抗癫痫药苯妥英钠期间饮酒，乙醇的酶促作用会加快药物的代谢速度，使药效减弱，癫痫发作不易控制；③抗癫痫药卡马西平具有抗惊厥和影响精神作用，在治疗期间饮酒，会降低患者对该药的耐受性；④在服用抗高血压药利血平、复方双肼屈嗪期间饮酒，由于乙醇的作用，非但不降压，反而可使血压急剧升高，导致高血压脑病、心肌梗死；⑤酒可使平喘药茶碱缓释片中的缓释剂溶解，失去缓释作用，使药效的持续时间缩短；⑥饮酒可使维生素 $B_1$、维生素 $B_2$、烟酸、地高辛、甲地高辛的吸收明显减少。

（2）增加不良反应发生率　①乙醇在体内经乙醇脱氢酶的作用代谢为乙醛，乙醛再经乙醛脱氢酶氧化为乙酰辅酶 A 和乙酸，乙酸经三羧酸循环生成二氧化碳、水。乙醛脱氢酶的活性可被一些药物抑制，使乙醛不能氧化成乙酸，致使乙醛在体内蓄积，出现"双硫仑样反应"，表现有面部潮红、头痛、眩晕、腹痛、胃痛、恶心、呕吐、气促、嗜睡、血压降低、幻觉等症状。所以在使用抗滴虫药甲硝唑、替硝唑，抗生素药头孢曲松、头孢哌酮，抗精神病药氯丙嗪等期间应避免饮酒。呋喃唑酮在体内代谢周期长，因此服药 1 周前、后，即使只饮用少量酒，也会出现"双硫仑样反应"。②乙醇本质上为一种镇静药，可增强镇静药、催眠药、抗抑郁药、抗精神病药对中枢神经的抑制作用，出现嗜睡、昏迷，故在服用苯巴比妥、佐匹克隆、地西泮、利培酮等期间应禁酒。③因乙醇可刺激胃肠黏膜，引起水肿或充血，也可刺激胃酸和胃蛋白酶分泌，若同时服用解热镇痛药阿司匹林、布洛芬、吲哚美辛、阿西美辛等，会加重药物对胃肠黏膜的刺激，增加发生胃溃疡或出血的危险。④口服抗高血糖药苯乙双胍、格列本脲、格列喹酮、甲苯磺丁脲时忌饮酒，因酒在降低血糖水平的同时加重对中枢神经的抑制，易出现昏迷、休克、低血糖症状，严重时可抑制呼吸中枢而致人死亡。⑤癌症患者在使用氟尿嘧啶、甲氨蝶呤等化疗药时，应避免与乙醇同时应用，否则乙醇可干扰乙酰胆碱的合成而增加肝毒性和神经毒性。⑥乙醇的肝药酶抑制作用会使利福平的代谢减慢，血药浓度增加，加速患者出现肝损害。此外，甲氧氯普胺与乙醇合用，可加速胃排空，药物的血药浓度增加，达峰时间提前，加重了镇静不良反应；西咪替丁能增加乙醇的吸收，引起酒精中毒；普萘洛尔与乙醇合用，可促发心绞痛与心动过速，并引起普萘洛尔的代谢加快；苯海拉明与乙醇合用，可增加对智力和运动的损害。

**案例 1-4**　▶▶

患者，男，31 岁，已婚。与朋友在酒店吃饭时，饮用白酒约 50g 后约 7min 突然呼吸困难，伴心悸、头昏、恶心、出汗。经 120 接诊入医院急诊科诊治。既往体健，平时有饮酒嗜好，酒量约白酒 300g，无药物、食物过敏史，近一周来，患者因感冒一直在诊所输注头孢类药物，具体药名不详。经诊断为双硫仑样反应，并给予相应治疗后，患者康复出院。

请分析患者为什么会出现"双硫仑样反应"？还有哪些情况会在服药期间出现"双硫仑样反应"？

双硫仑样反应严重程度与饮酒量、用药剂量成正比。双硫仑样反应一般在饮酒15~30min或静脉输入含乙醇的注射剂时发生，儿童、老年人、肝功能异常及对乙醇敏感者更为显著。乙醛脱氢酶被抑制后需要4~5天才能恢复，如果在用药期间及停药后5天内饮酒，或者使用含乙醇的药物或食物（例如酒心巧克力、含乙醇的饮料、氢化可的松注射液、藿香正气水甚至使用酒精擦拭皮肤）都可能会出现双硫仑样反应。可以引起双硫仑样反应的药物有：头孢菌素类药物，如头孢哌酮、头孢曲松、头孢唑啉钠（先锋Ⅴ号）、头孢氨苄（先锋Ⅳ号）、头孢替安、头孢噻肟钠、头孢甲肟；硝基咪唑类药物，如甲硝唑、替硝唑等；其他类抗菌药物，如呋喃唑酮等。

### 2. 饮茶

茶叶中含有大量的鞣酸、咖啡因、儿茶酚、茶碱等成分，对药物的影响如下。

（1）鞣酸 ①与药物中的多种金属离子如钙（乳酸钙、葡萄糖酸钙）、铁（硫酸亚铁、乳酸亚铁、葡萄糖酸亚铁、琥珀酸亚铁）、钴（氯化钴、维生素$B_{12}$）、铋（鼠李铋镁）、铝（氢氧化铝、硫糖铝）结合生成沉淀，从而影响药品的吸收。②与胃蛋白酶、胰酶、淀粉酶、乳酶生中的蛋白质结合，使酶或益生菌失去活性，减弱助消化药效。③与四环素类（米诺环素、多西环素）、大环内酯类抗生素（螺旋霉素、麦迪霉素、交沙霉素、罗红霉素、阿奇霉素）相结合而影响药物的抗菌活性；反之四环素类、大环内酯类抗生素同时也会抑制茶碱的代谢，增加茶碱的毒性，常致恶心、呕吐等不良反应。④与生物碱类（麻黄素、阿托品、可待因、奎宁）及苷类（强心苷类药、人参、黄芩）相互结合而形成沉淀。

（2）咖啡因和茶碱 咖啡因和茶碱属于黄嘌呤类化合物，能兴奋中枢神经，与催眠药（苯巴比妥、司可巴比妥、佐匹克隆、地西泮、硝西泮、水合氯醛）的作用相拮抗；可以加快心率，不但加重心脏负担，而且易引起失眠，与抗心律失常药的作用相悖。咖啡因和茶碱还可竞争性抑制磷酸二酯酶而减少儿茶酚胺的破坏，由于单胺氧化酶抑制药可相对增加体内儿茶酚胺的含量，因此两者同用会造成过度兴奋，血压升高等。

此外，服用抗结核药利福平时不可饮茶，以免妨碍其吸收；茶叶中的茶碱还可降低阿司匹林的镇痛作用。

### 3. 咖啡

① 咖啡中的成分咖啡因可提高人体的兴奋性，拮抗中枢镇静药、催眠药的作用，患有失眠、烦躁、高血压者不宜长期饮用。

② 咖啡因为黄嘌呤类化合物，与单胺氧化酶抑制药合用，可造成过度兴奋、血压升高等。

③ 咖啡可刺激胃液和胃酸的分泌，有胃溃疡或胃酸分泌过多的人不宜饮用。

④ 过量饮用咖啡，也会使抗感染药的血浆药物浓度降低。

⑤ 咖啡因易与人体内游离的钙结合，长期大量饮用易致缺钙，诱发骨质疏松症。

### 4. 食醋

食醋的成分为醋酸，浓度约为5%，pH在4.0以下，不宜与一些药物同时服用：①不宜与磺胺类药同服，后者在酸性条件下溶解度降低，可在尿道中形成磺胺结晶，对尿路产生刺激，出现尿闭和血尿。②应用氨基糖苷类抗生素（链霉素、庆大霉素、卡那霉素、奈替米星、阿米卡星）时宜使尿液呈碱性，其目的有两个：一是在碱性环境下抗生素的抗菌活性增加；二是此类抗生素对肾脏的毒性大，在碱性尿液中可避免解离。应用该类药后宜多饮水并加快药物的排泄，食醋则会加重其毒性作用。③服用抗痛风药时宜服用碳酸氢钠，不宜多食醋，以减少药物对胃肠的刺激和利于尿酸的排泄。

### 5. 食盐

食盐对某些疾病和某些药物有一定的影响。如肾炎、风湿病伴有心脏损害、高血压患者，要严格限制食盐的摄取，建议一日的摄入量应在 6g 以下。

### 6. 脂肪或蛋白质

（1）脂肪　脂肪包括植物脂肪和动物脂肪，对药效有双重作用，既能降低某些药的疗效，也能增加某些药的疗效。由于摄入脂肪而增加吸收的药物有口服脂溶性维生素（维生素 A、维生素 D、维生素 E、维生素 K）或维 A 酸、灰黄霉素、酮康唑、双香豆素、卡马西平、螺内酯等。缺铁性贫血患者在服用硫酸亚铁时，如大量食用脂肪性食物，会抑制胃酸的分泌，从而减少铁的吸收。

（2）蛋白质

① 口服左旋多巴治疗震颤麻痹时，宜少吃高蛋白食物，因为高蛋白食物在肠内产生大量氨基酸，阻碍左旋多巴的吸收，使药效降低。但由于左旋多巴与长链中性氨基酸经同一载体送入脑内，如果患者对左旋多巴的临床作用出现"开关"现象，可补充富含长链中性氨基酸的蛋白质以抑制载体，使左旋多巴的临床作用逆转。

② 服用肾上腺皮质激素治疗类风湿关节炎时，宜吃高蛋白食物，因为皮质激素可加速体内蛋白质的分解，并抑制蛋白质的合成，适当补充高蛋白食物，可防止体内因蛋白质不足而继发其他病变。

③ 服用抗结核药异烟肼时，不宜食用富含组胺的鱼类，因异烟肼可干扰鱼类所含蛋白质的分解，使酪胺和组胺在人体内积聚，发生中毒，出现头痛、头晕、呼吸急促、结膜充血、皮肤潮红、心悸、面目肿胀、麻木等症状。

④ 高蛋白饮食或低碳水化合物饮食可增加茶碱的肝清除率。

⑤ 高蛋白饮食可降低华法林的抗凝效果。

### 7. 吸烟

烟草中含有许多有害的物质，如烟碱、煤焦油、环芳香烃、一氧化碳等，吸烟与药物的相互作用可归纳如下。

（1）烟草中所含大量的多环芳香烃类化合物是肝细胞色素 P450 酶系统中 CYP1A1、CYP1A2 有效的诱导剂，可增加人体肝药酶的活性，加快对药物的代谢速度，引起药动学上的相互作用。在药动学上与吸烟存在相互作用的药物有：镇静催眠药（阿普唑仑、地西泮、唑吡坦）、精神治疗药（氯丙嗪、氯氮平、氟哌啶醇）、麻醉药（丙泊酚）、抗凝血药（华法林、肝素等）、$H_2$ 受体阻断药（西咪替丁）、中枢兴奋药（咖啡因）、平喘药（茶碱）、抗心律失常药（利多卡因、美西律）、拟胆碱药（他克林）、抗高血糖药（胰岛素）。

（2）烟草中的烟碱可降低呋塞米的利尿作用，并增加氨茶碱的排泄，使其平喘作用减退、维持时间缩短。

（3）吸烟可使人对麻醉药、镇痛药、镇静药和催眠药的敏感性降低，药效变差，需要加大剂量来维持。

（4）降低抗精神病药氯丙嗪的作用，使患者易出现头昏、嗜睡、疲乏等不良反应。

（5）吸烟可使 β 受体阻断药的降压及心率控制作用减弱。

（6）吸烟可增加口服避孕药如炔诺酮、甲地孕酮的心血管不良反应。

## 8. 葡萄柚汁

葡萄柚汁主要影响 CYP3A4 代谢，抑制其活性。因此，很多通过 CYP3A4 代谢的药物与葡萄柚汁同服会引起生物利用度增加。

（1）二氢吡啶类钙通道阻滞药　葡萄柚汁对非洛地平普通片、缓释片、薄膜衣片均有影响，与尼索地平、尼莫地平、硝苯地平、普拉地平等都有明显的相互作用，而对尼卡地平、尼群地平影响不显著，对氨氯地平无影响。

（2）其他钙通道阻滞药　葡萄柚汁对 S 型维拉帕米的影响较 R 型明显。

（3）羟甲戊二酰辅酶 A 还原酶抑制药　由于辛伐他汀、洛伐他汀、阿托伐他汀为无活性的前药，需要经过 CYP3A4 代谢而产生活性，因此，与葡萄柚汁同服会引起这些药物的曲线下面积（AUC）和药峰浓度（$C_{max}$）大幅升高，易引起肌痛、肌炎及平滑肌溶解等严重不良反应。

（4）镇静催眠药　葡萄柚汁可增加口服三唑仑、咪达唑仑、地西泮的 AUC 和 $C_{max}$，而对阿普唑仑无影响。

（5）免疫抑制剂　葡萄柚汁可升高口服环孢素的 AUC 和 $C_{max}$，对静脉给药时的影响不明显。

（6）其他　与葡萄柚汁同服可明显影响 AUC 和 $C_{max}$ 的药物包括特非那定、沙奎那韦、蒿甲醚、西沙必利等。而与奥美拉唑同服时，其代谢物奥美拉唑砜的 AUC 减少。

# 第五节 ▶ 疾病管理与健康教育

对公众开展健康教育是药学服务的一项重要内容，也是医学模式转变和现代医学发展的必然趋势。通过开展健康知识讲座、提供科普教育材料以及提供药学咨询等方式，使人们树立健康意识、自觉地采纳有益于健康的生活方式，消除或减轻影响健康的危险因素，预防疾病，提高生活质量。

## 一、帮助和促进患者的自我管理

### （一）健康生活方式的教育及减少危险因素的管理

慢性病的预防与管控除了靠药物外，健康的生活方式也是必不可少的。健康生活方式是指有益于健康的习惯化行为方式，具体表现为：健康饮食、适量运动、不吸烟、不酗酒、保持心理平衡、充足的睡眠、讲究日常卫生等。健康的生活方式不仅可以帮助抵御传染性疾病，更是预防和控制心脑血管疾病、恶性肿瘤、呼吸系统疾病、糖尿病等慢性非传染性疾病的基础。

对于不同慢性疾病的患者应进行针对性的健康教育。例如：对于高血压患者应告知低盐饮食，避免情绪较大波动，定期监测血压并评估靶器官损害程度；对于糖尿病患者，应告知从饮食、运动上严格管理，戒烟限酒，监测血糖，控制血压、血脂水平，避免糖尿病并发症的发生；对于骨质疏松患者，应告知在补钙治疗的同时适当增加户外运动，多晒太阳，使钙能够有效沉积在骨骼上，防跌倒的宣教也很重要。

### （二）教育患者，提高用药依从性

依从性是指患者按照医师的规定进行治疗、与医嘱一致的行为。依从性对患者的药物治疗效果具有重要的意义。若患者不服从治疗，不能按规定用药，则不能达到预期的目的和效果，甚至出现一些不良反应。很多原因均可使患者的依从性差，例如：患者未完全理解医嘱，导致用药剂量、时间、方法错误；医师制订的给药方案太复杂，与日常工作生活发生冲突，不能完全执行；药物发挥作用的时间较慢或效果不明显，甚至发生不良反应，导致患者自行调整剂量或换药、停药；药品的包装质量、剂型、颜色、口味等也会影响患者的服药依从性；还有一些患者由于经济问题而停药。

根据患者依从性差的原因，药师应采取适当措施提高患者的依从性。①尽量简化用药方案，使用半衰期较长的药物或缓、控释制剂，每日1次给药。②针对不同患者人群，选择符合不同人群生理及心理特点的药物，如儿童及老年人避免选择过大的药片，儿童可选择味甜的药品。③要用通俗、简洁的言语向患者说明各个药物的用法用量、注意事项，以及可能产生的不良反应，对老年或耳聋、记忆力差的患者要有足够的耐心，最好在药袋或药盒上写清楚，防止错服或误服。④使患者了解药物的重要性，对于效果不易察觉或起效慢的药物，应特别提示患者，告知应坚持服药。⑤告知患者如何鉴别哪些是严重不良反应，以及发生不良反应应采取的措施，如果遇到一些自己不能判明的情况时要及时与医师联系，千万不能自作主张。⑥对于记忆力差的老年患者可使用分时药盒，或建议家属、照料者监督其服药，增强用药依从性。

（三）分时药盒的使用和用药记录

为解决患者漏服药的问题，可采用分时药盒（图1-1），将每天或每周的药按早、中、晚顺序依次摆放至药盒内，直观提示是否存在漏服的情况。对于记忆力较差的老年人，可以选择电子药盒，设置服药提示。用药记录也可以提高患者的用药依从性，每次服药后在用药列表上进行标记，既可防止重复服药，又可方便医师或药师进行用药的调整。

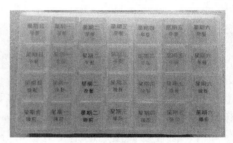

图1-1　分时药盒

（四）戒烟管理

现代医学表明，吸烟与呼吸系统疾病、心脑血管疾病、生殖与发育异常、糖尿病、恶性肿瘤的发生都有着密切的关系，最新一项调查显示，全球十分之一的死亡是由吸烟引起。2019年全球约有13亿人吸烟，中国吸烟人数约3.5亿。因此，我国不但需要加强吸烟危害宣传，营造戒烟外部环境，还要加大控烟力度，为吸烟者提供多种戒烟方法。目前戒烟方法主要包括以下几种。

**1. 行为干预联合药物治疗**

目前国内许多戒烟门诊针对吸烟者制订了专门的戒烟方式，如"5A"戒烟干预法，包括询问（ask）、建议（advice）、评估（assess）、帮助（assist）和安排随访（arrange follow-up），此法切实可行，效果较好。

**2. 药物干预**

尽管吸烟有害健康，但由于吸烟者对尼古丁的依赖以及尼古丁缺乏引起的恶心、头痛、渴望补充尼古丁等戒断反应，致使烟草依赖者难以戒除烟瘾。戒烟药物能够有效帮助吸烟者戒断烟瘾，主要包括一线的戒烟药物（如尼古丁替代药物、安非他酮、伐尼克兰）、二线戒烟药物（如可乐定和去甲替林等）以及其他戒烟药物。尼古丁替代药物是以小剂量、安全性好的尼古丁制剂（如贴剂、咀嚼胶、喷鼻剂、吸入剂和舌下含片等）取代烟草中的尼古丁。安非他酮是治疗烟草依赖的非尼古丁类药物，临床应用时应注意其常见的不良反应，如失眠、口干、头痛和恶心等，对于有出血倾向的戒烟患者不建议使用。伐尼克兰是一种口服的高选择性 $\alpha_4\beta_2$ 尼古丁-乙酰胆碱受体部分激动药/部分拮抗药，可帮助吸烟患者缓解戒断症状；大量短期治疗和延期治疗的临床试验表明，吸烟患者对伐尼克兰具有良好的耐受性，但也有报道显示会出现癫痫发作的罕见不良反应，因此，美国 FDA 数次发布警告，戒烟药物可以改变人们的情绪、行为或思维。虽然戒烟的获益大于药物的风险，但若产生任何不良反应，应停药并咨询专业人员。

### 3. 电子烟

电子烟是为了帮助吸烟者戒烟或者在禁烟场所替代卷烟，但目前研究认为其安全问题及监管问题仍然令人担忧，推测电子烟中的烟油与尼古丁一样存在撤药困难，其使用和安全性还需进一步进行研究证实。

### 4. 中医戒烟

针刺治疗、耳穴治疗、穴位贴敷、穴位埋线、口服中药等传统中医在戒烟上已取得一定的疗效，近几年中医戒烟方法更多采用联合戒烟的治疗手段，如针刺结合耳穴推拿按摩、放血疗法、心理疏导等。

## 二、物质滥用与成瘾

精神活性物质滥用简称为"物质滥用"，其危害性不仅在于对个体的严重损害，而且会引发严重的公共卫生问题和社会问题。精神活性物质通常是指能影响精神活动的物质，分为违禁物质及非违禁物质。违禁物质包括麻醉药品、精神药品等，如镇静催眠药、含可待因和麻黄素的镇咳类处方药等；非违禁物质有烟、酒精等。

精神活性物质滥用的主要危害可分为四类。一是对健康的长远影响，如酒精导致肝硬化及其他慢性疾病；二是急性和短期效应，如阿片类和酒精过量使用导致中毒；三是不良社会后果导致的紧急社会问题，如人际关系的突然破裂或被捕；四是导致长远社会问题，如失去劳动能力或不能履行家庭义务。

青少年是生理、心理发展的重要时期，但这一时期也易染上药物滥用恶习，进而导致药物成瘾。睡眠障碍及慢性疼痛是老年人常见疾病及综合征，镇静催眠药及镇痛药的适当使用对于提高老年人生活质量具有重要作用，但若使用不当会导致药物成瘾，药物相互作用增加，甚至产生严重的不良反应。

物质滥用的诊断及治疗应在正规医疗机构进行，药师可在物质滥用的预防及患者教育工作中发挥作用：①严格执行对镇静催眠药物及镇痛药物的管制，不向无处方的患者发药，同时也应警惕频繁来取该类药品的患者，明确诊断及用药目的，必要时应联系处方医师；②含有麻黄碱、可待因等精神药物的感冒药、止咳药应避免长期使用；③关注老年人镇静催眠药物的使用，尤其是地西泮等长效药物，应询问患者是否是初次使用，对于新诊断为睡眠障碍的患者，应建议使用短效非苯二氮䓬类镇静药物，并且按需服用；④对已经发生药物滥用的患者，应告知其危害性，建议患者接受治疗。

## 三、疾病预防和保健

### 1. 营养管理

随着人均寿命和生活水平的提高，通过服用营养保健品来预防疾病的人群日益增加。研究表明，在影响人类寿命的因素中，生活方式占 60%，遗传因素占 15%，社会因素占 10%，医疗占 8%，环境因素占 7%。由此可见生活方式对于健康长寿起到了决定性作用。养生保健最重要的是要有健康的生活方式，包括合理饮食、开展适宜的运动、积极参与家务劳动和社会活动以及保持良好的心情，最后才是药物养生。

营养保健品、一些中草药制剂等在美国统称为膳食补充剂。膳食补充剂并非适合所有人群，应有针对性地挑选适合的补充剂才能发挥其最佳效果，不要过度迷信其作用。如复合维生素一般适用于饮食不规律者、部分孕妇、老年人和儿童，而市场上各种复合维生素产品的成分与含量也不尽相同，应针对需求选择成分恰当的产品；钙剂一般适合于孕妇、绝经后女性及骨质疏松患者；蛋白质（氨基酸类）适合于消化功能差、创伤及手术后患者。合理饮食是获取营养成分最简单有效的途径，膳食补充剂只能起到补充作用，不可能替代新鲜食物，更不能替代药物起到治疗疾病的作用。不建议存在多种慢性疾病且需要长期药物治疗的患者擅自添加多种膳食补充剂，尤其是老年人。老年人普遍存在肝肾功能下降，在此基础上再大量加用各种补充剂，势必增加肝肾药物代谢与排出的负担。补充剂与药物之间在吸收、代谢等多个环节会发生复杂的相互作用，除了影响药物的治疗效果，也容易发生药物不良反应。例如左甲状腺素钠为甲状腺功能减退患者的替代治疗药物，而钙剂若与左甲状腺素钠同服会降低后者的吸收，导致疗效降低；华法林为口服抗凝药，可能与多种具有活血作用的中草药（人参、丹参等）发生相互作用，延长凝血时间，增加出血风险。

### 2. 传染病防治

依据《中华人民共和国传染病防治法》，传染病分为甲类（强制管理）、乙类（严格管制）和丙类。甲类传染病是指：鼠疫、霍乱。乙类传染病是指：新型冠状病毒感染的肺炎、传染性非典型肺炎、艾滋病、病毒性肝炎、脊髓灰质炎、人感染高致病性禽流感、麻疹、流行性出血热、狂犬病、流行性乙型脑炎、登革热、炭疽、细菌性和阿米巴性痢疾、肺结核、伤寒和副伤寒、流行性脑脊髓膜炎、百日咳、白喉、新生儿破伤风、猩红热、布鲁氏菌病、淋病、梅毒、钩端螺旋体病、血吸虫病、疟疾。丙类传染病是指：流行性感冒、流行性腮腺炎、风疹、急性出血性结膜炎、麻风病、流行性和地方性斑疹伤寒、黑热病、包虫病、丝虫病、除霍乱、细菌性和阿米巴性痢疾、伤寒和副伤寒以外的感染性腹泻病。

防治传染病，进行预防传染病的健康教育，倡导文明健康的生活方式，加强环境卫生建设，消除鼠害和蚊蝇等病媒生物的危害，加强预防接种制度。对于传染病患者、病原携带者和疑似传染病患者要给予关心帮助，使其得到及时的救治，不能歧视。在传染病患者、病原携带者和疑似传染病患者治愈前或者在排除传染病嫌疑前，不得从事法律行政法规和国家卫生行政部门规定禁止从事的易使该传染病扩散的工作。在传染病暴发季节，要远离密集人群并加强防护措施，如佩戴口罩。实时关注中国疾病预防控制中心网站获取最新的流行病信息。

### 3. 疫苗接种

疫苗接种是控制人类疾病最有效的公共卫生干预措施之一，对于降低传染病发病率和死亡率具有重要作用，我国从 1978 年开始实施儿童国家免疫计划（National Immunization Program，NIP），于 2007 年扩大其范围，有效控制了多种传染病的流行。NIP 疫苗为第 1 类疫苗，由政府免费向公民提供；第 2 类疫苗，是指公民自费并自愿接种的其他疫苗。常见的第 1 类疫苗包括水痘减毒活疫苗、口服轮状病毒疫苗、流感疫苗、肺炎链球菌疫苗、狂犬病疫苗、b 型流感嗜血杆菌疫苗等。高风险人群可考虑接种相应的第 2 类疫苗，如免疫力低下或慢性阻塞性肺疾病的老年人建议接种肺炎链球菌疫苗及流感疫苗。由于疫苗的生物学特征和接种者的个人体质，少数接种者会发生不良反应，其中绝大多数可自愈或仅需一般处理，如局部红肿疼痛、硬结，或发热、乏力等症状，仅有极少数造成器官组织损伤，严重者可致残疾甚至死亡。儿童在接种疫苗前家长应注意其有无急性疾病、过敏性体质、免疫功能不全、神经系统疾患等，在医务人员的指导下进行接种。

# 第二章
# 药品调剂与药品管理

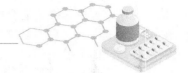

## 第一节 ▶ 处方与处方调剂

该处方不合理。因为两种药物的作用受体虽然不同，但作用机制相通，均可促使胰岛 β 细胞膜上钾离子通道关闭，引起膜电位改变，进而使钙离子通道开放，细胞内钙离子浓度升高，最终可刺激胰岛素分泌，发挥降血糖作用。因此，该处方属于作用机制相同的重复用药。

### 一、处方概述

#### （一）处方的定义和意义

处方（prescription）是医疗活动中与药品调剂相关的重要书面文件。原卫生部颁布的《处方管理办法》（2007 年版）中定义处方是指由注册的执业医师和执业助理医师（以下简称医师）在诊疗活动中为患者开具的，由执业药师或取得药学专业技术职务任职资格的药学专业技术人员（以下简称药师）审核、调配、核对，并作为患者用药凭证的医疗文书。处方也包括医疗机构病区的用药医嘱单。

处方具有以下性质。

##### 1. 法律性

医师具有诊断权和开具处方权，但无调配处方权；药师具有审核、调配处方权，但无诊断权和修改处方权。因开具处方或调配处方所造成的医疗差错或事故，医师和药师应分别承担相应的法律责任。

##### 2. 技术性

开具或调配处方者都必须由经过医药院校系统专业学习，并经资格认定的医药卫生技术人员担任。医师对患者做出明确诊断后，以安全、有效、经济为原则，开具处方。药师应对处方进行审核，并按医师处方准确、快捷地调配，将药品发给患者使用，并进行必要的用药指导及贮存药品的说明。

### 3. 经济性

处方是患者在治疗疾病全过程中用药报销的真实凭据，是药品消耗及药品经济收入结账的凭证和原始依据。

### (二) 处方的格式

处方格式包括以下三部分。

### 1. 前记

前记包括医疗、预防、保健机构名称，费别（支付与报销类别），患者姓名、性别、年龄，门诊或住院病历号，科别或病区和床位号，临床诊断，开具日期等，并可添加特殊要求的项目。麻醉药品、第一类精神药品和毒性药品处方还应当包括患者身份证明编号，代办人姓名、身份证明编号。

### 2. 正文

正文以"Rp"或"R"（拉丁文 Recipe"请取"的缩写）标示，包括药品名称、剂型、规格、数量和用法、用量等项目。

### 3. 后记

后记有医师签名或加盖专用签章，药品金额以及审核、调配、核对、发药的药师签名或加盖专用签章。审核、调配、核对、发药的药师签名的目的主要有三个：①明示药师的责任；②严格执行处方管理办法、优良药房工作管理规范；③统计工作量或绩效考核。

目前大部分医疗单位已经使用计算机开具处方，《处方管理办法》（2007 年版）规定医师利用计算机开具、传递普通处方时，应当同时打印出纸质处方，其内容与手写处方一致；打印的纸质处方经签名或加盖专用签章后有效。药师核发药品时，应当核对打印的纸质处方，确认无误后方可发给药品，并将打印的纸质处方与计算机传递处方同时收存备查。

### (三) 处方的种类

处方分为麻醉药品处方、急诊处方、儿科处方、普通处方等。印刷用纸根据实际需要用颜色区分，并在处方右上角以文字注明——①普通处方：白色。②急诊处方：淡黄色，右上角标注"急诊"。③儿科处方：淡绿色，右上角标注"儿科"。④麻醉药品和第一类精神药品处方：淡红色，右上角标注"麻、精一"。⑤第二类精神药品处方：白色，右上角标注"精二"。

## 二、处方调剂操作规程

药师应当按照操作规程调剂处方药品。处方调配的一般程序是认真审核处方，准确调配药品，正确书写药袋或粘贴标签，注明患者姓名和药品名称、用法、用量，包装药品；向患者交付药品时，按照处方用法或药品说明书进行用药交代与指导，包括每种药品的用法、用量、注意事项等。处方调剂流程如图 2-1。

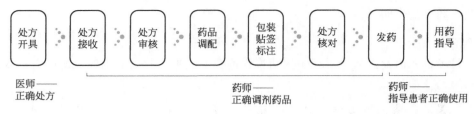

图 2-1　处方调剂流程

## （一）处方审核

处方审核是处方调剂的重要环节，药师应确定处方内容正确无误方可进行药品调配。审核内容包括处方合法性、规范性和适宜性，药师经处方审核后，认为存在用药不适宜时，应当告知处方医师，请其确认或者重新开具处方。药师如发现严重不合理用药或用药错误，应当拒绝调剂，及时告知处方医师，并应当记录，按照有关规定报告。

## （二）药品调配

处方经药师审核后方可调配；对处方所列药品不得擅自更改或者代用，调配处方后经过核对方可发药；处方审核、调配、核对人员应当在处方上签名或盖章，并按照有关规定保存处方或其复印件；对有效期在 6 个月以内的临近有效期药品，发药时应当向顾客告知。

药师调剂处方时必须做到"四查十对"：查处方，对科别、姓名、年龄；查药品，对药名、剂型、规格、数量；查配伍禁忌，对药品性状、用法与用量；查用药合理性，对临床诊断。

## （三）发药及用药指导

调剂药师拿到调配好的药品后进行核对，以适当的方式标明用法、用量等信息，将所调配的药品逐一发放给患者，并进行用药指导。

用药指导是处方调剂的最后环节，也可能是患者与本次医疗过程的最后环节，因此，用药指导具有重要意义。药师综合运用医药学知识，以简单明了、通俗易懂的语言或其他方式指导患者正确使用药物。指导的内容包括所调配药品的用法、用量、适宜的用药时间、药物剂型的正确使用、注意事项、用药禁忌证、药品贮存方法、药物不良反应信息等。

# 第二节 ▶ 处方审核

## 一、处方审核的必要性

### （一）处方审核概念和意义

#### 1. 处方审核

处方审核是指药师运用专业知识与实践技能，根据相关法律法规、规章制度与技术规范等，对医师在诊疗活动中为患者开具的处方，进行合法性、规范性和用药的适宜性审核，并做出是否同意调配与发药决定的药学技术服务。审核的处方包括纸质处方、电子处方和医疗机构病区用药医嘱单。

#### 2. 网络处方审核

网络药店通过网络销售药品，应当建立执业药师制度，为消费者提供 24h 用药咨询服务，同时由执业药师对处方进行审核并监督调配药品，指导消费者合理用药。第三方平台提供者应对在平台发生的药品经营行为进行管理，保证其符合法定要求。

（二）处方审核基本要求

药师是处方审核工作的第一责任人，应当对处方各项内容进行逐一审核。医疗机构可以通过相关信息系统辅助药师开展处方审核。对信息系统筛选出的不合理处方及信息系统不能审核的部分，应当由药师进行人工审核。所有处方均应经审核通过后方可进入划价收费和调配环节，未经审核通过的处方不得收费和调配。

审方药师应具备的资格如下。

① 取得药师及以上药学专业技术职务任职资格。

② 具有 3 年及以上门诊、急诊或病区处方调剂工作经验，接受过处方审核相应岗位的专业知识培训并考核合格。

药师应当认真逐项检查处方前记、正文和后记书写是否清晰、完整，要对处方的合法性、合规性和技术性进行审核。

## 二、处方合法性审核

① 处方开具人是否根据《执业医师法》取得医师资格，并执业注册。

② 处方开具时，处方医师是否根据《处方管理办法》在执业注册地点取得处方权。

③ 麻醉药品、第一类精神药品、医疗用毒性药品、放射性药品、抗感染药物等药品处方，是否由具有相应处方权资质的医师开具。

处方的合法性主要包括处方类型（麻醉药品处方、急诊处方、儿科处方、普通处方）、处方开具时间、处方的报销方式（公费医疗专用、医疗保险专用、自费等）、有效性等。

## 三、处方规范性审核

（一）处方规则

处方书写的基本要求如下。

① 处方记载的患者一般情况、临床诊断应清晰、完整，并与病历记载相一致。

② 每张处方只限于一名患者的用药。

③ 处方字迹应当清楚，不得涂改。如有修改，医师必须在修改处签名并注明修改日期。

④ 医师开具处方应当使用经国务院药品监督管理部门批准并公布的药品通用名称、复方制剂药品名称。医疗机构或医师、药师不得自行编制药品缩写名称或使用代号；书写药品名称、剂量、规格、用法、用量要准确规范，药品用法可以用规范的中文、英文、拉丁文或者缩写体书写，但不得使用"遵医嘱""自用"等含糊不清字句。

⑤ 年龄必须写实足年龄，新生儿、婴幼儿写清日、月龄，必要时注明体重。

⑥ 化学药、中成药可以分别开具处方，也可以开具在一张处方；中药饮片应单独开具处方。化学药、中成药处方，每一种药品须另起一行，每张处方不得超过 5 种药品。

⑦ 一般应按照药品说明书中的常用剂量使用。特殊情况需超剂量使用时，应注明原因并再次签名。

⑧ 为便于药师审核处方，医师开具处方时，除特殊情况外必须注明临床诊断。

⑨ 开具处方后的空白处应画一斜线，以示处方完毕。

⑩ 处方医师的签名式样和专用签章必须与在药学部门留样备查的式样一致，不得任意改动，否则应重新登记留样备案。

⑪ 药品剂量与数量一律用阿拉伯数字书写。剂量应当使用法定剂量单位：重量以"克（g）、毫克（mg）、微克（μg）、纳克（ng）、皮克（pg）"为单位；容量以"升（L）、毫升（mL）、微升（μL）"为单位；有些以"国际单位（IU）、单位（U）"计算。片剂、丸剂、胶囊剂、散剂与颗粒剂分别以"片、丸、粒、袋"为单位；溶液剂以"支、瓶"为单位；软膏及乳膏剂以"支、盒"为单位；注射剂以"支、瓶"为单位，应注明浓度与含量；中药饮片以"剂"为单位。

⑫ 门诊处方一般不得超过 7 日用量；急诊处方一般不得超过 3 日用量；对于某些慢性病、老年病或特殊情况，处方用量可适当延长，但医师必须注明理由。

⑬ 麻醉药品、精神药品、医疗用毒性药品、放射性药品的处方用量应当严格执行国家有关规定。开具麻醉药品处方时，应有病历记录。

## （二）药品通用名

《处方管理办法》中规定，医师为患者开具处方必须使用药品通用名称，具有强制性和约束性。每一种药品只有一个通用名称，使用通用名可避免重复用药的情况。

## （三）处方缩写词

医师在书写处方正文中有关药物的用法（包括剂量、服用时间及次数）和调配方法等内容，有时也会采用拉丁文或英文缩写表示（如表 2-1）。药师应掌握处方中常用的外文缩写，并理解其中文含义。

表 2-1　处方中常见外文缩写及中文含义

| 缩写 | 中文含义 | 缩写 | 中文含义 |
| --- | --- | --- | --- |
| Aa | 各、各个 | am | 上午,午前 |
| Add | 加至 | pm | 下午 |
| Ad | 加 | st | 立即 |
| Sig | 标记（标明用法） | bid | 每日 2 次 |
| NS | 生理盐水 | tid | 每日 3 次 |
| Aq | 水,水剂 | qd | 每日 1 次 |
| Aq. dest | 蒸馏水 | qh | 每小时 1 次 |
| Co | 复方的、复合的 | q4h | 每 4 小时 1 次 |
| Cc | 立方厘米、毫升 | qid | 每日 4 次 |
| mL | 毫升 | qn | 每晚 1 次 |
| g | 克 | qod | 隔日 1 次 |
| kg | 千克 | prn | 必要时（长期备用） |
| mg | 毫克 | sos | 必要时（临时备用） |
| mcg/μg | 微克 | ac | 晚餐前（服） |
| Dil | 稀释的,稀释 | pc | 晚餐后（服） |
| U | 单位 | hs | 临睡时 |
| IU | 国际单位 | ss | 一半 |
| Liq | 液,溶液 | qs | 适量 |
| Sol | 溶液 | inj | 注射剂 |
| Mist | 合剂 | im | 肌内注射 |
| Cap | 胶囊（剂） | iv | 静脉注射 |
| ung | 软膏剂 | ivgtt | 静脉滴注 |
| Tab | 片剂 | ih | 皮下（尤指皮下注射） |
| OTC | 非处方药 | po | 口服 |
| pH | 酸碱度 | OD | 右眼 |
| Dos | 剂量 | OS/OL | 左眼 |
| gtt | 滴、量滴、滴剂 | OU | 双眼 |

## 四、用药适宜性审核

### (一) 处方用药与病症诊断的相符性

处方用药须与临床诊断密切相符，医师开具的处方在"病情与诊断"栏中明确记录对患者的诊断。药师应审查处方用药与临床诊断的相符性，以加强合理用药的监控。处方用药与临床诊断不相符的典型情况如下。

#### 1. 无适应证用药

临床上无明显细菌感染指征，被给予抗菌药物。例如患者咳嗽，但无感染诊断（白细胞计数、C-反应蛋白正常），给予阿奇霉素口服。

#### 2. 无正当理由超说明书用药

超说明书用药又称"药品说明书外用法""药品未注册用法"，是指药品使用的适应证、剂量、疗程、途径或人群等未在药品监督管理部门批准的药品说明书记载范围内的用法。需注意以下几点：①超说明书用药的目的只能是为了患者的利益。在临床诊疗过程中，当确无其他合理的可替代药物治疗方案时，为了患者的利益可选择超说明书用药。②权衡利弊，保障患者利益最大化。超说明书用药时，必须充分考虑药物不良反应、禁忌证、注意事项等，权衡患者获得的利益和可能带来的风险，保证该药物治疗方案是最佳方案。③超说明书用药必须有充分的文献报道、循证医学研究结果等证据支持。

#### 3. 存在禁忌证用药

当有禁忌证而使用药品时，可导致患者出现严重的不良反应甚至中毒，因此该情况下绝对禁止使用。此种情况常表现在：①忽略药品说明书的提示。②忽略病情和患者的基础疾病。如胃溃疡患者禁用阿司匹林，否则易造成胃出血甚至胃穿孔；吗啡有抑制呼吸中枢的作用，故支气管哮喘及肺源性心脏病患者禁用。

#### 4. 过度治疗用药

表现在滥用抗菌药物、糖皮质激素、人血白蛋白、辅助治疗药等。

#### 5. 不合理联合用药

不合理联合用药表现在：①无明确指征联合用药；②单一抗菌药已能控制的感染而应用2～3种抗菌药；③盲目应用辅助治疗药；④重复用药。

### (二) 剂量、用法和疗程的正确性

药师应掌握药品说明书推荐的剂量和用法。老年人由于肝、肾功能减退，肝脏对药物代谢能力下降，肾脏的排泄减慢，因此老年人用药剂量应酌减。

儿童用药应按药品说明书推荐的儿童剂量，或按儿童体重或体表面积计算。

### (三) 选用剂型与给药途径的合理性

药物剂型选择与临床疗效的关系非常密切。不同的药物剂型，药理作用也不相同。例如：硫酸镁静脉注射可用于治疗先兆子痫，而口服用于导泻，外用湿敷则消肿。因此药师应掌握各种剂型及不同给药途径的特点，正确审核处方。根据临床治疗需要选择合理的给药途径，口服有效则不选择肌内注射，能肌内注射不输液。

## （四）是否有重复用药现象

### 1. 一药多名

我国药品"一药多名"的现象比较严重，同一通用名药品常有多种不同的商品名，在临床用药上存在较大的安全隐患，易致重复用药、用药过量或中毒风险。处方中容易混淆的中文药物名称对照表见表 2-2。

**表 2-2　处方中容易混淆的中文药物名称对照表**

| | |
|---|---|
| 阿司咪唑（抗过敏药） | 阿苯达唑（驱虫药） |
| 普鲁卡因（局麻药） | 普鲁卡因胺（抗心律失常药） |
| 异丙嗪（抗组胺药） | 氯丙嗪（抗精神病药） |
| 乙酰胺（氟乙酰胺中毒解救药） | 乙琥胺（抗癫痫药） |
| 氟尿嘧啶（抗肿瘤药） | 氟胞嘧啶（抗真菌药） |
| 阿糖腺苷（抗病毒药） | 阿糖胞苷（抗肿瘤药） |
| 舒必利（抗精神分裂症药） | 硫必利（用于舞蹈病、抽动-秽语综合征及老年性精神病） |
| 山莨菪碱（解除平滑肌痉挛，外周抗胆碱药） | 东莨菪碱（用于麻醉前给药、震颤麻痹、晕动病、躁狂性精神病，解除平滑肌痉挛，为中枢抗胆碱药） |
| 利福平（抗感染药物） | 利血平（抗高血压药物） |
| 右旋糖酐（扩容药物） | 右旋糖酐铁（补铁药物） |
| 克拉霉素（大环内酯类抗生素） | 克林霉素（林可霉素类抗生素） |
| 磷霉素（抑制细胞壁合成的抗生素） | 链霉素（氨基糖苷类抗生素） |
| 布桂嗪（镇痛药） | 布美嗪（利尿药） |
| 氯吡格雷（预防动脉粥样硬化及血栓形成） | 奥扎格雷（用于治疗急性血栓栓塞性脑梗死和脑梗死所伴随的运动障碍） |
| 柔红霉素（抗肿瘤药物） | 罗红霉素、地红霉素（抗生素） |
| 芦丁片、复方芦丁片（主要用于脆性增加的毛细血管出血症） | 曲克芦丁片（用于闭塞性脑血管病、中心性视网膜炎、心肌梗死前综合征等） |
| 特利加压素（用于胃肠道和泌尿生殖系统的出血） | 去氨加压素（治疗中枢性尿崩症） |
| 氟西汀（抗抑郁药） | 长春西丁（周围血管舒张药） |
| 左旋多巴（抗震颤麻痹药） | 多巴胺（抗休克的血管活性药物） |

| |
|---|
| 尼莫地平、尼群地平、尼卡地平、尼索地平（钙通道阻滞药） |
| 氟康唑、咪康唑（抗真菌药物） |
| 司莫司汀、尼莫司汀、卡莫司汀、罗莫司汀（抗肿瘤药） |
| 泼尼松、泼尼松龙、甲泼尼龙（肾上腺皮质激素） |

### 2. 中成药中含有化学药成分

在我国批准注册的中成药有些是中西药复方制剂。医师、药师及患者都必须清楚，这类制剂不能仅作为一般的中成药使用。

伴随着中药、化学药联合应用和复方制剂的出现，合并使用两种或多种药物的现象增多。若不注意其处方成分，可能会导致重复用药。因此，在应用中成药前一定要先搞清成分，避免滥用或与化学药累加应用，以防药物过量。中成药中含有化学药成分的品种很多，如在《国家基本药物目录》中列选的鼻炎康片，含有马来酸氯苯那敏；消渴丸中含有格列本脲；妇科十味片中含有碳酸钙等。部分含化学药成分的常用中成药见表 2-3。

表 2-3　部分含化学药成分的常用中成药

| 类别 | 中成药名称 | 所含主要西药成分 |
| --- | --- | --- |
| 抗感冒药 | 金羚感冒片、速克感冒片 | 马来酸氯苯那敏、乙酰水杨酸、维生素 C |
| | 重感冒灵片 | 马来酸氯苯那敏、安乃近 |
| | 新复方大青叶片 | 对乙酰氨基酚、维生素 C、咖啡因 |
| | 扑感片、贯防感冒片、速感宁胶囊、银菊清解片 | 对乙酰氨基酚、马来酸氯苯那敏 |
| | 速感康胶囊、维 C 银翘片 | 对乙酰氨基酚、马来酸氯苯那敏、维生素 C |
| | 感冒宁胶囊(冲剂)、感特灵胶囊、复方感冒片、感冒安片 | 对乙酰氨基酚、马来酸氯苯那敏、咖啡因 |
| | 感冒清片、治感佳片 | 对乙酰氨基酚、马来酸氯苯那敏 |
| | 强力感冒片(强效片)、抗感灵片、临江风药 | 对乙酰氨基酚 |
| | 贯黄感冒颗粒 | 马来酸氯苯那敏 |
| 消化用药 | 复方田七胃痛片(胶囊) | 碳酸氢钠、氧化镁 |
| | 神曲胃痛片(胶囊) | 碳酸氢钠、氢氧化铝 |
| | 复方陈香胃片 | 碳酸氢钠、氢氧化铝、重质碳酸镁 |
| | 活胃胶囊(散) | 碳酸氢钠、碳酸镁 |
| | 陈香白露片 | 碳酸氢钠、碳酸镁、氧化镁、次硝酸铋 |
| | 胃宁散(心痛口服液) | 碳酸氢钠、硅酸镁 |
| | 正胃片 | 氢氧化铝、氧化镁、次硝酸铋 |
| | 复方猴头冲剂 | 硫酸铝、次硝酸铋、三硅酸镁 |
| | 珍黄胃片 | 碳酸钙 |
| 止咳化痰平喘药 | 镇咳宁糖浆 | 盐酸麻黄碱、酒石酸锑钾 |
| | 消咳宁片 | 盐酸麻黄碱、碳酸钙 |
| | 安嗽糖浆、苏菲咳糖浆、舒肺糖浆、散糖宁糖浆、天一止咳糖浆、咳痰清片 | 盐酸麻黄碱、氯化铵 |
| | 芒果止咳片、咳特灵片(胶囊) | 盐酸氯苯那敏 |
| | 海珠喘息定片 | 盐酸氯苯那敏、盐酸去氯羟嗪 |
| | 咳喘膏、化痰平喘片 | 盐酸异丙嗪 |
| 补虚药 | 力加寿片、参芪力得康片、抗脑衰胶囊 | 维生素 E |
| | 益康胶囊 | 维生素 E、维生素 A |
| | 脑力宝丸 | 维生素 E、维生素 $B_1$ |
| | 维尔康胶囊 | 维生素 E、维生素 A、维生素 $B_1$、维生素 C |
| | 玉金方胶囊(片) | 维生素 E、维生素 $B_1$、维生素 C |
| | 更年舒片 | 谷维素、维生素 $B_6$ |
| | 更年灵胶囊 | 谷维素、维生素 $B_6$、维生素 $B_1$ |
| | 健脾生血颗粒、维血康糖浆 | 硫酸亚铁 |
| | 龙牡壮骨颗粒 | 维生素 $D_2$、葡萄糖酸钙 |
| 心血管用药 | 脂降宁片 | 维生素 C、氯贝酸铝 |
| | 冠通片 | 维生素 C、异去氧胆酸 |
| | 脉络通颗粒 | 维生素 C、碳酸氢钠 |
| 抗高血压药 | 降压避风片、脉君安片 | 氢氯噻嗪 |
| | 珍菊降压片 | 氢氯噻嗪、盐酸可乐定 |
| 肝胆用药 | 胆益宁 | 胆酸钠 |
| | 复方五仁醇胶囊 | 碳酸钙 |
| 抗高血糖药 | 消渴丸、消糖灵胶囊 | 格列本脲 |
| 其他 | 新癀片 | 吲哚美辛 |
| | 鼻舒适片、鼻炎康片、康乐鼻炎片、苍鹅鼻炎片 | 马来酸氯苯那敏 |
| | 心血宝胶囊(理气、理血药) | 硫酸亚铁 |
| | 复方小儿退热栓 | 对乙酰氨基酚 |

（五）对规定必须做皮试的药品，处方是否注明过敏试验及结果判定

有些药品在给药后易引起过敏反应，甚至出现过敏性休克。为安全起见，需根据情况在给药前进行皮肤敏感试验（简称皮试），皮试后观察 15～20min，以确定阳性或阴性反应。对尚未进行皮试、结果阳性或结果未明确者拒绝调配药品，同时注意提示有家族性过敏史或既往有药品过敏史者在应用时须提高警惕，应于注射后休息并观察 30min。

（六）是否有潜在临床意义的药物相互作用和配伍禁忌

### 1. 药物相互作用

狭义的药物相互作用是指两种或两种以上药物同时或在一定时间内先后应用时，在机体因素（药物代谢酶、药物转运蛋白、药物结合蛋白、药物基因多态性等）的影响下，因为彼此之间的交互作用而发生的药动学或药效学变化，临床可表现为药效增强和（或）毒副作用加重，也可表现为药效减弱和（或）毒副作用减轻。

广义的药物相互作用是指能使合用药物发生药动学或药效学改变的所有因素（药物、疾病、基因型、食物、饮料等）与药物之间的交互作用，以及药物导致其他因素（如医学检验值等）发生变化的交互作用。因此，广义的药物相互作用包括药物与药物、药物与食物、西药与中药、药物与疾病、药物与基因型及药物与实验室检查之间的相互作用。

从临床实用角度，通常将药物相互作用分为药效学相互作用和药动学相互作用两大类。

药效学相互作用包括：①药物疗效的相加、协同或拮抗作用；②药物毒副作用的相加、协同或拮抗作用。例如外周多巴脱羧酶抑制药（卡比多巴或苄丝肼）和左旋多巴合用，能减少左旋多巴在外周代谢为多巴胺所导致的毒副作用，增加其在脑组织脱羧转变成多巴胺而发挥疗效。

药动学相互作用包含吸收、分布、代谢和排泄四方面。参与药动学相互作用的机体因素主要包括：①药物代谢酶，Ⅰ相代谢酶 CYP450、环氧化酶、羧酸酯酶等，Ⅱ相代谢酶尿苷二磷酸（UDP）-葡萄糖苷酸基转移酶（UGTs）、谷胱甘肽 S-转硫酶（GST）和甲基转移酶（MT）等；②药物转运蛋白，如 P-糖蛋白、BCRP、OATP、OAT、OCT 和 MATE 等；③药物代谢活性单元的基因多态性。

（1）重视具有临床意义的药物相互作用。相互作用导致的药动学或药效学变化可大可小，从实践应用角度来说，需要确定是否具有临床意义：①临床是否应该避免合用；②临床是否应该调整给药方案，密切监测，谨慎合用；③相互作用后果不具有临床意义，临床是否可以合用。

一般来说，代谢酶/药物转运蛋白的强诱导剂和强抑制剂与其敏感的底物药物合用，往往存在具有临床意义的药物相互作用，临床需要高度重视，尽量规避。在处方审核时应该根据药品说明书的建议，进行用药适宜性审查。

（2）判断药物相互作用有无临床意义的主要依据是药品说明书，对禁忌合用的药物，应该避免；谨慎合用的，可通过调整合用药物的剂量，避免出现严重的不良反应。除药品说明书以外，专业的药物相互作用工具书如《药物相互作用基础与临床》《Stockley 药物相互作用》和 Micromedex、Lexicomp 等数据库也可以用来辅助判断。

无论是针对医师用药的咨询问题，还是处方审核领域，涉及的药物相互作用问题通常没有一个标准答案。当存在争议时，应该以药品说明书为主要参考资料，结合具体患者的病

理生理情况，形成一个合理决策。

### 2. 配伍相容性

配伍相容性是指两种或多种药物在体外同一容器（输液袋、输液瓶、雾化装置等）中或同一输液管路中混合配伍时，发生的物理相容性（颜色变化、沉淀、相分离、pH变化、渗透压变化等）或化学稳定性（药物浓度变化、新化合物产生等）的异常变化，而这些理化反应能够影响治疗的安全性和有效性。如果存在物理不相容性和（或）化学不稳定性，则称之为配伍禁忌；如果存在物理相容性和化学稳定性，则是配伍相容。配伍禁忌是理论上可以避免的一类药疗差错（medication error）。

存在配伍禁忌的药物既可以是注射剂，也可以是外用的滴眼剂、溶液剂、雾化吸入剂或乳膏剂等能够混合的分散相。因此，配伍禁忌可以存在于注射剂之间，也可以存在于乳膏剂、雾化吸入剂的混合过程中。特定材质（硅胶PVC、玻璃等）的容器或输注容器可能吸附某些药物（如胰岛素），有文献也建议列在配伍禁忌中，但是这类问题不属于药物-药物配伍禁忌，而是药物-容器配伍禁忌。

（1）配伍禁忌发生机制　当两种分散系混合后，破坏了原有分散系的稳定性，可能发生以下理化方面的变化：①氧化-还原反应；②pH的改变导致不稳定药物的水解反应；③络合反应；④形成难溶性盐；⑤引入新的离子或电荷失衡导致原有胶体、乳剂等稳定性的破坏。这些理化反应的发生都可能导致药物疗效降低，或者出现新的毒性化合物，直接影响药物治疗的有效性和安全性。

（2）影响配伍禁忌的因素　影响药物配伍结果的因素有多种，最常见的包括：①温度，一般来说，温度过低或过高都会影响药物的稳定性；对于不稳定的分散系，降低温度可能导致析出结晶或乳剂破乳等，而温度升高也能加快药物理化性质的变化。②浓度，混合药物的浓度是影响配伍稳定性的重要因素。通常，浓度越低，稳定性越好；对多种药物来说，在低浓度时混合可能具有很好的物理相容性，而浓度升高则往往表现为物理方面的不相容性，如出现浑浊、分层甚至沉淀。例如盐酸吗啡和酮咯酸氨丁三醇、氨曲南和万古霉素、利多卡因和丙泊酚、盐酸美沙酮和酮咯酸氨丁三醇彼此之间的配伍结果与药物浓度密切相关。还有一个比较典型的情形是两种药物原液混合后立即出现沉淀，而用其他溶剂稀释沉淀混合物后，沉淀重新溶解。③溶剂，溶剂对于药物配伍至关重要。与不同的溶剂混合可以导致完全不同的结果，特别是对于某些稳定性差的脂质制剂，一旦与离子型的溶剂混合可以直接导致制剂破乳。④混合时间，一般来说，混合时间越长，越容易出现配伍禁忌。除个别药物在混合瞬间即出现物理方面的不相容性外，其他的配伍禁忌（包括化学稳定性）与混合时间密切相关。但是对于临床实践而言，输液时间一般为0.5~2h，对配伍禁忌的研究也多局限在数小时内，超过2h的研究更多是针对混合配伍后暂存的溶液，或者是混后长期保存的溶液。⑤制剂辅料，对于某些药物配伍来说，其制剂辅料是导致配伍禁忌产生的主要因素。中药注射剂本身就是一个极不稳定的分散体系，为了保证其稳定性而添加了大量的助溶剂或增溶剂，与其他药物混合容易破坏稳定性而导致配伍禁忌。⑥其他因素，理论上讲，配伍结果主要取决于化合物的稳定性；其他影响配伍稳定性的因素还包括光照和不同药物的制剂特性等。

（3）配伍禁忌的表现　一般情况下，配伍相容性包括物理相容性（physical compatibility）和化学稳定性（chemical stability）两个方面，只要有一个方面存在不相容性或不稳定性，则可以确定两种药物存在配伍禁忌。

物理相容性方面：①颜色变化，混合后出现新的颜色，或者原有颜色消失；②浑浊，混合后浊度增加，不符合现行版《中华人民共和国药典》规定的药用微粒标准（如微粒大小和数量）；③沉淀，混合后出现各种形态的沉淀，如絮状、块状、微粒状等；④产生气体，混合后释放出气体；⑤渗透压变化，混合后渗透压的变化也会影响治疗的安全性；⑥破乳与分层，脂质体或静脉乳剂混合后发生破乳或导致油-水相分离；⑦吸附，一般指药物可被特定材质的容器吸附，不是传统意义上的药物-药物配伍禁忌。必须指出的是物理相容性并不是指是否发生物理变化，而是特指混合后分散系的外观变化（但氧化-还原反应导致的颜色变化或气体产生、形成不溶性盐导致的浑浊或沉淀等都属于化学变化）。两种分散系混合后发生的真正物理变化包括：溶剂极性改变、盐析、破乳和吸附。混合分散系的渗透压变化往往与盐析导致胶体破坏有关，影响了药物原有的渗透压。

化学稳定性方面：主要是指混合后分散相发生的肉眼不可见的潜在变化，包括 pH 变化（变化值＞起始值的 10%）、药物含量变化或新化合物的产生。化学稳定性主要涉及药物因水解或氧化-还原反应而致浓度降低，或者同时产生新的化合物；也包括间接的化学反应，如一种药物使另一种药物的分散系 pH 发生变化（酸化或碱化），导致另一种药物发生水解反应。

一般来说，药物混合配伍的临床观察和实验室研究结果包括三种情况：①可以配伍，即物理相容性和化学稳定性的研究结果显示，在某种实验条件下两种药物在输液通路中混合无配伍禁忌。②谨慎配伍，研究只显示没有物理相容性配伍禁忌，但是缺乏化学稳定性的研究结果；或者混合物在低浓度无配伍禁忌，而在高浓度混合后存在配伍禁忌；或者混合物在数小时内无配伍禁忌，长期贮存后出现配伍禁忌。③配伍禁忌，即研究显示存在物理不相容性和（或）化学不稳定性。

（4）配伍禁忌的分类　①注射用药物的配伍禁忌，这是临床最常见和普遍的配伍禁忌，比如青霉素类药物与氨基糖苷类药物在同一容器中混合输注就存在配伍禁忌。②制剂辅料导致的配伍禁忌，某些情况下，注射剂或雾化吸入剂中的某些制剂辅料可能会导致两种药物混合后出现配伍禁忌。③药物与容器的配伍禁忌，例如药物被容器（如 PVC 输液袋）吸附和沉淀。

### 3. 配伍禁忌与药物相互作用

从概念上说，配伍禁忌是一个体外过程，是药物在体外混合后发生的一些理化性质变化；而药物相互作用则是一个体内过程，需要借助如药物代谢酶、药物转运蛋白、药物作用的靶点或受体等机体因素，才可以导致不利或有益的药物相互作用结果。配伍禁忌主要产生于药物体外混合的过程；药物相互作用则是基于临床治疗需要合用药物时。在某些特殊情况下，配伍禁忌和药物相互作用可能无法清晰区分，例如左氧氟沙星和含钙或含铁离子的药物合用后，在胃肠道中可以发生络合反应而导致左氧氟沙星的生物利用度降低，影响其抗菌疗效。该过程没有机体因素的参与，仅仅出现了一个在体外就可以发生的络合反应，理应属于配伍禁忌，但是传统上还是将其作为一个发生在药动学吸收过程中的药物相互作用看待，因为它发生在体内，胃肠道提供了一个反应场所和液体分散体系环境，而发生反应的药物可以是片剂或胶囊剂等制剂。

配伍禁忌可影响药物的疗效和安全性，必须要避免。而药物相互作用要区别看待，不良的药物相互作用要尽量避免。而某些有益的药物相互作用可被临床主动利用，比如利托那韦对 CYP3A4 有很强的抑制作用，合用时可减少其他（被 CYP3A4 酶代谢）的抗 HIV 药物剂量。

### 4. 化学药与中药的联合应用

中药和化学药如果联用得当、合理，可相互为用、取长补短，而联用不当会产生各种负面影响。

（1）化学药与中药联用的特点

① 协同作用。如黄连、黄柏与四环素、呋喃唑酮、磺胺甲噁唑合用治疗痢疾、细菌性腹泻有协同作用，常使疗效成倍提高。金银花能加强青霉素对耐药性金黄色葡萄球菌的杀菌作用。大蒜素与链霉素联用，可提高后者效价约 3 倍及血药浓度约 2 倍。黄芩、砂仁、木香、陈皮对肠道蠕动有明显抑制作用，可延长地高辛、维生素 $B_2$ 等在小肠上部的停留时间，有利于后者吸收而提高疗效。

② 减轻药物不良反应。某些化学药物或提取的纯品成分单一，治疗作用明显但不良反应较大，与中药配伍后，在提高疗效的同时还能够减轻不良反应。氟尿嘧啶与环磷酰胺是抗肿瘤药，常产生恶心、呕吐等胃肠道反应；而海螵蛸粉和白及粉既能止血消肿，又能保护胃黏膜；现以氟尿嘧啶、鲨肝醇、环磷酰胺、奋乃静、白及粉、海螵蛸粉配合组成片剂，可防止出现严重的消化道不良反应，用于治疗消化道肿瘤有较好疗效。甘草酸可降低链霉素对第Ⅷ对脑神经的毒害，使原来不能坚持治疗的患者有 80％可以继续使用。

③ 减少剂量，缩短疗程。珍菊降压片（珍珠层粉、野菊花膏粉、芦丁、可乐定、氢氯噻嗪）有较好的降压及改善症状的作用，若以常用量一次 1 片、一日 3 次计，可乐定的剂量比单用减少 60％。

（2）化学药与中药联用的基本原则　中药是含有多种有效成分的天然药物，其汤剂更是成分复杂，但它同化学药一样具有疗效和毒性的双重性，众多中药与化学药联合应用于同一机体，其药理作用相当复杂。因此中药与化学药联合应用的基本原则是药简力专，取长补短，发挥独特疗效和各自优势。对单味中药或化学药疗效可靠的疾病，一般不应联用，更不应作为中药与化学药联用的研究范围。此外，应注意辨证与辨病用药相结合，联用必须建立在中西医双重诊断基础上，寻求中药与化学药的最佳组合，以求协同增效、优势互补、减低毒性、减轻不良反应。

（3）规避不良的西药-中药相互作用　任何事物均有双重性，中药与化学药同服也会发生相互作用而导致不良后果，应权衡利弊，避免盲目合用。如舒肝丸不宜与甲氧氯普胺合用。因舒肝丸中含有芍药，有解痉、镇痛作用，而甲氧氯普胺则能加强胃肠收缩，两者合用作用相反，会相互降低药效。中成药益心丹、麝香保心丸、六神丸不宜与化学药普罗帕酮、奎尼丁同服，因合用可导致心搏骤停。

（七）药物的滴注速度是否适宜

**1. 静脉输注药物溶剂的选择**

临床静脉输注药物溶剂主要有：氯化钠注射液、5％葡萄糖注射液、葡萄糖氯化钠注射液、复方乳酸钠葡萄糖注射液、复方氯化钠注射液等。选择溶剂，除需立足于患者的具体情况，主要还是从药物的稳定性方面考虑。如溶剂 pH 对药物稳定性的影响，药物与溶剂中的离子发生化学反应等。常用输液溶剂的 pH 范围见表 2-4。

表 2-4　常用输液溶剂 pH 范围

| 溶　剂 | pH | 溶　剂 | pH |
|---|---|---|---|
| 5％～10％葡萄糖注射液 | 3.2～5.5 | 复方氯化钠注射液 | 4.5～7.5 |
| 氯化钠注射液 | 4.5～7.0 | 灭菌注射用水 | 5.0～7.0 |
| 葡萄糖氯化钠注射液 | 3.5～5.5 | 复方乳酸钠葡萄糖注射液 | 3.6～6.5 |

**2. 滴注速度是否适宜**

影响静脉滴注速度的因素较多，主要包括药物因素、患者因素等。

（1）药物成分　药物的成分各异，输液的速度也不同。如万古霉素，滴注过快易引起"红人综合征"，所以要求 0.5g 万古霉素以至少 100mL 氯化钠注射液或 5% 葡萄糖注射液稀释，静滴时间须在 60min 以上。

（2）患者年龄　依据患者年龄不同，选择不同滴速。新生儿要求很慢，合理掌握时间，防止心力衰竭和肺水肿等情况。老年人由于心血管系统代偿功能不全，肾脏对体液的调节能力减低，滴速过快易引起肺水肿，因此宜降低输液速度。

（3）患者病理状态　患者发生不同疾病对输液速度也有影响。患者病理状态导致不同器官的功能发生改变，输液速度也应调整。当肾功能不全时，在输注氯化钠注射液时不宜过快，因为其中氯离子的含量远高于血浆浓度，输液过快可使体内的氯离子浓度迅速增高，容易造成高氯性酸中毒。

**（八）特殊人群用药情况**

注意审核特殊人群如儿童、老年人、妊娠期及哺乳期妇女、器官功能不全患者用药禁忌。

## 五、审核结果

**（一）对审核结果的判读**

处方审核结果分为合理处方和不合理处方。不合理处方包括不规范处方、不适宜处方及超常处方。

**1. 不规范处方**

有下列情况之一者，应当判定为不规范处方。

① 处方的前记、正文、后记内容缺项，文字不规范或不清晰。

② 医师签名、签章不规范或与签名、签章的备案留样不一致；电子处方无医师的电子签名。

③ 药师未对处方进行审核（处方后记的审核、调配、核对、发药栏目无审核调配药师及核对发药药师签名，或者单人值班调剂而未执行双签名规定）。

④ 早产儿、新生儿、婴幼儿处方未写明体重或日、月龄。

⑤ 化学药、中成药与中药饮片未分别开具处方。

⑥ 未使用药品规范名称开具处方。

⑦ 药品的剂量、规格、数量、单位等书写不规范或不清楚。

⑧ 用法、用量使用"遵医嘱""自用"等含糊不清字句。

⑨ 处方修改未签名并注明修改日期，或药品超剂量使用未注明原因以及未再次签名确认。

⑩ 开具处方未写明临床诊断或临床诊断书写不全。

⑪ 单张门、急诊处方超过 5 种药品。

⑫ 无特殊情况下，门诊处方超过 7 日用量，急诊处方超过 3 日用量；慢性病、老年病或特殊情况下需要适当延长处方用量，但未注明理由。

⑬ 开具麻醉药品、精神药品、医疗用毒性药品、放射性药品等特殊管理药品处方未执行国家有关规定（包括处方用纸颜色、药品用量、证明文件等）。

⑭ 医师未按照《抗菌药物临床应用管理办法》开具抗菌药物处方。

⑮ 中药饮片处方药物未按照"君、臣、佐、使"的顺序排列，或未按要求标注药物调剂、煎煮等特殊要求。

### 2. 不适宜处方

有下列情况之一者，应当判定为用药不适宜处方。

① 处方用药与诊断不相符。

② 对规定必须做皮试的药品，未注明过敏试验及结果判定。

③ 药品剂型或给药途径不适宜。

④ 无正当理由不首选国家基本药物。

⑤ 用法、用量不适宜。

⑥ 联合用药不适宜。

⑦ 重复用药。

⑧ 有配伍禁忌或不良药物相互作用。

⑨ 有用药禁忌，包括特殊人群用药。

⑩ 其他用药不适宜情况。

### 3. 超常处方

有下列情况之一者，应当判定为超常处方。

① 无适应证用药。

② 无正当理由开具高价药。

③ 无正当理由超说明书用药。

④ 无正当理由为同一患者同时开具 2 种以上药理作用机制相同的药物。

**（二）对审核结果的处理**

药师在审查过程中发现不合理处方，应联系处方医师；经医师修改并签字确认且经药师再次审核通过后方可调配。对发生严重药品滥用和用药失误的处方，应拒绝调配并按有关规定报告。

# 第三节 ▶ 处方调配

## 一、按照处方的记载正确调配药品

完成医嘱审核后，药师应按照处方正确调配药品，对处方所列药品不得擅自更改或代用，调配后应当在处方上签字或盖章。

当根据患者个体化用药的需要做特殊调配时，药师应在药房中进行特殊剂型或剂量的临时调配，如稀释液体、研碎药片并分包、分装胶囊，制备临时合剂、调配软膏剂等，注意应在清洁环境中操作，并进行记录。

**（一）门诊处方调配**

① 仔细阅读处方，按照药品顺序逐一调配。

② 对麻醉药品等特殊管理药品分别登记账卡。

③ 药品配齐后，与处方逐条核对药名、剂型、规格、数量和用法，准确而规范地书写标签。

④ 调配好一张处方的所有药品后再调配下一张处方，以免发生差错。

⑤ 对需要特殊保存的药品加贴醒目标签以提示患者注意，如"置2~8℃保存"。

⑥ 有条件的医疗单位，尽量在每种药品外包装上分别加贴用法、用量、贮存条件等标签。

⑦ 调配或核对后签名或盖章。

⑧ 应按照法律法规、医保制度等有关规定执行调配。

## （二）住院医嘱调配

### 1. 病区用药医嘱单的调配

① 一般采取每天调配的方式发放长期医嘱药品，临时医嘱需要急配急发。

② 住院患者口服药按每次用药包装，包装上应注明患者姓名和服药时间。

③ 需提示特殊用法和注意事项的药品，应由药师加注提示标签或向护士特别说明。

### 2. 出院带药处方的调配

① 审核出院带药处方，包括患者姓名、病案号、药名、剂量、用法用量、疗程、重复用药、配伍禁忌等。

② 加注用药指导标签，逐步开展出院患者用药教育，提供书面或面对面的用药指导。

③ 在药品外包装袋上应提示患者，当疗效不佳或出现不良反应时，及时咨询医师或药师。告知患者医院及药房电话号码。

## （三）静脉用药集中调配中心（PIVAS）

### 1. 审核医嘱

用药医嘱审核的药师应逐一审核患者静脉输液医嘱，确认其正确性、合理性和完整性。

### 2. 摆药、贴签、核对

核查输液标签是否准确、完整，摆药时检查药品的名称、剂量、规格等是否符合标签内容，同时应当注意药品的完好性及有效期。

### 3. 静脉用药混合调配

①调配前准备工作；②混合调配操作；③调配操作结束后工作；④加药混合调配注意事项。

### 4. 成品输液核对与包装

检查输液袋有无裂纹，输液应无沉淀、变色、异物等，进行挤压试验以观察输液袋有无渗漏。按输液标签内容逐项核对所用输液和空西林瓶与安瓿的药名、规格、用量等是否相符。核检非整支用量的标识是否相符。核对合格的成品输液，用适宜的塑料袋包装，按病区分别整齐地放置于密闭容器内。在危害药品的外包装上要有醒目的标记。

# 二、识别合适的包装和贮存要求

## （一）识别合适的药品包装

药品的包装分为内包装与外包装。内包装系指直接与药品接触的包装（如安瓿瓶、西林瓶、铝箔等）；内包装应能保证药品在生产、运输、贮存及使用过程中的质量，并便于医疗使用。外包装系指内包装以外的包装，按由里向外分为小包装、中包装和大包装；外包装应根据药品的特性选用不易破损的包装，以保证药品在运输、贮存、使用过程中的质量。

药品最小包装常指最小销售单元的包装，比如片剂或胶囊剂的"盒"、颗粒剂的"袋"。不同种药品或同一种药品包装中的数量可以相同也可不同，应根据外包装上的包装数量识别。如包装数量标示为"25mg×12片/盒×10×30"，则表示最小包装的药品规格和数量是"25mg×12片/盒"，中包装内有"10小盒"，大包装中有"30中盒"。

### （二）识别合适的药品贮存要求

药品贮存温度、光照及湿度是影响药品质量的重要因素，因此，应严格按照药品贮藏要求贮存药品。一般药品贮存于室温（10～30℃）即可。如标明"阴凉处"贮存，则应贮存在不超过20℃的环境中；如标明在"凉暗处"贮存，则贮存温度不超过20℃并遮光保存；如标明在"冷处"贮存，则应贮存在2～10℃环境中。某些药品有特殊的贮存要求的，如温度、遮光、湿度等，应按照说明书要求采取控温、遮光、控制环境湿度、容器密闭等措施贮存药品。

## 三、单剂量调配

单剂量调配是指住院患者所需用药品经药师调配成单一包装，置于单剂量药盒或药袋后给予患者服用。

单剂量调配的流程：病区用药医嘱单经医师审核后转入护士站再次审核，下达到住院部药房（摆药室），药师经过审核，确认医嘱合理后，打印医嘱单，药师按照医嘱将药品摆放入患者的服药杯或用单剂量包药机包装。调配好的药品由药师与领药护士核对交接，签字后交予领药人员。领至科室的药品由科室护士核对无误后按时发放给患者。

单剂量配方系统又称单剂量配发药品（UDDS）。药师把患者所需服用的各种固体制剂，按一次剂量借助分包机用铝箔或塑料袋热合后单独包装。上面标有药名、剂量等，便于药师、护士及患者自己进行核对，也方便患者服用，防止服错药或重复用药。当前我国部分医院的住院药房已经实行UDDS。

## 四、用法、用量标签及特别提示签

调配药品时应根据患者情况加贴个体化用药方法的标签，不能只依赖药品说明书。应尽量在每种药品上分别加贴用法、用量、贮存条件等标签，并正确书写药袋或粘贴标签。特别注意标识以下几点：①药品通用名、剂型、规格和数量；②用法、用量；③患者姓名；④调剂日期；⑤贮存方法和有效期；⑥有关用药注意事项（如餐前、餐后、睡前、冷藏、驾车司机不宜服用、需振摇混合后服用等）；⑦调剂药房的名称、地址和电话。

服药标签用通俗易懂的语言写明用法、用量，如"每日3次，每次2片"，不应写成"每日2～3次，每次25mg"。

对需特殊贮存条件的药品可加贴醒目标签，以提示患者注意，如"2～10℃冷处保存""避光保存"等。

还可加贴特殊提示的标签，如"每日不超过6片""服药后不宜驾驶机动车、船"等。

有条件的，可利用电脑系统为患者打印更为详尽的用药指导标签，包括患者姓名、药名（通用名）、规格、数量、用法、用量、疗程、注意事项、贮存条件、有效期、药房咨询电话等。

### 五、核查与发药

#### 1. 核查

一名药师将处方药品调配完成后由另一名药师进行核查。内容包括再次全面认真地审核一遍处方内容，逐个核对处方与调配的药品、规格、剂量、用法、用量是否一致，逐个检查药品的外观质量是否合格（包括形状、色泽、气味和澄明度），有效期等均应确认无误，并在处方上签字。

① 核对患者姓名，宜采用两种方式核对患者身份，如姓名、年龄，最好询问患者所就诊的科室，以确认患者。

② 逐一核对药品与处方的相符性，检查药品剂型、规格、剂量、数量、包装，并签字。

③ 发现处方调配有错误时，应将处方和药品退回调配处方者，并及时更正。

#### 2. 发药

发药是调剂工作的最后环节，必须要非常重视。

① 发药时向患者交代每种药品的使用方法和特殊注意事项，同一种药品有 2 盒以上时，需要特别交代。向患者交付处方药品时，应当对患者进行用药指导。

② 发药时应注意尊重患者隐私。

③ 如患者有问题咨询，应尽量解答，对较复杂的问题可建议其到用药咨询窗口或咨询室咨询。

对非处方药，在社会药店不需要凭医师处方即可自行判断购买和使用。药师在调剂的同时可以给予适当的解释和用药指导。

# 第四节 ◉ 药品管理和供应

由于各种内、外因素的作用，药品在流通、经营和贮存的各个环节中，均有可能出现质量问题，因此必须全程采取严格的管理和控制措施，从根本上保证药品质量。按照《药品管理法》的要求，必须制订和执行药品保管制度，药品入库和出库必须执行检查制度，采取必要的冷藏、防冻、防潮、防震、防虫、防鼠等措施，保证药品质量。

## 一、药品管理

### （一）影响药品质量的因素

影响药品质量的因素主要有环境因素、人为因素、药品因素等。

#### 1. 环境因素

在保管药品的过程中，影响药品质量的环境因素很多，如日光、空气、湿度、温度、微生物等。上述因素对药品的影响往往不是单独进行的，而是互相促进、互相影响而加速药品变质的，例如日光及高温往往加速药品的氧化过程。故应根据药品的特性，全面考虑可能引起变质的各种因素，选择适当的贮存条件和保管方法，以防止药品变质或延缓其变质的速度。

### 2. 人为因素

相对于其他因素来说，人为因素更为重要，药学专业技术人员的素质对药品质量的优劣起着关键性影响。包括：①人员设置；②药品质量监督管理情况，如规章制度的建立、实施及监督执行；③药学专业技术人员所掌握的药品保管养护技能以及对药品质量的重视程度、责任心的强弱，身体条件、精神状态的好坏等。

### 3. 药品因素

水解和氧化是药物降解的主要途径。易发生水解的药物主要有酯类（包括内酯）、酰胺类。青霉素、头孢菌素类药物的分子中存在着不稳定的 β-内酰胺环，在 $H^+$ 或 $OH^-$ 影响下，很易裂环失效。易发生氧化的药物主要有酚类（如肾上腺素、左旋多巴、吗啡等）、烯醇类（如维生素 C）、芳香胺类（如磺胺嘧啶钠）、吡唑酮类（如氨基比林）、丙嗪类（如盐酸异丙嗪）等。

值得注意的是，药品的包装材料对药品质量也有较大影响。

## （二）药品质量验收

为保证药品质量，应对到货药品逐批进行收货、验收，验收的内容包括药品的名称、剂型、规格、批准文号、产品批号、生产日期、有效期、包装、标签、说明书、外观质量以及相关的证明文件等，检查合格方可入库。需要冷链运输的药品到货时，应当对其运输方式及运输过程的温度记录、运输时间等质量控制状况进行重点检查并记录，不符合温度要求的应当拒收。

### 1. 药品的包装与说明书

药品内包装应清洁、无污染、干燥，封口应严密、无渗漏、无破损。药品外包装应坚固耐压、防潮、防震。

包装用的衬垫、缓冲材料应清洁卫生、干燥、无虫蛀。最小包装必须附有药品说明书。

### 2. 药品的外观质量检查

（1）检查方法　药品的外观质量检查是通过人的视觉、触觉、听觉、嗅觉等感官试验，对药品的外观性状进行检查。外观检查最基本的技术依据是比较法，这是建立在合格药品与不合格药品对照比较基础上的一种方法。药学专业技术人员应了解、熟悉各种合格产品的外观性状，掌握药品外观的基本特性。

检查时将包装容器打开，对药品的剂型、颜色、味感、气味、形态、重量、粒度等情况进行重点检查。

（2）判断依据与处理　药品外观质量是否合格应依据药品质量标准、药剂学、药物分析及药品说明书的相关知识与内容进行判断。药品的内在质量需要药品检验机构依据药品质量标准检验后确定。

（3）不同剂型的药品外观检查内容　药品的性状，包括形态、颜色、气味、味感等是药品外观质量检查的重要内容，它们有的能直接反映出药品的内在质量，对鉴别药品有着极为重要的意义。不同剂型的药品外观检查内容有所不同，具体见表2-5。

表 2-5　不同剂型的药品外观检查内容

| 剂型 | 外观检查内容 |
| --- | --- |
| 片剂 | 形状一致,色泽均匀,片面光滑,无毛糙起孔现象;无附着细粉、颗粒;无杂质、污垢;包衣颜色均一,无色斑,厚度均匀,表面光洁,破开包衣后,片芯的颗粒应均匀,颜色分布均匀,无杂质;片剂的硬度应适中,无磨损、粉化、碎片及过硬现象,其气味、味感正常,符合该药物的特异物理性状 |
| 胶囊剂 | 胶囊剂的外形、大小一致,无瘪粒、变形、膨胀等现象,胶囊壳无脆化,软胶囊无破裂、漏油现象;胶囊结合状况良好;颜色均匀,无色斑、变色现象,壳内无杂质 |
| 颗粒剂 | 外形、大小、气味是否符合标准,有无潮解、结块、发霉、生虫等 |
| 注射剂 | 液体注射剂的包装严密,药液澄明度好(无白点、白块、玻璃屑、纤维、黑点)、色泽均匀,无变色、沉淀、浑浊、结晶、霉变等现象 |
| 口服液 | 外包装严密,无爆瓶、外凸、漏液、霉变现象;药液颜色、气味、黏度符合该药品的基本物理性状 |
| 喷雾剂、酊剂、合剂、糖浆剂 | 有无结晶析出、浑浊、沉淀、异臭、霉变破漏、异物、酸败、异常溶解、结块、风化等现象 |
| 软膏剂 | 均匀度、细腻度,有无异臭、酸败、干缩、变色、油层析出等变质现象 |
| 栓剂 | 包装是否严密,外形应大小一致,无瘪粒、变形、膨胀、软化、霉变、异臭等现象 |
| 散剂 | 有无吸潮结块、发黏、生霉、变色等 |
| 丸剂 | 有无虫蛀、霉变、粘连、色斑、裂缝等 |
| 生物制品 | 其中液体生物制品检查有无变色、异臭、摇不散的凝块及异物,冻干生物制品应为白色或有色疏松固体,无融化迹象 |

### 3. 有效期

药品根据其稳定性不同规定了不同的有效期,药师应能正确识别药品有效期并加强药品效期管理,避免由于管理不当而出现临近有效期药品甚至过期药品。

药品有效期是按照年、月、日的顺序标注,年份用四位数字表示,月、日用两位数字表示。其具体标注格式为"有效期至××××年××月"或"有效期至××××年××月××日"。

### (三) 药品的贮存与保管

化学药品、生物制品、中成药和中药饮片应当分别贮存,分类定位存放。易燃、易爆、强腐蚀性等危险性药品应当另设仓库单独贮存,并设置必要的安全设施,制订相关的工作制度和应急预案。

药品应按其不同性质及剂型特点在适当条件下正确保管,严格按照药品说明书规定的贮存条件和要求进行贮藏保管。

### 1. 易受光线、湿度、温度影响而变质的药品

(1) 易受光线影响而变质的药品及保管方法　如生物制品、维生素类、糖皮质激素类等易受光线影响而变质的药品,需要遮光保存,应放在阴凉、干燥且阳光不易直射到的地方。门、窗可悬挂遮光用的黑布帘、黑纸,以防阳光照射。药品可采用棕色瓶或用黑色纸包裹的玻璃容器包装,以防止紫外线的透入。

(2) 易受湿度影响而变质的药品及保管方法　大多数药品在湿度较高的情况下,能吸收空气中的水蒸气而引湿,其结果使药品稀释、潮解、变形、发霉等。易吸湿的药品有胃蛋白酶、甘油、抗生素等,可用玻璃瓶,以软木塞塞紧、蜡封,外加螺旋盖盖紧;易挥发的药品应密封,置于阴凉、干燥处。另外,要控制药库内的湿度,以保持相对湿度在 $35\% \sim 75\%$,可设置除湿机、排风扇或通风器,可辅用吸湿剂如石灰、木炭,有条件者,尤其在梅雨季节,更要采取有效的防霉措施。除上述防潮设备外,药库应根据天气条件,分别采取下列措

施，即在晴朗干燥的天气，可打开门窗，加强自然通风；当雾天、雨天或室外湿度高于室内时，应紧闭门窗，以防室外潮气侵入。

（3）易受温度影响而变质的药品及保管方法　对不耐高温药品，可根据其不同性质要求，分别存放于"阴凉处""凉暗处"或"冷处"。对挥发性大的药品如浓氨溶液、乙醚等，在温度高时容器内压力大，不应剧烈振动，开启前应充分降温，以免药液（尤其是氨溶液）冲出造成伤害事故。如头孢曲松钠注射液、诺氟沙星、左氧氟沙星片及注射剂等需要在阴凉处贮存；注射用青霉素、硫酸阿米卡星注射液、枸橼酸铋钾颗粒等需要在凉暗处贮存；胰岛素制剂、人血液制品等需要冷处贮存；而人促红素注射剂则需要冷藏贮存且不宜振摇。

**2. 中药饮片和中成药**

（1）中药材的保管方法　中药材种类繁多，性质各异，有的易吸湿、有的具有挥发性等，应根据其特性加以妥善保管。如保管不当将会发生霉变、虫蛀、失性、变色等现象而影响质量，甚至完全失效。为使中药材的外部形态和有效成分在贮存期间尽量不发生变化，必须掌握各种中药材的性能，摸清各种变化规律，采取合理的保管措施，其中以防止霉变及防治虫蛀与鼠害两项最为重要。

① 防止霉变：中药材防霉，主要应严格控制水分和贮存场所的温度、湿度，避免日光和空气的影响，使真菌不易生长繁殖。易发霉的中药材应选择阴凉、干燥、通风的库房，垛堆应离地并用木条垫高，垛底垫入芦席或油毛毡等隔潮。地面上铺放生石灰、炉灰或木炭、干锯末等防潮剂，使药材保持干燥，以防止霉变。

② 防治虫蛀与鼠害：为防虫蛀，药材进库前，应把库内彻底清理，并增加防虫、防鼠措施，以杜绝虫源和鼠害。为防止真菌、害虫的生长繁殖，应控制室内温度、湿度。对批量大的中药材也可将其干燥后，抽真空制作压缩包以减少与空气的接触面积。

（2）中成药的保管方法　冲剂及颗粒剂如常用的板蓝根冲剂，在潮湿环境中极易潮解、结块，应避免受潮。

散剂如常见的冰硼散、六一散、痱子粉等，由于表面积比一般药物大，故吸湿性较显著。这类药品受潮后会发生变色、结块、药效降低以及微生物滋生等变化，所以防潮是保证散剂质量的重要措施。

煎膏剂由于含有大量糖类、蛋白质等有机物质，因此贮存不当很易霉变、酸败。此类中成药一般应密闭贮存于阴凉、干燥处，如十全大补膏、益母草膏、枇杷膏等。

## 二、药品供应

**（一）药品入库管理制度**

1. 验收者依据《采购药品计划表》、随货同行票据接货、清点，并在回执上签字。

2. 验收者执行药品验收程序，对购进的药品依据原始凭证（随货同行票据），严格按照质量标准和质量保证协议书的规定，进行逐批验收并做好记录。

3. 验收者严格按照质量标准和质量保证协议书的规定，在待验区进行逐批验收，并于24h内完成。

4. 验收者进行药品外观质量检查，核对药品的名称、生产企业规格、批准文号、产品批号、生产日期、有效期等，并进行药品购入验收记录。

5. 对距有效期不足6个月的药品，应拒绝验收（特殊情况除外）。

6. 验收后，验收者填写《药品验收入库单》。

7. 药品入库时，凭验收者签字的《药品验收入库单》、随货同行票据办理药品入库，并签字或盖章确认。

8. 药品的整件包装中，应有产品合格证。

9. 对货与票单不符、质量异常、包装不牢固或破损、标识模糊不清或脱落、药品超过有效期、包装的标签和所附说明书不符合规定的药品，验收者应拒收，不得入库。

10. 验收记录保存至超过药品有效期1年，且不得少于3年。

### （二）药品出库管理制度

药房凭领药单（一式三份，药库、药房、负责人各保留一份），经负责人签字后，药库方可发出药品。

## 三、需要特殊注意药品的管理和使用

### （一）高警示药品的管理

高警示药品（旧称高危药品）是指药理作用显著且迅速、一旦使用不当可对人体造成严重伤害，甚至导致死亡的药品。中国药学会医院药学专业委员会用药安全专家组完成并发布《中国高警示药品推荐目录2019版》（表2-6），被全国各地医疗机构广泛采用。与2015版目录相比，本版更新删除了腹膜和血液透析液、心脏停搏液和依前列醇，加注了阿托品注射液的规格，并将加压素（骨内注射）的给药途径规范为"骨髓腔内注射"。

表2-6 高警示药品种类

| 序号 | 药物名称 |
| --- | --- |
| 1 | 100mL或更大体积的灭菌注射用水（供注射、吸入或冲洗用） |
| 2 | 茶碱类药物（静脉途径） |
| 3 | 肠外营养制剂 |
| 4 | 非肠道和口服化疗药 |
| 5 | 高渗葡萄糖注射液（浓度20%或以上） |
| 6 | 抗心律失常药（如胺碘酮、利多卡因，iv） |
| 7 | 抗血栓药（包括溶栓药、抗凝药、血小板糖蛋白Ⅱb/Ⅲa受体阻断剂和降纤药） |
| 8 | 口服降糖药 |
| 9 | 高渗氯化钠注射液（浓度＞0.9%） |
| 10 | 麻醉药（如丙泊酚）（普通、吸入或静脉用） |
| 11 | 强心药（如米力农，iv） |
| 12 | 神经-肌肉接头阻断剂（如琥珀酰胆碱、罗库溴铵、维库溴铵） |
| 13 | 肾上腺素受体激动药（如肾上腺素，iv） |
| 14 | 肾上腺素受体阻断药（如普萘洛尔，iv） |
| 15 | 小儿用口服中度镇静药（如水合氯醛） |
| 16 | 胰岛素（皮下或静脉注射） |
| 17 | 硬膜外或鞘内注射药 |
| 18 | 对育龄人群有生殖毒性的药品（如阿维A胶囊、异维A酸片等） |
| 19 | 造影剂（iv） |
| 20 | 镇痛药/阿片类药物（包括液体浓缩物，速释和缓释制剂）（静脉注射，经皮途径及口服） |
| 21 | 脂质体的药物（如两性霉素B脂质体）和传统的同类药物（如两性霉素B去氧胆酸盐） |

| 序号 | 药物名称 |
|---|---|
| 22 | 中度镇静药(如咪达唑仑,iv) |
| 23 | 阿片酊 |
| 24 | 阿托品注射液(规格≥5mg/支) |
| 25 | 高锰酸钾外用制剂 |
| 26 | 加压素(静脉注射或骨髓腔内注射) |
| 27 | 甲氨蝶呤(口服,非肿瘤用途) |
| 28 | 硫酸镁注射液 |
| 29 | 浓氯化钾注射液 |
| 30 | 凝血酶冻干粉 |
| 31 | 肾上腺素(ih) |
| 32 | 缩宫素(iv) |
| 33 | 注射用硝普钠 |
| 34 | 异丙嗪(iv) |
| 35 | 注射用三氧化二砷 |

**（二）麻醉药品和精神药品的管理**

**1. 麻醉药品和第一类精神药品管理**

《麻醉药品和精神药品管理条例》中规定麻醉药品和第一类精神药品不得零售。

（1）"印鉴卡"的管理　药学部应指派专人依据"印鉴卡"的申办规定，负责向卫生行政主管部门申办、换发"印鉴卡"，申报用药计划及变更手续。按期报送药品购用情况统计报表。批准核发的"印鉴卡"由专人保管。

（2）专用保险柜和"基数卡"的管理　药库及各调剂部门贮存麻醉药品、第一类精神药品必须使用专用保险柜，专人负责。

药库与各调剂部门、各调剂部门与临床用药科室实行基数管理，"基数卡"注明所用药品名称、规格、数量，由双方麻醉药品、第一类精神药品管理人员及负责人签字，人员变更时，须办理变更手续。

（3）药品采购与验收　药库特殊药品管理人员根据药品用量和库存情况提出购药计划，药品采购员应向指定的药品经营单位采购药品。

药品到达后，由采购员和库管员共同检查、验收药品至最小包装，并核验购药票据凭证无误后，办理入库手续。

麻醉药品、第一类精神药品验收合格后，由药库特殊药品管理人员及时入库实物，每次购药后及出库后药库特殊药品管理人员须检查"印鉴卡"、购货发票、入库单、账卡、药品、处方、领药单等无误后方可进行其他工作。

（4）药品的贮存和保管　医疗机构麻醉药品、第一类精神药品库必须配备保险柜，门、窗有防盗监控以及报警设施，并设专人专账保管。贮药保险柜实行"双人双锁"负责，除库管人员和调剂部门专门领药人员外，任何人不得进入库内。

（5）药品的领发　各调剂部门指定专人凭处方、专册登记表、专门领药本领取麻醉药品、第一类精神药品，数量不得超过"基数卡"限定的数量。发药人和领药人需认真核对发药名称、数量、产品批号、有效期后签字并进行领药手续。领药人员必须亲自运送药品至领药部门并将药品存入专用保险柜、完成入账等相关手续，中途不得停留或办理其他事宜。

（6）调剂部门的药品使用管理　实行"五专管理"，即专用处方、专用账册、专册登记、专柜加锁、专人负责。

调剂部门应指定符合资质的药学专业技术人员管理麻醉药品、第一类精神药品，做到"日清日结"。药品调剂应指定发药窗口，调配人员应严格按照麻醉药品、第一类精神药品处方管理规定审核、发药。调剂部门贮存的麻醉药品、第一类精神药品必须有严格的安全防范措施。每天下班（或交班）前，管理人员应核对药品和相关记录。

### 2. 第二类精神药品管理

除医疗机构外，经各省、自治区、直辖市药品监督管理部门认定的第二类精神药品制剂经营企业方可经营该类制剂。其他药品经营企业一律不得从事第二类精神药品经营活动。

（1）采购　采购第二类精神药品，应从药品监督管理部门批准的具有第二类精神药品经营资质企业购买。

（2）验收　根据临床用药需求制订采购计划，购入药品双人验收，查验购药凭证，清点药品数量，检查药品质量，详细记录相关信息。

（3）贮存与保管　应在库房中设置相对固定的位置保存第二类精神药品，并采取相应的防盗措施。

（4）账目管理　出、入账要有购（领）药或处方使用凭据，做到购（领）入、发出、结存数量平衡。调剂部门使用药品要做到账物相符。

（5）处方调剂管理　第二类精神药品每张处方不超 7 日常用量，处方应当留存 2 年备查。第二类精神药品零售企业必须按规定剂量凭加盖医疗机构公章的处方销售该类精神药品，禁止超剂量销售、无处方销售。

## （三）生物制品管理

生物制品是以微生物、细胞、动物或人源组织和体液等为原料，应用传统技术或现代生物技术制成，用于人类疾病的预防、治疗和诊断。人用生物制品包括：细菌类疫苗（含类毒素）、病毒类疫苗、抗生素与抗血清、血液制品、细胞因子、生长因子、酶、体内与体外诊断制品，以及其他生物活性制剂（如毒素、抗原、变态反应原、单克隆抗体、抗原-抗体复合物、免疫调节剂及微生态制剂等）。

### 1. 贮存与保管

生物制品贮存库应指定专人负责管理，进出库均需及时填写库存货位卡及分类账卡并签字。贮存温度通常为 2～8℃，贮存库的温度、湿度及避光要求应符合标准，每日在上午或下午固定时间检查和记录贮存库的温度、湿度等。

### 2. 运输

运输期间应遵循三原则：①采用最快速的运输方法，缩短运输时间；②一般应用冷链方法运输；③运输时应注意防止药品冻结。

### 3. 入库验收

我国对疫苗类制品、血液制品、用于血源筛查的体外生物诊断试剂以及国家药品监督管理局规定的其他生物制品实行批签发管理，每批制品出厂上市或进口时进行强制性检验、审核的制度。检验不合格或审核不被批准者，不得上市或进口。因此，入库验收时供货单位应提供批签发报告。

#### 4. 使用管理

调配生物制品须凭医师开具的处方或医嘱单，经药师审核合格后予以调配；并由药师复核药品，确认无误后方可发放或配置。使用中密切观察药物不良反应，医护人员应掌握生物制品的不良反应及相应的处置方法，发生不良反应及时妥善处理并按相关规定及时上报有关部门。

### （四）血液制品管理

血液制品是指由健康人血浆或经特异性免疫的人血浆经分离、提纯或由重组 DNA 技术制成的血浆蛋白组分，以及血液细胞蛋白质类有形成分的统称。如人血白蛋白、人免疫球蛋白、人凝血因子等。为预防和控制经血液途径传播的疾病，保证血液制品的质量，我国对血液制品实行特殊管理。

#### 1. 原料血浆的管理

国家实行单采血浆站统一规划、设置的制度，单采血浆站由血液制品生产单位或由县级人民政府卫生行政部门设置，专门从事单采血浆活动；其他任何单位和个人不得从事。一个单采血浆站只能与一个血液制品生产单位签约并提供原料血浆，并接受其业务技术指导和质量监督。

#### 2. 血液制品的管理

药库设置血液制品待验区、合格区、不合格区，且应严格划分。购入验收时需详细核查检验报告书，进口者还需查验进口药品注册证、血液制品批签发报告。入库血液制品按照说明书要求贮存。

#### 3. 使用管理

医务人员要严格掌握血液制品（特别是人血白蛋白）等使用的适应证和禁忌证。对使用血液制品进行有效的血液警戒和药物警戒，遵循不良反应"可疑即报"的原则，并注意血液制品中防腐剂、稳定剂等辅料的不良反应或潜在风险。

### （五）医疗机构制剂管理

医疗机构制剂是指医疗机构根据本单位临床需要经批准而配制、自用的固定处方制剂。配制的制剂应当是市场上没有供应的品种。医疗机构不得配制的品种包括市场上已有供应的品种；含有未经国家药品监督管理局批准的活性成分的品种；生物制品（除变态反应原外）；中药注射剂；中药与化学药组成的复方制剂；麻醉药品、精神药品、医疗用毒性药品、放射性药品等。

医疗机构制剂只能在本医疗机构内凭执业（助理）医师的处方使用，不得进入市场流通。遇到灾情、突发公共卫生事件或临床急需而市场没有供应时，由省级以上药监部门批准，可以在指定的医疗机构间调剂使用。医疗机构制剂调剂使用时不得超出规定的期限、数量和范围。

# 第三章
# 用药安全

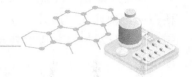

## 第一节 ▶ 用药错误与防范

2011年卫生部颁布实施的《医疗机构药事管理规定》将用药错误定义为药物在临床使用全过程中出现的、任何可以防范的用药不当。临床用药的过程一般是指开写处方、转抄医嘱、药师调剂发药、护士或家属将药品给予患者以及监测用药结果等。用药错误占医疗失误的比例极高，对患者的身心健康造成了严重损害。

### 一、用药错误的类型

用药错误包括处方错误、转抄错误、调剂错误、给药错误、患者依从性错误、监测错误以及其他用药错误等。

#### 1. 处方错误

医师处方错误，包括药物选择（基于适应证、禁忌证、已知过敏反应、现有药物治疗情况和其他因素）、剂量、剂型、数量、给药途径、浓度和给药速率等医嘱错误，或者医师开具或授权开具药物的临床指导不正确；处方或医嘱字迹潦草导致的患者用药差错。

#### 2. 转抄错误

护士或下级医师通过抄写（包括电子和人工记录）把医嘱传递给其他医护人员时发生的转抄错误。常见于转科、口头医嘱等。

### 案例 3-1

某医院医师在开具电子处方时误将"阿糖腺苷"点选为"阿糖胞苷"，该用药错误共累及9例儿科患者。大多数患儿在应用阿糖胞苷后的两三天内相继出现了呕吐、腹泻、发热等症状，部分患儿还出现了白色脂肪粒或红疹、大便出血等情况。患儿须接受长期监测以评估用药对其产生的远期影响。

### 分析3-1

该事件中，由于药品名称相似，医师在电子处方系统内开具处方时发生错误。同时，药师在调剂患者药品，以及护士在给药环节均未能及时发现，并阻止这一错误的发生，为患儿带来不良影响。

### 3. 调剂错误

药师依据处方或医嘱调剂药品过程中发生的错误,包括药品名称、规格、数量、用药剂量、剂型错误;用药时间错误;使用变质药品或不合格药品;药物配置错误等。

### 4. 给药错误

护士或家属将药品给予患者的过程中发生的错误,包括药品名称、数量、用药剂量、用药途径、用药时间、用药间隔、疗程错误以及给药遗漏错误。

### 5. 患者依从性错误

患者未按照医嘱用药。

### 6. 监测错误

未检查处方的给药方案是否适宜、是否存在问题,或未使用合适的临床或实验室数据来评估患者对药物的反应,未及时调整患者用药方案等。

### 7. 其他用药错误

除上述以外的任何用药错误。

## 二、用药错误的防范措施

### 1. 开处方环节

(1)学习与沟通,掌握选择正确药物的知识与信息  为了确定适当的药物治疗,医师应进行全面的学习,包括文献回顾、与药师讨论、与其他医师会诊、参加专业的继续教育培训课程等。

(2)观察与思考,实现个体化治疗  医师在开具新药或增加药物前需考虑患者总体情况和药物间的相互作用。为了使患者得到最佳治疗方案,必须适当地监测临床症状和体征及检验数据。

(3)修订医嘱后及时沟通,提醒护士和其他人员。

(4)医嘱完整不漏项  医嘱应包括患者姓名、药物通用名、商品名、用药途径和部位、剂型、剂量、浓度、用药数量、用药次数和处方者姓名。在某些情况下,还应具体写明稀释比例和使用时间。

(5)医嘱清楚准确  ①不使用不规范、不明确的缩写,例如,写"每天 1 次"而不写"qd",可能被误认为"qid"(每天 4 次),或被误认为"od"(右眼)。②不使用不清楚的用法说明,如"按说明书服用"。③使用精确的药物剂量单位(如"mg")而不写剂型单位(例如"1 片"或"1 瓶");但复方药物是例外,要说明剂型单位的数量。④按照标准命名法开具药方,使用药物的通用名,可注明商品名(如果医疗需要)。避免使用地方性命名、化学名、不被认可的缩写药名、只写首字母或化学符号。⑤在小数表达时使用引导零(例如"0.5mL"),而不使用末尾零(例如"5.0mL"),因为可能导致 10 倍的过量用药。尽可能避免使用小数(例如不写"0.5g"而写"500mg")。⑥"units"(单位)应拼写出全名,例如"10 单位胰岛素"不缩写成"10U",因为可能被误认为是"100"。⑦开医嘱或写处方时(包括签名)应清晰易读。字迹不好的处方者需要把药方打印出来,如计算机系统不能录入,手写的药方必须易读(不能仅凭经验来辨认)。⑧口授药物处方和医嘱应只能在处方者没条件书写或直接录入计算机时被允许。⑨处方医师须尽可能地与患者、看护交流,说明药方和任何需要预防和观测的情况，包括过敏症状、高敏反应等。

### 2. 药品调配环节

（1）保持整齐、干净和安静的环境　①合理设计调配区域，要有充足的光线、适宜的室温、适当的距离，减少疲劳感；②设置电话、来访和咨询接待岗位并由专人负责，保证药品调配人员不做与调配药品无关的事；③药品摆放整齐有序，对于形似或声似的药品要加用醒目的标识；④设置高警示药品、外用药品和新药等存放专柜，培训调配人员调配这些药品时须加强核对。

（2）坚持核对，规范操作　①审核处方，发现问题不猜测，立即与相关人员沟通，确认无误后调配；②每次配方尽可能一次完成；③按处方顺序调配和码放药品；④配药后核对，核对的内容包括药品名称、规格、数量、标签和包装。

（3）保证足够的人力配备，减少因人员不足、忙乱无序而带来的调配差错。

### 3. 药师发药环节

（1）管理层面的防范措施　①保证足够的人力配备，减少因人员不足而带来的发药差错；②加强培训，不断提高每个药师的知识与技能水平；③建立符合工作实际的管理制度，加强检查与督导，通过绩效考核等管理措施，减少差错发生。

（2）技术层面的防范措施

① 良好的服务态度和服务语言标准化：发药药师对患者要有热情、耐心，如果处方有问题，需及时与患者沟通并解释清楚。

② 交待药物的用量：药师在交待患者药品用量时，应使用清晰易懂的计数单位，如片、粒、袋、支等，避免使用专业的计量单位如 g、mg、µg、U（单位）、IU（国际单位）等。

③ 交待用药时间：正确的给药时间和次数，能使药品服用后，发挥其最大疗效，降低药品不良反应的发生。

④ 多药合用，交待服药间隔时间：有些药不能和其他药同时服用，如多维乳酸菌（妈咪爱）、枯草杆菌-肠球菌二联活菌（美常安）、双歧杆菌-嗜酸乳杆菌-肠球菌三联活菌（培菲康）等活菌制剂不能和抗菌药物同服，因为抗菌药物能降低活菌活性，所以需间隔服用。若药物说明书中没有明示间隔时间，则一般间隔为 2h。

⑤ 交代用药途径及用药方法：交待患者正确的用药途径及方法，可使药物发挥应有疗效，降低药物不良事件发生风险。发药时需向患者交代清楚是口服或含化，是肌内注射或静脉滴注，是直肠给药或阴道给药，是滴眼、滴鼻或滴耳，是外擦、外洗或外敷等。例如，对于第一次取硝酸甘油片的患者，药师要提示患者随身携带，在心绞痛发作时，将其含于舌下，才能迅速缓解病情；混悬剂用前须摇匀；胰酶肠溶胶囊不宜嚼碎服用，应整粒吞服，以免药粉残留在口腔内，发生严重的口腔溃疡；肠溶片（胶囊）、缓释片（胶囊）、控释片（胶囊）等剂型需建议患者整片（粒）吞服；药师在调剂时应向患者做用药交待，详见表 3-1。

表 3-1　特殊剂型药物服药注意事项

| 剂型 | 注意事项 |
| --- | --- |
| 胶囊剂 | 宜用温开水送服，直接口服会使胶囊黏附在喉咙和食管壁上引起刺激、恶心等不适 |
| 包衣片 | 不宜在口中久含，以免包衣溶解影响其制剂目的，如掩盖药物味道、控制药物在一定部位释放等 |
| 泡腾片 | 宜溶解于温开水中后服用，如阿司匹林泡腾片、维生素 C 泡腾片 |
| 粉剂 | 不宜直接给患者服用，以免呛入气管，应分散在水中服用 |
| 糖浆剂 | 可在口咽部黏膜表面形成一层保护膜，以便快速缓解呼吸道症状，服用后不宜立刻饮水，以免冲淡药物，降低药效 |

⑥ 交待用药注意事项：药师应及时向患者交待有关用药的注意事项，以避免误用或错用药物，减轻患者不必要的恐慌，提高用药依从性。用药期间不能饮酒（或含酒精的饮料），尤其使用对中枢神经系统具有抑制作用的药物（如催眠药地西泮、氯硝西泮、艾司唑仑等，抗抑郁药氟西汀、帕罗西汀、舍曲林等）时，以免加深中枢抑制。此外头孢哌酮、甲硝唑等制剂能与酒精发生"双硫仑反应"，提示患者用药期间应避免酒精摄入。对于可能引起眩晕、倦怠、嗜睡、视物不清等不良反应的药物，如卡马西平、苯妥英钠、普萘洛尔、维拉帕米、氯苯那敏等，应交待患者服用此类药物期间不要驾车、操作机械或高空作业等。可在尿中结晶的药物，送服药物时要饮下约 250mL 的水，服药后也要多喝水，保持高尿流量，如磺胺类、氟喹诺酮类药物。可引起直立性低血压的药物如特拉唑嗪、多沙唑嗪等，服用后，患者由卧而坐起或由坐而站起等从低位向高位的转换动作时均应缓慢，动作不能突然。使用吸入性糖皮质激素的患者，提示患者吸入药物后应漱口，并将漱口水吐出。提示患者服用铋制剂后舌苔、大便可呈灰褐色；服用利福平后尿液、泪液可呈橙红色；服用吲哚美辛可使大便呈绿色；服用铁剂的患者大便会呈褐色；服用维生素 $B_2$ 后尿液呈黄色等。提示常见的不良反应，如服用 ACEI 类抗高血压药，应告知患者可能出现咳嗽，若咳嗽厉害而无法耐受，应暂停用药并及时复诊。

⑦ 指导患者正确应用特殊包装或特殊装置药品：对特殊包装或特殊装置的药品，需要对患者做出用药交代，必要时可建议患者到咨询室（窗口）由咨询药师给予演示，如气雾剂、吸入干粉剂（都保、准纳器、吸乐）、胰岛素笔等。具有保险式瓶盖的药品，须提示患者开启方法。特殊包装的药品，如利福平滴眼液等，内附药片，须先溶解再滴眼；噻托溴铵粉吸入剂，其附带的胶囊需放到吸入装置内刺破吸入，而不能直接吞服胶囊。有的药品包装内附有干燥剂或抗氧剂，须提示不能内服。

⑧ 交待药品储存条件与方法：妥善保管好药品是保证其质量的重要前提，应向患者具体交代药品储存条件与方法，并在每次用药前检查药品外观有无变化，发现异常立即停用；要特别提醒患者注意药品的有效期，超过有效期的药品无论其外观有无变化均不得使用。所有药物都应保存在原始包装中，并不要将药瓶的标签撕掉。外用药品与内服药品分开摆放，并置于儿童拿不到的地方。一般药品均应在室温中存放，注意防霉、防潮，避免阳光直射，即使药品装在深色瓶中或装在可反射阳光的容器中，也应避免阳光直射。人血白蛋白、人免疫球蛋白、人促红细胞生成素等生物制剂及双歧杆菌-嗜酸乳杆菌-肠球菌三联活菌（培菲康）等活菌制剂必须置于冰箱 2～8℃冷藏，随用随拿，以防药品变质失效；胰岛素注射剂未开启包装时应置于 2～8℃保存，开始使用后不要存放于冰箱中，可在室温下（不超过 25℃）存放 4 周。外用栓剂如吲哚美辛栓、复方甲硝唑栓、复方莪术油栓等，平常应放置在凉暗处储存，如因温度变高而软化，可以将其放入冰箱冷藏室，待其定型后再使用。米索前列醇遇热（30℃以上）或遇潮分解，造成效价下降，应交代患者保存药品时须避免受热受潮。

## 第二节 ▷ 药物不良反应与药物警戒

药物作用于机体，除了发挥治疗的功效外，有时还会由于种种原因而产生某些与药物治疗目的无关而对人体有损害的反应。根据 2011 年颁布的《药品不良反应报告和监测管理办法》，将药物不良反应（ADR）定义为合格药品在正常用法、用量下出现的与用药目的无关的有害反应。

## 一、药物不良反应的分类

严格地讲，几乎所有药物在一定条件下都可能引起不良反应。但是，只要合理使用药物，就能避免或使其危害降低到最低限度。这就要求人们在用药前全面地了解该药的药理性质，严格掌握药品的适应证，选用适当的剂量和疗程，明确药品的禁忌。在用药过程中还应密切观察病情的变化，及时发现药品产生的不良反应，加以处理，尽量避免引起不良的后果。对于一些新药，由于临床经验不够，对其毒副作用观察及了解不够，在使用时就更应十分慎重。药物不良反应根据性质不同可分为以下类型。

### 1. 副作用

副作用是指在治疗剂量下出现的与治疗目的无关的不适反应。产生副作用的原因是药物的选择性低、作用范围广，治疗时应用其中一个药理作用，其他药理作用就成了副作用。一般都较轻微，多为一过性可逆性功能变化，伴随治疗作用同时出现。

例如抗胆碱药阿托品，临床上可用于解除平滑肌痉挛、抑制腺体分泌、散瞳、使心率加快等。它在发挥解痉作用时，口干与心悸就成了副作用；而在进行麻醉时，需抑制腺体分泌，以减少呛咳，防止发生误吸，但是治疗过程中的腹胀、尿潴留则是副作用。

### 2. 毒性反应

毒性反应是由于患者的个体差异、病理状态或合用其他药物引起敏感性增加，在治疗量时造成某种功能或器质性损害。一般有明显的剂量效应关系，其毒性严重程度随剂量加大而增强。例如氨基糖苷类抗生素如链霉素、庆大霉素、阿米卡星等具有的耳毒性。

### 3. 后遗效应

后遗效应是指停药后血药浓度已降至阈浓度以下时残存的药理效应。主要包括：①药物的残余作用，如服用巴比妥类药物后出现次晨的宿醉现象。②有些药物可引起难以恢复的器质性损害，如长期应用糖皮质激素可导致肾上腺分泌功能减退；应用氨基糖苷类抗生素、大剂量呋塞米及奎宁引起的听力损害。

### 4. 继发反应

继发反应是由于药物的治疗作用所引起的不良后果。继发反应不是药物本身的效应，而是药物主要作用的间接结果，又称治疗矛盾。例如长期口服广谱抗生素会导致敏感菌被抑制，而不敏感菌株如耐药性葡萄球菌及白念珠菌等大量繁殖，引起葡萄球菌伪膜性肠炎或白念珠菌病等继发性感染，又称为二重感染。

### 5. 变态反应（过敏反应）

变态反应是指药物或药物在体内的代谢产物作为半抗原或全抗原刺激机体而发生的非正常的免疫反应。这种反应的发生与药物剂量无关或关系甚少，治疗量或极少量都可发生。临床主要表现为皮疹、血管神经性水肿、过敏性休克、血清病综合征、哮喘等。例如注射青霉素或异种血清引发全身性过敏反应，表现为皮疹、恶心、呕吐、呼吸困难甚至过敏性休克而致死亡。

### 6. 特异质反应

特异质反应是指因先天性遗传异常，少数患者用药后发生与药物本身药理作用无关的有害反应，又称遗传药理学不良反应。该反应和遗传有关，与药理作用无关。大多是由于机体缺乏某种酶，药物在体内代谢受阻所致反应。例如肝细胞内缺乏乙酰化酶的人群，服用异烟肼后出现多发性神经炎；假胆碱酯酶缺乏者应用琥珀胆碱后，由于延长肌肉松弛作用持续时间而出现呼吸暂停反应；红细胞膜内的葡萄糖-6-磷酸脱氢酶有缺陷者服用某些药物如伯氨喹，易出现溶血反应。

### 7. 撤药反应

撤药反应是指一些药物在长期应用后，机体对这些药物产生了适应性，若突然停药或减量过快易使机体的调节功能失调而发生功能紊乱，导致病情或临床症状上的一系列反跳回升现象和疾病加重等。例如停用抗高血压药物后出现血压反跳及心悸、出汗等症状；长期应用糖皮质激素类药物，停用后引起原发疾病的复发，还可能导致病情恶化。

### 8. 依赖性

依赖性是指反复地（周期性或连续性）用药所引起的人体心理上或生理上或两者兼有的对药物的依赖状态，表现出一种强迫性地要连续或定期用药的行为和其他反应。例如成瘾性较强的阿片类镇痛药，长期应用后会产生心理依赖和生理依赖；而一旦突然停药，会出现流鼻涕、打哈欠、流泪、瞳孔放大、出汗、腹泻、全身酸痛、自发射精、血压上升、心跳加快、发热、失眠、焦虑、烦躁等明显的戒断症状。

### 9. "三致"作用

"三致"作用是指药物引起的三种特殊毒性：致癌作用、致畸作用、致突变作用。均为药物和遗传物质或遗传物质在细胞的表达发生相互作用的结果。

（1）致畸作用 是指药物在不损害母体的情况下，干扰胚胎的正常发育，导致先天性畸形的毒性作用。包括出生前或出生时死亡、畸形，出生前或出生后生长发育迟缓，出生后功能异常。具有致畸作用的药物有沙利度胺、己烯雌酚、丙咪嗪、苯丙胺、氯丙嗪、碳酸锂、甲氨蝶呤、巯嘌呤、白消安、环磷酰胺、雄激素、孕酮、氯氮䓬、地西泮、苯巴比妥、苯妥英钠、氟哌啶醇、阿司匹林、奎宁、四环素、链霉素、乙胺嘧啶、华法林、双香豆素、甲苯磺丁脲、氯磺丙脲、某些糖皮质激素等。

（2）致癌作用 是指由于使用药物致使正常细胞转变为具有癌细胞生长特性细胞的后果。这些药物有些本身就是致癌原；有些需经代谢活化后才有致癌性；有些非遗传性致癌药物可能通过对组织的长期损伤，促使体内激素不平衡，从而影响机体的免疫功能；有些药物本身无致癌性，但在某些情况下间接地导致遗传性改变而形成肿瘤。

根据 WHO 国际癌症研究机构的资料，某些药物已被正式列入致癌物和可能致癌物的名单，如己烯雌酚、左旋苯丙氨酸氮芥（米尔法兰）、苯丁酸氮芥（瘤可宁）、环磷酰胺、右旋糖酐铁、非那西丁、羟甲烯龙（康复龙）等。

（3）致突变作用 是指药物引起机体遗传物质发生偶然出现的、可遗传的变异。具有致突变作用的药物有抗肿瘤药、某些抗生素、抗寄生虫药、抗精神病药等。具有致突变作用的药物由于可造成遗传毒性，往往会增加用药对象的后代遗传性疾病的发生率。

## 二、药物不良反应的影响因素

### 1. 药物因素

（1）药物本身的作用 由于某些药物缺乏高度的选择性，可产生与治疗目的无关的药理作用，导致不良反应的发生。如抗肿瘤药物在杀死肿瘤细胞的同时，也可杀伤宿主的正常细胞，导致不良反应的发生。

（2）药物不良相互作用　联合用药过程中由于药物相互作用带来的不良反应常有发生，甚至造成严重后果。如抗血小板药阿司匹林与抗凝药华法林合用可增加出血倾向。

（3）与制剂相关的不良反应　药物的制剂工艺会影响药物的吸收率。如苯妥英钠的赋形剂一般为硫酸钙，与苯妥英钠形成复盐，可减少苯妥英钠的吸收。如将赋形剂改为乳糖，由于乳糖不与苯妥英钠发生相互作用，可使苯妥英钠的吸收率增加 20％～30％。

### 2. 患者因素

患者的年龄、性别、遗传、基础疾病、病理状态等均是药物不良反应的重要影响因素。

（1）年龄　婴幼儿的脏器功能发育不健全，对药物的敏感性高，肾脏排泄功能差，药物容易通过血-脑屏障，所以不良反应发生率高，而且其临床表现也可与成年人不同。儿童往往对中枢抑制药、影响水盐代谢和酸碱平衡的药物容易出现不良反应。老年人由于体质和各脏器功能逐渐衰退，药物的代谢和排泄减慢，药物疗效增强且延长，较中青年人更易发生不良反应。

（2）性别　由于药代动力学及药效学方面的差异、循环血液中激素含量的差异、口服避孕药及妇女联合用药的比率较高等因素，一般认为女性不良反应的发生率要高于男性。如保泰松和氯霉素引起的粒细胞缺乏症，女性的发生率为男性的 3 倍。当然有的药品不良反应发生率男性要高于女性，如药物性皮炎的发生率男女比例约为 3∶2。

（3）遗传因素和个体差异　不同个体对同一剂量的相同药物具有不同反应，属于正常的生物学差异现象。药物代谢的遗传性差异可使部分患者对某些药物的代谢能力降低，从而造成药物或其毒性代谢物蓄积，这是某些患者在常用剂量情况下出现非预期毒性反应的原因。另外，遗传还可影响经肝脏 CYP450 酶代谢药物的清除率。

（4）病理状态　用药者的病理状态也能影响药品不良反应的临床表现和发生率，如便秘者口服药物在消化道停留的时间长，吸收量多，容易引起不良反应；患有潜在消化道溃疡者，低剂量的布洛芬也能引起消化道出血。

## 三、药物不良反应的监测与报告

### （一）监测方法

ADR 的监测方法包括自愿呈报系统、集中监测系统、记录连接系统和药物流行病学研究方法。

### （二）程度分级标准

ADR 按照程度分为轻度、中度、重度三级。轻度：指轻微的反应或疾病，症状不发展，一般无需治疗；中度：指不良反应症状明显，重要器官或系统功能有中度损害；重度：指重要器官或系统功能有严重损害，缩短或危及生命。

### （三）因果关系评价原则

#### 1. 评价标准

由于 ADR 的机制和影响因素错综复杂，遇到可疑 ADR 时，需要进行认真的因果关系分析评价，以判是否属于 ADR。其评价标准主要有：①用药时间与不良应出现时间有无合理的先后关系，即要有"用药在前，不良反应在后"的关系，出现反应的时间隔要合理，报告时要注明用药时间和 ADR 出现时间。②可疑 ADR 是否符合药物已知的 ADR 类型。出现的不良反应符合药物已知的 ADR 类型，有助于明确；但是如果不符合，也不能轻易否定，因为许多药物（尤其是新药）的不良反应还没有被完全了解，使用多年的老药也常有新的不良反应出现。③停药或减少剂量后，可疑 ADR 是否减轻或消失。发现可疑 ADR，尤其是严重的反应，应停药或降低剂量，若不良反应消失或减轻，则有利于因果关系的分析判断。④再次接触可疑药物是否再次出现同样反应。ADR 的再出现可以肯定因果关系，但再次给药可能会给患者带来风险，应慎用此法。⑤所怀疑的 ADR 是否可用患者的病理状态、合并用药、并用疗法的影响进行解释。许多 ADR 是由于原患疾病本身与药物的相互作用，或药物与其他疗法的相互作用所引起。因此，应详细了解并用药物及其他疗法，进行综合分析。

### 2. 评价结果

根据上述五条标准，不良反应的评价结果可分为 6 级，即：肯定、很可能、可能、可能无关、待评价、无法评价。药物不良反应因果关系评价见表 3-2。

表 3-2　药物不良反应因果关系评价表

| 评价结果 | 1 | 2 | 3 | 4 | 5 |
|---|---|---|---|---|---|
| 肯定① | + | + | + | + | - |
| 很可能② | + | + | + | ? | - |
| 可能③ | + | ± | ±? | ? | ±? |
| 可能无关④ | - | - | ±? | ? | ±? |
| 待评价⑤ | 需要补充材料才能评价 | | | | |
| 无法评价⑥ | 评价的必需材料无法获得 | | | | |

① 用药及反应发生时间顺序合理；停药以后反应停止，或迅速减轻或好转（根据机体免疫状态，某些 ADR 可出现在停药数天以后）；再次使用，反应再现，并可能明显加重（即激发试验阳性）；有文献资料佐证；排除原患疾病等其他混杂因素影响。

② 无重复用药史，余同"①"；或虽然有合并用药，但基本可排除合并用药导致反应发生的可能性。

③ 用药与反应发生时间关系密切，同时有文献资料佐证；但引发 ADR 的药品不止一种，或原患疾病病情进展因素不能除外。

④ ADR 与用药时间相关性不密切，反应表现与已知该药 ADR 不相吻合，原患疾病发展同样可能有类似的临床表现。

⑤ 报表内容填写不齐全，等待补充后再评价，或因果关系难以定论，缺乏文献资料佐证。

⑥ 报表内容缺项太多，因果关系难以定论，资料又无法补充。

注：＋表示肯定；－表示否定；±表示难以肯定或否定；? 表示不明。

### （四）报告范围

我国药品不良反应报告原则为"可疑即报"，报告者不需要待有关药品与不良反应的关系肯定后才作呈报。

我国药品不良反应的监测范围：①对于上市 5 年以内的药品和列为国家重点监测的药品，应报告该药品引起的所有可疑不良反应；②对于上市 5 年以上的药品，主要报告该药品引起的严重、罕见或新的不良反应。

## 四、药物警戒

### （一）概念及意义

#### 1. 药物警戒的概念

WHO 将药物警戒定义为：发现、评价、认识和预防药品不良作用或其他任何与药物相关问题的科学研究和活动。

WHO 明确了对药物警戒的范围界定，中药、传统药物和辅助药品、血液制剂、生物制剂、医疗器械及疫苗等也成为药物警戒的内容之一。与该学科密切相关的内容还包括不合格药品；用药错误；缺少药物功效报告；在科学数据缺乏的情况下扩大适应证用药；急、慢性中毒病例报告；药品致死率估计；药物滥用与误用；其他药品与化学药品或食品合并使用时的不良相互作用。

### 2. 药物警戒的意义

药物警戒的意义主要包括以下几个方面：①加强用药及所有医疗干预措施的安全性，优化患者的医疗质量；②改进用药安全，促进公众健康；③对药品使用的利弊、药品的有效性和风险性进行评价，促进合理用药；④促进对药物安全的理解、宣传教育和临床培训，推动与公众的有效交流。

## （二）药物警戒信号

### 1. 定义

国际医学科学组织委员会Ⅷ工作组 2010 年发表的《药物警戒信号检测实用方面》报告中，将"信号"定义为来自某个或多个来源（包括观察性和试验性）的报告信息，提示干预措施于某个或某类、不良或有利事件之间存在一种新的潜在的因果关系或某已知关联的新的方面，这样的信息被认为值得进一步验证。

### 2. 来源

（1）被动监测　一般采用的自发报告体系（spontaneous system，SRS）是药物警戒工作的基本方式，也是药品安全性信息和各种不良事件报告的主要来源。我国目前采用的是以国家药品不良反应监测中心为首的全国药品不良反应监测技术体系，该体系是支撑我国药品不良反应报告制度的主要力量。SRS 具有监测范围广、迅速、时间长等优点。同时，SRS也存在一定缺陷，其在未知的药物不良事件因果关系评估方面具有不确定性，且漏报问题大，难以定量。

（2）主动监测　主动监测是通过执行预先设定的方案，全面确定不良事件的整体情况。一般来说，在对不良事件个例患者的监测中，主动监测比被动监测系统可获取更全面的数据，定点监测和处方事件监测是两种常用的 ADR 主动监测方法。随着医疗机构信息化的进程，一些医疗机构开始借助优良的信息系统进行 ADR 信号的提取从而实现快速预警功能，既体现了主动监测的优点，又节约了人力和时间。例如，2013 年解放军总医院成功开发"住院患者药品不良事件主动监测与评估警示系统"。

（3）专业刊物发表的病例报道　专业刊物发表的病例报道是获取药物警戒信号的途径之一。如 WHO 编发的 *Reaction Weekly*，国内的《药物不良反应杂志》等多种医药类期刊均有 ADR 报道。但是，由于病例报告数量有限，且发表与病例发生之间的延滞时间较长，其在信号产生中的作用受到限制。

药物警戒信号的产生除了上述几个主要的渠道外，还有病例随访、登记等方式。

### 3. 种类

药物警戒信号通过评价后，可将事前检出的信号种类为：①确认的信号——有明确的风险，有必要采取措施以降低风险；②尚不确定的信号——有潜在的风险，需要继续密切监测；③驳倒的信号——并不存在风险，目前不需采取措施。

**案例 3-2**

　　患者，女，82 岁，44kg，因"病毒性感冒"就诊，给予静脉滴注盐酸左氧氟沙星氯化钠 0.4g，注射约 20min 后，出现恶心呕吐、胸闷、呼吸困难、神志不清。立即停用左氧氟沙星，并输氧，肌内注射甲氧氯普胺 10mg，静脉滴注 10％葡萄糖 250mL 后逐渐好转。

**分析3-2**

　　左氧氟沙星注射剂说明书【适应证】中明确说明本品适用于敏感细菌所引起的中、重度感染；《抗菌药物临床应用指导原则》也指出通常不宜常规预防性应用抗菌药物的情况：普通感冒、麻疹、水痘等病毒性疾病。但国家药品不良反应监测数据库中有非细菌感染患者使用左氧氟沙星注射剂的病例报告。

# 第三节 ▷ 药源性疾病

　　药源性疾病（drug induced diseases，DID）是由药物诱发的疾病，属于医源性疾病的一种。具体是指在预防、诊断、治疗或调节生理功能过程中出现与用药有关的人体功能异常或组织损伤所引起的一系列临床症状。

## 一、诱发因素

### （一）患者的因素

#### 1. 年龄因素

　　婴幼儿肝、肾功能尚未发育完善，药物代谢酶活性不足，肾脏滤过及分泌功能较低，影响药物的代谢消除；并且幼儿血浆蛋白结合药物的能力低，其血浆游离药物浓度较高，容易发生药源性疾病。例如，新生儿的灰婴综合征是由于新生儿肝酶发育不全，肾脏排泄功能较弱，氯霉素在体内蓄积所致。

#### 2. 性别因素

　　女性的生理与男性不同，妇女在月经期或妊娠期，对泻药和刺激性强的药物敏感，有引起月经过多、流产或早产的危险。另外，妇女服用的口服避孕药，对其他药物代谢有时有显著影响，特别是对神经精神系统用药，如口服避孕药可使阿米替林的清除率下降、半衰期延长。药物的吸收、代谢受月经期的影响，常规剂量的口服避孕药和地西泮，在月经期服用则药理效应更强。

#### 3. 遗传因素

　　药源性疾病个体间的显著差异与遗传因素有关。例如，异烟肼的代谢酶 N-乙酰转移酶，个体间差异很大，慢乙酰化者服用后，异烟肼的半衰期为 2～4.5h，血药浓度为 $5\mu g/mL$；快乙酰化者服用后，则分别为 45～110min 及 $1\mu g/mL$。慢乙酰化型在黄种人中占 10％～20％，在白人及黑人中约占 50％。苯妥英钠由羟化酶代谢，在羟化酶正常人群中的半衰期为 30～

40h。正常人的日剂量为 600mg，而羟化酶缺乏者 300mg/d 即可引起明显的神经毒性。

### 4. 基础疾病因素

疾病既可以改变药物的药效学，也能影响药物的药代动力学。慢性肝病、肾病患者，由于药物的代谢和清除率降低，血药浓度增高、半衰期延长，容易出现药源性疾病。例如，肾病患者由于清除率减慢，服用呋喃妥因后，血药浓度升高，可引起周围神经炎；肝硬化患者使用利多卡因，可引起严重中枢神经系统疾病。

### 5. 过敏反应

过敏反应是一种抗原与抗体的免疫反应，与药物的药理作用无关。过敏体质患者使用常规剂量或极小量的药品，就能出现强烈的免疫反应，使细胞释放组胺、5-羟色胺、缓激肽、慢反应物等生物活性介质，导致一系列呼吸道、心血管系统、皮肤黏膜及胃肠道的过敏反应。药物过敏反应可以是单一系统反应，也可以是多系统损害，表现为过敏反应症候群。皮肤和呼吸道反应是临床上最常见的药物过敏反应，其严重程度不一，可以很轻，也可以致死。抗生素、磺胺类药、非甾体抗炎药、抗癫痫药等许多药品都可引起过敏反应。

---

**案例 3-3** ▶▶

某患儿，男，13 岁，因咳嗽咽痛 4 天，给予静脉滴注头孢拉定及能量合剂〔10％葡萄糖注射液（GS）100mL，三磷酸腺苷（ATP）20mg，辅酶 A 100 单位，维生素 C 1g〕。在静脉滴注能量合剂约 5min 时，患儿突然大叫腹痛，抱肚在床上翻滚，大汗淋漓，1min 后突然心跳停止。紧急停用能量合剂组，换用生理盐水 500mL 加地塞米松快速静脉滴注，肾上腺素 1mg 皮下注射，并予吸氧及胸外心脏按压。约半分钟后心跳恢复，随后意识恢复，腹痛止。事后得知患儿父亲用 ATP 会出现口和手麻木情况，该患儿整个过程中无皮疹。

---

**分析3-3** ▶▶

患儿发生严重的过敏反应，无皮疹发生，但忽视了追问家族史。因此，有家族过敏史的患儿，用药时应密切观察，发现不良反应及时救治。

### 6. 不良生活方式

如饮酒、吸烟等不良习惯可能对药源性疾病产生影响。例如饮酒可加速某些药物的代谢转化，使其疗效降低；少量饮酒可使消化道血管扩张而增加药物的吸收，增加了不良反应的发生风险；饮酒可致肝功能损害，影响药物的代谢，使许多药物的不良反应增加。再如口服避孕药或绝经期后激素替代疗法所致的心肌梗死，在吸烟妇女中发生的危险性加大。

### （二）药物因素

#### 1. 与药理作用有关的因素

副作用、药物过量、毒性反应、继发反应、后遗效应、"三致"作用等均可能引起药源性疾病。

#### 2. 药物配伍变化

两种或两种以上的注射剂混合时，可发生某些物理或化学反应而产生沉淀。值得注意的是，有时沉淀不明显，也可导致严重 ADR 发生。溶解度小的药物在生产注射液时需用增溶剂，如氢化可的松注射液用 50％乙醇做溶剂，当与其他注射剂混合时，由于乙醇被稀释，氢化可的松会析出肉眼不易察觉的沉淀，引起不良反应。

### 3. 药物相互作用因素

（1）药动学的相互作用

① 影响吸收：两种药品同时使用，如果其中一种药能影响胃排空，就可能影响第二种药到达肠道的时间，从而延缓或加速第二种药品的吸收。

② 影响分布：不同药物与血浆蛋白的结合力不同。当两种药物合用时，结合力强的药物可把结合力弱的药物置换出来，使后者游离型药物浓度增高，引起不良反应。如氟西汀和华法林或洋地黄毒苷同服，氟西汀与血浆蛋白的结合力强，可取代与血浆蛋白结合的华法林或洋地黄毒苷，使华法林或洋地黄毒苷的游离型血浆浓度升高，超出安全范围而引起药源性疾病。

③ 影响代谢：两种药品联合使用，如果第一种药抑制第二种药的代谢酶，则会造成第二种药在体内蓄积而药效增强，可能导致药源性疾病发生。反之，如果第一种药诱导第二种药的代谢酶，则会造成第二种药的血药浓度降低，疗效减弱。

④ 影响排泄：许多药物由肾小管以主动转运方式排泌入原尿液中。某些药物具有竞争排泄作用，占据排泄通道，阻碍其他药物的正常排泄。

（2）药效学的相互作用

① 改变组织或受体的敏感性：一种药物可改变组织或受体对另一种药物的敏感性。例如排钾利尿药可降低血钾浓度，增加心脏对强心苷类的敏感性，两种药合用容易发生心律失常。长期服用胍乙啶可使肾上腺素受体的敏感性增强，故长期服用胍乙啶的患者按推荐剂量使用肾上腺素或去甲肾上腺素时，它们的升压作用加强。

② 对受体以外部位的影响：这种相互作用与受体无关。如麻醉性镇痛药、乙醇、抗组胺药、抗抑郁药、抗惊厥药可加强催眠药的作用。

### 4. 药物制剂因素

（1）赋形剂、溶剂、稳定剂或染色剂等因素　例如：①胶囊中色素常可引起固定性药疹；②2006 年我国发生的"亮菌甲素"事件是由于用二甘醇代替丙二醇作为溶剂造成。

（2）药物降解产物所致药源性疾病　例如：①阿司匹林中的降解产物——乙酰水杨酰水杨酸和乙酰水杨酸酐能引起哮喘、慢性荨麻疹等药源性疾病，据报道其发生率约为 4％。②阿司匹林的制剂标准中，游离水杨酸的限度为＜0.05％；但由于运输、储藏的原因，游离水杨酸的含量可达 0.97％；使用这种分解产物高的阿司匹林，能够引起腹痛。

（3）污染物、异物所致的药源性疾病　由于污染物引起的药源性疾病多见于生化制品及生物制品，例如：①血液制品引起的艾滋病、乙型肝炎、丙型肝炎等；②输液中颗粒物引起的药源性疾病主要有肺部异物性肉芽肿。

案例 3-4 ▶▶

　　患儿，14 岁，因流涕、咳嗽，静脉滴注 10％GS 100mL ＋阿昔洛韦 500mg，静脉滴注 10min 左右（大约滴完 60mL），患儿突然恶心，全身震颤，以双上肢为主，停用阿昔洛韦，换用 10％ GS 分别加用维生素 $B_6$ 及葡萄糖酸钙静脉滴注，恶心及震颤消失。次日仍用阿昔洛韦 500mg 加 250mL GS 静脉滴注，未再发生上述症状。

阿昔洛韦属于 DNA 抗病毒药，主要用于疱疹病毒、腺病毒的治疗，不能静脉推注使用，如进入浓度过高，输入速度过快，引起血药浓度过高易致恶心、呕吐、震颤，甚至尿素氮、肌酐升高等。临床医师应引起足够的重视。

## 二、临床表现及防治

### (一) 临床表现

#### 1. 药源性胃肠道疾病

非甾体抗炎药常引起消化系统疾病，例如布洛芬、吲哚美辛、萘普生、吡罗昔康、酮洛酸、阿司匹林等，均曾有引起胃出血、胃穿孔、十二指肠溃疡穿孔、大便潜血的报道，即使是环氧酶-2 抑制剂塞来昔布等理论上能够避免胃肠出血的新品种，也不能完全避免。此外呋塞米、依他尼酸、利血平、吡喹酮、维生素 D 等亦可诱发消化道溃疡及出血。

有些药由于对胃肠黏膜或迷走神经感受器有刺激作用，能引起恶心、呕吐，如硫酸亚铁、抗酸药、吡喹酮、丙戊酸钠、氨茶碱都可引起恶心呕吐，偶可致腹泻；抗癌药如氮芥、氟尿嘧啶、甲氨蝶呤等也可引起恶心呕吐。

有些药能导致肠蠕动减慢甚至肠麻痹，如抗精神病药氯丙嗪、丙米嗪、阿米替林、氯氮平、多塞平；抗组胺药、阿托品、东莨菪碱、苯海索等。有些药能引起便秘或腹泻，如美国批准的治疗腹泻型肠易激综合征的阿洛司琼，上市不久即出现了 26 例局部缺血性结肠炎，其中有 4 例导致死亡。

#### 2. 药源性肝脏疾病

药源性肝脏疾病又称药物性肝损伤 (drug-induced liver disease，DILD)，是最主要的药源性疾病之一，越来越引起医药界、制药业、管理部门及公众重视，成为药品审批失败、药物警戒以及撤市的主要原因。DILD 是欧美国家急性肝衰竭 (AHF) 的主要原因，而 AHF 已经成为欧美国家肝移植的重要原因之一。DILD 发生多具不可预测性，住院患者约 1% 可发生药物性肝损伤，实际发生例数至少为报道的 16 倍。药源性肝脏疾病多有一定的潜伏期，用药 2 周内发病者占 50%~70%。

药物性肝损伤可以出现各种肝脏疾病的表现，药物因素、宿主基因型和患者因素共同决定药物性肝损伤的发生，其中药物因素系由于直接毒性作用和代谢产物所致。常见药物包括：①麻醉药，氟烷、异氟烷；②抗菌药物，异烟肼、利福平、磺胺类药物；③抗癫痫/惊厥药物，苯妥英钠、丙戊酸钠、卡马西平；④非甾体抗炎药/解热镇痛药，对乙酰氨基酚、吡罗昔康、双氯芬酸、舒林酸；⑤唑类抗真菌药，酮康唑、氟康唑、伊曲康唑；⑥羟甲戊二酰辅酶 A 还原酶抑制剂 (他汀类)，洛伐他汀、辛伐他汀、普伐他汀、氟伐他汀和阿托伐他汀都能导致肝酶升高或肝功能损害；⑦其他，沙坦类抗高血压药、拉贝洛尔、烟酸类、丙硫氧嘧啶、水杨酸类、乙醇、奎尼丁、甲基多巴。宿主基因型则与 CYP、NAT 2、CSTM 1、UGT 2B7、MRP 2、MDR 3 和 HLA 相关。患者因素则包括了其他疾病状态、药物相互作用、年龄、性别等。

#### 3. 药源性肾脏疾病

氨基糖苷类药物有直接肾毒性，这类药物 98%~99% 从肾小球滤过，并以原型从尿中排除，肾毒性的原因在于此类药物具有高度的内脏亲和性，在肾皮质中浓度高，残留时间长，半衰期达 109h；此类药物在肾组织的蓄积使肾单位功能广泛紊乱，肾小球滤过率下降，肾浓缩功能下降，肾近曲小管呈退行性病变。临床最早表现为尿浓缩功能减退及轻度蛋白尿、血尿，后期出现肾小球滤过率降低。此类药物主要引起非少尿型急性肾衰竭，常伴有肾性失钾和失镁，可引起低钾血症和低镁血症。通常在用药数日即可有血肌酐增高，但大多数不严重，故可被忽略。个别病例也可呈重症少尿型急性肾衰竭，并需透析。氨基糖苷类药物促发肾损害除与疗程和总药量密切相关外，还受机体多种因素影响，如年龄超过 60 岁、血容量减少、代谢性中毒、既往肝病基础、低血钾或同时应用头孢菌素均为危险因素，可在肾功能减退时导致药物积蓄造成肾毒性。氨基糖苷类抗生素肾毒性由大到小的顺序为：新霉素＞阿米卡星＞庆大霉素＞妥布霉素＞奈替米星＞链霉素。

高浓度快速滴注抗病毒药物阿昔洛韦或失水患者大剂量口服，可因阿昔洛韦水溶性差、输液过少而析出结晶，阻塞肾小管与肾小球，造成肾衰竭。肾功能不正常的患者和婴儿排泄功能低，需减少药量。

### 4. 药源性血液疾病

（1）可引起再生障碍性贫血的药物　氯霉素、吲哚美辛、阿司匹林、对乙酰氨基酚、环磷酰胺、甲氨蝶呤、羟基脲、氯喹、苯妥英钠、甲硫氧嘧啶、丙硫氧嘧啶、卡比马唑、磺胺异噁唑、复方磺胺甲噁唑等。

（2）引起溶血性贫血的药物　苯妥英钠、氯丙嗪、吲哚美辛、保泰松、奎尼丁、甲基多巴、氯磺丙脲、甲苯磺丁脲、维生素 K、异烟肼、利福平、对氨基水杨酸、氨苯砜、氯喹、伯氨喹、磺胺类等。

（3）引起粒细胞减少症的药物　氯霉素、锑制剂、磺胺类、复方阿司匹林、吲哚美辛、异烟肼、甲硫氧嘧啶、丙硫氧嘧啶、氯氮平等。

（4）引起血小板减少症的抗肿瘤药　阿糖胞苷、环磷酰胺、白消安、甲氨蝶呤、巯嘌呤等。另外噻嗪类利尿药亦可引起血小板减少。

有些药能引起血小板减少性紫癜，如利福平、阿苯达唑等。

## （二）防治

### 1. 停用致病药物

致病药物是药源性疾病的起因，因此治疗首先要考虑停用致病药物。药源性疾病停药后多能自愈或缓解。但是，有些药源性疾病所致器质性损伤在停药后不一定能立即恢复，甚至是不可逆的，对器质性损伤的治疗可按相应疾病的常规方法处理。

### 2. 排除致病药物

停药终止了致病药物继续进入体内，排除了病因，但体内残留的致病药物仍在发挥作用。为了排出这部分药物，可以采用输液、利尿、导泻、洗胃、催吐、吸附、血液透析等方法，加速残留药物的排除，祛除病因。

### 3. 拮抗致病药物

有些药物的作用可被另外一些药物抵消，例如，鱼精蛋白可使肝素失去抗凝活性，如果致病药物有特异性拮抗剂存在，及时使用拮抗剂可治疗或缓解症状。

**4. 调整治疗方案**

根据患者具体情况，必须继续用药时，宜权衡利弊，调整治疗方案，如延长给药间隔、减少给药剂量等，必要时进行治疗药物监测。

**5. 对症治疗**

症状严重时，应注意对症治疗，即根据症状用药治疗。例如，皮肤过敏症状可用抗过敏药物治疗，发热则用解热镇痛药治疗，过敏性休克则应抗休克抢救治疗并进行循环支持等处理。

# 第四节 ▶ 老年人安全用药

**案例 3-5**

患者，男，72 岁，确诊高血压 16 年，前列腺增生 1 年。定期服用洛汀新（盐酸贝那普利）降压，血压波动在 120～140/85～95mmHg。1 天前出现起立后双眼黑矇、乏力、耳鸣，平卧数分钟后，症状缓解。患者平时经常因失眠服用地西泮等镇静药，还喜用高丽参等多种滋补药品。

**分析3-5**

盐酸贝那普利的主要不良反应为直立性低血压。合用镇静药时，可增加不良反应发生率。

## 一、老年人药动学及药效学的特点

随着年龄增长，人体内环境、生理功能及解剖结构都会发生改变。机体对环境的生理和心理适应能力进行性降低、逐渐趋向死亡的过程称为衰老。除了年龄，衰老还受到生活方式、环境和疾病的影响。老年人体内的药动学与药效学均会发生改变，对药物的处置能力及对药物的反应性相应降低。因此，药动学和药效学的改变，会直接对老年人的治疗用药选择、药物剂量、给药方式、疗效、不良反应以及用药依从性等产生影响，需要引起关注。

### （一）老年人药动学改变

**1. 吸收**

年龄相关的胃肠道生理改变会影响药物吸收，但大多数药物是通过被动扩散吸收，故衰老对药物吸收的影响很小；只是少数需要主动转运吸收的药物生物利用度可能会降低，如半乳糖、钙、维生素 B、铁剂等。呋塞米的吸收范围没有改变，但吸收速率减慢导致药效减弱；因此，对于急性心力衰竭的老年患者，当口服呋塞米利尿效果较差时，可以采用先静脉再口服的方式给药。

**2. 分布**

老年人体内总含水量下降而脂肪成分增加，水溶性药物（如阿司匹林、地高辛、法莫替丁、锂剂和乙醇等）随年龄增加，分布容积明显下降，血药浓度升高；而脂溶性药物（如胺碘酮、地西泮、替考拉宁和维拉帕米等）随年龄增加，分布容积增加，相应地药物半衰期延长，如苯二氮䓬类镇静催眠药会出现药物效应延长，连续用药可以引起药物的蓄积。表观分布容积的改变对需要给予负荷剂量的药物有直接影响。药物进入血循环后会不同程度地与血浆蛋白结合，其结合量取决于血浆蛋白的含量和药物与血浆蛋白的亲和力。随着年龄增长，血浆容量减少，血浆中白蛋白的浓度降低，导致结合型药物减少，游离型药物增多而药效随之增强，不良反应发生率也相应增加。

### 3. 代谢

药物的肝脏代谢情况和老年人肝功能情况有关，个体差异很大。肝脏是药物代谢的主要器官，肝代谢主要包括Ⅰ相反应（氧化反应，如羟基化和脱烃反应等）和Ⅱ相反应（结合反应，如葡萄糖醛酸化、乙酰化和硫酸化等）。研究表明，年龄相关的Ⅰ相反应降低主要是因为肝脏体积减小，而不是由于肝脏代谢酶活性降低；Ⅰ相反应降低导致药物清除率下降，半衰期延长，如地西泮、吡罗昔康、茶碱和奎尼丁等。Ⅱ相反应不受年龄因素的影响，如劳拉西泮、奥沙西泮和对乙酰氨基酚等。老年人心输出量减少，导致肝脏血流量随之减少，会显著降低肝脏清除率高的药物代谢，如利多卡因、吗啡、普萘洛尔、拉贝洛尔、维拉帕米、咪达唑仑和硝苯地平等。

### 4. 排泄

与年龄相关的最具有临床意义的改变是肾功能。血管紧张素Ⅱ、内皮素水平升高和前列腺素水平下降导致肾血流量逐年降低，疾病（如高血压和糖尿病等）和药物（如非甾体抗炎药、血管紧张素转换酶抑制剂、氨基糖苷类抗生素等）也会加重肾脏损害。因此，老年人应用以肾脏排泄为主的药物时（例如地高辛70%经肾脏排泄），应个体化调整剂量以避免蓄积中毒。经肾脏排泄的常用药物有青霉素类、氨基糖苷类抗生素、阿替洛尔、普萘洛尔、苯巴比妥、钾盐、四环素类、普鲁卡因胺、非甾体抗炎药、雷尼替丁、法莫替丁、卡托普利、依那普利、赖诺普利和磺胺类药物等。

### （二）老年人药效学改变

药效学涉及药物与器官之间的相互作用过程，表现为药物受体效应的变化。药效学改变的机制可能是药物受体的数目、靶细胞的受体亲和力、受体后转化、信息传递机制和细胞反应等改变，导致药物敏感性随之改变；机体内环境稳定调节功能减退，进而引起各种生理系统效应的变化，如主动脉的弹性下降、心肌的电生理或结构变化以及压力感受性反射迟钝等，这些生理指标参数的改变都会影响药物对于机体的效应。老年人的药效学特点主要表现在如下方面。

### 1. 老年人对药物的反应性发生改变

老年人的靶器官对某些药物的敏感性增加，如与中青年人相比，中枢神经系统的改变在药物反应性中对质量和数量的变化尤为敏感，对阿片类药物的镇痛反应更强；而对少数药物的反应性降低，如β受体激动药或阻断药。老年人身体内环境稳定调节功能降低，如体位稳定性、直立循环反应、体温调节、大肠与膀胱自由性控制等变化均可影响药效。

### 2. 老年人用药个体间差异大

同龄老年人个体间的用药剂量可相差数倍之多，造成个体差异大的原因包括遗传、各组织与器官衰老程度不同、基础疾病、药物相互作用、环境及心理等因素。

由于衰老、药动学和药效学发生改变，更容易出现药物相关问题，开具处方时需要了解老年人群特点，制订恰当的用药监护计划，确保老年人用药的安全性和有效性。

## 二、老年人疾病特点及处理原则

### （一）老年人共病处理原则

老年人是一个特殊的群体，除了具有特殊的药动学和药效学改变，老年人多罹患共病，多重用药现象普遍；另外，衰弱老人常有很多常见问题，如营养不良、跌倒、痴呆、抑郁、谵妄、睡眠障碍、尿失禁、便秘等，很多药物会诱发和加重上述问题。老年人及其共病患者常被排除在临床试验之外，因此，目前临床实践中的大量药物治疗在老年患者中无循证医学证据。老年患者共病、老年综合征、功能状态、预期寿命、本人意愿等因素均会影响用药选择。所以，老年人合理用药管理面临严峻挑战。

老年共病患者的最优化药物处方，应该是以患者为中心，并全面考虑患者整体情况，确定合适的近期治疗和远期治疗目标。共病管理和药疗需遵循以下原则。

#### 1. 受益原则

应考虑"获益所需时间"（time to benefit，TTB），即观察到试验中接受某种药物治疗的患者相比于对照者出现显著益处所需时间，可根据随机对照临床试验的数据进行估算。根据老年患者现有的疾病情况，充分考虑患者的预期寿命及其治疗目标，最后决定是否用药，如在安宁疗护阶段，主要是恰当地对症治疗，而一些用于一级预防和对因治疗的药物不会让患者获益，可以停用。

#### 2. 个体化原则

老年患者衰老、共病的个体差异较大，需要全面管理，根据具体病情、肝肾功能并充分考虑药物-药物相互作用、药物-疾病相互作用，选择最优化的处方。

#### 3. 优先治疗原则

当老年人突发急症时，应当确定优先治疗原则，将危及生命的急性问题放在首位处理，而对于那些需要较长时间才能获益并且可能与当下急需用药存在严重相互作用的药物可暂停使用，待急症缓解后再恢复使用。

#### 4. 小剂量原则

老年患者对多数药物的敏感性增加、耐受性降低、安全范围缩小，除维生素、微量元素和消化酶类等药物可以用一般成年人剂量外，其他药物应低于一般成年人剂量。即起始剂量小、缓慢滴定增量，以获得更大疗效和更小不良反应为准则，在临床实践中探索每位老年患者的最佳剂量。

#### 5. 连续管理原则

药物管理是老年人慢性病管理和连续医疗中最重要的内容之一。共病老年患者需要建立用药清单，定期进行药物核查和药物重整，尤其当病情变化、转诊或住院时。

#### 6. 重视非药物治疗原则

任何年龄阶段的患者都应该重视针对个体疾病的非药物疗法，老年患者也不例外。例如，早期糖尿病可采用饮食疗法，轻症高血压可通过限钠、运动、限脂及减肥等治疗，老年人便秘可多吃富含膳食纤维食物、加强腹肌锻炼等。在药物治疗之前首先考虑非药物治疗方案，在药物治疗同时考虑是否组合非药物治疗方案。

### 7. 人文关怀原则

对老年患者进行用药依从性指导，帮助患者认识疾病的严重性和用药的必要性，并采取措施以保证用药依从性。

### （二）老年综合征与用药管理

老年综合征（在老年期由多个因素引起的症候群，可能影响生活质量）的发生也与药物相关，如衰弱、谵妄、跌倒、睡眠障碍、尿失禁、便秘、营养不良等，开具处方时要权衡获益和风险。

### 1. 谵妄

谵妄在老年住院患者中常见。痴呆、抑郁患者容易发生谵妄，三者经常同时发生，临床上称为"3D"（Dementia，Depression，Delirium）现象，加之药物（drug）也是引起谵妄的最常见原因，成为"4D"。当发生谵妄时，首先要核查是否有新加或调整剂量的药物，包括非处方药和酒精。重点高危药物包括抗胆碱药、苯二氮䓬类药、抗组胺药、阿片类镇痛药、喹诺酮类和碳青霉烯类抗生素等。

### 2. 跌倒

跌倒是 65 岁以上老年人外伤性死亡的主要原因。每年社区老年人有 30％ ～ 40％ 会发生跌倒，女性更常见。对于有跌倒史或跌倒高风险的老年患者，临床医师应至少每年一次进行药物重整，尽量停用有较大风险造成跌倒的药物，例如苯二氮䓬类药物、其他镇静药、抗抑郁药以及抗精神病药。

### 3. 睡眠障碍

一些药物与睡眠障碍有关，如抗抑郁药（特别是选择性 5-羟色胺再摄取抑制剂）、利尿药、支气管扩张药、抗高血压药、糖皮质激素、左旋多巴，扰乱睡眠结构；利尿药可以导致反复觉醒；有镇静不良反应的药物会导致日间过度嗜睡，进而使夜间睡眠时间减少。

### 4. 尿失禁

超过 30％ 的社区老年人及 50％ 以上医疗护理机构老年患者会有不同程度的尿失禁。药物通过引起精神、运动障碍或其他药理作用，引起或参与尿失禁的发生，相关的药物有 α 受体阻断药、血管紧张素转换酶抑制药、部分抗胆碱能药、抗抑郁药、抗精神病药、钙通道阻滞药、襻利尿药、麻醉类镇痛药、非甾体抗炎药、镇静催眠药、噻唑烷二酮类、胰岛素增敏药等。

### 5. 便秘

约 30％ 的 65 岁以上老年人受便秘困扰，在女性中更多见。抗高血压药、利尿药、抗帕金森病药及阿片类镇痛药等均可引起便秘。

### 6. 营养不良

营养不良是最重要的老年问题之一，表现为能量-蛋白质缺乏或微量营养素缺乏。营养不良与肌少症、衰弱密切相关。肌少症与老年人躯体功能状态和生活质量密切相关，衰弱是老年人预后不良的最有力预测因子。因此，需要对老年人营养不良、肌少症进行筛查、预防和管理。营养干预是维护老年人内稳态的重要措施。

### 三、老年人多重用药

多重用药尚无公认定义，一般认为同时服用≥5种药品时即为多重用药。同时服用2种药品时，潜在药物间不良相互作用的发生率为13%；5种药物为38%；7种及以上时增高至82%。我国75.1%的住院老年患者（>60岁）服用药品数量≥5种，服用10种及以上者占31.7%。

#### 1. 危险因素

来自患者、医务人员、医疗制度等多方面。老年人共病情况普遍，需使用多种药物，在不同医院、专科就诊不同医师，取得不同的处方药，加上凭广告、经验选来的非处方药、保健品、中药及民俗疗法等自我药疗，很容易造成多重用药。此外，很多老年人没有能力辨别保健品、假药、劣药与真正药品的区别，当病情进展不确定时容易"乱投医"，不仅未能控制病情，反而出现更严重的不良反应。医务人员若没有定期对老年人进行药物核查与重整，也容易造成药品种类越开越多。药品市场同种药物不同商品名现象普遍，增加重复用药风险。

#### 2. 不良后果

多重用药可能带来一系列不良后果，包括医疗资源的浪费、用药依从性下降、生活质量降低等，最重要的是增加了药物不良反应及不良药物相互作用发生的风险，同时也增加了认知功能受损、跌倒和功能减退的风险。

（1）药物不良反应　老年人生理功能下降，药动学及药效学会发生一系列变化，易导致药物蓄积，不良反应发生风险增加。当怀疑发生ADR时，首先应明确引起不良反应的药物。在临床上进行判断其实很困难，因老年人合并用药较多且多种慢性病相互影响。如老年人加用他汀类药物后出现肝酶升高，同时合并脂肪肝也有可能导致肝酶异常，并不能确定是由药物导致；同样，帕金森病患者开始服用复方左旋多巴制剂后发生便秘，这是抗帕金森病药物的不良反应，但帕金森病也会出现便秘，为进一步明确便秘的原因，可询问患者服药前是否有类似症状，服药后症状是否加重。因此，应综合考虑患者整体情况，避免结论的片面性。

（2）药物相互作用　相互作用的结果并非都引起ADR，但发生ADR的潜在风险增加。药效学方面，如β受体阻断药与沙丁胺醇合用，两者药效均会降低；抗凝药物与抗血小板药物合用增加出血风险。药动学方面，如钙剂与左甲状腺素钠可形成不溶性螯合物，两者吸收均下降；苯妥英钠可能与华法林竞争血浆蛋白结合位点，将华法林置换为游离型，其抗凝作用增强；红霉素会抑制辛伐他汀的代谢，导致他汀类相关不良反应发生风险增加；布洛芬会减少甲氨蝶呤在肾小管的分泌，导致甲氨蝶呤毒性反应增加。肝细胞色素P450酶作为药物最重要的代谢酶，负责超过80%药物的代谢，临床上更加关注药物在代谢这一环节上的相互作用。P450酶诱导剂诱导酶活性增强，降低底物的药效；反之，抑制剂增强底物的药效，可能增加底物相关不良反应发生风险。

#### 3. 评估及管理

由医师、药师、护师等组成的多学科团队进行老年患者综合评估，能够全面了解老年问题，制订可行的药物治疗策略。药师主导的多重用药评估及医嘱药物重整，能够识别并解决用药相关问题；同时药师需与医疗团队一起结合老年人功能状态、患者意愿及预期生存期，优化治疗方案。

避免多重用药并不是强求药物种类数一定要少于 5 种，这在老年人群中不现实，而是在保证治疗效果的前提下尽量精简药物数量，避免重复用药、不适当用药带来的不良影响。

（1）用药前充分评估利弊，把握主要矛盾　医师在处方新药前，应首先了解患者的疾病情况和用药史，判断是否有适应证支持增加新药，是否利大于弊。在某些情况下，生活方式干预、饮食习惯改善及适当运动等完全可以替代药物治疗。除非重症感染性疾病需联合使用多种抗菌药物，老年人应避免一次性处方多种药物；因为病情随时会发生变化，多种药物的混杂因素为评估药物不良反应带来困难。

（2）定期进行药物重整　能够从一定程度上减少多重用药的发生。老年患者用药复杂，药物重整工作建议由老年医学团队中有经验的药师完成。为老年人进行药物重整时应重点关注以下几方面内容：①核查用药适应证及是否存在重复用药问题；②核查用法与用量是否正确；③核查是否存在潜在不适当用药；④关注需要根据肝、肾功能调整剂量的药物；⑤关注具有临床意义的药物相互作用；⑥评估新出现的症状是否与药物相关；⑦关注症状，控制药物，适时停药。

对于慢性病控制稳定的社区老年居民，建议每隔 0.5～1 年进行一次药物重整。老年患者因病情变化而至门诊就诊或入院检查也是进行药物重整的重要时刻。针对终末期患者，药物重整间隔时间应缩短，建议出院后 3 天内电话随访、2 周内医师复诊、2 个月内医师与药师共同复核用药情况，及时发现药物不良反应、评估药物疗效，适时减药。

# 第五节 ▸ 妊娠、哺乳、儿童及其他特殊人群用药

## 一、妊娠期妇女用药

### （一）妊娠期药动学特点

妊娠期妇女由于新生命的孕育，其心血管、消化、内分泌等系统都将出现各种各样的生理变化，这些变化导致此时药物的吸收、分布、代谢及排泄都可能表现与正常人有所不同。

#### 1. 吸收

妊娠时胃酸分泌减少，胃肠活动减弱，使口服药物吸收减慢，达峰时间滞后，生物利用度下降。早孕呕吐也是影响药物吸收的原因。如需药物快速发挥作用，则应当采用注射给药。妊娠晚期血流动力学发生改变，可能影响皮下或肌内注射药物的吸收。

#### 2. 分布

妊娠期妇女血浆容积增加约 50％，体重平均增长 10～20kg，体液总量和细胞外液也都有所增加，故妊娠期药物分布容积明显增加。此外药物还会经胎盘向胎儿分布。一般而言，用药剂量相同时，妊娠期妇女的血药浓度低于非妊娠期妇女，这一影响如果没有其他药代动力学变化补偿，则妊娠期药物剂量应高于非妊娠期。妊娠期虽然生成白蛋白的速度加快，但因血容量增加使血浆浓度降低，同时某些药物的蛋白结合能力下降，这就造成药物游离型浓度增高。如苯妥英、地塞米松、地西泮在妊娠 26～29 周时游离型药物浓度增高达高峰，因

此，在考虑药物作用时，应兼顾血药浓度及游离型和结合型药物的比例。

### 3. 代谢

妊娠期由于激素分泌改变，药物的代谢也会受到影响，这种影响比较复杂，不同的药物可能产生不同的结果，目前尚无定论。如蛋白结合能力的下降使药物游离型浓度增加，则药物被转运到肝脏代谢的量增多。许多研究证实妊娠期间需要适当增加苯妥英、苯巴比妥的给药剂量。

### 4. 排泄

妊娠期肾血流量、肾小球滤过率和肌酐清除率均有所增加，使药物经肾脏的消除加快，这对主要经肾脏排泄的药物或活性代谢产物有重要意义。如氨苄西林、红霉素、庆大霉素等抗菌药物的血药浓度在妊娠有所降低，为了达到所需的抗菌浓度，需要适当增加给药剂量。

### （二）药物对妊娠期不同阶段胎儿的影响

根据妊娠各阶段的特点，一般将妊娠分为三个阶段：妊娠头3个月，即妊娠12周末之前称为妊娠早期；妊娠中期的4个月，即妊娠13~27周末称为妊娠中期；妊娠最后3个月，即妊娠28周之后称为妊娠晚期。妊娠早期是胚胎器官和脏器的分化时期，最易受到外来药物的影响，引起胎儿畸形。妊娠中期和妊娠晚期又称为胎儿形成期，为胎儿发育的重要阶段，器官形成过程已经大体完成并继续发育，某些药物可导致胎儿发育异常。

### 1. 妊娠早期

细胞增殖早期为受精后18天左右，此阶段胚胎的所有细胞尚未进行分化，细胞的功能活力也相等，对药物无选择性地表现，致畸作用无特异性地影响细胞，其结果为胚胎死亡、流产或存活发育成正常个体，因此在受精后半个月内几乎见不到药物的致畸作用。

受精后3周至3个月是胚胎器官和脏器的分化时期，胎儿心脏、神经系统、呼吸系统、四肢、性腺及外阴相继发育，此阶段如受到药物影响可能产生形态或功能上的异常而造成畸形。这一时期药物的致畸作用与器官形成的顺序有关：妊娠3~5周，中枢神经系统、心脏、胃肠、骨骼及肌肉等均处于分化期，致畸药物在此期间可影响上述器官或系统，如沙利度胺引起胎儿肢体、耳、内脏畸形；雌激素、孕激素、雄激素可引起胎儿发育异常；叶酸拮抗药可导致颅面部畸形、腭裂等；烷化剂如氮芥类药物可引起泌尿生殖系统异常、指（趾）畸形。

### 2. 胎儿形成期

此期间器官形成过程已经大体完成，牙、中枢神经系统或女性生殖系统还在继续分化发育，药物的不良影响主要表现在上述各系统、器官发育迟缓和功能异常，其他器官一般不致畸；但根据致畸因素的作用强度及持续时间也可影响胎儿的生理功能和发育成长。如妊娠5个月后用四环素可使婴儿牙齿黄染、牙釉质发育不全、骨生长障碍等；妊娠期妇女服用镇静、麻醉、止痛、抗组胺药或其他抑制中枢神经系统的药物，可抑制胎儿神经活动，甚至影响大脑发育；妊娠后期使用抗凝药华法林，大剂量苯巴比妥或长期服用阿司匹林，可导致胎儿严重出血甚至死胎；临产期使用某些药物，如抗疟药、磺胺类药、硝基呋喃类、解热镇痛药、大剂量脂溶性维生素K等，对红细胞缺乏葡萄糖-6-磷酸脱氢酶者可引起溶血；分娩前应用氯霉素可引起新生儿循环障碍和灰婴综合征。

## （三）妊娠期用药原则

妊娠期妇女如有用药的必要，则应注意以下七项原则。

① 用药必须有明确的指征和适应证。既不能滥用，也不能有病不用，因为孕妇的疾病同样会影响胎儿，更不能自选药物，一定要在医师的指导下使用已证明对胎儿无害的药物。

② 可用可不用的药物应尽量不用或少用。尤其是在妊娠前3个月，能不用的药或暂时可停用的药物，应考虑不用或暂停使用。

③ 用药必须注意孕周，严格掌握剂量、持续时间，坚持合理用药，病情控制后及时停药。

④ 当两种以上药物有相同或相似疗效时，就考虑应用对胎儿危害较小的药物。

⑤ 已肯定的致畸药物禁止使用。如孕妇病情危重，则慎重权衡利弊后，方可考虑使用。

⑥ 能单独用药就避免联合用药，能用结论比较肯定的药物就不用比较新的药物。

⑦ 禁止在孕期用试验性药物，包括妊娠试验用药。

## （四）药物妊娠毒性分级

美国食品药品监督管理局（FDA）根据药物对胎儿的危害将妊娠用药分为A、B、C、D、X 5个等级，并要求制药企业应在药品说明书上标明等级。A～X级致畸系数递增。某些药物有两个不同的危险度等级，一个是常用剂量等级，另一个是超常剂量等级。

该分类虽然非常简单易行，但据FDA收到的反馈显示，由于该分类系统过于简单，并不能反映有效的可用信息，未能有效地传递妊娠期、哺乳期及潜在备孕男女的用药风险，常令医疗决策者感到困惑，且会导致错误的用药处方。因此，FDA制定了新的妊娠/哺乳期用药规则，并于2018年5月确认最终规则（Pregnaney and Lactation Laleling Rule, PLLR or final rule）。新规则要求药品生产商需在其药品说明书中提供妊娠期、哺乳期妇女药物风险及获益的详细相关信息。新修订的说明书将删除妊娠期用药五个字母分级系统，针对孕妇、胎儿、哺乳期妇女及哺乳期婴儿提供更多的有效信息，包括药物是否泌入乳汁、是否影响婴儿等；同时，新说明书还将增加【备孕的男性与女性】条目，就药物对妊娠测试、避孕及生育的影响注明相关信息。鉴于目前很多药物的信息尚未更新，为方便临床实践起见，本版指南仍然沿用"ABCDX"分级法描述药物的妊娠毒性。"ABCDX"分级法具体详见表3-3。

表 3-3　"ABCDX"分级法

| 等级 | 含义 | 代表性药物 |
| --- | --- | --- |
| A级 | 在有的对照组的早期妊娠妇女中未显示对胎儿危险（并在中、晚期妊娠中亦无危险的证据），可能对胎儿的危害极小 | 各种水溶性维生素,正常剂量的脂溶性维生素A、维生素D,枸橼酸钾,氯化钾等 |
| B级 | 在动物生殖试验中并未显示对胎儿的危险，但无孕妇的对照组；或对动物生殖试验显示有副反应（较不育为轻），但在早孕妇女的对照组中并不能肯定其不良反应（并在中、晚期妊娠亦无危险的证据） | 青霉素、阿莫西林、阿昔洛韦、氯苄西林-舒巴坦、哌拉西林-他唑巴坦、苄星青霉素、多黏菌素B、头孢呋辛、头孢克洛、头孢拉定、头孢哌酮钠-舒巴坦钠、头孢曲松钠、红霉素、克林霉素、美洛西林、美罗培南等抗菌药物；阿卡波糖、二甲双胍、门冬胰岛素等降糖药；解热镇痛药对乙酰氨基酚；法莫替丁、雷尼替丁、泮托拉唑等消化系统药 |
| C级 | 在动物研究中证实的胎儿有不良反应（致畸或使胚胎致死或其他不良事件），但是在妇女中无对照组或在妇女和动物研究中无可以利用的资料。药物仅在权衡对胎儿的利大于弊时给予 | 阿米卡星、氯霉素、咪康唑、万古霉素、去甲万古霉素、氧氟沙星、环丙沙星、莫西沙星、利奈唑胺等抗菌药物；更昔洛韦、奥司他韦等抗病毒药；格列吡嗪、罗格列酮、吡格列酮、瑞格列奈等降糖药；奥美拉唑、多潘立酮等消化系统用药；氨氯地平、比索洛尔、美托洛尔等抗高血压药 |

| 等级 | 含义 | 代表性药物 |
|---|---|---|
| D级 | 对人类胎儿的危险有肯定的证据,仅在对孕妇肯定有利时方予应用(如生命垂危,或疾病严重而无法应用较安全的药物或药物无效时) | 伏立康唑、妥布霉素、链霉素、甲巯咪唑、缬沙坦-氨氯地平、卡马西平;抗高血压药卡托普利、依那普利、比索洛尔、美托洛尔在妊娠中、晚期使用时亦属于此类。 |
| X级 | 动物或人的研究中已经证实可使胎儿异常,或基于人类的经验知其对胎儿有危险,对母体或两者均有害,而且该药物对孕妇的应用危险明显大于其益处,禁用于已妊娠或计划妊娠的妇女 | 降脂药辛伐他汀、洛伐他汀、阿托伐他汀、氟伐他汀、瑞舒伐他汀;抗病毒药利巴韦林;激素类药物米非司酮、炔诺酮、缩宫素、非那雄胺、戈舍瑞林;沙利度胺、华法林、甲氨蝶呤、米索前列醇、前列腺素 $E_1$、碘甘油等 |

## 二、哺乳期妇女用药

### (一) 药物的乳汁分泌

药物经乳汁排泄是哺乳期所特有的药物排泄途径,几乎所有的药物都能通过被动扩散进入乳汁,只是浓度可有不同,这就导致了某些药物的血药浓度水平下降,而乳汁中的药物可对婴幼儿产生不良影响。乳汁中药物的浓度取决于药物的理化性质、蛋白结合程度及其在母体中的血浆浓度。

① 脂溶性高的药物容易分布到乳汁中,但母乳中分布的药量一般不会超过母体摄取量的 $1\%\sim2\%$,如地西泮脂溶性较强,可分到乳汁中,哺乳期妇女应避免使用。

② 由于乳汁的 pH 比母体血浆 pH 低,碱性药物如红霉素易于分布到乳汁中,而酸性药物如青霉素 G 则不易进入到乳汁中。

③ 药物与血浆蛋白结合后分子量变大,难以通过细胞膜,只有在血浆中处于游离状态的药物才能通过细胞膜进行转化和转运。因此蛋白结合率高的药物,不易分布到乳汁中,如华法林具有较高的血浆蛋白结合率,因此较少进入乳汁。

### (二) 哺乳期妇女禁用的药物

#### 1. 抗感染药物

链霉素、氯霉素、林可霉素、米诺环素、多西环素、诺氟沙星、环丙沙星、左氧氟沙星、培氟沙星、磺胺嘧啶、特比萘芬、伊曲康唑、两性霉素 B、利巴韦林、膦甲酸钠、阿苯达唑等。

#### 2. 神经系统用药

左旋多巴、金刚烷胺、卡马西平、苯巴比妥、唑吡坦、甲喹酮、奥沙西泮、氟哌利多、氟伏沙明、羟考酮、吗啡、吡拉西坦等。

#### 3. 循环系统用药

地尔硫䓬、比索洛尔、丁咯地尔、氟桂利嗪、阿托伐他汀、非诺贝特、阿昔莫司、培哚普利、福辛普利、西拉普利、卡维地洛等。

#### 4. 呼吸系统用药

厄多司坦、喷托维林、右美沙芬、信氯美松。

### 5. 消化系统用药

泮托拉唑、埃索美拉唑、雷贝拉唑、胶体酒石酸铋、米索前列醇、甘珀酸钠、生长激素释放抑制激素、复方铝酸铋、匹维溴铵、托烷司琼、茶苯海明、奥利司他等。

### 6. 泌尿系统用药

乙酰唑胺、醋甲唑胺、黄酮哌酯。

### 7. 血液及造血系统用药

茴茚二酮、东菱精纯抗栓酶、去纤酶、非格司亭、西洛他唑、吲哚布芬等。

### 8. 激素类药物及内分泌系统用药

曲安奈德、雌二醇、己烯雌酚、炔诺酮、米非司酮、卡前列素、格列本脲、二甲双胍等。

### 9. 抗变态反应药物及免疫调节药

苯海拉明、曲普利啶、青霉胺、环孢素、他克莫司、硫唑嘌呤、咪唑立宾、抗人淋巴细胞免疫球蛋白、来氟米特、雷公藤多苷、干扰素 α2a、干扰素 β1a。

### 10. 抗肿瘤药

美法仑、异环磷酰胺、雌莫司汀、卡莫司汀、洛莫司汀、尼莫司汀、福莫司汀、白消安、甲氨蝶呤、氨蝶呤、硫唑嘌呤、氟尿嘧啶、氟尿苷、卡莫氟、替加氟、阿糖胞苷、吉西他滨、丝裂霉素、柔红霉素、门冬酰胺酶、米托蒽醌等。

### 11. 生物制品

森林脑炎灭活疫苗、肾综合征出血热灭活疫苗、斑疹伤寒疫苗、霍乱疫苗、伤寒菌苗、冻干人用布氏菌病活菌苗等。

### 12. 生化制品

降纤酶。

### 13. 维生素、营养及调节水、电解质和酸碱平衡药

阿仑膦酸钠、伊班膦酸钠、葡萄糖酸锌。

---

**案例 3-6** ▶▶

某哺乳期妇女，30岁。因"尿频、尿急、尿痛，发热最高38.2℃"就诊。
诊断：白细胞计数$12.98 \times 10^9/L$，中性粒细胞比值78.3％；肋脊角叩击痛。
临床诊断：急性肾盂肾炎。
处方：注射用头孢噻肟钠2.0g，每日2次，静脉滴注。

**分析3-6** ▶▶

患者尿频、尿急、尿痛，伴发热，诊断为急性肾盂肾炎，致病菌以革兰氏阴性埃希菌为主，其中以大肠埃希菌最常见；应选择左氧氟沙星或β-内酰胺类静脉用药，病情稳定后改为口服药物，疗程14天。考虑到暂停母乳可能对婴幼儿产生的不利影响，药师建议，若为治

疗需要，在母乳喂养期间使用头孢噻肟是可以接受的，即使头孢噻肟钠可少量分泌到乳汁，也并不会对母乳喂养的孩子造成不良影响。告知患者，母乳喂养期间需要关注幼儿是否有胃肠道菌群的破坏导致腹泻或发生鹅口疮的状况发生。

## 三、新生儿用药

新生儿期是指新生儿从出生到 28 天这一阶段。在此期间，胎儿脱离母体转而独立生存，所处的内、外环境发生了根本的变化，因此在生长发育和疾病方面具有非常明显的特殊性，临床用药上也与其他时期有很大的不同。

(一) 新生儿药动学特点

新生儿的组织器官及生理功能尚未完全发育成熟，体内参与药物代谢的酶系统也不十分健全，药物的吸收、分布、代谢、排泄等体内过程不同于其他年龄组的儿童，更不同于成人。为了使新生儿安全有效地用药，必须熟悉新生儿药物动力学的特点。

### 1. 吸收

新生儿胃肠道正处于发育阶段，胃黏膜尚未发育完全，胃酸分泌量少，胃内酸度较低，胃排空慢，肠蠕动不规则，胆汁分泌功能不完全，上述因素使主要在胃内吸收的药物吸收较完全，而主要在十二指肠吸收的药物吸收较少。新生儿口服给药的吸收与成人有显著差别，例如口服氨苄西林容易通过新生儿发育不完全的血-脑屏障进入脑组织，吸收迅速而完全，吸收率比成人高 1 倍。因此，新生儿用药不应是简单地将成人用药剂量换算后服用。

新生儿肌肉组织相对较少，皮下脂肪菲薄，加之血流多集中于躯干和内脏，局部循环差，使皮下和肌内注射给药的吸收变得不规则，故非特殊情况一般新生儿不采用皮下或肌内注射。静脉给药无吸收环节，起效快。但新生儿液体容量小，因此新生儿静脉输液量不能大，输液速度不能过快，尤其是静脉输注地西泮、维拉帕米等作用剧烈的药物时应严密监护并做好处理突发事件的准备。

新生儿的相对体表面积比成人大，而且皮肤角化层薄，皮肤对外部用药吸收快而多，尤其在皮肤黏膜有破损时，局部用药过多可致中毒。治疗皮肤病用的皮炎激素软膏如对新生儿大面积使用，可引起全身性水肿。可引起中毒的药物还有硼酸、水杨酸、萘甲唑啉，所以用药时需谨慎小心，以防止药物中毒。

### 2. 分布

药物在新生儿体内的分布与年长儿和成年人有明显差别。新生儿的相对总体液量比成人高，体液占体重的 $75\%\sim80\%$，主要为细胞外液。水溶性药物被细胞外液稀释后浓度降低，排出也较慢，使血药峰浓度较高，易造成药物中毒。

药物在体内的分布还受血浆蛋白与药物结合程度的影响。新生儿血浆蛋白与许多药物的结合力均低于成人，致使血浆中的游离药物浓度升高，容易导致药物中毒；如新生儿使用苯巴比妥容易中毒，是由于新生儿血浆蛋白结合药物能力差，游离型苯巴比妥血药浓度过高所致。某些药物与新生儿血浆蛋白结合能力强，如磺胺类药、吲哚美辛等可与血胆红素竞争血浆蛋白，故新生儿应用磺胺类药物后可使血中游离型胆红素浓度增高，而新生儿血-脑屏障尚未发育完全，胆红素易进入脑细胞内，引发新生儿胆红素脑病，严重者导致死亡，因此磺胺类药物不宜用于新生儿及早产儿。

### 3. 代谢

药物代谢的主要酶系统如细胞色素 P450 酶系、细胞色素 C 还原酶等在新生儿肝脏中的活性接近成人，故新生儿肝脏对多数药物具有足够的代谢能力。但某些酶系统在新生儿尚有不足，可使药物的代谢减慢，血浆半衰期延长，容易出现蓄积中毒。其中尤以催化与葡萄糖醛酸及甘氨酸结合的酶活性低下，故需经此类结合作用后才能排出的药物的半衰期延长，极易导致中毒。如氯霉素在肝脏与葡萄糖醛酸结合后排泄，其半衰期在成人为 4h，新生儿则为 25h；当新生儿氯霉素用量超过每日 100mg/kg 体重时，其死亡率为对照组的 8 倍，并出现特有的症状，即在用药 3～9 天后，婴儿开始出现恶心、呕吐、进食困难、腹部膨胀，继而体温过低、肌肉松弛、呼吸困难，面部血管因缺氧而呈灰白色，称为"灰婴综合征"，因此新生儿禁用氯霉素。

### 4. 排泄

新生儿的肾脏也处于发育阶段，肾小球的滤过率只有成人 30％～40％，肾小管的排泌功能亦较低。因此主要由肾小球滤过或经肾小管排泌药物的消除半衰期均较成人长。青霉素 G、氨基糖苷类抗生素、氨茶碱、吲哚美辛等均排泄较慢、易蓄积中毒。因此使用这类药物时应减少给药剂量或延长给药间隔时间。

新生儿肾小管对钠、氨基酸、葡萄糖等的再吸收能力较成人强，但调节酸碱平衡的能力较成人弱，若大剂量或长期使用利尿药、水杨酸等药物较易出现酸碱及电解质失衡。新生儿尿液偏酸，有助于酸性药物在肾小管的重吸收，故排出减少；相反，碱性药物的排出增多。

### （二）新生儿合理用药原则

#### 1. 明确用药指征，制订合理给药方案

新生儿用药必须谨慎小心，严格遵守药物的适应证，避免使用新生儿禁用药品。详细了解药物在新生儿体内的代谢特点，合并用药时可能发生的药物相互作用，并结合病情轻重缓急制订合理给药方案。

#### 2. 明确用药目的，监察用药过程

医护人员和临床药师应熟悉用药目的、可能引起的不良反应和病情改善的客观评价指标和方法，密切观察新生儿用药后的反应，发现问题及时处理或调整给药方案，避免或减少药品不良反应的发生。

#### 3. 选择合适的给药途径

新生儿由于口服给药影响吸收的因素较多，容易造成给药剂量不准确，而长期皮下或肌内注射容易引起局部组织损伤，因此应根据新生儿的特点和病情需要，选择合适的给药途径，如滴剂、口服给药、静脉给药等。

#### 4. 用药谨遵医嘱

新生儿用药时，一定要遵医嘱，家长不宜随意加减剂量，否则容易引起严重的不良反应。

## 四、儿童用药

### （一）儿童药效学方面的改变

#### 1. 中枢神经系统

儿童期由于血-脑屏障尚未发育完全，通透性较强，导致某些药物容易透过血-脑屏障，这对于治疗儿童颅内疾患有一定益处。但是，如果药物选择及使用不当则易引起神经系统不良反应。如抗组胺药、氨茶碱、阿托品等可致昏迷及惊厥；氨基糖苷类抗生素引起第Ⅷ对脑神经损伤；四环素、维生素 A 等可致婴幼儿良性颅压增高、囟门隆起等。

#### 2. 内分泌系统

儿童期内分泌系统不够稳定，许多激素和抗激素制剂会扰乱儿童内分泌，导致甲状腺、甲状旁腺、肾上腺、垂体等功能发生变化，影响生长发育。糖皮质激素可影响糖、蛋白质、脂肪代谢，长期服药会导致发育迟缓、身材矮小、免疫力低下。人参、蜂王浆等中药可影响垂体分泌；促性腺激素的药物可影响儿童性腺发育，导致儿童性早熟；对氨基水杨酸、磺胺类可抑制甲状腺激素合成，造成生长发育障碍。

#### 3. 血液系统

正常人体血细胞是在骨髓及淋巴组织内生成，胎儿刚出生时全身骨髓普遍能够生成血细胞，5 岁后由四肢远端向心性退缩。儿童期骨髓造血功能较为活跃，但容易受到外界因素影响。儿童使用某些药物可引起贫血、红细胞增多、粒细胞减少、过敏性紫癜、再生障碍性贫血等不良反应。如氯霉素可引起再生障碍性贫血。

#### 4. 水盐代谢

儿童期体内水、电解质调节及平衡功能较差，易致脱水与电解质紊乱。因此对泻下药、利尿药比较敏感。长期禁食容易出现低钾血症、低钠血症，严重呕吐、腹泻患儿容易出现脱水、酸中毒。因此儿童不宜轻易使用泻下药。小儿钙盐代谢旺盛，易受药物影响，如苯妥英钠影响钙盐吸收，糖皮质激素在影响钙盐吸收的同时还影响骨骼钙盐代谢，导致骨质疏松、脱钙，严重者发生骨折，影响生长发育；四环素与钙盐形成络合物，伴随钙盐沉积于牙齿及骨骼中，致使儿童牙齿黄染，影响骨质发育。

#### 5. 运动系统

儿童期运动系统发育较为稚嫩，骨骼肌相对柔弱，骺软骨处于不断增生和不断骨化的过程中。某些药物如喹诺酮类抗菌药物可引起关节痛、关节肿胀及软骨损害，影响骨骼发育。

### （二）儿童药动学方面的改变

#### 1. 吸收

小儿胃容量小，胃酸分泌少，胃液 pH 较高（2～3 岁方接近成人水平），胃排空慢，肠蠕动不规则，胆汁分泌功能不完全，这些因素使主要在胃内吸收的药物吸收较完全，而主要在十二指肠吸收的药物吸收减少。与成人相比，对酸不稳定的药物、弱碱性药物的吸收增加，而弱酸性药物吸收减少。

#### 2. 分布

小儿自出生后，随着年龄的增长，机体脂肪含量逐渐增加。婴幼儿脂肪含量较成人低，地西泮等脂溶性药物不能充分与之结合，血浆中游离药物浓度较成人高，容易发生药物过量中毒。婴幼儿体液及细胞外液比例高，如头孢拉定、阿莫西林等水溶性药物在细胞外液被稀释，血浆中游离药物浓度较成人低，而细胞内液浓度较高。随着年龄的增长，脂溶性药物的分布容积逐渐增大，水溶性药物的分布容积逐渐减小。婴幼儿血浆白蛋白与药物的结合力低于成人，药物在血中的游离浓度增高，较多药物分布于组织之中，如达到与成人相当的血药浓度，则进入组织的药物更多，极易引起中毒。儿童期血-脑屏障发育不完善，多种药物均能通过，有可能引发不良反应。

### 3. 代谢

参与药物代谢的主要酶系如细胞色素 P450、细胞色素 C 还原酶等的活性在新生儿期就接近成人，到了婴幼儿和儿童期药物代谢的主要酶系的活性已经成熟，加之肝脏的相对重量约为成人的 2 倍，因此婴幼儿和儿童药物的代谢速率高于成人，若不注意给药方案调整，会导致剂量偏低。

### 4. 排泄

肾脏是药物排泄的主要器官，肾功能随年龄增加而变化，婴幼儿的肾小球滤过率、肾小管排泄能力和肾血流量迅速增加，在出生后 6～12 个月时就接近成人水平；在随后的儿童期，肾功能甚至超过成年人，若不注意给药方案调整，会导致剂量偏低。

（三）儿童用药的一般原则

### 1. 明确诊断，严格掌握适应证

治疗之前应尽可能明确诊断。由于儿童正处于生长发育阶段，身体各方面比较娇嫩，组织器官发育尚不成熟，功能尚不完善，抵御外界侵害的能力极弱。因此选择药物时应严格掌握适应证，选择疗效确切、不良反应较小的药物，特别是对中枢神经系统、肝功能、肾功能有损害的药物尽可能少用或不用。如喹诺酮类，可能影响小儿骨骼发育；四环素类药物，容易引起小儿牙齿变黄并使牙釉质发育不良；链霉素、庆大霉素等氨基糖苷类抗生素，会对听神经造成影响，引起眩晕、耳鸣，甚至耳聋；使用氯霉素可能引起再生障碍性贫血。因此，对上述药物须做到禁用或慎用。

### 2. 根据儿童特点选择适宜的给药方案

根据儿童年龄、疾病及病情严重程度选择适当的给药途径、剂型及用药次数，以保证药效和尽量减少对患儿的不良影响。①口服给药是最方便、最安全、最经济的给药途径，但影响因素较多，剂量不如注射给药准确，特别是吞咽能力差的婴幼儿受到一定限制。幼儿用糖浆、水剂、冲剂等较合适，年长儿可用片剂或丸剂，服药时要注意避免牛奶、果汁等食物的影响；小婴儿喂药时最好将其抱起或头略抬高，以免呛咳时将药吐出。病情需要时可采用鼻饲给药。②注射给药比口服给药起效快，但对小儿刺激大。肌内注射时药物的吸收与局部血流量有关，要充分考虑注射部位的吸收状况，避免局部结块、坏死，如使用含苯甲醇为添加剂的溶剂会导致臀肌挛缩症的严重不良反应；临床上肌内注射部位多选择臀大肌外上方，但注射次数过多可能造成臀部肌肉损害，需加以注意，且不得用于儿童。静脉注射常在病情危重抢救时应用，平时多采用静脉滴注，静滴可给予较大容量的药物，应根据年龄大小、病情严重程度控制给药量和给药速度，在治疗用药时间较长时，提倡使用序贯疗法，及时改用口服剂型，以提高疗效和减少药品不良反应。③儿童皮肤吸收较好，透皮给药方便且痛苦小。

药物剂型多为软膏，也可用水剂、混悬剂等。用药时应注意防止小儿用手抓摸药物而误入眼、口中引起意外，不宜使用刺激性较大的品种。④直肠给药时，药物从直肠下部吸收，不经过肝脏直接进入体循环，所用剂型有栓剂和灌肠剂。临床常用由退热药物制成的小儿退热栓剂，灌肠法在小儿应用较少，因药液在肠腔不易保留。⑤单剂量包装问题，避免一日或多次剂量一次性误服等用药错误的发生。

### 3. 根据儿童的不同阶段严格掌握用药剂量

儿童期组织器官逐步成熟，功能逐步完善，用药剂量应根据儿童的年龄、体重等进行调整，特别是新生儿、婴幼儿用药，应严格掌握剂量，剂量太小达不到治疗效果，太大则有可能引起不良反应。目前儿童剂量的计算方法很多，有年龄折算法、体重折算法、体表面积折算法等，可酌情选择使用。

### 4. 密切监护儿童用药，防止产生不良反应

儿童应急能力较差、体质较敏感，极易产生药品不良反应。在用药过程中应密切注意药品不良反应，以免造成严重后果。

## （四）儿童用药剂量计算方法

根据儿童药代动力学及对药物敏感性方面的特点，儿童用药剂量应较成人更为准确，但由于缺乏适用于儿童的药品规格，有些药品说明书中也没有标明儿童的用药剂量，因此需要药师学会计算儿童用药剂量。儿科用药剂量可按以下方法计算。

### 1. 按体重计算

按体重计算是最常用、最基本的计算方法，可算出每日或每次需用量。每日（次）剂量＝患儿体重(kg)×每日（次）每千克体重所需药量。需连续应用数日的药物，如抗生素、维生素等，都按每日剂量计算，再分2～3次服用；而临时对症治疗的药物，如退热药、催眠药等，常按每次剂量计算为准。患儿体重应以实际测得值为准。年长儿按照体重计算如已超过成人用药剂量上限，则以成人用量的上限服药。

### 2. 根据体表面积计算

此法较按年龄、体重计算更为精确，因体表面积与基础代谢、肾小球过滤率等生理活动的关系更为密切。小儿体表面积计算公式如下。

如体重≤30kg，小儿体表面积(m²)＝体重(kg)×0.035＋0.1。

如体重＞30kg，小儿体表面积(m²)＝[体重(kg)－30]×0.02＋1.05。

### 3. 按年龄计算

剂量幅度大且用量不需十分精确的药物，如营养类药物等可按年龄计算，比较简单易行。

### 4. 按成人剂量折算

小儿剂量＝成人剂量×小儿体重（kg)/50。此法仅用于未提供小儿剂量的药物，所得剂量一般偏小，故不常用。

采用上述任何方法计算的剂量，还必须与患儿具体情况相结合，才能得出比较确切的药物用量，如新生儿或小婴儿肾功能较差，一般药物剂量宜偏小；但对新生儿耐受较强的药物如苯巴比妥，则可适当增大用量；重症患儿用药剂量宜比轻症患儿大；须通过血-脑屏障发

挥作用的药物，如治疗化脓性脑膜炎的磺胺类药或青霉素类药物剂量也应相应增大。用药目的不同，剂量也不同，如阿托品用于抢救中毒性休克时的剂量要比常规剂量大几倍到几十倍。

**案例 3-7**

　　患儿，男，39 天，患儿因鼻阻一月，家长在家自给滴鼻净滴鼻，每次每鼻孔 2 滴，4h 内共滴 3 次，患儿鼻阻明显缓解。因"哭闹 2h、四肢冰凉、面色不好"就诊。
　　诊断：体温 35.2℃，心率 182 次/分，全身皮肤冰凉，无硬肿，前囟平，心率速，节律整齐，双肺检查无异常。考虑麻黄碱中毒。
　　治疗：给予异丙嗪 3mg 肌内注射镇静，10%葡萄糖 50mL＋酚妥拉明 0.6mg，5%葡萄糖 50mL＋10%葡萄糖酸钙 10mg 静脉滴注。
　　治疗结果：次日患儿心率降至 120～130 次/分，患儿转安静，体温升至 36.7℃，面色回转。

**分析3-7**

　　滴鼻净的主要成分麻黄碱系肾上腺素能 α 和 β 受体激动药，临床主要用于升高血压、扩张支气管及减轻鼻黏膜充血，过量可刺激皮层及皮层下中枢，产生兴奋、激动、精神紊乱及血压升高。

## 五、肝功能不全患者用药

### (一) 肝脏疾病对药物作用的影响

　　肝脏是人体内最大的内脏器官，其具有十分复杂的功能，如代谢、合成、贮存、排泄、解毒、免疫与预防和维持机体内环境稳定等功能。肝脏是许多药物代谢的主要场所，大多数药物是在肝内经过代谢而失去药理作用。当肝功能不全时，药物代谢必然受到影响，低蛋白血症导致其与药物结合减少，药物生物转化也会减慢，血浆游离型药物浓度增高而其作用增强。因此，必须减少用药剂量及用药次数，特别是给予肝毒性的药物时更需慎重，应制订个体化给药方案。

#### 1. 肝功能不全时的药动学特点

　　一般来说，不同程度的肝功能损害时，药动学均有不同程度的改变，药物代谢的改变与肝脏疾病的严重程度成正相关关系。急性肝炎时，肝脏对药物的代谢能力改变较轻，而且时间短暂；失代偿期的肝硬化时改变较为显著。主要改变涉及药物的吸收、体内分布及代谢清除。

　　(1) 对药物吸收的影响　肝脏疾病时，可出现肝内血流阻力增加，门静脉高压，肝内外的门-体分流以及肝实质损害，肝脏内在清除率下降。内源性的缩血管活性物质在肝内灭活减少，药物不能有效地经过肝脏的首过效应，使主要在肝脏内代谢清除的药物生物利用度提高，同时体内血药浓度明显增加而影响药物的作用，而药物的不良反应发生率也可能升高。例如，肝脏疾病或肝硬化晚期时，药物的生物利用度大大增加，哌替啶和普萘洛尔增加 2

倍，对乙酰氨基酚增加 50%。首过消除明显的药物有阿司匹林、利多卡因、吗啡、硝酸甘油、对乙酰氨基酚、哌唑嗪和氯丙嗪等。因此，肝脏疾病时要减少日服药的剂量并延长给药时间间隔。

（2）对药物在体内分布的影响　药物在体内的分布主要通过与血浆蛋白结合而转运。药物的血浆蛋白结合率主要与血浆蛋白浓度密切相关，血浆中与药物结合的蛋白质主要是白蛋白、脂蛋白和酸性糖蛋白。酸性药物主要与白蛋白结合，碱性药物主要与脂蛋白和酸性糖蛋白结合。在肝脏疾病时，肝脏的蛋白质合成功能减退，血浆中白蛋白浓度下降，使药物的血浆蛋白结合率下降，血中结合型药物减少，而游离型药物增加。虽然血药浓度测定可能在正常范围，但具有活性的游离型药物浓度增高，使该药的作用加强，同时不良反应也可能相应增加，尤其对于蛋白结合率高的药物，其影响更为显著。这些药物包括维拉帕米、呋塞米、利多卡因、吗啡、普萘洛尔、地西泮、苯妥英钠和红霉素等。

肝脏疾病患者血中胆汁酸、胆红素的含量升高时，与药物竞争蛋白质，结果使药物的蛋白结合率下降，血浆中游离型药物浓度升高。

（3）对药物代谢清除的影响　肝脏是药物代谢最重要的器官。在肝脏疾病时，肝细胞的数量减少，肝细胞功能受损；肝细胞内的多数药物代谢酶，特别是细胞素 P450 酶系的活性和数量均可有不同程度的减少，使主要通过肝脏代谢清除的药物的代谢速率和程度降低，清除半衰期延长，血药浓度增高，长期用药还可引起蓄积性中毒。对于某些肝脏高摄取的药物，如阿司匹林、普萘洛尔等，在肝脏摄取后由于生物转化率降低，口服药物后大量原型药通过肝脏进入血液循环，导致血药浓度上升、生物利用度增强。另一方面，某些需要在体内代谢后才具有药理活性的前体药（如可待因、依那普利、环磷酰胺等）则由于肝脏的生物转化功能减弱，这些药物的活性代谢产物生成减少，使其药理效应也降低。

因此，对于肝功能不全患者，在临床用药时应该根据肝功能损害的程度以及药动学特点调整药物的剂量。一般来说，对于肝功能损害较轻者，静脉或短期口服给予安全范围较大的药物，可不调整剂量或将药物剂量下调 20%；对于肝功能损害较重者，给予主要在肝脏代谢且需长期用药、安全范围较大的药物，药物剂量应下调 30%，以保证临床用药的安全性。

**2. 肝功能不全时的药效学特点**

慢性肝功能损害的患者由于肝功能损害而影响药物的吸收、分布、血浆蛋白结合率、肝药酶数量和活性以及排泄，结果导致药物作用和药理效应发生改变。药理效应可表现为增强或减弱。慢性肝病时，血浆白蛋白合成减少，药物的蛋白结合率下降，在应用治疗范围的药物剂量时，游离血药浓度相对升高，不仅使其药理效应增强，也可能使不良反应的发生率相应增加。例如临床上在慢性肝病患者中，给予巴比妥类药物往往诱发肝性脑病，即与肝功能损害时药效学的改变有关。

**（二）肝功能不全患者用药原则**

① 明确诊断，合理选药。
② 避免或减少使用对肝脏毒性大的药物。
③ 注意药物相互作用，特别应避免与肝毒性药物合用。
④ 肝功能不全但肾功能正常的患者可选用对肝毒性小并且可从肾脏排泄的药物。
⑤ 初始计量宜小，必要时进行治疗药物监测，做到给药方案个体化。
⑥ 定期监测肝功能，及时调整治疗方案。

（三）肝功能不全患者的给药方案调整

### 1. 肝功能不全患者调整剂量的方案

（1）根据生化指标调整剂量　一般认为，当 ALT＞8～10 ULN（ULN：正常范围上限）或 ALT＞3 ULN 且 BIL＞2 ULN 时，表明出现了肝功能损害。基于生化检测结果进行剂量调整的部分药物信息汇总见表 3-4。

表 3-4　肝功能不全时基于生化检测结果进行剂量调整的部分药物信息

| 药品名称 | 剂量调整方法 | 药动学信息 |
|---|---|---|
| 尼美舒利 | 出现黄疸或 ATL 或 AST＞3 ULN：停药 | PB：99％，经肝代谢 |
| 安吖啶 | BIL＞34μmol/L：剂量减半 | PB：97％，经葡萄糖酸苷结合反应代谢 |
| 比卡鲁胺 | ALT 或 ASL＞3 ULN：禁用 | PB：98％，经 CYP 酶代谢和葡萄糖酸苷结合反应代谢 |
| 柔红霉素 | BIL 为 25～50μmol/L：剂量减半<br>BIL＞50μmol/L：剂量减半 | 主要经肝代谢，经胆汁（约 40％）和尿排泄 |
| 多西他赛 | ATL 或 AST＞1.5 ULN 或 ALP＞2.5 ULN：剂量减 25％<br>ATL 或 AST＞3.5 ULN 或碱性磷（ALP）＞6 ULN：禁用 | PB：95％，经 CYP3A4 代谢，肝功能不全时清除率下降 |
| 来氟米特 | ATL 升高为正常值的 2～3 倍：剂量减半<br>如果 ATL 继续升高或仍持续在 80～120 U/L：停药 | PB：99.3％，经肝代谢 |
| 伊达比星 | BIL 为 20～34μmol/L：剂量减半；BIL＞34μmol/L：禁用 | PB：96％，有肝毒性 |
| 伊马替尼 | ATL 或 AST＞5 ULN 或 BIL＞3 ULN：停药 | PB：95％，经肝 CYP3A4 代谢 |
| 长春碱 | BIL＞51.3μmol/L：剂量减半 | PB：较高，主要经肝 CYP3A4 代谢为活性代谢产物 |
| 长春新碱 | BIL＞51.3μmol/L：剂量减半 | PB：高，经肝代谢，主要经胆汁排泄 |
| 伊立替康 | BIL＞3 ULN：禁用 | PB：30％～80％；11％～25％经肝代谢，25％经肾和胆汁排泄 |

注：PB 为蛋白结合率。

（2）根据 CTP 评分调整剂量　对于未经研究的药物，属于肝功能 Child-Turcotte-Pugh（CTP）分类 A 级的患者用正常患者 50％的维持剂量；对于肝功能 CTP 分类 B 级的患者用正常患者 25％的维持剂量，且根据药效和毒性调整剂量；对 CTP 分类 C 级患者应使用经临床试验证实安全性好或药动学不受肝病影响或可进行有效监测的药物。根据 CTP 评分剂量调整的药物见表 3-5。

表 3-5　根据 CTP 评分剂量调整的药物

| 药物名称 | 推荐剂量 | | |
|---|---|---|---|
| | CTP 评分 5～6 分（A 级） | CTP 评分 7～9 分（B 级） | CTP 评分 10～15 分（C 级） |
| 阿巴卡韦 | NA | 200mg，bid | 不建议使用 |
| 阿那格雷 | NA | 起始剂量 0.5mg/d | 尚无资料，慎用 |
| 阿扎那韦 | NA | 每日 300mg | 不建议使用 |
| 托莫西汀 | NA | 剂量减半 | 剂量减至 1/4 |
| 卡泊芬净 | NA | 念珠菌感染 35mg/d；侵袭性曲霉菌病：负荷剂量 70mg/d，维持剂量 50mg/d | 不建议使用 |

| 药物名称 | 推荐剂量 | | |
|---|---|---|---|
| | CTP 评分 5～6 分（A 级） | CTP 评分 7～9 分（B 级） | CTP 评分 10～15 分（C 级） |
| 达非那新 | NA | 每日剂量不超过 7.5mg | 不建议使用 |
| 埃索美拉唑 | NA | NA | 最大剂量 20mg/d |
| 艾司佐匹克隆 | NA | NA | 起始剂量 1mg |
| 加兰他敏 | NA | 不超过 16mg/d | 不建议使用 |
| 来曲唑 | NA | NA | 2.5mg，隔日 1 次 |
| 氧氟沙星 | NA | NA | 最大剂量 400mg/d |
| 昂丹司琼 | NA | NA | 不超过 8mg/d |
| 毛果芸香碱 | NA | 起始剂量 5mg，bid，如耐受可增加剂量 | 不建议使用 |
| 金刚乙胺 | NA | NA | 100mg/d |
| 西地那非 | 起始剂量 25mg | NA | 不建议使用 |
| 西罗莫司 | 减至正常剂量的 2/3 | 减至正常剂量的 2/3 | 减至正常剂量的 2/3 |
| 索利那新 | NA | 不超过 5mg/d | 不建议使用 |
| 替加环素 | NA | NA | 负荷剂量 100mg，维持剂量 25mg q12h |
| 伐地那非 | NA | 起始剂量 5mg，最大剂量 10mg | 不建议使用 |
| 文拉法辛 | NA | 剂量减半 | 减量，至少减 50% |
| 伏立康唑 | 起始剂量为正常维持剂量的 1/2 | 维持剂量减少 1/2 | 不建议使用 |

注：NA——无需调整剂量。

### 2. 肝功能不全患者慎用的药物

有些药物对肝有损害，正常人用药时要注意。有肝功能不全的患者尤其要谨慎，防止发生药源性肝损伤。肝功能不全患者慎用的药物见表 3-6。

表 3-6　肝功能不全患者慎用的药物

| 损害类别 | 慎用药物 |
|---|---|
| 代谢性肝损伤 | 异烟肼、氯丙嗪、三环类抗抑郁药、抗癫痫药、抗菌药、抗风湿药、抗甲状腺药、免疫抑制药、口服避孕药、甲睾酮和其他蛋白同化制剂、巴比妥类、甲基多巴等 |
| 急性实质性肝损伤 | |
| 剂量依赖性肝细胞坏死 | 对乙酰氨基酚等非甾体抗炎药 |
| 非剂量依赖性肝细胞坏死 | 异烟肼、对氨基水杨酸、氟烷、三环类抗抑郁药、单胺氧化酶抑制药、抗癫痫药、肌松药、青霉素衍生物、抗真菌药、利尿药、美托洛尔、钙通道阻滞药、奎尼丁、鹅去氧胆酸、可卡因 |
| 药物引起的脂肪肝 | |
| 胆汁淤积性损害为主 | 异烟肼、甲氨蝶呤、苯妥英钠、丙戊酸钠、巴比妥类、糖皮质激素、四环素、水杨酸类、环孢素、格列本脲等 |
| 肝肉芽肿浸润 | 异烟肼、青霉素衍生物、磺胺类药、抗癫痫药、阿司匹林、五加、别嘌醇、雷尼替丁、氯磺丙脲、氯丙嗪、奎尼丁、地尔硫䓬、丙吡胺、肼屈嗪等 |

| 损害类别 | 慎用药物 |
|---|---|
| 慢性实质性肝损伤 | |
| 活动性慢性肝炎 | 甲基多巴、呋喃妥因、异烟肼、对乙酰氨基酚 |
| 慢性胆汁淤积 | 氯丙嗪、丙米嗪、甲苯磺丁脲、红霉素、噻苯达唑、丙戊酸、非诺洛芬 |
| 肝纤维化和肝硬化 | 甲氨蝶呤、烟酸、维生素 A |
| 肝磷脂和酒精肝炎样 | 胺碘酮 |
| 药物引起的胆管病变(硬化性胆管炎) | 氟尿嘧啶 |
| 药物引起的肝血管病变 | |
| 布加综合征 | 口服避孕药、达卡巴嗪 |
| 静脉栓塞性疾病 | 硫唑嘌呤、噻苯达唑、硫鸟嘌呤、环磷酰胺、环孢素、多柔比星、丝裂霉素、卡莫司汀、雌激素、半胱氨酸 |
| 肝窦状隙损害,包括肝窦状隙扩张、肝紫癜症、周边窦状隙纤维化、非肝硬化性门静脉高压、肝小节再生性增生、肝动脉和门静脉血栓 | 硫唑嘌呤、口服避孕药、雄激素、蛋白同化激素、维生素 A、甲氨蝶呤、巯嘌呤等 |
| 肝脏肿瘤 | |
| 良性肿瘤 | 口服避孕药、雄激素和蛋白同化激素 |
| 病灶性小节增生 | 口服避孕药 |
| 肝细胞癌 | 口服避孕药、雄激素和蛋白同化激素 |

### 3. 肝功能不全患者给药方案调整

根据肝功能减退对有关药物药动学的影响和发生毒性反应的可能性,可将药物分为以下 4 类,作为给药方案调整时的参考。

(1) 由肝脏清除,但并无明显毒性反应的药物须谨慎使用,必要时减量给药。

(2) 经肝或相当药量经肝清除的药物,肝功能减退时其清除或代谢物形成减少,可致明显毒性反应,这类药物在有肝病时尽可能避免使用。

(3) 经肝、肾两种途径清除的药物,在严重肝功能减退时血药浓度升高,加之此类患者常伴功能性肾功能不全,可使血药浓度更明显升高,故须减量应用。

(4) 经肾排泄的药物,在肝功能障碍时,一般无须调整剂量。但这类药物中肾毒性明显的药物在用于严重肝功能减退者时,仍需谨慎或减量,以防肝肾综合征的发生。

肝功能不全时制订给药方案的流程参见图 3-1。国内的药品说明书或药学专著所提供的肝功能不全时药物剂量调整信息有限。为安全起见,建议参考文献方法首先评价肝功能,再根据评价结果选择药物和剂量调整方法,尽量选择不受肝功能不全影响的药物。

## 六、肾功能不全患者用药

### (一) 肾功能不全时药动学改变

肾脏是药物排泄的主要器官,也是药物代谢的器官之一。肾功能受损时,药物吸收、分布、代谢、排泄以及机体对药物的敏感性均可能发生变化。

### 1. 吸收

肾功能不全患者可出现肾单位数量减少、肾小管性酸中毒。如维生素 D 羟化不足,可导致肠道钙吸收减少。慢性尿毒症患者常伴有胃肠功能紊乱,如腹泻、呕吐,这些病理状态均导致药物的吸收减少。

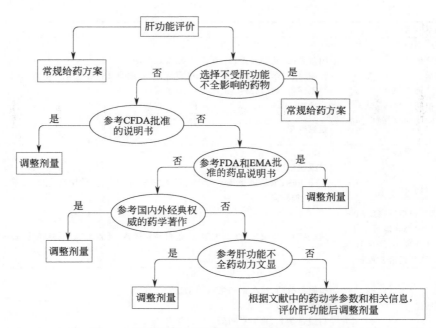

图 3-1　肝功能不全时制订给药方案的流程示意图

### 2. 分布

肾功能损害能改变药物与血浆蛋白的结合率。一般而言，酸性药物血浆蛋白的结合率下降（苯妥英钠、呋塞米），而碱性药物血浆蛋白结合率不变（普萘洛尔）或降低（地西泮、吗啡）。其作用机制为：①血浆蛋白含量下降；②酸性代谢产物蓄积，竞争血浆蛋白，使药物蛋白结合率下降；③血浆蛋白结构或构型改变，导致药物与蛋白结合点减少或亲和力下降。

肾功能不全时血浆蛋白结合率改变，药物分布容积也可改变。大多数药物表现为分布容积增加，某些蛋白结合率低的药物（如庆大霉素、异烟肼等）分布容积无改变。例外的是，地高辛分布容积减少。

肾功能不全所致药物蛋白结合率及分布容积改变的临床意义很难预测。一方面，药物蛋白结合率下降，游离型血药浓度增高，作用增强，毒性增加；另一方面，分布容积增加，消除加快，半衰期缩短。

### 3. 代谢

肾脏含有多种药物代谢酶，氧化、还原、水解及结合反应在肾脏均可发生。所以肾脏疾病时，经肾脏代谢的药物生物转化障碍，如尿毒症患者维生素 $D_3$ 的二次羟化障碍。

由于肾功能受损，药物的代物也可能发生改变，如药物的氧化反应加速，还原和水解反应减慢，对药物的结合反应影响不大。

### 4. 排泄

肾功能损害时，主要经肾脏排泄的药物消除减慢，血浆半衰期延长。因药物在体内蓄积作用加强，甚至产生毒性反应，其作用机制如下。

（1）肾小球滤过减少　如地高辛、普鲁卡因、氨基糖苷类抗生素都主要经肾小球滤过排出体外。急性肾小球肾炎及严重肾缺血患者肾小球滤过率下降，导致上述药物排泄减慢。

（2）肾小管分泌减少　尿毒症患者体内蓄积的内源性有机酸可与弱酸性药物在转运上发生竞争，使药物经肾小管分泌减少。轻至中度肾衰竭时，这种竞争所导致的有机酸排出减少可能比功能性肾单位减少更重要。

（3）肾小管重吸收增加　肾功能不全患者体内酸性产物增加，尿液 pH 下降，弱酸性药物离子化程度减少，重吸收增加。

（4）肾血流量减少　某些疾病，如休克、心力衰竭、严重烧伤均可致肾血流量减少。由于肾血流量减少，肾小球滤过、肾小管分泌、重吸收功能均可发生障碍，从而导致药物经肾排泄减少。

某些药物在体内的代谢产物仍有药理活性，甚至毒性，肾功能受损时，这些代谢产物在体内蓄积产生毒副反应。其中最典型的是普鲁卡因胺，其代谢产物 N-乙酰普鲁卡因胺（NAPA）85％经肾排泄，肾功能不全患者血浆半衰期从正常人的 6h 延长到 45h。美托洛尔经肾排泄其代谢产物去甲基美托洛尔仅为 5％～10％，当肾功能不全时其血浆半衰期为正常受试者的 4～6 倍。在肾功能不全时，抗生素不能及时排出，在血和组织内发生蓄积，更易出现毒性反应。抗生素自肾排出及正常血浆半衰期、少尿期血浆半衰期变化见表 3-7。

表 3-7　抗生素自肾排出及正常血浆半衰期、少尿期血浆半衰期变化

| 药名 | 肾排泄率/％ | 正常血浆半衰期/h | 少尿期血浆半衰期/h |
| --- | --- | --- | --- |
| 青霉素 | 53～58 | 0.5 | 2.5～10 |
| 苯唑西林 | 40 | 0.5 | 2 |
| 氨苄西林 | 50～70 | 1～1.5 | 7～20 |
| 美洛西林 | 42～58 | 1 | 24 |
| 头孢他啶 | 84～87 | 1.5～2.3 | 14～30 |
| 头孢吡肟 | 85 | 2 | 13～19 |
| 链霉素 | 36～80 | 2.4～2.7 | 52～100 |
| 庆大霉素 | 86～100 | 2.5 | 45 |
| 万古霉素 | 30～100 | 6 | 9d |
| 红霉素 | 15 | 1.4～2 | 4.5～5.8 |

（二）肾功能不全患者用药原则

① 明确诊断，合理选药。

② 避免或减少使用肾毒性大的药物。

③ 注意药物相互作用，特别应避免与有肾毒性的药物合用。

④ 肾功能不全而肝功能正常者可选用经双通道（肝、肾）消除的药物。

⑤ 根据肾功能的情况调整用药剂量和给药间隔时间，必要时进行治疗药物监测，设计个体化给药方案。

（三）肾功能不全患者的给药方案调整

**1. 肾功能不全患者慎用药物**

有些药物对肾有损伤，正常人用药时需注意，肾病患者尤其要注意，以防止发生药源性肾损害。肾功能不全患者慎用的药物见表 3-8。

表 3-8　肾功能不全患者慎用的药物

| 损害类别 | 慎用药物 |
| --- | --- |
| 肾小球功能障碍 | 非甾体抗炎药、四环素类抗生素、抗高血压药(如普萘洛尔、可乐定、利血平、米诺地尔、硝普钠、甲基多巴、哌唑嗪、尼卡地平、卡托普利及硝苯地平等)、两性霉素B、环孢素等 |
| 急性肾小球肾炎 | 利福平、肼屈嗪、青霉胺、依那普利等 |
| 肾小球肾炎及肾病综合征 | 金制剂、锂制剂、铋制剂、青霉胺、丙磺舒、卡托普利、非甾体抗炎药、氯磺丙脲、利福平、甲巯咪唑、华法林、可乐定、干扰素、磺胺类等 |
| 肾小管损害 | 头孢菌素类抗生素、丝裂霉素、口服避孕药、甲硝唑(儿童)、磺胺类、噻嗪类利尿制、别嘌醇、卡马西平、格列本脲、苯妥英钠、奎尼丁、青霉胺、链激酶、苯丙胺、吡罗昔康及生物制品等 |
| 肾小管功能障碍 | 巯嘌呤、锂试剂、格列本脲、四环素类抗生素、两性霉素B、秋水仙碱、利福平、长春新碱等 |
| 急性肾小管坏死 | 氨基糖苷类抗生素、鱼精蛋白、地尔硫䓬、氢化可的松、卡托普利(低钾血症及血容量降低可加重毒性)、抗肿瘤药(如顺铂等)、卡莫司汀、洛莫司汀、甲氨蝶呤、门冬酰胺酶、丝裂霉素。能增大上述各药毒性的有呋塞米、甲氧氟烷、两性霉素B、克林霉素、头孢菌素类抗生素及造影剂 |
| 尿道阻塞 | 镇静催眠药、阿片类制剂、抗抑郁药、溴苄胺、麦角衍生物、甲基多巴、解热镇痛药、吗啡等镇痛剂、抗凝血药、磺胺类、甲氨蝶呤、过量巴比妥类、乙醇、利福平、氯琥珀胆碱、巯嘌呤及造影剂等 |
| 肾血管阻塞 | 氨基己酸、噻嗪类利尿药、磺胺类、糖皮质激素、青霉素、肼屈嗪、普鲁卡因胺、奎尼丁、丙硫氧嘧啶等 |
| 肾间质及肾小管损害 | 氨基糖苷类抗生素、四环素类抗生素、利福平、磺胺类、头孢噻吩及青霉素类、环孢素、多黏菌素B、造影剂、过量右旋糖酐-40 |
| 肾前性尿毒症 | 锂盐、强利尿药、四环素类抗生素 |
| 渗透性肾病 | 甘露醇、右旋糖酐-40、甘油及大量葡萄糖 |
| 间质性肾炎 | 头孢菌素类抗生素、青霉素类、庆大霉素、对氨基水杨酸、利福平、异烟肼、乙胺丁醇、多黏菌素B、呋喃妥因、多西环素、磺胺类、氢氯噻嗪、呋塞米、阿米洛利、丙磺舒、非甾体抗炎药(如吡罗昔康、布洛芬、吲哚美辛、托美丁、舒林酸、阿司匹林、单氯芬那酸、非那西丁、非诺洛芬)、西咪替丁、硫唑嘌呤、环孢素、干扰素、别嘌醇、卡托普利、普萘洛尔、甲基多巴、苯丙胺、苯妥英钠、苯巴比妥、苯茚二酮等 |
| 肾结石 | 维生素D、维生素A及过量抗酸药(如三硅酸镁)、乙酰唑胺、非甾体抗炎药、替尼酸、大剂量维生素C(4～6g/d)、磺胺类、丙磺舒及甲氨蝶呤 |
| 尿潴留 | 吗啡、阿片类制剂、哌替啶、可待因、罗通定、吲哚美辛、肾上腺素、麻黄碱、阿托品、山莨菪碱、东莨菪碱、溴丙胺太林、樟柳碱、喷托维林、异丙嗪、苯海拉明、氯苯那敏、赛庚啶、羟嗪、黄酮哌酯、氯丙嗪、奋乃静、氟哌啶醇、多塞平、丙米嗪、氯米帕明、苯海索、氯美扎酮、丙吡胺、阿普林定、普萘洛尔、拉贝洛尔、尼群地平、硝苯地平、硝酸甘油、氟桂利嗪、氨茶碱、呋塞米、可乐定、甲基多巴、林可霉素、头孢唑林、诺氟沙星、异烟肼、西咪替丁、曲克芦丁、镇静催眠药、氨甲苯酸等 |
| 尿失禁 | 氟哌啶醇、氯丙嗪、甲基多巴、哌唑嗪 |
| 血尿 | 头孢菌素类抗生素、多肽抗生素、诺氟沙星、麦迪霉素、甲硝唑、氨基糖苷类、多黏菌素、青霉素类、磺胺类、抗结核药、西咪替丁、雷尼替丁、卡托普利、环磷酰胺、环孢素、解热镇痛药、抗凝血药、阿普唑仑、甲苯达唑等 |

## 2. 肾功能不全患者的剂量调整

当肾功能不全患者必须使用主要经肾脏排泄并具有明显的肾毒性药物时，应按肾功能损害程度严格调整剂量，有条件的可进行血药浓度监测，实行个体化给药。剂量调整通常采用减量法、延长给药间隔和二者结合三种方式。减量法即将每次剂量减少，而用药间隔不变，该法的血药浓度波动幅度较小；延长给药间隔即每次给药剂量不变，但给药间隔延长，血药浓度波动大，可能影响疗效。

（1）简易法　按肾功能检查结果估计肾功能损害程度调整剂量。其中内生肌酐清除率反映肾功能最具参考价值，血肌酐（$Sc_r$）其次，血尿素氮影响因素较多。肾功能轻度、中度和重度损害时，抗菌药每日剂量分别减低至正常剂量的 2/3～1/2、1/2～1/5、1/5～1/10。

（2）根据肌酐清除率（Cc$_r$）调整用药方案 应用最广泛的肌酐清除率的计算方法是 Cockroft - Gault 公式。

成年男性：
$$Cc_r = \frac{(140-年龄) \times 体重}{72 \times Scr}$$

成年女性： $Cc_r = 成年男性 Cc_r \times 0.85$

体重单位：kg；血肌酐（Sc$_r$）单位：mg/dL。

（3）其他 可按药物说明书上介绍的各种图表、公式调整用药剂量与给药间隔。

（4）个体化给药 使用治疗窗窄的药物时，有条件者应进行血药浓度监测，使峰浓度与谷浓度控制在有效而安全的范围。

## （四）透析患者用药

### 1. 血液透析

血液透析是利用人造透析膜两侧小分子溶质的弥散和水的超滤作用以达到清除体内代谢废物或毒物，纠正水、电解质代谢紊乱与酸碱失衡。

（1）适应证 ①急性肾衰竭；②慢性肾衰竭；③急性药物或毒物中毒，适用于水溶性、与蛋白质和血浆成分结合较少的小分子药物或毒物中毒；④其他：如高钙血症、高尿酸血症、高镁血症、梗阻性黄疸患者的术前准备。

（2）相对禁忌证 需要说明的是血液透析无绝对禁忌证，只有相对禁忌证。患者出现下述情况时应该慎重考虑血液透析：①严重休克；②心力衰竭或心律失常而不能耐受体外循环；③急性脑出血及其他严重出血；④精神异常而致不合作者；⑤恶性肿瘤晚期，极度衰竭者。

### 2. 腹膜透析

腹膜透析是利用腹膜为半透膜，借助于腹膜两侧毛细血管内血浆与腹膜腔内透析液之间溶质浓度梯度和渗透压梯度进行弥散、渗透而清除体内过多的水和电解质，并排出体内代谢产物，纠正酸中毒，替代肾脏部分功能，是肾衰竭患者常用的替代方法，也可用于药物中毒。

适应证：①急性肾衰竭。②慢性肾衰竭。③急性药物或毒物中毒，如巴比妥类、地西泮与抗抑郁药中毒，生物毒素如鱼胆、蜂毒与毒蕈碱中毒，农药、杀虫剂中毒等。④其他：如急性胰腺炎、广泛性化脓性腹膜炎、肝性脑病、黄疸及寻常型银屑病等；器质性心脏病，凝血功能障碍如血友病，颅内出血伴有肾衰竭等。

### 3. 透析液

透析液（dialysate）主要是按细胞外液电解质浓度人工配制的溶液，其中加入葡萄糖调整渗透压。用于治疗肾衰竭和毒物中毒，可选择性地从血中除去有毒物质、电解质和过多的体液。

### 4. 透析对药物清除的影响及剂量调整

采用透析疗法时，药物可能会从患者的血液中经透析被清除。原因是透析过程是一个基于浓度梯度的被动扩散过程，在这个过程中，药物通过透析膜从血液进入透析液中（同时伴对流、超滤等方式）。影响药物通过透析膜的因素有：①药物的特性，如分子大小、水溶性、蛋白结合率、分布容积等；②透析器的特性，如透析膜的组成成分、孔径大小、滤过面积、透析液流速等；③血液成分阻力及透析液成分阻力。一般情况下，分子量大于500的药物、低水溶性的药物、血浆蛋白结合率高的药物、分布容积大的药物不易通过透析膜被清除。

用于估计透析清除率（CLHD）的公式如下：

$$CLHD = Q(C_i - C_0)/C_i$$

式中，$Q$ 表示出透析器的血流量；$C_i$ 表示入透析器时某药的血浓度；$C_0$ 表示出透析器时某药的血浓度。

透析期间药物的总清除率等于 CLHD 加上内源性的药物清除率，而透析期间被透析清除的药物总量可通过透析液中药物浓度乘以透析液体积而计算得出。

被透析清除的药物在透析后酌情追加剂量，使之能达到有效的治疗浓度。是否要追加剂量，关键在于患者所用透析器的特性（类型）。一般每个透析日里补上一个维持量，但必须严密观察病情，有条件应随时监测血浆药物浓度。

**5. 透析患者用药注意事项**

（1）透析患者临床用药要严格按医嘱用药，应尽量减少使用药物种类，并且使用能够达到药效的最低剂量及保证药效的给药时间。

（2）透析患者常用药物

① 磷结合剂：健康的肾脏可以清除额外的磷，并将其从尿液排出。但是，磷不能通过透析被充分地清除，因而蓄积于血液中，出现高磷血症。长期的高磷血症还会导致心脏、血管的钙化，易出现心力衰竭、心律失常等并发症。

多数腹膜透析患者都服用"磷结合剂"类的碳酸钙片，目的是防止过多的磷从胃肠道吸收。注意必须在进食的同时服用，否则无效；服用量大时易出现高钙血症。其他可选择的磷结合剂还有碳酸镧、司维拉姆等。

② 维生素 D：肾功能发生衰竭时，就会缺乏活性形式的维生素 D。部分透析患者需要服用活性维生素 D 以补充机体需要。应在晚上睡觉前服用。目前临床常用的药物是骨化三醇和阿法骨化醇。

③ 铁剂：铁剂帮助身体合成红细胞。不要在服用钙剂的同时服用铁剂，因为二者可相互络合而不能发挥药效；也不要在服药的同时饮用茶水，这样会降低药效。宜在两餐中间服用铁剂。

④ 维生素 B 和维生素 C：腹膜透析患者容易从透析液中丢失水溶性维生素如维生素 $B_1$、维生素 $B_6$ 和维生素 C。每日补充维生素 C 1g，维生素 $B_1$ 和维生素 $B_6$ 各 10mg。

⑤ 缓泻药：透析过程中由于饮食及服用药物的缘故，有时难以保持正常的肠道运动而易形成便秘。便秘容易增加腹腔感染的机会，导致腹膜炎的发生；便秘还容易造成腹膜透析液引流不畅。可通过增加食物中纤维素摄取的含量来通便；如果单纯食疗不能解决便秘问题，可使用适当的缓泻药，如开塞露、乳果糖等。

⑥ 促红细胞生成素（EPO）：正常情况下，肾脏可以产生 EPO 帮助身体合成红细胞。肾衰竭时肾脏自身不能产生足够的 EPO，如果没有合成充足的红细胞，就会发生贫血，使患者感到疲乏、体能降低。长期贫血会加重心脏负担，影响心脏功能。许多透析患者使用EPO 以提高身体中红细胞量。EPO 只能采用注射方式给药。

⑦ 非甾体抗炎药：透析患者有时可出现骨关节疼痛或头痛，可以服用非甾体抗炎药来缓解疼痛，如对乙酰氨基酚。除非有医嘱，否则避免服用阿司匹林，因为阿司匹林可以干扰

凝血功能，还会刺激胃黏膜，可以使用外用的双氯芬酸乳膏等。

（3）许多透析患者因特殊需要而使用的其他药物

① 胰岛素：许多糖尿病患者需每天皮下注射胰岛素以降低血糖水平。糖尿病腹膜透析患者也可以在灌液前将胰岛素注入透析液袋内，使胰岛素随透析液从腹腔吸收入血从而降低血糖。

② 肝素：纤维蛋白有时可阻塞导管而造成透析液排出困难。使用肝素可减少排出液中的纤维蛋白。进入透析液的肝素会停留在透析液中，不会进入身体。

③ 抗高血压药：水负荷过多是肾衰竭患者出现高血压的一个主要原因，很多腹膜透析患者随着充分透析和水负荷的纠正，抗高血压药需要逐渐减量，大多数患者甚至不需要再服用抗高血压药。因此，为了更好地控制血压，需要患者每天测量血压，并做记录，以便医师及时调整抗高血压药的使用，防止低血压的发生。

④ 抗生素：如果透析患者患有腹膜炎或创口感染，医师常会用抗生素来治疗感染。可以口服抗生素或将抗生素注射液注入透析液中。用药前注意询问患者有无药物过敏史。另外，腹膜透析患者如要在近期内做牙齿或上呼吸道检查操作，要预先告知腹膜透析中心的医师，使用一些抗生素以预防感染。

### 案例 3-8

某患者，男，78 岁，腰椎管狭窄，肾功能不好，肌酐 320$\mu$mol/L，自行服用洛索洛芬钠片 60mg，甲钴胺片 0.5mg，每日三次；神经妥乐平 2 片，每日两次。

### 分析3-8

该患者属于严重肾功能不全，洛索洛芬钠片等非甾体抗炎药，在胃肠道很快被吸收，常以洛索洛芬钠及反-OH 代谢物（活性代谢物）两种形式以较高的浓度分布在肝、肾、血浆中，会加重肾脏损害。因此不建议口服洛索洛芬钠片。

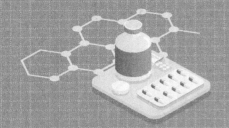

中篇

# 常用医学检查
# 和常见病症的健康管理

# 第四章
# 常用医学检查

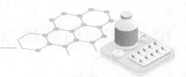

## 第一节 ▶ 概述

医学检查是用物理学、化学、生物学、分子生物学、微生物学、免疫学、细胞学及遗传学等学科的实验室检查技术，对离体的血液、体液、分泌物、排泄物、骨髓、脱落物和组织细胞等进行检测，结合其他临床资料，经过综合分析，以协助临床诊断、鉴别诊断、病情观察、疗效监测和预后判断。在参与药学监护、用药方案设计和调整时，要善于学习和掌握常用医学检查的正常参考范围数据，并了解其指标的主要临床意义，以便于与医师沟通，观察疾病的病理状态和进程，对药物治疗方案和疾病的监测指标做出判断，提高疗效和减少药物不良反应的发生率。

### 一、医学检查的内容

#### 1. 临床血液学检查

对血液和造血组织的原发性血液病以及非造血细胞疾病所致的血液学变化的检查，包括红细胞、白细胞和血小板的数量、形态学等的检验；止血凝血功能、抗凝和纤溶功能的检验等。

#### 2. 体液与排泄物检查

对尿液和粪便的常规检验。

#### 3. 临床生物化学检查

对组成机体的生理成分、代谢功能、重要脏器的生化功能、毒物分析及药物浓度监测等的临床生物化学检验，包括糖、脂肪、蛋白质及其代谢产物和衍生物的检验；临床酶学检验等。

#### 4. 临床病原学检查

对抗菌药物有效浓度检测，细菌耐药性检验等。

### 二、药物对实验室检查结果的影响

1. 激素、利尿药可导致水、电解质和糖代谢紊乱。

2. 多种抗癫痫药、抗生素、解热镇痛药、镇静药、抗凝药等可使碱性磷酸酶、γ-谷氨酰转移酶增高，高密度脂蛋白、甘油三酯合成亢进，血尿酸增高。

3. 青霉素可使肌酸激酶、天门冬氨酸氨基转氨酶、肌酐、尿酸增高，血清白蛋白和新生儿胆红素减低；普萘洛尔、利血平可使胆红素增高。

## 第二节 ▷ 血液检查

### 一、血液一般检查

（一）红细胞计数和血红蛋白测定

红细胞计数和血红蛋白测定是评估红细胞系统疾病的基本方法。

红细胞计数（red blood cell count，RBC），是指单位体积血液中所含红细胞数目。红细胞是血液中数量最多的有形成分，在正常情况下几乎占血容量的 1/2，故血液为红色黏稠的混悬液。红细胞为双凹圆盘形，其主要生理功能是作为呼吸载体，能携带和释放氧气至全身各个组织的同时运输二氧化碳，协同调节并维持酸碱平衡和免疫黏附作用。免疫黏附作用可增强吞噬性白细胞对微生物的吞噬作用，消除抗原-抗体复合物的作用，防止复合物在易感区域形成可能有害的沉淀物。红细胞在骨髓内生成，释放入血液后寿命为 120 天左右，衰老的红细胞被单核-吞噬系统破坏，分解为铁、血红蛋白和胆色素。

血红蛋白（hemoglobin，Hb）又称血色素，是红细胞的主要组成部分，由珠蛋白和血红素组成。在正常情况下，血液中血红蛋白的类型主要为氧合血红蛋白和还原血红蛋白。血红蛋白在体内的主要作用为运输氧和二氧化碳，携带氧的血红蛋白称为氧合血红蛋白，携带二氧化碳的血红蛋白则称为还原血红蛋白。血红蛋白除能与氧结合形成氧合血红蛋白外，尚可与某些物质作用形成多种血红蛋白衍生物，在临床上可用于诊断某些变性血红蛋白血症和血液系统疾病。

【参考范围】

成年男性：红细胞计数（4.0～5.5）×$10^{12}$/L；血红蛋白 120～160g/L。

成年女性：红细胞计数（3.5～5.0）×$10^{12}$/L；血红蛋白 110～150g/L。

新生儿：红细胞计数（6.0～7.0）×$10^{12}$/L；血红蛋白 170～200g/L。

【临床意义】

1. 红细胞及血红蛋白增多

指单位容积血液中红细胞数及血红蛋白含量高于参考值上限。

（1）相对性增多　由于血浆容量减少而使红细胞容量相对增多所致。常见于大面积烧伤、严重呕吐、腹泻、出汗过多、尿崩症等。

（2）绝对性增多　临床上称为红细胞增多症，按发病原因可分为原发性和继发性两类。原发性增多见于骨髓增殖性疾病，如真性红细胞增多症等，其特点为红细胞计数可达（7.0～10.0）×$10^{12}$/L，血红蛋白可高达 170～250g/L；继发性增多主要继发于慢性缺氧、促红细胞生成素代偿性增多，生理性如胎儿及新生儿、高原地区居民或剧烈运动等，病理性如严重的慢性心、肺疾病（阻塞性肺气肿、肺源性心脏病、发绀型先天性心脏病等），也可见于肾癌、肝细胞癌、卵巢癌、肾胚胎瘤、子宫肌瘤、多囊肾等。

2. 红细胞及血红蛋白减少

指单位容积血液中红细胞数及血红蛋白含量低于参考值下限，即为贫血。临床根据 Hb 减少的程度将贫血分为 4 级：轻度，从参考值低限至 91g/L；中度，90～61g/L；重度，60～31g/L；极重度，＜30g/L。贫血又分生理性和病理性。

（1）生理性贫血　常见于婴幼儿及 15 岁以前的儿童和青少年，由生长发育迅速导致造血原料的相对不足所致；妊娠中后期，可由血浆容量明显增加使血液稀释及造血原料相对不足而导致贫血，老年人造血功能减退可出现贫血。

（2）病理性减少　其发生机制为红细胞生成减少（包括造血功能障碍和造血原料缺乏）、红细胞破坏过多、红细胞丢失过多等，常见于各种贫血，如缺铁性贫血、再生障碍性贫血、巨幼细胞性贫血、白血病、溶血性贫血和失血性贫血等。

## （二）白细胞计数（WBC）和白细胞分类计数（DC）

白细胞计数（white blood cell count，WBC）是测定单位容积血液中各种白细胞的总数。白细胞分类计数（differential leukocyte count，DC）是测定各种白细胞的相对百分率或绝对数量。

【参考范围】

（1）白细胞计数　　　成人　　　　　　（4～10）×10$^9$/L

　　　　　　　　　　儿童　　　　　　（8～10）×10$^9$/L

　　　　　　　　　　6 个月至 2 岁　　（11～12）×10$^9$/L

　　　　　　　　　　新生儿　　　　　（15～20）×10$^9$/L

（2）白细胞分类计数　见表 4-1。

表 4-1　白细胞分类计数参考值

| 细胞类型 | 百分数/% | 绝对值/（×10$^9$/L） |
| --- | --- | --- |
| 中性粒细胞(N) | | |
| 　杆状核 | 1～5 | 0.04～0.5 |
| 　分叶核 | 50～70 | 2～7 |
| 嗜酸性粒细胞(E) | 0.5～5 | 0.02～0.5 |
| 嗜碱性粒细胞(B) | 0～1 | 0～0.1 |
| 淋巴细胞(L) | 20～40 | 0.8～4 |
| 单核细胞(M) | 3～8 | 0.12～0.8 |

【临床意义】　白细胞是中性粒细胞、嗜酸性粒细胞、嗜碱性粒细胞、淋巴细胞和单核细胞的总称。白细胞是人体防御系统的重要组成成分，不同的白细胞生理功能不同，具有吞噬异物、清除过敏原、参与免疫反应等功能。白细胞总数高于 10×10$^9$/L 称白细胞增多，低于 4×10$^9$/L 称白细胞减少，由于中性粒细胞在白细胞中所占百分率最高，所以白细胞总数的增多或减少主要受中性粒细胞数量的影响，也可受淋巴细胞数量的影响。当中性粒细胞绝对值低于 1.5×10$^9$/L 称为粒细胞减少症；低于 0.5×10$^9$/L 时称为粒细胞缺乏症。

### 1. 中性粒细胞（neutrophil，N）

（1）中性粒细胞增多　白细胞总数＞10×10$^9$/L。

① 生理性增多：常见于妊娠后期，分娩时疼痛和产伤可使其进一步增高，严寒、高温、饱餐、剧烈运动或劳动等刺激也可使白细胞增多。

② 病理性增多：常见于以下情况。a. 急性感染，尤其是急性化脓性细菌感染，是引起

中性粒细胞病理性增多最常见的原因，如金黄色葡萄球菌、溶血性链球菌等感染；b. 严重组织损伤或坏死，如大面积烧伤、大手术后、严重外伤、急性心肌梗死等；c. 急性出血，急性大出血时 $1\sim2h$ 即可导致白细胞主要是中性粒细胞明显增高，内出血者较外出血者更显著，故白细胞计数可作为内出血早期诊断的参考指标；d. 急性溶血；e. 急性中毒，如外源性药物、化学物质、生物毒素（如铅、汞、安眠药、蛇毒及毒蕈等）所致的中毒，以及内源性代谢性酸中毒（如尿毒症、糖尿病酮症酸中毒）等；f. 恶性肿瘤，急、慢性粒细胞白血病时白细胞数可高达数万甚至数十万，肝癌、胃癌等也可出现白细胞持续增高。

（2）中性粒细胞减少　①感染性疾病，病毒性感染是常见原因，如病毒性肝炎、流感、风疹等病毒感染；革兰氏阴性杆菌感染（如伤寒、副伤寒杆菌感染）以及某些原虫感染（如疟疾）等；②血液系统疾病，常见于再生障碍性贫血、非白血性白血病、粒细胞缺乏症、恶性组织细胞病等；③物理化学因素损伤，长期接触电离辐射（如 X 线）、应用某些化学药物（如氯霉素）及含有机磷的农药等；④其他，自身免疫性疾病（如系统性红斑狼疮等）以及脾功能亢进。

（3）中性粒细胞异常改变　①核相变化，包括核左移、核右移。核左移现象即杆状核粒细胞增多或见晚幼粒细胞甚至出现更早期的粒细胞，若白细胞总数不增高而核左移，常见于严重感染或患者机体抵抗力低下，如感染性休克等。核右移现象即 5 叶核及 5 叶核以上的粒细胞增多超过 3%，是骨髓功能减退的表现，核右移出现于感染（如肺炎、败血症等急性细菌性感染）、巨幼细胞贫血及造血功能衰退，也可见于应用抗代谢药（如阿糖胞苷或 6-巯基嘌呤等）。②毒性变化与退行性变，在严重感染或中毒时，中性粒细胞胞浆中可出现中毒颗粒，或胞浆内出现空泡，发生核膨胀或核固缩等变性。

### 2. 嗜酸性粒细胞（eosinophil，E）

（1）嗜酸性粒细胞增多　①过敏性疾病，如支气管哮喘、荨麻疹、药物性皮疹、血管神经性水肿、食物过敏、血清病、过敏性肺炎等。②皮肤病与寄生虫病，如牛皮癣、湿疹、天疱疮、疱疹样皮炎、真菌性皮肤病、肺吸虫病、钩虫病、包虫病、血吸虫病、丝虫病、绦虫病等。③血液系统疾病，见于慢性粒细胞白血病、嗜酸性粒细胞白血病等。④药物，应用头孢拉定、头孢氨苄、头孢呋辛钠、头孢哌酮等抗生素。⑤恶性肿瘤，见于某些上皮性来源肿瘤，如肺癌等。⑥传染病，见于猩红热急性期，其他急性传染病时嗜酸性粒细胞大多减少。⑦其他，风湿性疾病、肾上腺皮质功能减退症等。

（2）嗜酸性粒细胞减少　嗜酸性粒细胞减少临床意义较小，常见于：①疾病或创伤，见于伤寒、副伤寒，大手术后、严重烧伤等应激状态。②药物，长期应用肾上腺皮质激素、烟酸、甲状腺素等。

### 3. 嗜碱性粒细胞（basophil，B）

（1）嗜碱性粒细胞增多　①血液系统疾病，见于慢性粒细胞白血病、真性红细胞增多症、原发性血小板增多症。②创伤及中毒，见于脾切除后、铅中毒、铋中毒等。③内分泌疾病，见于糖尿病、甲状腺功能减退症等。④过敏性疾病，药物、食物、吸入物所致超敏反应等。

（2）嗜碱性粒细胞减少　①疾病，见于速发型过敏反应，如过敏性休克等。②药物，见于促肾上腺皮质激素、肾上腺皮质激素应用过量及应激反应。

### 4. 淋巴细胞（lymphocyte，L）

（1）淋巴细胞增多　生理性增多见于出生后一周的新生儿，其淋巴细胞达 50% 以上，可持续到 6～7 岁，其后逐渐接近成人。病理性增多见于：①某些病毒或细菌感染性疾病，如传染性单核细胞增多症、病毒性肝炎、流行性出血热、风疹、百日咳、结核等；②肿瘤性疾病，如淋巴瘤及急、慢性淋巴细胞性白血病等；③组织移植发生排斥反应时。

（2）淋巴细胞减少　主要见于长期接触放射线和应用肾上腺皮质激素之后、免疫缺陷性疾病、丙种球蛋白缺乏症等，另外中性粒细胞显著增多时，淋巴细胞可相对减少。

### 5. 单核细胞（monocyte, M）

单核细胞生理性增多见于婴幼儿，其单核细胞可达 15%，儿童也比成年人稍多。病理性增多见于：①某些感染，如疟疾、活动性肺结核、黑热病、感染性心内膜炎、急性感染恢复期等；②某些血液病，如单核细胞性白血病、恶性组织细胞病、淋巴瘤、骨髓增生异常综合征等。单核细胞减少的临床意义不大。

### （三）血小板计数（PC 或 Plt）

血小板计数（platelet count，PC）是计数单位容积血液中血小板的数量，是评估止血和血栓的重要指标之一。血小板由骨髓巨核细胞产生，生存期为 8～11 天，具有黏附、聚集、释放等多种功能。

血小板的主要作用：①生理情况下，它通过营养血管内皮，填补内皮细胞间的缝隙并保持毛细血管壁的完整性；对毛细血管发挥营养和支持作用。②当毛细血管壁受损时，它黏附于损伤部位，通过黏附、聚集、释放功能参与初期止血过程，在伤口处形成白色血栓而止血。③通过释放细胞内凝血因子、提供催化表面和收缩参与二期止血；其中血小板第 3 因子对血液的凝固尤为重要，故血小板数量发生改变时常导致出血。④释放血小板收缩蛋白使纤维蛋白网发生退缩，促进血液凝固。血小板计数是评估止血和凝血功能的重要指标之一。血小板在血栓形成、动脉粥样硬化、肿瘤转移、炎症反应、免疫反应等病理生理过程中也有重要作用。因此，血小板计数是出血性疾病必不可少的检测项目。

【参考范围】　$(100～300)×10^9/L$。

【临床意义】

### 1. 生理性波动

正常人每日血小板计数有 6%～10% 的波动，晨间较低，午后略高，安静时低，进食和剧烈运动后增高，休息后可恢复；静脉血较末梢血稍高；新生儿较低，出生 3 个月后达成人水平；月经前较低；妊娠中晚期升高，分娩后 1～2 天降低。

### 2. 血小板减少

血小板减少指血小板数低于 $100×10^9/L$。见于：①血小板生成障碍，如再生障碍性贫血、急性白血病、放射性损伤、骨髓纤维化、化疗药物作用等。②血小板破坏或消耗增多，如特发性血小板减少性紫癜、系统性红斑狼疮、脾功能亢进、弥散性血管内凝血（DIC）、恶性淋巴瘤、输血后血小板减少症等。③血小板分布异常，如脾大、肝硬化、输入大量库存血。④药物作用，如氯霉素、甲砜霉素有骨髓抑制作用；抗血小板药噻氯匹定、阿司匹林、阿加曲班，抗凝血药肝素钠、依诺肝素、磺达肝癸钠也可以引起血小板减少；应用某些抗肿瘤药、抗生素、磺胺类药物亦引起血小板减少。

### 3. 血小板增多

血小板增多指血小板数超过 $400×10^9/L$。见于：①骨髓增殖性疾病，如慢性粒细胞白血病、原发性血小板增多症、真性红细胞增多症等。②反应性增多，如急性化脓性感染、急性大出血、急性溶血、脾切除术后、某些恶性肿瘤等。

## （四）红细胞沉降率测定（ESR）

红细胞沉降率（eiythrocyte sedimentation rate，ESR）也称血沉，是指红细胞在一定条件下下沉的速率，是红细胞在静止状态下受地心引力、血浆浮力及血液组成相互作用的结果。病理情况下主要受血液组成的影响：①血浆中组分变化，球蛋白、纤维蛋白原增加会使血沉加快；②红细胞数量和形状，红细胞减少时血沉加快，球形红细胞增多血沉减慢。

【参考范围】　男性：$0\sim15mm/h$；女性：$0\sim20mm/h$。

【临床意义】

### 1. 血沉加快

（1）生理性增快　见于12岁以下的儿童、60岁以上的高龄者、女性月经期、妊娠3个月以上者。

（2）病理性增快　①炎症反应，见于结核病、急性细菌性感染所致的炎症反应，活动期血沉常增快；当病情好转或稳定，血沉也逐渐恢复正常。②组织损伤及坏死，心肌梗死时血沉明显增快，心绞痛时血沉多正常；较大的手术或创伤可致血沉加速，多于2~3周恢复正常。③恶性肿瘤，迅速增长的恶性肿瘤导致血沉增快，而良性肿瘤时血沉多正常。④各种原因造成的高球蛋白血症，如慢性肾炎、肝硬化、系统性红斑狼疮、巨球蛋白血症、亚急性细菌性心内膜炎；多发性骨髓瘤的血浆中出现大量异常球蛋白，血沉加速非常显著，因而血沉为重要诊断指标之一。⑤贫血，贫血越严重，血沉增快越明显。

### 2. 血沉减慢

遗传性球形红细胞增多症时血沉减慢；镰状细胞贫血时，红细胞形态不利于缗钱状聚集，血沉减慢；红细胞数量增多时血沉减慢。

---

👉 **案例 4-1** ▶▶

患者，女性，半年前确诊为甲状腺功能亢进，一直口服甲巯咪唑治疗。在最近体检时血常规结果为：RBC $4.0\times10^{12}$/L，Hb 120g/L，Hct 0.36，MCV 90fl，MCH 30pg，MCHC 333g/L，RDW 14%，WBC $3.2\times10^9$/L，其中 N 35%，L 58%，M 5%，E 2%。血涂片上红、白细胞大小、形态基本正常。

（1）该血象是否异常？可能原因是什么？

（2）若明确诊断，还需与哪些疾病鉴别？

（3）是否有必要进行白细胞手工分类？预期结果如何？

（4）如何处置？

---

📚 **分析4-1** ▶▶

（1）该血象红细胞相关指标大致正常，白细胞计数降低，中性粒细胞百分比下降，淋巴细胞百分比升高，但细胞形态基本正常。可能是由于长期服用"甲巯咪唑"引起的中性粒细胞减少。

（2）需排除病毒感染、再生障碍性贫血等疾病引起的粒细胞减少。

（3）有必要进行白细胞手工分类。考虑患者仅仅是药物性粒细胞减少。

（4）应该建议临床停药，必要时给患者服用升白细胞药物。

## 二、止血与血栓常用的筛选检查

### 1. 活化部分凝血活酶时间测定

活化部分凝血活酶时间测定（activated partial thromboplastin time，APTT）是反映内源性凝血系统功能的常用筛查试验。

【参考范围】 32～43s，较正常对照延长 10s 以上为异常。

【临床意义】 同凝血时间，但较玻璃管法凝血时间灵敏，是目前推荐使用的内源性凝血系统的筛选试验；APTT 又是监测肝素治疗的首选指标，患者使用普通肝素治疗后 APTT 延长一般维持在正常对照的 1.5～2.5 倍。

### 2. 血浆凝血酶原时间测定

血浆凝血酶原时间（prothrombin time，PT）测定是反映外源性凝血系统活性的筛选试验。外源性凝血系统中凝血因子 Ⅰ、Ⅱ、Ⅴ、Ⅶ、Ⅹ 的质或量异常时影响此试验结果。

【参考范围】

（1）凝血酶原时间 11～13s。超过参考值 3s 有临床意义。

（2）凝血酶原时间比值（prothrombin time ratio，PTR） 即被检血浆的 PT 值/正常对照的 PT 值。参考值为 0.85～1.15。

（3）国际标准化比值（international normalized ratio，INR） 即 PTR [S]，参考值为 1.0±0.10。[S] 为国际敏感度指数，指数越大，组织凝血活酶的敏感性越低。

【临床意义】

（1）PT 延长 见于先天性凝血因子Ⅰ、Ⅱ、Ⅴ、Ⅶ、Ⅹ 缺乏；后天性凝血因子异常，如严重肝病、纤溶亢进、维生素 K 缺乏、DIC 后期；血循环中抗凝物质如肝素或 FDP 等增多。

（2）PT 缩短 见于血液高凝状态，如 DIC 早期、急性心肌梗死、急性脑血栓形成、多发性骨髓瘤等。

（3）用于检测口服抗凝剂的首选指标 服用抗凝剂后，INR 值一般维持在 2.0～3.0。

# 第三节 ▶ 尿液检查

## 一、尿液常规检查

（一）尿酸碱度测定

【参考范围】 正常尿液 pH 约为 6.5，但可波动在 4.5～8.0 之间。

【临床意义】 尿液酸碱度受饮食、药物、运动和疾病种类影响较大，肉食为主者尿液偏酸，素食者尿液则偏碱。因此，在排除干扰因素后出现的 pH 过高或过低才称为尿液酸碱度异常。①尿 pH 降低，多见于代谢性酸中毒、发热、糖尿病、痛风、白血病、脱水、应用酸性药物（如维生素 C、氯化铵）等。②尿 pH 增高，见于碱中毒、泌尿系统变形杆菌感染、肾小管性酸中毒、服用碱性药物（如碳酸氢钠、碳酸钾、氨丁三醇）等。

## （二）尿比重

尿比重是指 4℃条件下尿液与同体积纯水的重量之比，尿比重的高低可粗略地反映肾小管的浓缩和稀释功能。

【参考范围】 1.015～1.025，最大波动范围为 1.003～1.030。

【临床意义】 尿比重受尿液中可溶性物质的量及尿量的影响。

（1）比重增高 主要见于各种原因（如高热、脱水、出汗过多）引起的血容量不足导致的肾前性少尿，尿少而比重增高；糖尿病或肾病综合征患者，尿液比重亦增高。

（2）比重减低 主要见于慢性肾小球肾炎、慢性肾衰竭、尿崩症、大量饮水等。

（3）尿液比重持续固定在 1.010 左右，提示肾实质严重损害。

## （三）尿蛋白质测定

正常人尿液中含有极少量的蛋白质，当尿中蛋白质含量超过 150mg/24h，或尿中蛋白含量＞100mg/L 时，蛋白质定性试验呈阳性，称为蛋白尿（proteinuria）。

【参考范围】 定性试验：阴性；定量试验：30～80mg/24h。

【临床意义】

### 1. 生理性蛋白尿

生理性蛋白尿又称功能性蛋白尿，见于高蛋白饮食、静脉输注清蛋白、剧烈运动、精神紧张、妊娠、长期直立体位等，多为暂时性，定性一般不超过（＋）。

### 2. 病理性蛋白尿

（1）肾小球性蛋白尿 由于肾小球滤过膜受损，导致大量血浆蛋白随原尿滤出，并超过肾小管重吸收的能力，最终随终尿排出。主要以清蛋白为主，多见于原发性肾小球疾病，如肾小球肾炎、肾病综合征等，或糖尿病、高血压、系统性红斑狼疮、妊娠高血压综合征等所致的肾小球疾病等。

（2）肾小管性蛋白尿 由于肾小管重吸收功能受损，导致小分子量蛋白质随终尿排出。主要以 β2 微球蛋白为主，见于肾盂肾炎、急慢性间质性肾炎、急性肾小管坏死、药物（解热镇痛药、氨基糖苷类抗生素）中毒，以及肾移植排斥反应等。

（3）混合性蛋白尿 是指肾小球和肾小管同时受损，尿中可出现小分子量和大分子量的蛋白质，见于慢性肾炎、高血压、糖尿病、肾病综合征、系统性红斑狼疮等。

（4）溢出性蛋白尿 是指肾功能正常，但由于血浆中存在大量异常的小分子蛋白质，超过肾阈值而产生的蛋白尿，如本周蛋白尿、血红蛋白尿、肌红蛋白尿，见于多发性骨髓瘤、急性溶血性疾病、巨球蛋白血症等。

（5）组织性蛋白尿　肾小管分泌蛋白质的量增加或肾组织破坏分解释放入尿液的蛋白质增加所致的蛋白尿。多见于尿路感染。

（6）假性蛋白尿　是指肾脏以下的泌尿道疾病，如膀胱炎、尿道出血、前列腺炎等，产生大量脓液、血液、黏液等含蛋白质成分导致蛋白定性试验阳性。

（7）肾毒性蛋白尿　应用氨基糖苷类抗生素（庆大霉素）、多类抗生素（多黏菌素）、抗肿瘤药（甲氨蝶呤）、抗真菌药（灰黄霉素）、抗精神病药（氯丙嗪）等药物，可引发肾毒性蛋白尿。

（四）尿葡萄糖测定

正常人尿液中可有微量葡萄糖，定性试验呈阴性。当血糖＞8.88mmol/L，超过肾糖阈，或近端肾小管重吸收功能障碍时，尿糖增加，糖定性试验呈阳性，称糖尿（glucosuria）。

【参考范围】　定性：阴性。

【临床意义】

（1）血糖增高性糖尿　见于糖尿病、甲状腺功能亢进、嗜铬细胞瘤、库欣综合征、胰腺癌、肢端肥大症、肝功能不全等。

（2）血糖正常性糖尿　也称肾性糖尿。见于家族性肾性糖尿、间质性肾炎、慢性肾小球肾炎及肾病综合征等。

（3）暂时性糖尿　①生理性糖尿，如短时间内食糖过多或静脉注入大量葡萄糖可引起血糖暂时性升高从而出现尿糖阳性。②应激性糖尿，见于罹患颅脑外伤、脑血管意外、突然情绪紧张或激动可使血糖一过性增高，进而尿糖升高。

（4）其他　如哺乳期乳糖尿、肝功能严重破坏所致果糖或半乳糖性糖尿、遗传性半乳糖或果糖尿、戊糖尿等；维生素C、尿酸、阿司匹林、异烟肼等因具有还原性也可引起假阳性。

（五）尿胆红素检查

【参考范围】　定性试验：阴性。

【临床意义】　阳性见于肝细胞性黄疸（如肝炎、肝硬化等）、阻塞性黄疸（如胆汁淤积性和胆管占位性病变的胆道结石、肿瘤、先天性胆道闭锁等）。先天性高胆红素血症亦可出现胆红素尿。

（六）尿胆原检查

【参考范围】　定性试验：阴性或弱阳性。

【临床意义】　尿胆原增多见于溶血性黄疸、肝细胞性黄疸等；而尿胆原减少见于胆道梗阻，完全阻塞时为尿胆原缺如。

（七）尿隐血

当尿中的血红蛋白含量较少时，尿液外观没有明显变化，但化学定性为阳性，故称为隐血试验。肌红蛋白也有相同的反应。

【参考范围】 定性试验：阴性

【临床意义】 阳性见于：①创伤，见于心瓣膜手术、严重烧伤、剧烈运动、肌肉和血管组织严重损伤等；②血管内溶血性疾病，如阵发性睡眠性血红蛋白尿；③肿瘤及感染性疾病；④药物，应用阿司匹林、磺胺类、万古霉素、卡那霉素、伯氨奎、硝基呋喃类、吲哚美辛、他汀类降脂药、秋水仙碱、匹罗昔康等药物。

（八）尿酮体测定

酮体（ketone body）是脂肪分解代谢的中间产物，包括乙酰乙酸、β-羟丁酸和丙酮。尿酮体检查呈阳性的尿液称为酮尿（ketonuria）。

【参考范围】 定性试验：阴性。

【临床意义】 酮尿可见于糖尿病酮症酸中毒、高热、妊娠剧烈呕吐、腹泻、长期饥饿、禁食、全身麻醉等。

## 二、尿沉渣检查

（一）尿沉渣白细胞

【参考范围】 白细胞：玻片法 0～5 个/HP。

【临床意义】 尿中白细胞增多，见于泌尿系统感染，离心后的尿液中白细胞＞5 个/HP，称镜下脓尿（microscopic pyuria）。常见于肾盂肾炎、膀胱炎、尿道炎或肾结核合并感染等，也可见于肾移植术后。

（二）尿沉渣管型

管型（casts）是蛋白质、细胞或细胞碎片等在肾小管、集合管中凝固而成的圆柱体。管型有多种类型，常见的有透明管型、颗粒管型、细胞管型、脂肪管型等。

【参考范围】 正常人尿中无管型或偶见透明管型。

【临床意义】

（1）透明管型 偶见于正常人晨尿中。当剧烈运动、高热、全身麻醉及心功能不全等，可出现一过性增多；在肾实质病变如肾小球肾炎、恶性高血压、肾病综合征等患者尿中透明管型明显增多。

（2）细胞管型 管腔内含有细胞的管型。包括：①红细胞管型，提示肾单位有出血，常见于急性肾小球肾炎、慢性肾小球肾炎急性发作期、急性肾小管坏死、肾移植后急性排斥反应，对诊断肾小球病变有重要临床意义；②白细胞管型，提示肾实质有化脓性炎症，常见于急性肾盂肾炎、间质性肾炎，亦可见于狼疮性肾炎等；③上皮细胞管型，提示肾小管有病变，为肾小管上皮细胞脱落的证据，常见于急性肾小管坏死、急性肾小球肾炎、肾移植急性排斥反应、重金属中毒、子痫等。

（3）颗粒管型 见于肾实质病变，分为细颗粒管型和粗颗粒管型两种，前者见于慢性肾小球肾炎或急性肾小球肾炎后期；后者见于慢性肾小球肾炎、肾盂肾炎、肾病综合征或药物中毒性肾小管损伤。

（4）脂肪管型　为肾小管损伤后上皮细胞脂肪变性所致，多见于肾病综合征、慢性肾炎晚期、中毒性肾病及轻微病变性肾小球肾炎等，为预后不良之征。

（5）蜡样管型　见于肾脏长期而严重的病变，如慢性肾小球肾炎的晚期、肾衰竭及肾淀粉样变等。蜡样管型的出现，提示肾小管病变严重，预后不良。

（6）肾衰竭管型　提示肾小管上皮细胞损坏碎裂，见于急性肾衰竭多尿期、急慢性肾功能不全。若在慢性肾衰竭者尿中出现，提示预后不良。

## （三）尿沉渣结晶

正常尿液有时有盐类结晶析出，尿液中盐类结晶的析出，取决于该物质的饱和度、尿液的 pH、温度等因素。

【参考范围】　偶见尿酸、草酸钙、磷酸盐等结晶。

【临床意义】

（1）生理性结晶　有尿酸结晶、尿酸盐结晶、磷酸盐结晶、碳酸钙结晶及草酸钙结晶等，少量出现无临床意义，当结晶伴随较多红细胞出现于新鲜尿液时，应疑有泌尿系统结石的可能。

（2）病理性结晶　一般在正常人尿中不存在。胆红素结晶仅见于胆汁淤积性黄疸和肝细胞性黄疸；亮氨酸、酪氨酸结晶见于急性重型肝炎、氨基酸代谢障碍等；胆固醇结晶见于尿路感染、乳糜尿等；磺胺类药物结晶见于服用磺胺类药物者，尿中磺胺类药物结晶析出多时应停药，因此对临床用药监护有极其重要的意义。

### 案例 4-2

患儿，男性，6 岁，家长发现其清晨起床时双眼睑水肿、难以睁开，活动 1 天后双下肢明显水肿，尿液颜色发白、混浊，咽部发红。2 周前曾感冒一次。

尿液常规检查结果：PRO＋＋＋＋，BLD＋，其他指标大致正常。尿沉渣显微镜检查：脂肪管型 10～12 个/HP，红细胞 5～8 个/HP（非均一性）。

(1) 请根据上述资料作出初步诊断。

(2) 该患者需做哪些进一步检查？

(3) 如已明确诊断，在治疗过程中应注意哪些指标的监测？

### 分析4-2

(1) 患者高度水肿、蛋白尿、脂肪管型等指标的出现，基本符合肾病综合征的指征。可初步诊断为肾病综合征。

(2) 应进一步检查血清胆固醇，血、尿蛋白质电泳，定期测量血压，必要时结合肾穿刺活组织细胞学检查，可对疾病进行明确诊断及分型，同时也可指导临床治疗。

（3）一旦诊断明确，则应在治疗过程中密切监测肾功能，及时调整治疗方案，以促使患者及早痊愈，或提高患者生活质量。

# 第四节 ◎ 粪便检查

## 一、性状与颜色

### 1. 黏液便

正常粪便中含有少量黏液，因与粪便均匀混合而不易看见。黏液量增多，常见于肠道受刺激、肠道炎症或痢疾，如各种肠炎、阿米巴痢疾、细菌性痢疾等。

### 2. 脓便及脓血便

常见于痢疾、溃疡性结肠炎、结肠癌或直肠癌等。细菌性痢疾以脓及黏液为主，脓中带血；阿米巴痢疾以血为主，血中带脓，呈暗红色稀果酱样。食入大量巧克力、咖啡后也会出现酱色便，应注意鉴别。

### 3. 鲜血便

鲜血便提示下消化道出血，常见于痔疮、肛裂、直肠息肉、直肠癌等。痔疮时鲜血多在排便后滴落在粪便上，其他疾病鲜血多附着于粪便表面。

### 4. 柏油样便

粪便呈暗褐色或黑色、质软、有光泽如柏油状。见于上消化道出血，隐血试验阳性；服用铋剂、活性炭或中药后也可排出黑色便，但无光泽，且隐血试验呈阴性。

### 5. 胶冻状便

多见于肠易激综合征患者腹部绞痛之后，也见于过敏性结肠炎及某些慢性细菌性痢疾。

### 6. 稀汁样或糊状便

见于各种感染和非感染性腹泻，尤其是急性胃肠炎。小儿肠炎时粪便呈绿色稀糊状。假膜性小肠结肠炎常排出大量黄绿色稀汁样便，并含有膜状物；艾滋病伴肠道隐孢子虫感染时为大量稀水样便。

### 7. 米泔样便

呈乳白色淘米水样，常含有黏液片块，见于重症霍乱、副霍乱。

### 8. 白陶土样便

见于阻塞性黄疸，提示胆道完全梗阻。钡餐造影后的粪便也可呈灰白色。

### 9. 异常形状便

细条状便提示直肠和肛门狭窄，见于直肠癌、肛裂；球形硬便见于便秘或老年人；乳凝块便见于乳儿消化不良、婴儿腹泻。

### 10. 药物影响

口服药用炭、铋制剂、铁制剂、某些中药者粪便可呈无光泽的灰黑色；服用大黄、番泻叶等中药者粪便呈黄色；服用硫酸钡粪便呈白片土状或白色；氢氧化铝制剂粪便为灰白色或白色斑点；水杨酸钠可使粪便呈红至黑色；利福平可使粪便变成橘红至红色；抗凝药物华法林使粪便变红或黑色。

## 二、隐血试验

隐血是指消化道少量出血，粪便外观无变化，肉眼无法判断，用显微镜也无法检出的出血。

【参考范围】 阴性。

【临床意义】 隐血试验阳性见于消化道有出血的疾病，如消化性溃疡活动期、药物致胃肠黏膜损伤、肠息肉、钩虫病、消化道恶性肿瘤等。另外可用于消化道出血的鉴别诊断：消化性溃疡呈间断性阳性；消化道恶性肿瘤者可持续性阳性。因此隐血试验可作为消化道恶性肿瘤普查的一个筛选指标，连续检测对早期发现消化道恶性肿瘤有重要价值。

## 三、粪胆原

与血液胆色素和尿液胆色素一起用于黄疸的诊断和鉴别诊断。

【参考范围】 阳性。

【临床意义】

(1) 增加　见于溶血性黄疸。
(2) 减少　阻塞性黄疸显著减少，肝细胞性黄疸可增加或减少。

## 四、粪便显微镜检查

【参考范围】 红细胞无，白细胞无或偶见，上皮细胞偶见；细菌可见大量正常菌群，真菌少见；无致病性虫卵。

【临床意义】

1. 细胞

(1) 红细胞　正常粪便中无红细胞。红细胞增多见于下消化道出血、炎症、结肠癌和直肠息肉等。肠道炎症时，红细胞一般伴随白细胞出现，细菌性痢疾以白细胞为主，红细胞常分散存在；在阿米巴痢疾时以红细胞为主，成堆出现。

(2) 白细胞　正常粪便中可偶见白细胞，且主要是中性粒细胞。白细胞增多见于肠道炎症和痢疾。肠炎时白细胞轻微增多，散在分布；细菌性痢疾时可见大量白细胞，有的白细胞成堆分布、结构模糊，称为脓细胞。过敏性肠炎和肠道寄生虫病时，粪便中可见较多的嗜酸性粒细胞。

(3) 上皮细胞　正常粪便中很难发现肠道上皮细胞。在结肠炎、伪膜性小肠结肠炎时上皮细胞明显增多。

（4）巨噬细胞　正常粪便中无巨噬细胞。在细菌性痢疾、溃疡性结肠炎时增多。

（5）肿瘤细胞　正常粪便中无肿瘤细胞。乙状结肠癌和直肠癌可查见相应肿瘤细胞。

### 2. 食物残渣

正常粪便中的食物残渣为已充分消化的无定形细小颗粒，只有未充分消化的食物残渣，才能被显微镜检查所发现。

（1）淀粉颗粒　常见于慢性胰腺炎、胰腺功能不全。

（2）脂肪颗粒　常见于急、慢性胰腺炎及吸收不良综合征等。

（3）其他食物残渣　胰腺外分泌功能不全时可见肌肉纤维增多；肠蠕动亢进时可见植物纤维增多。

### 3. 结晶

病理性结晶主要是夏科-莱登结晶，见于阿米巴痢疾、过敏性肠炎。

### 4. 寄生虫和寄生虫卵

从粪便中能见到相应病原体，主要检查粪便中是否存在阿米巴滋养体及包囊、虫卵等，用于诊断肠道寄生虫病和原虫感染。粪便中可检出的寄生虫卵有蛔虫卵、钩虫卵、鞭虫卵、姜片虫卵、蛲虫卵、血吸虫卵、华支睾吸虫卵等；可检出的原虫有阿米巴滋养体及包囊。

## 第五节 ◉ 临床常用生物化学检查

### 一、血清脂类及脂蛋白检测

血脂是血浆脂类的总称，主要有胆固醇、甘油三酯、磷脂和游离脂肪酸，它们与血中的蛋白质结合形成各种脂蛋白分散在血液中。

#### 1. 血清总胆固醇（total cholesterol, TC）测定

【参考范围】　①合适水平＜5.20mmol/L；②边缘水平 5.23～5.69mmol/L；③升高＞5.72mmol/L。

【临床意义】　增高见于长期大量进食胆固醇食物、胆管梗阻、冠状动脉粥样硬化、高血压、甲状腺功能减退、重症糖尿病、肾病综合征等；减低见于严重肝病，使合成胆固醇的能力下降，亦可见于甲状腺功能亢进等。

#### 2. 血清甘油三酯（triglyceride, TG）测定

【参考范围】　0.56～1.70mmol/L。

【临床意义】

（1）增高　是冠状动脉粥样硬化的重要因素之一，80％心肌梗死患者有血清甘油三酯升高。原发性高脂血症、肥胖病、胆道梗阻、甲状腺功能减退、糖尿病、胰腺炎等，均可 TG 引起增高。

（2）减低　见于甲状腺功能亢进、营养不良综合征、先天性无β脂蛋白血症等。

### 3. 血清高密度脂蛋白（high density lipoprotein， HDL）和血清低密度脂蛋白（low density lipoprotein， LDL）测定

临床上以 HDL 胆固醇（HDL-C）的含量反映 HDL 水平，以 LDL 胆固醇（LDL-C）含量反映 LDL 水平。近年来临床观察证明血清 HDL-C 和 LDL-C 含量与冠心病发病率有明显关系，HDL-C 具有抗动脉粥样硬化作用，而 LDL-C 增高是冠心病危险因素之一。

【参考范围】　①1.03～2.07mmol/L；合适水平＞1.04mmol/L；减低≤0.91mmol/L。②电泳法 30%～40%。

【临床意义】　HDL-C 降低、LDL-C 增高与冠心病发病呈正相关。

### 4. 血清脂蛋白（a）检测

脂蛋白（a）[lipoprotein，LP（a）] 可以携带大量的胆固醇结合于血管壁上，有促进动脉粥样硬化的作用，并可促进血栓形成。

【参考范围】　0～300mg/L。

【临床意义】　脂蛋白（a）增高是动脉粥样硬化和血栓形成的重要独立危险因子，与脑卒中的发生有密切关系，脂蛋白（a）增高还可见于 1 型糖尿病、肾脏疾病、手术及血液透析后等；脂蛋白（a）减低主要见于肝脏疾病。

### 5. 血清载脂蛋白检测

脂蛋白中的蛋白部分称为载脂蛋白（apolipoprotein，apo）。apo 一般分为 apoA、apoB、apoC、apoE 和 apo（a），每类中又分有若干亚型，与动脉粥样硬化和冠状动脉粥样硬化性心脏病有密切关系的是 apoA-Ⅰ和 apoB。

【参考范围】　apoA-Ⅰ：男性（14.2±0.17)g/L；女性（1.45±0.14)g/L。apoB：男性（1.01±0.21)g/L；女性（1.07±0.23)g/L。

【临床意义】

（1）apoA-Ⅰ　①apoA-Ⅰ是诊断冠心病的一种较灵敏指标，apoA-Ⅰ可直接反映 HDL 水平，但较 HDL 更精确，其水平与冠心病发病率呈负相关。②apoA-Ⅰ减低见于家族性 apoA-Ⅰ缺乏症、家族性 α 脂蛋白缺乏症（Tangier 病）、家族性卵磷脂胆固醇酰基转移酶（LCAT）缺乏症、家族性低 HDL 血症、糖尿病、慢性肝病、肾病综合征和脑血管病等。

（2）apoB　①apoB 可直接反映 LDL 水平，但在预测冠心病的危险性方面优于 LDL 和总胆固醇（CHO），其增高水平与动脉粥样硬化、冠心病的发病率呈正相关，apoB 增高也可见于高 β-载脂蛋白血症、糖尿病、甲状腺功能减退症、肾病综合征和肾功能衰竭等。②apoB 减低见于低 β 脂蛋白血症、无 β 脂蛋白血症、apoB 缺乏症、恶性肿瘤、甲状腺功能亢进症、营养不良等。

## 二、血糖及代谢物检测

### 1. 空腹血糖测定

空腹血糖（fasting blood glucose，FBG）是诊断糖代谢紊乱最常用和最重要的指标。以空腹血浆葡萄糖（fasting plasma glucose，FPG）检测较为方便，且结果也最可靠。

【参考范围】 3.9～6.1mmol/L。

【临床意义】 血糖检测是目前诊断糖尿病的主要依据。

（1）增高 生理性高血糖见于饭后1～2h，摄入高糖食物后或情绪紧张肾上腺素分泌增加时、剧烈运动、大量吸烟后等；病理性高血糖见于糖尿病，其他如甲状腺功能亢进、肾上腺皮质功能亢进、腺垂体功能亢进、垂体瘤、嗜铬细胞瘤等。

（2）减低 生理性低血糖见于饥饿、妊娠期、哺乳期等；病理性低血糖见于胰腺疾病，如胰岛功能亢进、胰岛细胞瘤、胰腺癌等；对抗胰岛素的激素不足，如垂体前叶功能减退、肾上腺皮质功能减退和甲状腺功能减退而使生长激素、肾上腺皮质激素分泌减少；严重肝病患者，可因肝糖原代谢不足、贮存缺乏、糖异生障碍而导致低血糖。

### 2. 血清糖化血红蛋白检测

糖化血红蛋白（glycosylated hemoglobin，GHb）对高血糖，特别是血糖和尿糖波动较大时有特殊诊断价值，糖化血红蛋白是血红蛋白A（HbA1）中的组分HbA1c。

【参考范围】 HbA1c 4%～6%，HbA1 5%～8%。

【临床意义】 GHb水平取决于血糖水平、高血糖持续时间，其生成量与血糖浓度成正比。GHb的代谢周期与红细胞的寿命基本一致，故GHb水平反映了近2～3个月的平均血糖水平。

（1）评价糖尿病控制程度 GHb增高提示近2～3个月的糖尿病控制不良，GHb愈高，血糖水平愈高，病情愈重。故GHb可作为糖尿病长期控制的良好观察指标。糖尿病控制良好者，2～3个月检测1次，控制欠佳者1～2个月检测1次。妊娠期糖尿病、Ⅰ型糖尿病应每月检测1次，以便调整用药剂量。

（2）预测血管并发症 由于GHb与氧的亲和力强，可导致组织缺氧，故长期GHb增高，可引起组织缺氧而发生血管并发症。HbA1>10%，提示并发症严重，预后较差。

（3）鉴别高血糖 糖尿病性高血糖的GHb水平增高，而应激性高血糖的GHb则正常。

## 三、心肌酶和心肌蛋白检测

心肌缺血损伤时，其生物化学指标（如心肌酶和心肌蛋白等）可释放入血，血中浓度迅速增高，并持续较长时间，具有高度的心脏特异性，且检测方法简便快速，因此，其临床应用价值很高。

### 1. 肌酸激酶及其同工酶测定

肌酸激酶（creatine kinase，CK）也称为肌酸磷酸激酶（creatine phosph-kinase，CPK）。CK主要存在于骨骼肌、心肌及脑组织中，以横纹肌含量最多，心肌及脑组织次之，血清中含量甚低。其同工酶有 MM（肌型）、BB（脑型）、MB（心肌型）3 种类型。

【参考范围】

（1）CK　酶偶联法（37℃）：男性 38～174U/L，女性 26～140U/L；肌酸显色法：男性 15～163U/L，女性 3～135U/L；连续监测法：男性 37～174U/L，女性 26～140U/L。

（2）CK 同工酶　CK-MM：94%～96%；CK-BB：极少或无；CK-MB：<5%。

【临床意义】

（1）CK　CK 增高见于心肌梗死、进行性肌萎缩、病毒性心肌炎、脑血管意外、脑膜炎、甲状腺功能低下及非疾病因素如剧烈运动、各种插管、手术、使用抗生素等；CK 减低见于长期卧床、甲状腺功能亢进症、激素治疗等。

（2）CK 同工酶　CK-MM 增高是检测肌肉损伤最敏感的指标；CK-BB 增高与神经系统疾病的损伤严重程度、范围和预后成正比；CK-MB 增高是诊断心肌梗死最特异、敏感的指标。

### 2. 心肌肌钙蛋白测定

肌钙蛋白（caidiac troponin，cTn）是肌肉收缩的调节蛋白。心肌肌钙蛋白包括 cTnI 和 cTnT，存在于心肌细胞胞质中，当心肌损伤后 3～6h，二者在血中含量开始升高，其释放的量与心肌细胞损伤的数量有关。故两者常被用来诊断 AMI。

【参考范围】

cTnT：①正常范围为 0.02～0.13μg/L；②>0.2μg/L 为临界值；③>0.5μg/L 可以诊断急性心肌梗死（AMI）。

cTnI：①正常为<0.2μg/L；②>1.5μg/L 为临界值。

【临床意义】　cTnT、cTnI 是目前诊断心肌损伤的常用指标，尤其对微小病灶的心肌梗死诊断有重要价值。其次，对急性心肌梗死、不稳定型心绞痛、围手术期心肌损伤等疾病的诊断、病情监测、疗效观察及预后评估，都具有较高的临床价值。结合 cTnT、cTnI 和 CK-MB、肌红蛋白的检测结果，是临床诊断急性心肌梗死最灵敏、最特异的方法。

### 3. 肌红蛋白测定

肌红蛋白（myoglobin，Mb）是一种存在于骨骼肌和心肌中的含氧结合蛋白，正常人血清 Mb 含量极少，当心肌或骨骼肌损伤时，血液中的 Mb 水平升高，对诊断 AMI 和骨骼肌损害有一定价值。

【参考范围】　定性：阴性。定量：ELLISA（酶联免疫吸附试验）法为 50～85μg/L；RIA（放射免疫试验）法为 6～85μg/L。

【临床意义】　增高见于以下情况。

（1）AMI　发病后 2h 开始上升，3～15h 达高峰值，18～30h 恢复正常，如果此时 Mb 持续增高或反复波动，提示心肌梗死持续存在，或再发心肌梗死及心肌梗死范围扩展等。

（2）其他　如骨骼肌损伤、休克、急慢性肾衰竭等。

## 四、其他

淀粉酶（amylase，AMY）在体内的主要作用是水解淀粉，生成葡萄糖、麦芽糖、寡糖和糊精。血清淀粉酶主要来自胰腺和唾液腺，分子量较小，可从肾小球滤过后直接排出。

【参考范围】 血清淀粉酶：35～135U/L。

【临床意义】

（1）淀粉酶增高　血清淀粉酶活性测定主要用于急性胰腺炎的诊断。急性胰腺炎发病后6～12h，血清淀粉酶开始升高，12～72h达到高峰，3～5天恢复正常。此外，尚可见于急性腮腺炎、胰腺肿瘤引起的胰腺导管阻塞、消化性溃疡穿孔、急性酒精中毒等。

（2）淀粉酶降低　可见于慢性胰腺炎、胰腺癌等。

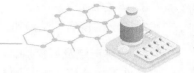

# 第五章
# 常见病症的健康管理

## 第一节 ▷ 发热

体温是指机体内部的温度，在临床实践中常通过测量体表温度来观察体温变化。常用的测量体温的部位有腋窝、口腔和直肠，三个部位的平均温度分别为 36.7℃、37.0℃ 和 37.5℃。但体温存在个体差异，并可随昼夜、年龄、性别、活动情况而有一定的波动。24h 内午后体温较早晨略高。新生儿的体温略高于成年人，老年人则稍低于成年人。女性在月经来潮时体温可上升约 0.2℃，至排卵日（经后第 14 天）再上升 0.2℃ 左右，排卵后体温逐渐下降至经前水平，临床上常据此来了解妇女是否排卵。剧烈的肌肉运动、精神紧张或情绪刺激也可使体温升高 1～2℃。

在体温调节中枢的调控下，机体的产热和散热过程保持动态平衡，使得正常人的体温保持相对恒定。任何原因导致的体温升高超过正常范围，称为发热。当直肠温度超过 37.6℃、口腔温度超过 37.3℃、腋下温度超过 37.0℃，昼夜间波动超过 1℃ 时即为发热。根据体温升高程度，可将发热分为：低热，37.3～38℃；中等度热，38.1～39℃；高热，39.1～41℃；超高热，41℃ 以上。

### 一、病因

引起发热的原因有很多，临床上可分为感染性和非感染性两大类。感染性发热是由于病原体如细菌、病毒、支原体、立克次体、真菌、螺旋体及寄生虫等侵入机体后引起，临床上大多数发热与此有关。非感染性发热是指由非病原体的物质引起的发热，主要有无菌性坏死组织吸收、变态反应、内分泌与代谢疾病和自主神经功能紊乱等疾病。

### 二、临床表现

发热的主要表现是体温升高和脉搏加快。临床经过分为体温上升期、高热期和体温下降期。发热时的伴随症状有助于疾病的诊断。

#### 1. 伴寒战

可见于各种病原体引起的肺炎、急性溶血性疾病、急性胆囊炎、急性肾盂肾炎、流行性脑脊髓膜炎和疟疾等。

#### 2. 伴头痛、呕吐或昏迷

见于流行性乙型脑炎、流行性脑脊髓膜炎、脑型疟疾、脑出血、蛛网膜下腔出血、中毒性痢疾等。

### 3. 伴关节痛

常见于结核病、结缔组织病等。

### 4. 伴淋巴结及肝脾肿大

可见于血液病、恶性肿瘤、布鲁氏菌病、黑热病、传染性单核细胞增多症等。

### 5. 伴尿频、尿急、尿痛

提示尿路感染。

### 6. 伴咳嗽、咳痰、胸痛

常见于支气管炎、肺炎、胸膜炎、肺结核等。

### 7. 伴恶心、呕吐、腹痛、腹泻

见于急性胃肠炎、细菌性疾病等。

### 8. 伴皮肤黏膜出血

见于肾综合征出血热、钩端螺旋体病、急性白血病、急性再生障碍性贫血、败血症、重症麻疹及病毒性肝炎等。

### 9. 伴结膜充血

见于肾综合征出血热、麻疹、钩端螺旋体病等。

## 三、治疗

### 1. 治疗原则

发热是机体的一种保护性反应，可见于多种疾病。对一般的发热无需急于用药。对于体温过高且持久发热，可在对因治疗前提下采取对症治疗，服用药物将体温降至正常。

### 2. 药物治疗

药物治疗的药物分为非处方药和处方药。

（1）非处方药　《国家非处方药目录》中收录的解热镇痛药主要有对乙酰氨基酚、阿司匹林、布洛芬、贝诺酯等。

① 对乙酰氨基酚：别称泰诺林、必理通、百服宁、扑热息痛。该药对中枢神经系统前列腺素合成的抑制作用比对外周前列腺素合成的抑制作用强，故解热作用强，镇痛作用较弱，且缓和而持久。对胃肠道刺激小，正常剂量下较为安全有效，大剂量对肝脏有损害，可作为退热药的首选，尤其适宜老年人和儿童服用。

② 阿司匹林：口服后吸收迅速而完全，解热镇痛作用较强。能降低发热者的体温，对正常体温几乎无影响。儿童感染流感、水痘、麻疹、流行性腮腺炎等病毒性疾病使用阿司匹林退热，有可能引起瑞氏综合征（Reye's综合征），应避免使用。

③ 布洛芬：具有解热镇痛抗炎作用，其镇痛作用较强，抗炎作用较弱，退热作用与阿司匹林相似但较持久。对胃肠道的不良反应较轻，易于耐受，为此类药物中对胃肠道刺激性最小的。

④ 贝诺酯：为对乙酰氨基酚与阿司匹林的酯化物，为新型的抗炎、解热、镇痛药物。不良反应较阿司匹林小，患者易于耐受。口服后在胃肠道不被水解，易吸收并迅速在血中达到有效浓度。

（2）处方药　5岁以下儿童高热时紧急退热，可应用20%安乃近溶液滴鼻，婴儿每侧鼻孔滴1～2滴，2岁以上儿童每侧鼻孔滴2～3滴。对短暂性发热性惊厥需以温水擦浴或给予解热镇痛药。若呈持续性惊厥（一次发作持续30min及以上者）或周期性惊厥，或已知危险的儿童发生此两种惊厥存在脑损害可能性者，需要积极治疗，同时给予地西泮。

**四、健康教育**

（1）发热是人体的一种保护性反应，治疗时应以去除病因为根本，使用解热镇痛药退热属对症治疗。使用解热镇痛药用于解热一般不超过3天，如症状未缓解或消失应及时向医师咨询。如发热持续3日不退，或伴随有寒战、胸痛、咳嗽；儿童发热在39℃以上同时神志不清；严重疼痛、频繁呕吐；长期反复发热或有不明原因的发热时，应及时去医院就诊。

（2）发热期间应注意控制饮食，多喝水、果汁，补充能量、蛋白质和电解质，多休息，在夏季注意调节室温，保证充分的睡眠。可用冰袋和凉毛巾冷敷，或用50%乙醇擦拭四肢、胸背、头颈部以帮助退热。

（3）解热镇痛药属对症治疗，使用时应注意以下几点。

① 用药后可能掩盖病情、贻误诊断，应引起重视。

② 多数药物对胃肠道有刺激，除肠溶制剂外多数药物宜在餐后服药。

③ 患有心脏病、高血压、甲状腺疾病、糖尿病、前列腺肥大、胃溃疡和青光眼等患者，应在医师或药师指导下使用此类药物。

④ 老年人、肝肾功能不全者、血小板减少症者、有出血倾向者、有上消化道出血或穿孔病史者，应慎用或禁用此类药物。

⑤ 不宜同时应用两种以上的解热镇痛药，以免引起肝、肾、胃肠道的损伤。

⑥ 世界卫生组织建议，2个月以内的婴儿禁用任何退热药。儿童体温达到39℃、经物理降温无效时，可适当用药，最好选用含布洛芬的混悬液或含对乙酰氨基酚的滴剂，不宜用阿司匹林。对乙酰氨基酚儿童用量应先基于体重，其次为年龄。

⑦ 阿司匹林可透过胎盘屏障，动物试验有致畸作用，在人类也有发生胎儿缺陷者的报道。对乙酰氨基酚可通过胎盘，故应考虑到孕妇用本品后可能对胎儿造成不良影响。布洛芬用于晚期妊娠可使孕期延长，妊娠及哺乳期妇女不宜应用。

⑧ 阿司匹林及其制剂可诱发变态反应，出现荨麻疹和哮喘，因对其过敏而引起哮喘病史者应禁用。

# 第二节 ▷ 疼痛

疼痛是一种复杂的生理心理活动，是机体受到伤害性刺激后发出的一种保护性反应。人体对疼痛刺激的反应不仅表现为疼痛的感觉，而且常常引起失眠或其他生理功能的紊乱（躯体运动性反应和/或内脏植物性反应，常伴随有强烈的情绪色彩）。世界卫生组织将疼痛确定为继血压、呼吸、脉搏、体温之后的"第五大生命体征"。按疼痛程度，可将疼痛分为轻度疼痛、中度疼痛、重度疼痛。疼痛可发生在身体各个部位，根据部位分头痛、胸痛、腹痛、关节痛、牙痛等。

## 一、病因

刀割、棒击等机械性刺激，电流、高温、强酸和强碱等物理化学因素均可成为伤害性刺激。组织细胞发炎或损伤时释入细胞外液中的钾离子、5-羟色胺、乙酰胆碱、缓激肽、组胺等生物活性物质亦可引起疼痛或痛觉过敏。

## 二、临床表现

不同部位疼痛，表现各不相同。

### 1. 头痛

头痛是指额、顶、颞及枕部的疼痛。引起头痛的原因有很多，常见的有颅脑病变（如脑炎、脑膜炎、脑出血、脑肿瘤、脑外伤等）、颅外病变（如颅骨凹陷、颈椎病、三叉神经痛，以及眼、耳、鼻等疾病导致的疼痛）、全身性疾病（如感冒、肾综合征出血热、高血压、一氧化碳中毒等）以及神经衰弱等。

### 2. 胸痛

胸痛是一种常见而又能危及生命的病症，造成胸痛的原因复杂多样，多数是由于胸部疾病引起，少数是由其他部位疾病引起。常见的原因如下。

（1）胸壁胸廓疾病，如带状疱疹、肋骨骨折、肋间神经炎。

（2）呼吸系统疾病，如胸膜炎、气胸、胸膜肿瘤、肺炎、肺栓塞、肺癌等。

（3）心脏及大血管疾病，如心绞痛、急性心肌梗死、主动脉夹层、心包炎等。

（4）其他疾病，如食管炎、食管破裂等。可危及生命的胸痛有急性心肌梗死、主动脉夹层、肺栓塞、气胸、心包炎、心包填塞和食管破裂等。

### 3. 腹痛

腹痛的病因极为复杂，多由于腹部疾病导致，也可由于其他器官疾病引起。临床上常将腹痛分为急性与慢性两类。急性腹痛的共同特点是发病急、变化快和病情重，需迅速、准确地做出诊断和鉴别诊断。慢性腹痛起病缓慢，病程长，疼痛多为间歇性或为急性起病后腹痛迁延不愈，疼痛以钝痛或隐痛居多，也有烧灼痛或绞痛发作。

腹痛的部位、性质、程度和诱发因素因疾病而异。中上腹的间断隐痛或持续性剧烈痛，考虑胃、十二指肠和胰腺疾病；右上腹痛应考虑胆囊炎、胆石症和肝脓肿等；转移性右下腹痛应考虑急性阑尾炎；进食油腻食物后的疼痛要考虑胆囊炎或胆石症；酗酒、暴饮暴食后的疼痛应首先排除急性胰腺炎。

## 三、治疗

### 1. 治疗原则

疼痛是一种保护性反应，并且是很多疾病的信号。因此无论何种疾病引起的疼痛，均须先找出病因，再进行镇痛治疗。为减轻疼痛所带来的不适，在不影响对因治疗的同时，可选用抗炎镇痛药，尤其是非处方药。

### 2. 药物治疗

根据情况可选用解热镇痛药、阿片受体激动药及 M 受体拮抗药等。

（1）非处方药　《国家非处方药目录》收载的药物有对乙酰氨基酚、布洛芬、阿司匹林、双氯芬酸钠二乙胺乳胶剂等。①对乙酰氨基酚：用于镇痛不宜超过 10 日。②布洛芬：具有消炎、镇痛作用。③双氯芬酸钠二乙胺乳剂：用于缓解肌肉、软组织和关节的轻至中度疼痛。外用，按照痛处面积大小，使用本品适量，轻轻揉搓，使本品渗透皮肤，一日 3～4次。④氢溴酸山莨菪碱：用于平滑肌痉挛引起的腹痛、痛经。

（2）处方药　①各种软组织急性疼痛的治疗可选择双氯芬酸钠缓释片，用于轻度及长期治疗患者，塞来昔布用于急性疼痛。②紧张性头痛的治疗：首先针对病因进行治疗，如纠正导致头颈部肌肉紧张性收缩的异常姿势。镇痛药物选择上多采用温和的、非麻醉性的、非甾体抗炎药物。如长期精神紧张者应用地西泮，伴有反复性偏头痛应用麦角胺、苯噻啶等。③骨关节炎疼痛的治疗：可选用氨基葡萄糖，有直接抗炎作用，可缓解骨性关节的疼痛症状，改善关节功能。

**四、健康教育**

① 疼痛是一种保护性反应，并且是很多疾病的信号。因此无论何种疾病引起的疼痛，均须先找出病因，再进行镇痛治疗。为减轻疼痛所带来的不适，在不影响对因治疗的同时，可选用抗炎镇痛药，尤其是非处方药。

② 解热镇痛药用于镇痛一般不超过 5 天，如症状未缓解，或伴有发热、嗜睡、复视、血压或眼压升高、手脚冰凉、神志不清时应去医院诊治。

③ 为避免药物对胃肠道的刺激，解热镇痛药宜在餐后服用，或与食物同服，不宜空腹服用；同时不宜饮酒或饮用含酒精性饮料，老年人应适当减量。妊娠及哺乳期妇女应禁用阿司匹林、布洛芬。

④ 阿司匹林、对乙酰氨基酚、布洛芬具有中等程度的镇痛作用，对慢性钝痛如牙痛、头痛、神经痛、肌肉痛、关节痛等有较好的镇痛效果，而对创伤性剧痛和内脏平滑肌痉挛引起的绞痛几乎无效。此类药物只能缓解症状，不能消除病因，故不宜长期服用。有消化道溃疡病史、支气管哮喘、心功能不全、高血压、血友病或其他出血性疾病、有骨髓功能减退病史的患者慎用。

⑤ 布洛芬对胃肠道的刺激小，不良反应的总体发生率较低，在各种非甾体抗炎药中属于耐受性最好的一种。

⑥ 应用解痉药后可引起口干、皮肤潮红等不良反应。服用消旋山莨菪碱片后 24h，若症状未缓解，应立即就医。反流性食管炎、重症溃疡性结肠炎、严重心衰及心律失常患者慎用。

⑦ 双氯芬酸钠缓释片须整片吞服，不可分割或咀嚼，可与食物同服。

⑧ 硫酸氨基葡萄糖胶囊宜在饭时或饭后服用，可减少胃肠道不适。同时服用非甾体抗炎药时应酌情减少二药服用剂量。

# 第三节 ▶ 咳嗽

**一、病因**

咳嗽是由于炎症、异物、物理或化学性因素等刺激，传入并导致延髓的咳嗽中枢兴奋，再将冲动传向运动神经，导致咽肌、膈肌等完成咳嗽动作，剧烈的呼气冲出狭窄的声门裂隙发出声音。根据有无咳痰，可将其分为干性咳嗽和湿性咳嗽，前者指咳嗽无痰或痰量极少，后者指咳嗽伴有咳痰。根据持续时间分为急性咳嗽、亚急性咳嗽和慢性咳嗽，急性咳嗽时间＜3周，亚急性咳嗽3～8周，慢性咳嗽＞8周。

引起咳嗽的主要原因包括呼吸系统疾病、胸膜疾病、心血管疾病及中枢神经系统疾病。急性咳嗽最常见的病因是普通感冒，其他病因包括急性支气管炎、急性鼻窦炎、过敏性鼻炎、慢性支气管炎急性发作、支气管哮喘等。亚急性咳嗽最常见原因是感冒后咳嗽（又称感染后咳嗽）、细菌性鼻窦炎、哮喘等。慢性咳嗽的原因较多，如肺炎、肺结核、肺癌和不明原因慢性咳嗽。

## 二、临床表现

不同年龄、性别及咳嗽的不同性质与不同的疾病有关。咳嗽时的伴随症状有助于疾病鉴别。

### 1. 感冒
多为轻咳或干咳，有时可见有少量的稀薄白痰；流感后咳嗽多为干咳或有少量的稀薄白痰，可伴有胸痛、高热、头痛、咽喉痛。

### 2. 百日咳
多发生于儿童，为阵发性剧烈痉挛性咳嗽，当痉挛性咳嗽终止时伴有鸡鸣样吸气回声，病程长达2～3个月。

### 3. 支气管病变
发作前常有鼻塞、流涕、喷嚏、咳嗽、胸闷等先兆，继之反复性喘息、呼吸困难、胸闷、连续性咳嗽、呼气性困难、哮喘并有哮鸣音，继而咳痰，痰液多为白色、淡黄色或黄色；支气管扩张症常有慢性咳嗽，有大量脓痰及反复咳血。

### 4. 肺结核
可出现低热或高热、消瘦、轻咳、胸痛、盗汗、心率加快、食欲减退等症状，少数人有呼吸音减弱，偶可闻及干性或湿性啰音，有黄绿色痰液。

### 5. 大叶性肺炎
起病突然，伴随有高热、寒战、胸痛、咳铁锈色痰。

### 6. 药品不良反应所致咳嗽
约20%的咳嗽是由用药（血管紧张素转换酶抑制药、抗心律失常药胺碘酮、抗凝药肝素和华法林、利尿药氢氯噻嗪、抗菌药物呋喃妥因、抗结核药对氨基水杨酸钠和部分抗肿瘤药）所致，此时应用镇咳药无效，常常延误病情，宜及时停、换药。药师必须格外警惕。

## 三、治疗

### 1. 治疗原则
咳嗽具有清除呼吸道异物和分泌物的保护性作用。对轻度、不频繁的咳嗽，只要将痰液或异物排出，就可自然缓解，无须应用镇咳药。但对无痰而剧烈的干咳，或有痰而过于频繁的剧咳，不仅增加患者的痛苦，影响休息和睡眠，甚至出现其他并发症，应适当地应用镇咳药，以缓解咳嗽。

**2. 药物治疗**

应根据症状和类型来选药。

（1）非处方药 《国家非处方药目录》中收载的中枢性镇咳药有右美沙芬、喷托维林；末梢性镇咳药有苯丙哌林。刺激性干咳为主的患者，宜选用苯丙哌林、喷托维林等。剧烈咳嗽患者应首选苯丙哌林，次选右美沙芬。白天咳嗽宜选用苯丙哌林，夜间咳嗽者宜选用右美沙芬。

（2）处方药 ①对频繁、剧烈无痰性干咳及刺激性咳嗽，可考虑应用可待因，镇咳作用强而迅速，尤其适用于胸膜炎伴胸痛的咳嗽患者。②对呼吸道有大量痰液并阻塞呼吸道引起窒息者，可及时应用司坦类黏痰调节药（如羧甲司坦）或祛痰药（如氨溴索）。③合并病原体感染时，应服用抗感染药，如抗生素类、磺胺类、氟喹诺酮类等。

## 四、健康教育

① 咳嗽患者除用药外还应注意休息，注意保暖，戒除饮酒，忌吸烟，忌食刺激性或辛辣食物。

② 镇咳药连续口服 1 周，症状未缓解或消失应向医师咨询。

③ 感冒后咳嗽常为自限性，通常能自行缓解，抗菌药物治疗无效。对一些慢性迁延性咳嗽可以短期应用抗组胺 H1 受体拮抗药及中枢性镇咳药等。

④ 对支气管哮喘时的咳嗽，宜适当合并应用平喘药，可缓解支气管痉挛，并辅助止咳和祛痰。

⑤ 对于服用血管紧张素转换酶抑制药（ACEI）诱发的咳嗽，应告知患者咳嗽是此类药物常见的不良反应，通常停药 4 周后咳嗽消失或明显减轻。

⑥ 注意药品的不良反应，如右美沙芬可引起嗜睡，对驾车、高空作业或操作机器者宜慎用，妊娠期妇女、严重高血压者、有精神病史者禁用。苯丙哌啉对口腔黏膜有麻醉作用，会产生麻木感觉，需整片吞服，不可嚼碎。喷托维林慎用于青光眼、心功能不全者、妊娠及哺乳期妇女。

⑦ 可待因为国家管理的麻醉药品，反复用药可引起药物依赖性。分娩期妇女应用可引起新生儿呼吸抑制；哺乳期妇女慎用，如必须使用，应选用最低剂量。

⑧ 过量服用可待因时，可很快出现严重不良反应，如头晕、嗜睡、精神错乱、瞳孔针尖样缩小、呕吐、癫痫发作、低血压、心动过缓、呼吸微弱、神志不清、皮肤湿冷，还可导致肺水肿，严重缺氧、休克、循环衰竭、瞳孔散大，甚至死亡。可采取洗胃或催吐等措施以排除胃中药物，静脉注射拮抗剂纳洛酮。

# 第四节 ▶ 普通感冒和流行性感冒

## 一、病因

普通感冒是由多种病原体（鼻病毒、腺病毒、柯萨奇病毒等）引起的急性上呼吸道感染。流行性感冒简称流感，是由流感病毒（甲、乙、丙型）引起的急性呼吸道传染病，主要通过飞沫传播，传染性强，传播迅速，极易造成大流行。流感潜伏期为数小时至 4 天，并发症比较多（如肺炎、心肌炎、心肌梗死、哮喘、中耳炎），老年人和体弱患者易并发肺炎。

## 二、临床表现

普通感冒的临床表现主要是上呼吸道局部症状为主，如打喷嚏、流鼻涕、咽喉肿痛、声音嘶哑和咳嗽等，可伴有较轻的全身症状，如畏寒、发热等。与普通感冒不同，流感往往高热、浑身疼痛等全身症状重，而打喷嚏、流鼻涕等呼吸道局部症状较轻。常见的类型有单纯型、肺炎型、胃肠型和神经型，其中单纯型最常见，小儿及老年体弱者可出现肺炎型。

## 三、治疗

### 1. 治疗原则

感冒一般为自限性，病程多在 1 周左右，无严重症状者可不用或少用药。注意休息，多饮白开水、橘汁或热姜糖水，并避免过度疲劳和受凉。注意室内通风和清洁，勤晒被褥。常做深呼吸换气。适宜营养，补充维生素，进食后以温开水或温盐水漱口，保持口鼻清洁。

普通感冒大多为病毒感染，缺乏有效的抗病毒药物，所以治疗上多以对症为主，常组合应用解热镇痛药、抗过敏药、鼻黏膜血管收缩药和中枢兴奋药。而对于流感而言，在发病 36～48h 内尽早开始抗流感病毒药物则是最主要的措施。

### 2. 药物治疗

（1）非处方药　①感冒出现高热，并伴有明显头痛、关节痛、肌肉痛或全身酸痛，可选服对乙酰氨基酚、阿司匹林、布洛芬等药物。②感冒初始阶段多出现卡他症状，如鼻黏膜血管充血、喷嚏、流泪、流涕、咽痛、声音嘶哑等症状，可选服含有盐酸伪麻黄碱或氯苯那敏的制剂，如美扑伪麻、酚麻美敏、双扑伪麻、氨酚伪麻、伪麻那敏、氨酚曲麻等。③对伴有咳嗽者，可选服含有右美沙芬的制剂，如酚麻美敏、美酚伪麻、双酚伪麻、美息伪麻、伪麻美沙芬等。④为缓解鼻塞，可局部用 1‰麻黄素、萘甲唑啉、羟甲唑啉、赛洛唑啉滴鼻剂等。

（2）处方药　①金刚烷胺和金刚乙胺，对甲型流感病毒有抑制作用，可减轻临床症状，并防止病毒向下呼吸道蔓延导致肺炎等并发症。②神经氨酸酶抑制剂奥司他韦和扎那米韦，此类药物宜及早用药，在流感症状初始48h 内使用较为有效。哮喘和慢性阻塞性肺病患者禁用扎那米韦。

## 四、健康教育

（1）抗感冒药连续服用不得超过 7 天，服用剂量不能超过推荐的剂量，在连续服用 1 周后症状仍未缓解或消失者，应去医院向医师咨询。

（2）抗菌药物对普通感冒和流感均无抗病毒作用。但发病过程中如合并细菌感染，要服用抗生素（如氨苄西林、头孢氨苄、头孢呋辛、阿奇霉素）。

（3）鉴于治疗感冒药的成分复杂，应注意药物不良反应。

① 对服用含有抗过敏药制剂者，不宜从事驾车、高空作业或操作精密仪器等工作。

② 含有鼻黏膜血管收缩药（盐酸伪麻黄碱）的制剂，对伴有心脏病、高血压、甲状腺功能亢进症、肺气肿、青光眼、前列腺结节状增生者需慎用。

③ 含有右美沙芬的制剂对妊娠初始期及哺乳期妇女禁用。

④ 服用含有解热镇痛制剂时应禁酒，同时注意对老年人、肝肾功能不全者、血小板减少症、有出血倾向者、上消化道出血和（或）穿孔病史者，应慎用或禁用。

⑤ 慢性阻塞性肺疾病和重症肺炎呼吸功能不全的患者，应慎用含有可待因和右美沙芬的抗感冒药物。

⑥ 青光眼患者不建议使用伪麻黄碱作为局部用药。

⑦ 孕产期妇女在出现流感样症状之后，应尽早给予神经氨酸酶抑制剂奥司他韦和扎那米韦进行抗病毒治疗。发热者给予对乙酰氨基酚退热。

⑧ 苯海拉明、氯苯那敏、金刚烷胺等可通过乳汁影响小儿，故哺乳期妇女尽量不用。

（4）预防接种流感疫苗是预防流感最有效的手段。需每年接种，疫苗毒株的更换由 WHO 根据全球监测结果来决定。

# 第五节 ● 口腔溃疡

## 一、病因

口腔溃疡又称复发性口疮，是慢性的口腔黏膜小溃疡，深浅不等，为圆形或椭圆形损害，可反复和周期性复发。胃肠功能紊乱、体内缺乏锌铁、微循环障碍、免疫功能低下、维生素缺乏、精神紧张、睡眠不足、肠道寄生虫病、局部创伤等常诱发溃疡。

## 二、临床表现

口腔溃疡多发生于口腔非角化区如唇、颊黏膜、舌缘、齿龈等处，为圆形或椭圆形，直径为 0.2～0.5cm，溃疡单个或由数个连成一片，溃疡表浅、边缘整齐，外观呈灰黄色或灰白色，上覆盖黄白渗出膜，周围黏膜充血、水肿而有红晕，局部有烧灼样疼痛，于进餐时加重，影响进食、说话。严重溃疡直径可达 1～3cm，深及黏膜下层甚至肌肉。但口腔溃疡有自愈性，病程 7～10 天；而严重者此起彼伏，连绵不断。

## 三、治疗

### 1. 治疗原则
以局部用药为主，溃疡发作时可口服维生素 C 和维生素 B 可促进病损愈合。

### 2. 药物治疗
（1）非处方药 ①0.5％甲硝唑含漱液或氯己定含漱液含漱，于早晚刷牙后含漱，连续 5～10 天为 1 个疗程。②西地碘含片可直接卤化细菌的蛋白，杀菌力强，对细菌繁殖体、芽孢和真菌也有较强的杀菌作用。③甲硝唑口腔粘贴片粘附于黏膜患处，饭后用，临睡前加用 1 片。④地塞米松粘贴片具有很强的抗炎作用，降低毛细血管的通透性，减少炎症的渗出，贴片用量较小而作用直接、持久，可促进溃疡愈合。外用贴敷于溃疡处，每处 1 片，一日总量不得超过 3 片，连续使用不得超过 1 周。⑤冰硼咽喉散、青黛散等是中医传统治疗口腔溃疡的主要用药。⑥0.5％～1％达克罗宁液涂于溃疡面上，用于进食前暂时止痛。⑦口服维生素 C 和复合维生素 B。

（2）处方药 ①溃疡数目少、面积小且间歇期长者可采用 10％硝酸银溶液烧灼法。②镇痛可选复方甘菊利多卡因凝胶于溃疡局部涂布。③反复发作的口腔溃疡推荐口服泼尼松或左旋咪唑。

## 四、健康教育

（1）对口腔溃疡的治疗首先要去除诱发因素，例如含有激素类的吸入剂长期使用后没有及时漱口，造成口腔溃疡或反复发作，应告知患者养成吸入后即需漱口的习惯，避免残留药物对口腔黏膜的损伤。保持口腔清洁卫生。

（2）注意药物的不良反应

① 甲硝唑含漱液用后可有食欲减退、口腔异味、恶心、呕吐、腹泻等不良反应，偶见有头痛、头晕、失眠、抑郁、皮疹、荨麻疹、白细胞减少，停药后可迅速恢复。长期应用可引起念珠菌感染。

② 氯己定偶可引起接触性皮炎，高浓度氯己定溶液有刺激性，长期使用含漱液可使牙齿着色、舌苔变黑、味觉失调。一般牙膏中均含有阴离子表面活性剂，与氯己定可产生配伍禁忌，使用含漱液后需至少间隔 30min 才可刷牙。

③ 西地碘有轻度刺激感，口含后偶见口干、胃部不适、头晕和耳鸣，对碘过敏者禁用。

④ 使用甲硝唑口腔粘贴片期间，不得饮酒或含酒精的饮料。

⑤ 使用中药散剂，注意喷药时不要吸气，以防引起呛咳。

⑥ 频繁应用地塞米松粘贴片可引起局部组织萎缩，使由皮肤、黏膜等部位侵入的病原菌不能得到控制，引起继发性真菌感染等。另对口腔内有真菌感染者禁用。

⑦ 用烧灼法治疗时，应注意药液不能蘸得太多，不能烧灼邻近健康组织。


# 第六节 ▶ 消化不良

## 一、概述

消化不良是指源于胃、十二指肠区域的一种或一组症状，其特异性的症状包括餐后饱胀、早饱感、上腹痛或上腹烧灼感。按照发生原因，可将消化不良分为功能性消化不良和继发性消化不良。前者是排除了器质性、全身性或代谢性疾病的消化不良；后者常继发于消化性溃疡、胃癌及全身性疾病（如糖尿病、儿童缺锌）等。70%的消化不良是功能性的。

## 二、治疗

### 1. 治疗原则

明确消化不良的原因，给予针对性治疗；治疗以缓解症状，提高患者的生活为主要目的。

### 2. 药物治疗

（1）非处方药 对食欲减退者，口服维生素 $B_1$ 和维生素 $B_6$ 增加食欲；胰腺分泌功能不足或胃肠肝胆疾病引起的消化酶不足者，可用胰酶片；对偶然性发生或进食蛋白食物过多者，可用乳酶生或胃蛋白酶合剂；对餐后不适伴有恶心或呕吐者，可用胃动力药多潘立酮。

（2）处方药 对餐后不适者，可用莫沙必利；因胆汁分泌不足或缺乏消化酶所致者，可用复方阿嗪米特肠溶片餐后服用；对上腹痛综合征患者可用 H2 受体拮抗药（法莫替丁）和质子泵抑制药（奥美拉唑）。

## 三、健康教育

① 应尽量调整生活习惯，要少食多餐，进餐时少摄入液体。

② 低脂饮食，增加蔬菜和水果摄入，鼓励多运动。

③ 注意正确使用药物。胰酶在酸性条件下易被破坏，故须用肠溶片，口服时要整片吞下；多潘立酮禁用于乳腺癌、嗜铬细胞瘤、机械性肠梗阻、胃肠出血者，慎用于心律失常者、接受化疗的肿瘤患者和妊娠期妇女。

# 第七节 ◎ 便秘

## 一、概述

便秘是指多种原因造成的大便次数减少（每周少于 3 次）或感觉排便困难的一种症状。其病因多样，以肠道疾病最为常见，但诊断时应慎重排除其他病因。

## 二、治疗

### 1. 治疗原则

根据便秘轻重、病因和类型，采取主动的综合措施和整体治疗，以恢复正常的排便习惯和排便生理。

### 2. 药物治疗

（1）非处方药　常用的有乳果糖、比沙可啶、甘油栓、硫酸镁、聚乙二醇 4000 和微生态制剂。

（2）处方药　酚酞主要作用于结肠，作用缓和；莫沙必利为选择性 5-羟色胺受体激动剂，可增强上消化道运动。

## 三、健康教育

① 由于导致便秘的原因很多，应找出病因进行针对性治疗。

② 改变不良的饮食习惯，多食用蔬菜和水果，适当增加运动量。

③ 用于治疗便秘的缓泻药连续使用不宜超过 7 天。

④ 乳果糖禁用于高乳酸血症者，慎用于糖尿病患者。

⑤ 比沙可啶有强刺激性，需整片吞服，服药前后 2h 不要喝牛奶、服用抗酸药或刺激性药物。禁用于急腹症患者，慎用于妊娠期妇女。

⑥ 硫酸镁宜在清晨空腹服用，并大量饮水，但老年人要慎用。

# 第八节 ◎ 腹泻

## 一、概述

腹泻是指一日内排便超过 3 次，或粪便中脂肪成分增多，或伴有未消化的食物、黏液或脓血者。临床上按病程长短，将腹泻分急性和慢性两类。急性腹泻发病急剧，病程在2～3周之内。慢性腹泻指病程在两个月以上或间歇期在2～4周内的复发性腹泻。

引起急性腹泻的原因主要是肠道感染，包括病毒（轮状病毒、诺瓦克病毒、柯萨奇病毒、埃可等病毒）、细菌（大肠埃希菌、沙门菌、志贺菌属、霍乱弧菌）或寄生虫（溶组织阿米巴原虫）等，其他还有中毒（食物中毒、农药中毒）、药物（如泻药、胆碱能药物、洋地黄类药物等）和其他疾病（如溃疡性结肠炎急性发作、食物过敏等）。引起慢性腹泻的原因更为复杂，肠黏膜本身病变、小肠内细菌繁殖过多、肠道运输功能缺陷、消化能力不足、肠运动紊乱以及某些内分泌疾病和肠道外肿瘤均有可能导致慢性腹泻的发生。

## 二、治疗

### 1. 治疗原则

病因治疗和对症治疗都很重要。在未明确病因之前，要慎重使用止痛药及止泻药，以免掩盖症状造成误诊，延误病情。

### 2. 药物治疗

（1）非处方药 ①感染性腹泻首选小檗碱。②消化不良性腹泻可用胰酶；摄食脂肪过多者给予胰酶和碳酸氢钠；对同时伴腹胀者给予乳酶生或二甲硅油。③化学刺激性腹泻首选双八面蒙脱石。④肠道菌群失调性腹泻可以补充微生态制剂。

（2）处方药 ①细菌感染引起的急性腹泻可选择吡哌酸、左氧氟沙星、环丙沙星。②病毒性腹泻可使用阿昔洛韦、泛昔洛韦。③腹痛较重或反复呕吐时给予山莨菪碱片。④非感染性腹泻给予抗动力药首选洛哌丁胺，或地芬诺酯。⑤口服补液盐Ⅲ（ORS）可预防脱水和纠正脱水。

## 三、健康教育

① 腹泻要注意补充水分、钾盐和其他电解质；患儿在腹泻发生时应及早补锌。

② 鞣酸蛋白不宜与铁剂、盐酸小檗碱（黄连素）同服。

③ 微生态制剂不宜与抗生素、药用炭、黄连素和鞣酸蛋白同时应用，以避免效价的降低。必须合用，至少应间隔2～3h。

④ 3岁以下儿童如患长期的腹泻或腹胀禁用药用炭，避免影响营养吸收。

⑤ 有发热、便血的细菌性痢疾患者不得使用洛哌丁胺治疗。肝功能障碍者、妊娠期和哺乳期妇女、2岁以下儿童慎用洛哌丁胺。

⑥ 小儿腹泻家庭治疗四原则：给患者口服足够的液体以预防脱水；继续喂养，以预防营养不良；补锌；密切观察病情。

# 第九节 ◎ 沙眼

## 一、病因

沙眼是由病原性沙眼衣原体侵入结膜和角膜引起的慢性传染性眼病。

## 二、临床表现

一般起病缓慢，多为双眼发病。急性期症状包括畏光、流泪、异物感、较多黏液或黏液脓性分泌物。慢性期无明显不适，仅有眼痒、异物感、干燥和烧灼感。

沙眼如不及时治疗，极易出现并发症，如角膜混浊、角膜溃疡、慢性泪囊炎、睑内翻倒睫、实质性结膜干眼症、睑球粘连等，严重时会影响视力。

## 三、治疗

主要应用滴眼剂治疗。

**1. 非处方药**

（1）磺胺醋酰钠滴眼液  可抑制细菌的二氢叶酸合成酶，阻止叶酸合成而杀菌。

（2）硫酸锌滴眼液  在低浓度时有收敛作用，锌离子可与眼球表面和坏死组织及分泌物中的蛋白质形成极薄的蛋白膜，起到保护作用，高浓度时则有杀菌和凝固作用，有利于创面及溃疡的愈合。

（3）酞丁安滴眼液  为抗菌药，对沙眼衣原体有强大的抑制作用，尤其对轻度沙眼疗效最好。

（4）红霉素眼膏  对革兰氏阳性菌有较强的抗菌活性，对革兰氏阴性菌、支原体、沙眼衣原体及军团菌也具有强大的抗菌作用，适用于沙眼、结膜炎、角膜炎。

（5）金霉素眼膏  能特异性与细菌核糖体30S亚基结合，抑制细菌蛋白质合成。对沙眼衣原体有抗菌作用。

**2. 处方药**

① 对较重或治疗较晚的沙眼结膜肥厚显著者，可用2‰硝酸银涂擦睑结膜和穹窿结膜。乳头较多的沙眼，可用海螵蛸摩擦法。滤泡较多的沙眼，可行滤泡刮除术。少数倒睫者可去医院行手术治疗。

② 对已形成角膜血管翳的重症沙眼，除局部应用滴眼剂外，可口服米诺环素。

## 四、健康教育

① 有磺胺过敏史者禁用磺胺醋酰钠滴眼液，过敏体质者也要慎用，并且不宜与其他滴眼液混合使用。

② 硫酸锌滴眼液有腐蚀性，故急性结膜炎者忌用。葡萄糖-6-磷酸脱氢酶缺乏（有溶血性贫血倾向）患者禁用。

③ 育龄妇女慎用酞丁安滴眼液，妊娠期妇女禁用酞丁安滴眼液。

④ 金霉素眼膏不宜长期连续使用，使用3～4日症状未缓解者，应停药就医。

⑤ 沙眼患者应按时用药，症状消失后未经医师认定，不可随便停药。

⑥ 禁用可的松眼药水治疗慢性沙眼，会加重病情。

⑦ 发生沙眼时，应根据炎症的性质和发展阶段及时选择适当的抗菌药物，并采取预防措施，个人用的毛巾、浴巾、手绢和脸盆宜分开使用。在同一时期内，用药种类宜少，药物以一种为主。

⑧ 沙眼及眼部有感染者切勿佩戴隐形眼镜，否则会导致严重后果。

# 第十节 ▷ 急性结膜炎

## 一、病因

急性结膜炎（火眼或红眼病）是发生在结膜上的一种急性感染，常见有急性卡他性结膜炎（肺炎链球菌、流感嗜血杆菌、葡萄球菌等）、过敏性结膜炎（过敏）、流行性结膜炎（腺病毒）及流行性出血性结膜炎（腺病毒70型），后两者感染的病毒有所不同。急性卡他性结膜炎易在春、夏或秋季流行，传染性极强，由于细菌和病毒易于繁殖，可通过与患眼接触的毛巾、玩具或公共浴池、游泳池而相互传染，也易在家庭、学校和公共场所流行。急性卡他性结膜炎预后良好，几日内炎症即可消退。

## 二、临床表现

### 1. 急性卡他性结膜炎

发病急剧，常同时（或间隔1~2天）累及双眼，并伴有大量的黏液性分泌物，夜间分泌较多，常在晨起时被分泌物糊住双眼。轻症者在眼内有瘙痒和异物感；重者眼睑坠重、灼热、畏光和流泪，结膜下充血、水肿或杂有小出血点，眼睑亦常红肿，角膜受累则有疼痛及视物模糊，症状类似沙眼。

### 2. 流行性结膜炎

为急性滤泡性结膜炎并发浅点状角膜炎，疾病早期常一眼先发病，数天后对侧眼也受累，但病情相对较轻。流泪较多，伴有少量分泌物，分泌物最初为黏液性，后因黏液脓化而呈脓性，耳朵前淋巴结肿大。传染性强，发病急剧。流行性出血性结膜炎为暴发流行，表现除与流行性结膜炎类似外，同时可有结膜下出血。

### 3. 过敏性结膜炎

一般较轻，结膜可充血和水肿，瘙痒且伴有流泪，一般无分泌物或少有黏液性分泌物。

### 4. 春季卡他性结膜炎

其季节性强，多发生于春、夏季节，可反复发作，以男性儿童及青年多见，双眼奇痒，睑结膜有粗大的乳头，角膜缘胶样增生，治疗以抗过敏为主。

## 三、治疗

### 1. 非处方药

《国家非处方药目录》收录的治疗结膜炎的制剂有磺胺醋酰钠、红霉素、庆大霉素等，白天宜用滴眼液，可反复多次应用；睡前则用眼膏剂。

① 对由细菌感染引起的急性卡他性结膜炎，可选用四环素、金霉素、红霉素、利福平、杆菌肽眼膏、酞丁安、磺胺醋酰钠滴眼液滴眼。

② 对流行性结膜炎局部给予抗病毒药，可选用0.1%酞丁安或阿昔洛韦滴眼液。

③ 对过敏性结膜炎宜选用醋酸可的松、醋酸氢化可的松或色甘酸钠滴眼液滴眼，连续应用不得超过2周。

④ 春季卡他性结膜炎可应用2%色甘酸钠滴眼液。

**2. 处方药**

① 铜绿假单胞菌性结膜炎病情较严重者，病变进展迅速，短期内可致角膜溃破、穿孔和失明，因此必须及早治疗，常用多黏菌素 B、磺苄西林滴眼液。

② 对真菌性角膜炎可选用两性霉素 B、克霉唑滴眼液。

③ 对急性卡他性结膜炎未彻底治愈而转变为慢性结膜炎者，或由细菌（奈瑟卡他球菌、大肠埃希菌、变形杆菌）所致的结膜炎治疗以抗菌为主，应用诺氟沙星、左氧氟沙星滴眼液、四环素眼膏。

④ 由环境（灰尘、风沙、倒睫、屈光不正）刺激所致的非细菌性结膜炎以对症治疗为主，应用 0.5％硫酸锌滴眼液。

⑤ 对流行性结膜炎局部给予抗病毒药，可选用 0.1％碘苷滴眼液。

⑥ 对流行性出血性结膜炎应用抗病毒药，如 0.1％利巴韦林滴眼液。

⑦ 春季卡他性结膜炎可应用 1％泼尼松滴眼液。

## 四、健康教育

① 阿昔洛韦滴眼液应用时偶有一过性烧灼感、疼痛、皮疹、荨麻疹。应用眼膏后极少数患者可立即出现一过性轻度疼痛，可出现浅表斑点状角膜病变，但无需中止治疗，愈后亦无明显后遗症。

② 碘苷滴眼液长期应用可出现疼痛、瘙痒、眼睑过敏、睫毛脱落、角膜混浊或染色小点，不易消失。

③ 糖皮质激素有诱发真菌或病毒感染、延缓创伤愈合、升高眼压和导致晶状体混浊等风险，因此不应随意使用，如必须使用此类制剂，不应超过 10 天，并在使用期间定期测量眼压。

④ 早期结膜炎，可采用热敷的方法，以热毛巾或茶壶的蒸汽熏蒸，一次 10min，一日 3次；对过敏性结膜炎宜用冷毛巾湿敷。

# 第十一节 ▶ 痤疮

痤疮，俗称"粉刺"，是一种毛囊皮脂腺单位的慢性炎症性皮肤疾病，好发于 15～25 岁的青年男女，以粉刺、丘疹、脓疱等为临床特征，常伴皮脂溢出，青春期过后症状可自愈或减轻。临床上常见的痤疮类型为寻常痤疮，俗称"青春痘"，此外还有爆发性、药物性、月经前和化妆品痤疮等。

## 一、病因

痤疮的发生主要与雄激素异常诱导的皮脂分泌过多、毛囊皮脂腺导管细胞角化异常、痤疮丙酸杆菌过度增殖和炎症反应等因素密切相关。此外遗传、心理压力、免疫因素也会影响痤疮的发生和加重病情。糖皮质类药物、高糖饮食、高温环境和熬夜也会诱发其发生和加重。皮质分泌过多是痤疮发生的基本病理基础。

## 二、临床表现

以粉刺、丘疹、脓疱等为临床特征，常伴皮脂溢出。典型症状有皮损好发于面部及上胸背部。痤疮的非炎性皮损表现为开放性（黑头）和闭合性（白头）。

## 三、治疗

### 1. 日常护理

每日 1～2 次温水洗脸，清洁皮肤，忌用手挤压或搔抓皮损。忌用油脂类、粉类化妆品和含有糖皮质激素的软膏及霜剂。

### 2. 药物治疗

（1）局部外用药物　维 A 酸类（维 A 酸乳膏、阿达帕林凝胶、他扎罗汀凝胶）、过氧化苯甲酰、抗生素类（克林霉素、红霉素、氯霉素等）、壬二酸、硫黄洗剂等。

（2）口服抗生素　首选四环素类（米诺环素、多西环素等），其次为大环内酯类（红霉素），禁忌应用喹诺酮类抗生素（如左氧氟沙星等）。抗生素疗程通常 6～12 周。

（3）口服异维 A 酸　对于严重的痤疮，口服异维 A 酸是标准疗法，也是目前治疗痤疮最有效的方法。疗程以达到最小累积剂量 60mg/kg 为目标。

（4）抗雄激素治疗　如口服避孕药复方醋酸环丙孕酮片，适用于女性中、重度痤疮患者，伴有雄激素水平过高表现（如多毛、皮脂溢出等）或多囊卵巢综合征。迟发型痤疮及月经期前痤疮显著加重的女性患者也可考虑应用口服避孕药。

（5）口服糖皮质激素　主要用于暴发性或聚合性痤疮，遵循短期、小剂量、与其他方法联合应用的原则。

（6）其他　对于不能耐受或不愿接受药物治疗的患者，还可考虑物理治疗，如光动力疗法、果酸疗法、激光治疗等。

## 四、健康教育

（1）痤疮是一种好发于面部的损伤性皮肤疾病，在规范治疗的同时，需将健康教育、科学护肤及定期随访贯穿于痤疮治疗始终，以达到治疗、美观、预防于一体的防治目的。

（2）外用维 A 酸药物建议睡前在痤疮皮损处及好发部位同时应用；药物使用部位常会出现轻度皮肤刺激反应，如局部红斑、脱屑，出现紧绷和烧灼感，随着使用时间延长会逐渐耐受，若刺激反应严重者建议停药。此外维 A 酸类药物存在光分解现象，可能会增加皮肤敏感性，部分患者开始使用 2～4 周内会出现短期皮损加重现象，采取较低起始浓度、小范围试用、减少使用次数及尽量在皮肤干燥情况下使用；同时配合使用皮肤屏障修复剂及适度防晒。

（3）口服抗菌药物注意事项

① 避免单独使用；治疗 2～3 周后无效者及时停用或换用其他治疗；要保证足够的疗程，不可无原则地加大剂量或延长疗程，不可作为维持治疗及作为预防复发的措施。

② 联合外用维 A 酸类药物或过氧化苯甲酰可提高疗效并减少痤疮丙酸杆菌耐药性的产生，但四环素类药物不宜与口服维 A 酸类药物联用，以免诱发或加重颅内压增高。

③ 联合光疗或其他疗法，可减少抗菌药物的使用量。

④ 治疗中要注意药物的不良反应，如胃肠道反应、药疹、肝损伤、光敏反应、色素沉着和菌群失调。

（4）口服维A酸类药物注意事项。异维A酸不良反应常见，但停药后绝大多数可恢复。最常见的不良反应是皮肤黏膜干燥，建议使用时配合皮肤屏障修复剂；口唇干裂在皮肤黏膜反应中最为常见，但这也是判定药物剂量的有效指标。偶有在治疗的最初2个月出现肌肉-骨骼疼痛、血脂升高、肝酶异常及眼睛干燥等，故肥胖、血脂异常及肝病患者慎用。定期监测肝功能和血脂水平。此外长期使用可能引起骨骺过早闭合、骨质增生、骨质疏松等，故12岁以下儿童及哺乳期女性严禁使用。异维A酸有明显的致畸作用，治疗前1个月、治疗期间及治疗结束后3个月内严格避孕。部分患者在使用2～4周时会出现皮损短期加重现象，通常为一过性，反应严重者需要减量或立即停药。

（5）口服避孕药患者在服药期间要注意防晒，以减少黄斑的发生。绝对禁忌证：家族血栓栓塞性疾病史、肝脏疾病及吸烟者。相对禁忌证：哺乳期、高血压、偏头疼、恶性肿瘤、糖尿病、凝血功能障碍和有乳腺癌风险的患者也应尽量避免使用。

# 第十二节 ▶ 荨麻疹

荨麻疹俗称风疹块，是由于皮肤、黏膜小血管扩张及渗透性增加而出现的一种局限性水肿反应。主要表现为皮肤出现风团伴瘙痒。风团通常在2～24h内消退，不留痕迹，但皮疹反复成批发生。病程迁延数日至数月，若短期内痊愈者，称为急性荨麻疹。若反复发作达每周至少两次并连续6周以上者称为慢性荨麻疹，临床上较为常见。除了上述普通型荨麻疹，还有皮肤划痕症、寒冷性荨麻疹、胆碱能性荨麻疹、日光性荨麻疹、压力性荨麻疹等其他特殊类型的荨麻疹。

## 一、病因

荨麻疹的病因较复杂，常见的病因主要有食物及食物添加剂、吸入物、皮肤接触物、感染、药物、物理因素、昆虫叮咬、精神因素和内分泌改变、自身免疫及遗传因素等。

荨麻疹基本病机为过敏原或其他因素引起的以肥大细胞为核心的多种炎症细胞活化，释放具有活性的化学介质，引起小血管及毛细血管扩张和血管壁通透性增加导致皮肤黏膜局部或全身过敏性症状。

## 二、临床表现

荨麻疹的主要临床表现为风团和（或）血管性水肿，风团的大小和形态不一，发作时间不定，多伴有瘙痒，可自行消退不留痕迹。部分患者可伴有恶心、呕吐、头痛、头胀、腹痛、腹泻，严重患者还可有胸闷、不适、面色苍白、心率加速、脉搏细弱、血压下降、呼吸短促等全身症状。

## 三、治疗

### 1. 治疗原则
对因治疗，找不到诱因者可通过药物治疗控制病情。

### 2. 药物治疗
（1）抗组胺类药物　①H1受体拮抗药治疗各型荨麻疹都有较好的效果。常用的H1受体拮抗药有苯海拉明、赛庚啶、扑尔敏等第一代抗组胺药；阿伐斯汀、西替利嗪、咪唑斯汀、氯雷他定、依巴斯汀、氮卓斯汀、地氯雷他定等第二代抗组胺药；单独治疗无效时，可以选择两种不同类型H1受体拮抗药合用或与H2受体拮抗药联合应用，常用的H2受体拮抗药有西咪替丁、雷尼替丁、法莫替丁等。②多塞平是一种三环类抗抑郁药，对慢性荨麻疹效果尤佳，且不良反应较小。对传统使用的抗组胺药物无效的荨麻疹患者，多塞平是较好的选用药物。

（2）抑制肥大细胞脱颗粒作用，减少组胺释放的药物　硫酸间羟异丁肾上腺素、酮替酚、色甘酸钠、曲尼司特通过稳定肥大细胞膜而减少组胺的释放。

（3）糖皮质激素　为治疗荨麻疹的二线用药，不主张常规使用，静脉滴注或口服，应避免长期应用。口服用药时，好转后逐渐减量，通常疗程不超过2周。常用药物有泼尼松、曲安西龙、地塞米松及得宝松。

（4）免疫抑制剂　抗组胺药物治疗无效时，可应用免疫抑制剂，如环孢素具有较好的疗效，雷公藤多苷片也具有一定疗效。由于免疫抑制剂的不良反应发生率高，一般不推荐用于荨麻疹的治疗。

（5）降低血管通透性的药物　如维生素C、芦丁、钙剂等，常与抗组胺药合用。

（6）由感染因素引起者，可以选用适当的抗生素治疗。

## 四、健康教育

① 依巴斯汀、氯雷他定等主要在肝脏中代谢，西替利嗪等主要经肾脏代谢，在合并肝肾功能异常的患者，应用这些药物应酌情减量或换用其他种类抗组胺药物。

② 抗过敏药物对中枢神经系统具有抑制作用，对驾车、高空作业、精密机械操作者，在工作前不得服用或在服用后间隔6h以上再从事上述活动。

③ 多数抗过敏药具有不同程度的抗胆碱作用，表现为口干、视物模糊、便秘，对闭角青光眼患者可引起眼压增高，对患有前列腺结节状增生的老年男性可能引起尿潴留，给药时应予注意。

④ H1受体拮抗药可抑制皮肤对组胺的反应；对拟进行变应原皮试者，应在停止使用48～72h后进行。

# 第十三节 ▶ 手足真菌感染

手足癣是手癣和足癣的总称，是由真菌引起的手足皮肤感染。手癣是指发生在手掌和指间的皮肤癣菌感染，足癣是指发生于足跖部及趾间的皮肤癣菌感染。足癣较手癣更为多见，好发于成人，全世界流行。

## 一、病因

主要的致病菌包括红色毛癣菌、须癣毛癣菌、絮状表皮癣菌、断发毛癣菌。在足癣发病中，缺乏皮脂腺和穿着封闭性鞋子造成的湿润环境是最重要的发病因素。足癣极少引起严重的疾病或死亡，但可以作为细菌入侵的门户而引起细菌性蜂窝织炎，趾间型足癣具有最高危险性。

## 二、临床表现

皮损表现为红斑、鳞屑、浸渍、糜烂、结痂、水疱、丘疹，病程延长后出现角化、皲裂。手足癣按照临床症状可分为三型。

### 1. 水疱型手足癣

破损多见于手掌面，足缘、跖部及指（趾）侧部位。原发损害以针头大小的小水疱为主，成群或散在分布，疱壁厚不易破裂，内容物澄清，干燥后疱顶表皮脱落，形成环状鳞屑。自觉瘙痒严重。

### 2. 角化型手足癣

多见于手掌及足跟部。皮损表现为脱屑、角质增厚及皮肤皲裂。裂口深者可引起疼痛及继发感染。自觉症状轻微，每到冬季易发生皲裂、出血、疼痛。

### 3. 浸润型手足癣

浸润型手足癣又称趾间型手足癣，是最常见的类型，指（趾）间皮肤浸润发白，常因剧烈痒抓后引起表皮脱落，可见红色糜烂面，可有少许渗液。患者瘙痒明显，局部易继发细菌感染，导致丹毒及蜂窝织炎。

## 三、治疗

### 1. 治疗原则

清除病原菌，快速消除症状，防止复发。

### 2. 药物治疗

（1）局部治疗　为首选。水疱鳞屑型可外用咪康唑霜、克霉唑霜、复方苯甲酸搽剂、复方雷锁辛搽剂等。角化增厚型可作复方苯甲酸软膏、咪康唑霜或 10％冰醋酸浸泡。有皲裂者，可加用尿素脂等。皮损消退后应继续搽药至少 2 周。手部搽药次数应适当增加，特别是洗手后加搽软膏或霜剂。

（2）系统治疗　病程久者或局部治疗效果差者可口服灰黄霉素，酮康唑等。

（3）联合治疗　为了提高疗效，降低复发率，不同种类的抗真菌药物可联合应用，局部和局部联合治疗或局部和系统联合治疗。

（4）足癣继发细菌感染　先抗细菌治疗，再抗真菌治疗。

（5）足癣合并湿疹化　治疗原则为抗过敏治疗同时积极治疗原发真菌感染。可外用含抗真菌药物的糖皮质激素类药物，如曲安奈德益康唑乳膏等。也可以同时口服抗真菌药物。

## 四、健康教育

① 患者须注意个人卫生，经常保持足部干燥。不共用毛巾、浴巾、拖鞋等，洗脚盆、

浴缸要经常消毒，袜子要勤更换，不与其他人的一起洗涤以免交叉感染。

②治疗须足量、足疗程，体股癣2～4周，足癣4周，甲癣3～6个月。使用外用药物症状消失后，仍需坚持用药1～2周，防止癣病复发。

③外用制剂应避免接触眼睛和其他黏膜，有皮肤破损时禁用抗真菌乳膏。若用药部位有烧灼感、红肿等状况应立即停药，并将局部药物清洗干净，在医师指导下更换药物。

④避免长期滥用激素软膏，因其抑制机体免疫作用，反而会促进真菌感染而加重病情。

⑤注意患者的年龄，儿童禁用特比萘芬乳膏。

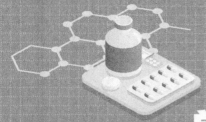

下篇

# 常见病症的临床用药指导

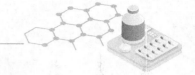

# 第六章

# 常见呼吸系统疾病

## 第一节 ▶ 慢性阻塞性肺疾病

案例 6-1 ▶▶

患者，男，68 岁。30 多年前无明显诱因出现咳嗽、咳痰，于当地医院治疗后症状缓解。但症状反复发作，进行性加重，每年发作 2～3 次，每次持续 3 个月以上。三天前，咳嗽再次加重，伴脓痰、呼吸困难急诊入院。体格检查：体温 36.9℃，血压 106/75mmHg，呼吸 14 次/分，脉搏 103 次/分；神志不清，口唇发绀，颈静脉轻度充盈；气管居中，桶状胸，肋间隙增宽，叩诊呈过清音，双肺呼吸音弱，双肺可闻及少许湿啰音和哮鸣音；心律规整，103 次/分，未闻及杂音；腹平软，肝脾肋下未触及，双下肢水肿。辅助检查：X 线显示肺野扩大，透亮度增加，肋间隙增宽，膈肌下降，心界缩小。血气分析 $PaCO_2$ 60.6mmHg，$PaO_2$ 38mmHg。初步诊断为慢性阻塞性肺疾病，急性加重期，Ⅱ 型呼吸衰竭，肺性脑病。

问题：建议该患者治疗方案是什么？并提出患者稳定期的用药指导。

## 一、概述

### 1. 概念

慢性阻塞性肺疾病（chronic obstructive pulmonary disease，COPD）简称慢阻肺，是以持续性、不完全可逆性气流受限为特征，多呈进行性发展的慢性炎症疾病。

COPD 是呼吸系统疾病中的常见病和多发病，与慢性支气管炎和肺气肿密切相关，进一步发展导致肺动脉高压、慢性肺源性心脏病。发病率和死亡率均高，严重危害人类健康，降低患者劳动力、影响生活质量。

### 2. 病因和发病机制

本病病因尚不清楚，可能与多种外部环境因素和机体内在因素相互作用相关。①吸烟：重要的环境因素。②职业粉尘及大气污染：工业废气、烟雾以及大气中有害气体，如二氧化硫、二氧化氮等。③感染因素：是 COPD 发生发展的重要因素之一，常于病毒感染基础上继发细菌感染。④遗传因素：可能与吸入有害颗粒的异常炎症反应、α-抗胰蛋白酶缺乏、副交感神经功能亢进、气道反应性增强、呼吸道防御能力下降、营养不良等有关。

## 二、临床表现与诊断

### (一)临床表现

#### 1. 症状

起病缓慢，病程长。主要症状如下。

（1）咳嗽、咳痰　慢性支气管炎并发肺气肿时咳嗽频繁，冬季加重。常于晨起、夜间咳嗽明显。一般为白色黏液性痰或浆液性泡沫痰，清晨咳痰量较多。急性发作时可咳脓痰，咳嗽剧烈时痰中带血。

（2）呼吸困难或气短　早期在剧烈活动时出现，后逐渐加重。随着病变的进展，由劳累时出现气粗，变为在日常活动甚至静息时也感觉气短，是COPD标志性症状。重度患者或急性加重期出现喘息或胸闷，严重时可出现呼吸衰竭。

（3）其他　晚期食欲减退，患者体重下降。

#### 2. 体征

早期体征不明显，随疾病进展逐渐出现桶状胸，肋间隙增宽。语颤减弱或消失。叩诊呈过清音，心浊音界缩小，肝浊音界下降。呼吸音减弱，呼气时间延长，感染时肺部可闻及湿性啰音。长期缺氧时出现口唇发绀，可出现呼吸衰竭、杵状指等。

### (二)诊断

根据有吸烟等危险因素病史、临床表现、体征，且肺功能检查第一秒用力呼气容积（$FEV_1$）与用力肺活量（FVC）的比值（$FEV_1$/FVC）小于70%，明确存在持续的气流受限，在排除其他疾病后可诊断。

#### 1. 分期

COPD分为急性加重期、稳定期。

#### 2. 临床分级

COPD临床分级见表6-1。

表 6-1　COPD 临床分级

| 分级 | $FEV_1$/FVC | $FEV_1$ | 呼吸困难症状 |
|---|---|---|---|
| 0级 | 正常肺功能 | | 剧烈活动呼吸困难 |
| Ⅰ（轻度） | <70% | ≥80%预计值 | 快步行走呼吸困难 |
| Ⅱ（中度） | <70% | 50%>$FEV_1$≥80% | 行走慢或需停下来休息 |
| Ⅲ（重度） | <70% | 30%>$FEV_1$≥50% | 行走100m即需停下来休息 |
| Ⅳ（极重度） | <70% | <30% | 严重呼吸困难，不能离家 |

## 三、药物治疗及注意事项

### (一)治疗原则

#### 1. 急性加重期治疗

选用敏感抗生素控制感染。首选短效 $\beta_2$ 受体激动药吸入或氨茶碱静脉应用。必要时短期解除痉挛可加用口服或静脉应用糖皮质激素。吸氧，促进排痰，保持排便通畅。

## 2. 稳定期治疗

规律应用 $\beta_2$ 受体激动药、抗胆碱能药物等支气管舒张剂。$FEV_1$ 小于 $50\%$ 预计值且有临床症状及反复加重的患者可长期规律吸入激素，并推荐联合应用 $\beta_2$ 受体激动药，不主张激素口服或静脉应用。必要时采用祛痰药或长期家庭氧疗。稳定期 COPD 患者根据肺功能严重程度分级，推荐不同级别的治疗方案，具体见表 6-2。

**表 6-2　稳定期 COPD 患者病情严重程度分级及主要治疗药物**

| 分级 | 症状 | 主要治疗药物 |
| --- | --- | --- |
| 0 级 | 有或无慢性咳嗽、咳痰 | 接种流感疫苗 |
| Ⅰ（轻度） | 有或无慢性咳嗽、咳痰 | SABA 或 SAMA |
| Ⅱ（中度） | 有或无慢性咳嗽、咳痰 | LABA 或 LAMA |
| Ⅲ（重度） | 有或无慢性咳嗽、咳痰 | ICS 加 LABA 或 LAMA |
| Ⅳ（极重度） | 伴呼吸衰竭 | 上述基础上给予抗菌药或家庭长期氧疗 |

注：SABA 为短效 $\beta_2$ 受体激动药；SAMA 为短效抗胆碱能药物；LABA 为长效 $\beta_2$ 受体激动药；LAMA 为长效抗胆碱能药物；ICS 为吸入糖皮质激素。

### （二）治疗药物

#### 1. 支气管舒张药

支气管舒张药是控制症状的主要措施。

（1）$\beta_2$ 受体激动药　急性加重期首先选用短效 $\beta_2$ 受体激动药，以吸入剂为主。使用时应从小剂量开始，喘息严重者逐渐加大剂量。短效制剂如沙丁胺醇气雾剂，每次 $100\sim200\mu g$（$1\sim2$ 喷），定量吸入，每日不超过 $8\sim12$ 喷。长效制剂沙美特罗、福莫特罗每日仅需吸入 2 次。心功能不全、高血压、甲状腺功能亢进患者及妊娠妇女慎用。不良反应有心动过速、骨骼肌震颤、失眠、头痛等。稳定期按需使用短效 $\beta_2$ 受体受体激动药，或联合其他支气管舒张药，提高疗效，较少副作用。

（2）胆碱能受体阻断药　短效制剂适用于急性发作的各级患者，如异丙托溴铵气雾剂，每次 $40\sim80\mu g$，每日 $3\sim4$ 次，病情较重者可加大剂量或加用 $\beta_2$ 受体激动药。COPD 的维持治疗，可规律使用长效胆碱能受体阻断药，如噻托溴铵气雾剂，每次吸入 $18\mu g$，每日 1 次。

（3）磷酸二酯酶抑制药　急性发作期可静脉滴注氨茶碱，稳定期选择茶碱缓释或控释片，每次 $0.2g$，每日 2 次；氨茶碱每次 $0.1g$，每日 3 次。与 $\beta_2$ 受体激动药、胆碱能受体阻断剂联合使用，可以增强支气管的舒张作用，减轻不良反应。常见不良反应为胃肠反应、心律失常、癫痫大发作，消化性溃疡、急性心肌梗死和惊厥者忌用，甲状腺功能亢进、妊娠和哺乳期妇女慎用。

#### 2. 糖皮质激素

（1）全身给药　当 COPD 急性加重时，可考虑短期给予全身性激素治疗，缓解病情，缩短康复时间，改善肺功能，待缓解后改为维持量或转为吸入给药。急性加重期患者可静脉给予甲泼尼龙 $40\sim80mg$，每日 1 次，连用 $3\sim5$ 日，后改为口服，泼尼松 $30\sim40mg/d$，连用 $7\sim10$ 天。激素不良反应包括肾上腺皮质功能降低、儿童和青少年发育迟缓、骨密度减低、白内障、青光眼、高钠、高糖、低蛋白等。

（2）吸入给药　目前常用吸入型糖皮质激素有二丙酸倍氯米松、布地奈德、丙酸氟替卡松，与 $\beta_2$ 受体激动药联合应用，对于稳定期患者可改善症状，减少急性发作频率。

#### 3. 抗菌药物

对于呼吸困难加重、痰量增加或脓性痰，或患者需要无创和有创通气时可考虑应用抗生素，积极选用敏感抗生素治疗。门诊可用阿莫西林/克拉维酸、头孢唑肟 0.25g，每日 3 次；头孢呋辛 0.5g，每日 2 次；左氧氟沙星 0.4g，每日 1 次；莫西沙星，0.4g，每日 1 次。较重者可根据病情严重程度，积极给予 β-内酰胺类/β-内酰胺酶抑制剂、第三代头孢菌素，静脉滴注，如头孢曲松钠 2.0g 加于生理盐水中静脉滴注，每日 1 次。

### 4. 镇咳药

咳嗽有助于排除肺部分泌物，不建议日间过度止咳。镇咳药物一般只用于咳嗽剧烈影响生活和睡眠时，常用药物如复方甲氧那明胶囊、复方甘草片。

### 5. 祛痰药

对有痰且黏稠不易咳出者可用盐酸氨溴索 30～60mg，每日 3 次；乙酰半胱氨酸 600mg，每日 1～2 次。司坦类黏痰调节药常可引起胃肠道症状，导致心力衰竭或肝功能障碍者病情恶化，对心肝功能不全者、消化性溃疡者慎用。常见不良反应有恶心、呕吐、腹胀、腹泻、腹痛、便秘、食欲减退、胃烧灼热、胃肠出血和味觉异常，有时出现头痛、头晕、皮疹等。

### 6. 白三烯受体阻断药

白三烯受体阻断药的起效时间慢，作用较弱，需连续应用 4 周后方可见效，仅适用于轻、中度的哮喘和 COPD 稳定期患者，不宜单独应用或用于急性发作治疗。孟鲁司特、扎鲁司特联合应用糖皮质激素和 $β_2$ 受体激动药可减少糖皮质激素和 $β_2$ 受体激动药的剂量。

### 7. 其他

过敏介质阻滞药，如曲尼司特、酮替芬，驾驶员、精细操作者、高空作业者慎用。严重肝肾功能不全者使用酮替芬需酌情减量，妊娠妇女禁用。色甘酸二钠作为预防性药物，症状控制后应逐步减量后再停用，不能突然停药，以免哮喘发生。

## （三）用药注意事项

### 1. 选择敏感抗生素

有感染情况者，应尽早进行细菌培养和药敏实验，以明确诊断，及时治疗。无条件者早期可依据经验性抗感染治疗，按照患者年龄、发作频率、有无合并症、是否耐药等选择抗生素，合理用药。尤其注意老年人、妊娠和哺乳期妇女、免疫缺陷者等患者抗感染用药的种类、剂量、疗程的特殊性。不可长期使用，确保用药安全。

### 2. 支气管舒张药应用

妊娠期妇女及阿托品类药过敏者、患有闭角型青光眼、良性前列腺结节状增生者慎用胆碱能受体阻断药。磷酸二酯酶抑制药氨茶碱，由于治疗窗窄，静脉滴注给药必须非常缓慢，必要时监测血药浓度。

### 3. 糖皮质激素

（1）吸入型糖皮质激素　起效慢，扩张支气管程度弱，不适合急性加重期患者，单独使用效果不佳。$FEV_1$ 小于 50% 预计值，且有临床表现及反复加重的 COPD 患者需要长期规律吸入激素，并推荐联合应用 $β_2$ 受体激动药为宜。需连续和规律地应用 3～7 天以上方可显效。达到有效血浓度需要一定时间，需要预先给药。长期吸入注意声音嘶哑、口腔咽喉部白念珠菌感染，故吸入糖皮质激素后应立即漱口，以减少口腔真菌性感染的机会。

（2）全身给药　注意糖皮质激素具有抑制免疫作用，从接受口服激素治疗转为应用吸入丙酸氟替卡松治疗的患者有可能出现肾上腺功能减退，所以应定期监测其肾上腺皮质功能。活动性肺结核，真菌、病毒感染者需要在抗结核、控制感染治疗的同时使用糖皮质激素。

### 4. 强效镇咳药应用

对痰量多、咳出困难者，应采用化痰止咳药物，不宜单独使用强效镇咳药，以防痰液不能排出，阻塞气道，加重病情。

### 5. 氧疗

急性加重期 COPD 患者可低流量吸氧或面罩吸氧，一般氧浓度为 $28\%\sim30\%$，避免吸入氧浓度过高引起二氧化碳潴留。若患者病情加重，出现呼吸性酸中毒、呼吸衰竭表现时，可考虑无创或有创机械通气。稳定期可采用长期家庭氧疗（LTOT），对 COPD 合并慢性呼吸衰竭者可提高生存质量和生存率。

### 6. 白三烯受体阻断药

高浓度的扎鲁斯特有肝药酶抑制作用，减缓氨茶碱的代谢，使血药浓度升高。如与茶碱合用时，应监测茶碱的血药浓度，避免发生中毒反应。

## 四、患者健康教育

### 1. 戒烟

戒烟是预防 COPD 的重要措施。教育和劝导患者戒烟、避免吸入烟雾及粉尘等有害气体，可以减轻患者肺功能进行性下降。

### 2. 防寒保暖

秋冬季预防感冒，尤其注意保护呼吸道。

### 3. 环境清洁

控制职业和环境污染，保持室内空气新鲜，定时开窗通风。

### 4. 痰标本

晨起后清洁口腔，用力咳出肺内深部的痰液，放入无菌痰标本盒内，及时送检。

### 5. 气雾剂使用

教会患者和家属掌握吸入剂的正确使用方法，定量吸入。

### 6. 促进排痰

照料者应帮助患者变换体位或由下至上轻拍背部，鼓励患者咳嗽排痰。痰液黏稠不易咯出者给予超声雾化或氧气雾化吸入化痰。

### 7. 慎用镇静药

由于 COPD 患者长期慢性缺氧，镇静药可抑制呼吸、促使肺性脑病发生，躁动不安的患者慎用镇静药。必要时可以用少量镇静药，如水合氯醛，但禁用吗啡、可待因等。

### 8. 营养支持

改善营养状态，增加蛋白质摄入，在呼吸衰竭期避免摄入高碳水化合物，以免产生过多 $CO_2$。

### 9. 呼吸功能训练

缓解期可进行呼吸功能训练，如缩唇呼吸、腹式呼吸等。加强康复训练，改善健康状况和运动耐力，如打太极拳、散步等。

### 10. 免疫接种

注射流感疫苗、肺炎球菌疫苗、卡介苗多糖核酸可减轻疾病的严重程度，减少患者反复肺部感染的风险，降低因感染导致的死亡率。

### 11. 定期随诊

对于 COPD 高危人群，应定期进行肺功能测定，做到早期发现、早期干预。预防和控制症状，减少急性加重频次和发作程度对防止并发症非常必要。

---

**分析6-1**

慢性阻塞性肺疾病急性发作期的治疗原则主要是控制感染、祛痰止咳、解痉平喘、改善缺氧，积极处理并发症。患者呼吸困难、发绀，应改善通气，扩张支气管；脓痰、肺部湿啰音应抗感染治疗。此外 COPD 急性发作期可使用全身糖皮质激素减轻症状，缩短恢复时间，改善肺功能。采用抗菌药物＋SABA＋糖皮质激素方案。

建议治疗方案为：①美罗培南 2g＋生理盐水（NS）50mL，每日 3 次，静脉滴注，抗感染治疗。②支气管扩张药多索茶碱 0.3g＋NS 20mL，每日 2 次，静脉滴注。复方甲氧那明胶囊 2 粒，口服，每日 3 次。灭菌水 4mL＋普米克令舒 4mL＋复方异丙托溴氨溶液 2.5mL，每日 3 次，雾化吸入。③甲强龙 120mg＋NS 50mL，每日 1 次，静脉滴注。④患者意识障碍伴有 II 呼吸衰竭，采用无创机械通气，保持＞$PaO_2$ 60mmHg 为目标。⑤盐酸氨溴索 30mg ＋NS 20mL，每日 2 次，静脉滴注。

如果患者平稳度过急性发作期，改变治疗方案。稳定期仍需要用药治疗，宜选用 LABA＋吸入型糖皮质激素治疗，增强体质，注意呼吸功能锻炼，有条件者可以注射肺炎球菌疫苗，定期随诊。

## 第二节 ▷ 支气管哮喘

**案例 6-2**

患者，女，55 岁。反复咳嗽、喘息 12 年，加重五天入院。患者既往诊断支气管哮喘，5 天前，患者受凉后出现鼻塞、咳嗽、咳痰、喘息，咳嗽为阵发性，咳中等量白黏痰，偶有少许黄色黏痰，咳嗽剧烈时出现喘息胸闷。自行使用沙丁胺醇气雾剂、沙美特罗替卡松粉吸入剂，吸入后效果不佳，为求进一步诊治来院。入院查体：体温 36℃，脉搏 88 次/分，呼吸 25 次/分，血压 125/85mmHg，双肺可闻及散在哮鸣音和少许湿性啰音，血常规 WBC $11.75 \times 10^9$/L，N 80.5%，血气分析 pH 7.433，$PaO_2$ 48mmHg，$PaCO_2$ 34.3mmHg，$SaO_2$ 76%。患者无基础疾病，对花粉过敏，初步诊断支气管哮喘急性发作、重度，I 型呼吸衰竭。

问题：针对该患者制订治疗方案。

# 一、概述

## 1. 概念

支气管哮喘（bronchial asthma）简称哮喘，是由多种细胞（如嗜酸性粒细胞、肥大细胞、T淋巴细胞、中性粒细胞、平滑肌细胞和气道上皮细胞等）和细胞组分参与的气道慢性炎症性疾病。主要特征是气道慢性炎症、气道高反应性以及广泛的可逆性气流受限。临床表现为反复发作的喘息、气短、胸闷或咳嗽等症状，常在夜间加重，可自行缓解或治疗后缓解。

2019年统计显示，我国哮喘患病率为4.2%，大部分未被诊断或治疗不足，且呈逐渐上升趋势。WHO将每年5月的第一个周二定位"世界哮喘日"，以此唤醒人们对哮喘的认知，普及临床标准化治疗。根据全球哮喘防治指南，经过规范化治疗和管理，80%以上的哮喘是可以控制的。

## 2. 病因和发病机制

哮喘是多基因遗传倾向的疾病，其发病具有家族聚集倾向。具有哮喘易感基因的人群是否发病受环境因素影响，包括过敏源性因素，如室内过敏原（尘螨、家养宠物、蟑螂）、室外过敏原（花粉、草粉）、职业性过敏原（油漆、饲料活性染料）、食物（鱼虾、蛋类蛋白）、药物（阿司匹林、抗生素）和非过敏源性因素，如大气污染、吸烟、运动、肥胖等。

哮喘发病机制尚未完全阐明，目前可概括为气道免疫-炎症机制（气道炎症、气道高反应性、气道重塑）、神经调节机制及其相互作用。

# 二、临床表现与诊断

## （一）临床表现

### 1. 症状

（1）典型症状　发作性伴有哮鸣音的呼气性呼吸困难，可在数分钟内发作，持续数小时至数天，解痉药物治疗后缓解或自行缓解。夜间及凌晨发作或加重是哮喘的重要临床特征。

（2）运动性哮喘　哮喘症状在剧烈运动时出现，称为运动性哮喘，多发生于青少年。

（3）不典型性哮喘　临床无明显喘息症状的患者，可表现为发作性咳嗽、胸闷或其他症状。咳嗽为唯一症状的不典型哮喘称咳嗽变异性哮喘（cough variant asthma，CVA）；胸闷为唯一症状的不典型哮喘成为胸闷变异性哮喘（chest tightness variant asthma，CTVA）。

### 2. 体征

发作时典型体征是双肺可闻及广泛的哮鸣音，呼吸音延长。但非常严重的哮喘发作哮鸣音反而减弱，甚至完全消失，表现为"沉默肺"，是病情危重的表现，非发作期体检可无异常发现。

## （二）诊断

### 1. 典型哮喘诊断

反复发作的喘息、呼气性呼吸困难、胸闷或咳嗽，发作时双肺可闻及弥漫性哮鸣音，伴呼气相延长，用解痉药能明显缓解症状。

### 2. 非典型哮喘诊断

不典型者至少应有下列三项中的一项阳性：①支气管激发试验阳性，肺通气功能（FEV1）下降 20% 者为气道高反应性。②支气管舒张试验阳性，吸入激动剂后 15min，FEV1 增加 15% 以上，且绝对值增加≥200mL 为阳性。③PEFR 日内变异率或昼夜波动率≥20%。

### 3. 哮喘分期和控制水平分级

哮喘分为急性发作期和慢性持续期。

（1）急性发作期　指喘息、气急、胸闷或咳嗽等症状突然发生或症状加重，常因接触变应原等刺激物或治疗不当所致。哮喘急性发作时，其程度轻重不一，病情加重可在数小时或数天内出现，偶尔可在数分钟内危及生命，故应对病情做出正确的评估并及时治疗。急性发作时，严重程度可分为轻度、中度、重度和危重 4 级。①轻度：步行或上楼时气短，可有焦虑，呼吸频率轻度增加，闻及散在哮鸣音，肺通气功能和血气检查正常。②中度：稍微活动即感气短，可有焦虑，呼吸频率增加，三凹征，闻及响亮弥漫的哮鸣音，心率增快，可出现奇脉。③重度：休息时感气短、端坐呼吸，只能发单字表示。常有焦虑和烦躁，大汗淋漓，呼吸频率＞30 次/分，有三凹征，闻及响亮弥漫的哮鸣音，常见心率增快＞120 次/分，奇脉，$PaO_2 < 60mmHg$，$PaCO_2 > 45mmHg$，$SaO_2 < 90\%$，pH 可降低。④危重：不能讲话，嗜睡，意识模糊，胸腹矛盾运动，哮鸣音减低或消失。

（2）慢性持续期　指患者虽然没有哮喘急性发作，但在相当长的时间内仍有不同频度和不同程度的喘息、咳嗽、胸闷等症状，可伴有肺通气功能下降。

## 三、药物治疗及注意事项

### （一）治疗原则

哮喘治疗的目标是长期控制症状、规范化、个体化治疗，以最小有效剂量、最简单药物、联合治疗，达到不良反应最小、最佳控制哮喘为原则。80% 以上患者可以达到哮喘的临床控制。

### （二）治疗药物

治疗哮喘的药物可以分为缓解性药物和控制性药物两大类。

解痉平喘药物是缓解症状的急救药物，这些药物在有症状时按需使用，通过迅速解除支气管痉挛，从而缓解哮喘症状。包括速效吸入性和短效口服 $\beta_2$ 受体激动药、全身性糖皮质激素、吸入性抗胆碱药物和短效茶碱药物。

抗炎药是控制症状的药物，需要每天使用并长时间维持治疗。这些药物主要通过抗炎作用使哮喘维持临床控制状态，其中包括吸入性糖皮质激素（ICS）、全身性糖皮质激素、白三烯受体阻断药、长效 $\beta_2$ 受体激动药（LABA）、缓释茶碱、色苷酸钠、抗IgE 单克隆抗体，以及其他有助于减少全身性糖皮质激素用量的药物。各类药物介绍如表 6-3。

表 6-3　哮喘治疗药物分类

| 缓解药物 | 控制药物 |
| --- | --- |
| 短效 $\beta_2$ 受体激动药（SABA） | 吸入性糖皮质激素（ICS） |
| 短效吸入性抗胆碱药物（SAMA） | 白三烯调节药 |
| 短效茶碱 | 长效 $\beta_2$ 受体激动药（LABA） |
| 全身性糖皮质激素 | 缓释茶碱 |
| | 色甘酸钠 |
| | 抗 IgE 治疗 |
| | ICS复合制剂（ICS/ LABA） |

### 1. $\beta_2$ 受体激动药（short-acting beta2 agonists， SABA）

$\beta_2$ 受体激动药主要通过激动气道 $\beta_2$ 肾上腺能受体，激活腺苷环化酶，减少炎性介质释放，舒张支气管，缓解哮喘症状。此类药物可分为短效（维持时间 4～6h）和长效（维持时间 10～12h）$\beta_2$ 受体激动药。后者又可分为快速起效（福莫特罗）和缓慢起效（沙美特罗）的长效 $\beta_2$ 受体激动药。

（1）短效 $\beta_2$ 受体激动药（short-acting beta2 agonists，SABA）　是治疗轻、中度哮喘急性发作的首选药，也可用于预防运动型哮喘，常按需使用。常用药物有沙丁胺醇、特布他林。通常使用两种给药方式，①吸入给药：可供吸入的 SABA 剂型包括气雾剂、溶液等。这类药物能够在数分钟内起效，药效维持数小时。②口服给药：沙丁胺醇、特布他林、丙卡特罗等，通常服药后 10～30min 起效，药效维持 4～6h。缓释和控释型平喘作用维持 8～12h。班布特罗可维持 24h，适用于夜间哮喘患者的预防和治疗。

（2）长效 $\beta_2$ 受体激动药（long-acting beta2 agonists，LABA）　扩张支气管平滑肌的作用可维持在 12h 以上，目前在我国临床使用的吸入性 LABA 有沙美特、罗福模特罗、茚达特罗等，可通过气雾剂、干粉吸入剂和蝶形装置给药。福莫特罗起效快，可作为缓解药物按需使用。

### 2. 茶碱类药物

茶碱类药物通过抑制磷酸二酯酶，提高平滑肌细胞内 CAMP 浓度，拮抗腺苷受体，增强气道纤毛清除能力，从而起到舒张支气管的作用。此外还具有强心、利尿、兴奋呼吸中枢和呼吸肌等作用，低浓度茶碱具有一定的抗炎作用。给药方式有以下两种。

（1）口服　用于轻、中度哮喘急性发作及哮喘维持治疗，常用药物有氨茶碱和缓释茶碱，常用剂量 6～10mg/kg。口服缓释茶碱适用于夜间哮喘症状的控制。

（2）静脉　主要用于重症和危重症哮喘。氨茶碱首剂负荷剂量为 4～6mg/kg，注射速度不宜超过 0.25mg/(kg·min)，维持剂量 0.6～0.8mg/(kg·h)。每日最大量不超过 1.0g（包括口服和静脉给药）。茶碱的不良反应有恶心、呕吐、心律失常、血压下降、多尿，严重者可以引起抽搐和死亡。多索茶碱的作用与氨茶碱相同，但不良反应轻。双羟茶碱的作用较弱，不良反应较少。

### 3. 抗胆碱能药物

抗胆碱能药物通过降低迷走神经张力达到舒张支气管，减少黏液分泌的作用，但其舒张支气管作用比 $\beta_2$ 受体激动药弱。分为短效抗胆碱药物（SAMA）（维持 4～6h）和长效抗胆碱药物（LAMA）（维持 24h），常用的 SAMA 异丙托溴铵有气雾剂（MDI）和雾化溶液两种剂型。SAMA 主要用于哮喘急性发作的治疗，多与 $\beta_2$ 受体激动剂联合应用。少数患者有口苦、口干等不良反应。常用的 LAMA 噻托溴铵作用更强，持续时间长可达 24h，目前只有干粉吸入剂。LAMA 主要用于哮喘合并慢阻肺以及慢阻肺患者的长期治疗。

**4. 糖皮质激素**

糖皮质激素是目前控制哮喘最有效的药物。哮喘慢性持续期的治疗主要通过吸入、口服和静脉给药。

（1）吸入给药　起效缓慢，必须连用 3～7 天才出现平喘作用，故不宜作为哮喘急性发作的首选药。可用于轻、中度哮喘急性发作的治疗，可按需给药。ICS 局部抗炎作用强，药物直接作用于呼吸道，需要剂量小，全身不良反应少。可有效控制气道炎症，降低气道反应性，减轻哮喘症状，改善肺功能，减少哮喘发作的频率，减轻发作时的严重程度，明显降低病死率。吸入药物剂型有干粉吸入装置、气雾剂。受到肺内沉积率影响，干粉吸入装置高于气雾剂治疗效果，超细颗粒气雾剂高于普通气雾剂。临床常用的 ICS 及其剂量换算关系见表 6-4。使用 ICS 口咽局部不良反应有声音嘶哑、咽部不适、念珠菌感染。

表 6-4　临床常用的 ICS 及其剂量换算关系

| 药物 | 每日剂量/$\mu$g | | |
| --- | --- | --- | --- |
| | 低剂量 | 中剂量 | 高剂量 |
| 二丙酸倍氯米松（CFC） | 200～500 | 500～1000 | ＞1000 |
| 二丙酸倍氯米松（HFA） | 100～200 | 200～400 | ＞400 |
| 布地奈德（DPI） | 200～400 | 400～800 | ＞800 |
| 环索奈德（HFA） | 80～160 | 160～320 | ＞320 |
| 丙酸氟替卡松（DPI） | 100～250 | 250～500 | ＞500 |
| 丙酸氟替卡松（HFA） | 100～250 | 250～500 | ＞500 |
| 糠酸莫米松 | 110～220 | 220～440 | ＞440 |
| 曲安奈德 | 400～1000 | 1000～2000 | ＞2000 |

注：CFC—氟利昂抛射剂；DPI—干粉吸入剂；HFA—氢氟烷烃抛射剂。

（2）口服给药　用于吸入激素无效或需要短期加强治疗的患者。使用泼尼松和泼尼松龙，起始 30～60mg/d，症状缓解渐减量至＜10mg/d，后停用或改用吸入剂。长期口服激素可以引起骨质疏松、高血压、糖尿病、肥胖症、白内障、青光眼、肾上腺皮质功能低下等。

（3）静脉给药　重度或严重哮喘发作时，应及早静脉给予激素。可选择琥珀酸氢化可的松，常用量 100～400mg/d，或甲泼尼龙，常用量 80～160mg/d。无激素依赖倾向者，可在 3～5 天内停药；有激素依赖倾向者，应适当延长给药时间。地塞米松因在体内半衰期较长，一般 10～30mg/d，不良反应较多，慎用。

**5. ICS 复合制剂**

ICS 联合 LABA 是目前最常用的哮喘控制性药物。ICS 和 LABA 具有抗炎、平喘协同作用，并可增加患者的依从性，减少大剂量 ICS 的不良反应，尤其适用于中、重度急性发作的治疗。可采用低、中剂量的 ICS 与 LABA、白三烯调节药和缓释茶碱联合使用。如布地奈德-福莫特罗干粉吸入剂、氟替卡松-沙美特罗干粉吸入剂和倍氯米松-福莫特罗气雾剂，用于维持和缓解治疗方案，均可明显提高治疗效果。

**6. 白三烯调节药**

白三烯调节药通过调节白三烯的主要生物活性发挥抗炎作用，同时可以舒张支气管平滑肌，是目前 ICS 外唯一可以单独应用于控制哮喘的药物。其抗炎作用不如 ICS，可作为轻度哮喘 ICS 的替代治疗药物和中、重度哮喘的联合用药。尤其适用于阿司匹林哮喘、运动型哮喘或伴有过敏性鼻炎哮喘患者的治疗。常用药物有孟鲁司特、扎鲁司特。扎鲁司特一般连续应用 4 周以上，方可发挥平喘作用。

### 7. 抗 IgE 治疗

抗 IgE 是一种人源化的重组鼠抗人 IgE 单克隆抗体，具有阻断游离 IgE 和 IgE 效应细胞表面受体结合的作用，但不会诱导效应细胞的脱颗粒反应，主要用于经吸入 ICS 和 LABA 联合治疗后，症状仍未控制且血清 IgE 水平增高的重症哮喘患者。使用方法为每 2 周皮下注射 1 次，持续至少 3～6 个月。可减少激素和急救药物的用量，远期疗效有待观察。

（三）用药注意事项

### 1. 血药浓度监测

由于茶碱的治疗窗窄，代谢个体差异较大，静脉注射速度过快会引起严重反应，甚至死亡，为确保安全起见，有条件的应在用药期间监测血药浓度，有效浓度 6～15mg/L。

### 2. 注意禁忌证

对于伴有结核病、糖尿病、真菌感染、骨质疏松、青光眼、严重抑郁、消化道溃疡的患者应慎用糖皮质激素；妊娠早期妇女、青光眼及前列腺肥大的患者应慎用抗胆碱类药物；老年人，心、肝、肾功能障碍，甲状腺功能亢进者尤其慎用 $\beta_2$ 受体激动药。

### 3. 漱口

为避免 ICS 吸入后残留咽部引发念珠菌感染，吸药 10min 后用清水含漱口咽部；亦可减轻局部反应和胃肠吸收。

### 4. 不单独使用 LABA

有报道，长期单独使用 LABA 有增加哮喘患者死亡的风险，故不推荐长期单独使用。

### 5. 注意药物相互作用

喹酮类药物可影响茶碱代谢，使其排泄减慢，联用时应减少用茶碱药量。

## 四、患者健康教育

哮喘患者的教育管理是提高疗效、减少复发、提高患者生活质量的重要措施。在哮喘防治指南的实施中，对医务人员和患者进行教育是非常重要的环节，特别是做好患者与家属的教育。

### 1. 避免诱发因素

哮喘患者进行哮喘知识的健康教育，有效控制环境，熟悉激发因素及避免诱发的方法是贯穿于整个哮喘治疗过程中。

### 2. 掌握峰流速仪使用方法

患者要在专科医师指导下学会自我管理，重点掌握峰流速仪的使用方法，学会在家中自行监测病情变化并进行评定。

### 3. 正确使用装置

掌握正确的吸入技术，学会哮喘发作时进行简单的紧急自我处理方法。

**4. 了解哮喘发作前兆**

指导患者了解自身状况，如发作季节、发作表现及相应处理办法，为每个初诊哮喘患者制订长期防治计划。

**5. 熟悉常用药物的不良反应**

为患者普及哮喘常用药物的不良反应，叮嘱患者自我监测，正确使用药物。

**分析6-2**

该患者为哮喘急性发作期。治疗原则是尽快缓解症状、解除气流受限和低氧血症、恢复肺功能。针对该患者可采用多种药物联合治疗，如吸入 $\beta_2$ 受体激动药、糖皮质激素、抗胆碱药物迅速控制症状，如无效可静脉应用茶碱类药物，尽早使用全身性糖皮质激素。

建议患者治疗方案：①0.9％氯化钠注射液 2mL，加沙丁胺醇注射液 0.4mL 和布地奈德混悬液 1mg，3 次/天，雾化吸入。5％葡萄糖注射液 100mL，加甲泼尼龙琥珀酸钠注射液 40mg，静脉滴注，1 次/天。②哮喘治疗一般不用抗菌药物，但感染作为哮喘发作时的诱因或并发症时，需要联合抗感染治疗。该患者有咳嗽、咳黄痰、白细胞升高，有感染依据及抗菌药物的适应证，可用 0.9％氯化钠注射液 100mL，加头孢呋辛 1.5g，2 次/天，静脉滴注；盐酸氨溴索 30mg，3 次/天，口服。③患者伴有 I 型呼吸衰竭，应给予鼻导管或面罩吸氧，持续低流量吸氧，以保持吸氧浓度大于 90％，$PaO_2 \geq 60mmHg$ 为治疗目标。

# 第三节 ▷ 肺炎

**案例 6-3**

患者，男，38 岁，因咳嗽、咳痰、发热 3 天入院。患者 3 天前受凉出现咳嗽、咳痰、发热，咳嗽呈阵发性，夜间为甚，活动后加重，痰为黄色脓痰，量多，不易咳出。入院查体：体温 38.2℃，脉搏 88 次/分，呼吸 20 次/分，血压 120/90mmHg。神志清楚，精神不振，呼吸平稳，咽部充血，颈无抵抗。双肺呼吸音粗，右下肺可闻少量湿啰音。血常规提示：白细胞 $12.48 \times 10^9$/L，中性粒细胞 85.5％。胸片示：右下肺大片状阴影。患者无基础疾病，无药物过敏史。临床诊断为：社区获得性肺炎（右下肺肺炎）。

问题：请为该患者制订治疗方案，并提出用药指导。

## 一、概述

肺炎（Pneumonia）指终末气道、肺泡和肺间质的炎症，可由病原微生物、理化因素、免疫损伤、过敏反应及药物损伤所致。细菌性肺炎是最常见的肺炎，也是最常见的感染性疾病之一。

（一）流行病学特点

近年来，肺炎发病率有增加的趋势。发病率和死亡率高的原因与社会人口老龄化、吸烟、伴有基础疾病和免疫功能低下有关。此外，亦与病原体变迁、新病原体出现、医院获得性肺炎发病率增加、病原学诊断困难、不合理使用抗生素导致细菌耐药性增加，尤其是多耐药（Multidrug resistant，MDR）病原体增加等有关。

（二）分类

**1. 解剖分类**

（1）大叶性（肺泡炎）肺炎　病原体在肺泡引起炎症，经肺泡间孔（Cohn）向其他肺泡扩散，致使部分肺段或整个肺段、肺叶发生炎症。典型表现为肺实质炎症，通常并不累及支气管，致病菌多为肺炎链球菌。X线胸片显示肺叶或者肺段的实变阴影。

（2）小叶性（支气管性）肺炎　病原体经支气管入侵，引起细支气管、终末细支气管及肺泡的炎症，常继发于其他疾病，如支气管炎、支气管扩张症、上呼吸道病毒感染以及长期卧床危重患者。其病原体有肺炎链球菌、葡萄球菌、病毒、肺炎支原体以及军团菌等。X线胸片显示沿肺纹理分布的不规则斑片状阴影，边缘密度低而模糊，无实变征象，肺下叶常受累。

（3）间质性肺炎　以肺间质为主的炎症，可由细菌、支原体、衣原体、病毒或肺孢子菌等引起，累及支气管壁和支气管周围组织。因病变仅在肺间质，导致肺泡壁增生及间质水肿，故呼吸道症状轻，体征少，病变广泛则呼吸困难明显。X线胸片表现为一侧或双侧肺下部的不规则阴影，可呈磨玻璃状、网状，其间可有小片肺不张阴影。

**2. 病因分类**

（1）细菌性肺炎　如肺炎链球菌肺炎、金黄色葡萄球菌肺炎、甲型溶血性链球菌肺炎、克雷伯菌肺炎、流感嗜血杆菌肺炎、铜绿假单胞菌肺炎和鲍曼不动杆菌肺炎等。

（2）非典型病原体性肺炎　如支原体肺炎、军团菌肺炎。

（3）病毒性肺炎　如冠状病毒（SARS、MERS、19-nCoV等）肺炎、腺病毒肺炎、呼吸道合胞病毒肺炎、流感病毒肺炎、麻疹病毒肺炎、巨细胞病毒肺炎、单纯疱疹病毒肺炎等。

（4）肺真菌病　如念珠菌肺炎、曲霉菌肺炎、隐球菌肺炎、肺孢子菌肺炎等。

（5）理化因素所致肺炎　如放射性肺炎、胃酸吸入引起的化学性肺炎等。

**3. 患病环境分类**

（1）社区获得性肺炎（community acquired pneumonia，CAP）　是指在医院外罹患的肺实质炎症，包括具有明确潜伏期的病原体感染在入院后潜伏期内发病的肺炎。我国CAP主要病原体为肺炎支原体、肺炎链球菌、流感嗜血杆菌，其他常见病原体为肺炎衣原体、金黄色葡萄球菌、呼吸道病毒（甲型流感病毒、乙型流感病毒、腺病毒、冠状病毒）等。社区获得性耐甲氧西林金黄色葡萄球菌（MRSA）肺炎在儿童和青少年中有少量报道。高龄人群和有基础疾病者肺炎克雷伯菌、大肠埃希菌等革兰氏阴性杆菌常见。

社区呼吸道感染中混合性感染占有重要地位，以细菌合并非典型病原体混合感染居多。我国CAP患者流感病毒占首位，病毒检测阳性患者中 $5.8\% \sim 65.7\%$ 合并细菌或非典型病原体感染。肺炎链球菌对大环内酯类药物具有高耐药性（90%），但对注射用青霉素和第三代头孢菌素耐药率较低（1.9%，13.4%）。肺炎支原体对大环内酯类药物耐药率高，但对多西环素或米诺环素、喹诺酮类抗菌药物敏感。

（2）医院获得性肺炎（hospital acquired pneumonia，HAP）　是指患者入院48h后在医院（包括护理院、康复院等）内发生的肺炎，还包括呼吸机相关性肺炎（ventilator associated pneumonia，VAP）和卫生保健相关性肺炎（healthcare associated pneumonia，HCAP）。无感染高危因素患者常见病原体依次为肺炎球菌、流感嗜血杆菌、金黄色葡萄球菌、大肠埃希菌、肺炎克雷伯菌等。不动杆菌等有感染高危因素患者常见病原体为金黄色葡萄球菌、铜绿假单胞菌、肠杆菌属、肺炎克雷伯菌等。

### 4. 病因和发病机制

正常呼吸道具有免疫防御机制，气管隆嵴以下的呼吸道保持无菌状态。发生肺炎取决于两个因素：病原体和宿主因素。通过空气吸入，血型播散，邻近感染部位蔓延，上呼吸道定植菌的误吸等方式侵袭机体；如果数量多、毒力强或宿主呼吸道局部和全身免疫防御系统损害即可发生肺炎。

## 二、临床表现与诊断

### （一）临床表现

#### 1. 症状

（1）咳嗽、咳痰　新近出现的咳嗽、咳痰或原有呼吸道疾病症状加重，或出现脓性痰、血痰，典型的肺炎链球菌肺炎为铁锈痰，肺炎克雷伯菌肺炎常为胶冻痰。

（2）发热　大多数患者有发热。

（3）胸痛　侵犯胸膜可伴胸痛。

（4）呼吸困难　病变范围大者可出现呼吸困难、呼吸窘迫。

#### 2. 体征

早期无明显异常。重症者可有呼吸频率加快，鼻翼煽动，发绀，肺实变体征，可闻及湿性啰音。并发胸腔积液者，患侧胸部叩诊浊音，语颤减弱，呼吸音减弱。

### （二）诊断

#### 1. 诊断依据

对于常见的感染性肺炎，明确病原体对诊断极为重要。然而，仍有 $40\%\sim50\%$ 肺炎不能确定病原体，故临床诊断不可忽视。

（1）社区获得性肺炎　①社区发病。②相关肺炎表现：a. 新近出现咳嗽、咳痰，原有呼吸道症状加重，并出现脓性痰，伴或不伴胸痛/呼吸困难/咯血；b. 发热；c. 肺实变体征和（或）闻及湿啰音；d. 血 $WBC > 10 \times 10^9/L$，或 $< 4 \times 10^9/L$，伴或不伴中性粒细胞核左移。③胸部影像学检查提示斑片状浸润阴影，肺叶和肺段的实变影、磨玻璃影或间质性改变，伴或不伴胸腔积液。符合①、②和③中任何一项，除外其他肺部疾病疾可以临床诊断。

（2）医院获得性肺炎　①院内发病。②相关肺炎表现。③胸部影像学检查出现新发和进展性肺部浸润阴影。HAP 的临床表现、实验室和影像学检查特异性低，应注意与其他肺部疾病鉴别。

#### 2. 重症肺炎

目前严重程度的评估标准不一。可参考以下标准：①需要气管插管行机械通气治疗；②脓毒症休克经积极液体复苏后仍需血管活性药物治疗；③呼吸频率 $\geqslant 30$ 次/分；④氧合指数 $PaO_2/FiO_2$）$\leqslant 250mmHg$；⑤多肺叶浸润；⑥意识障碍；⑦血尿素氮 $\geqslant 20mmol/L$；⑧收缩压 $\leqslant 90mmHg$。

### 三、药物治疗及注意事项

#### （一）对症治疗

休息。体温升高者可物理降温，适当补液。痰液黏稠者给予盐酸氨溴索化痰，咳痰剧烈但痰量不多者可适当使用镇咳药。

#### （二）抗菌药物选择

细菌性肺炎的治疗包括经验性治疗和针对病原体治疗，在未明确病原体及药物敏感性试验结果之前，应及时进行经验性用药治疗。疗程至少5天，大多数需要7～10天或更长。肺炎常用抗菌药物及其不良反应见表6-5。

表 6-5　肺炎常用抗菌药物及其不良反应

| 药物种类名称 | 剂型、剂量 | 用法 | 注意事项 | 不良反应 |
|---|---|---|---|---|
| **青霉素类** | | | | |
| 阿莫西林 | 颗粒/胶囊/片剂:0.5g<br>注射剂:0.5g | 250mg～1g,q8h,po;<br>125～500mg,q6h,po<br>(1～18岁儿童):0.5～<br>1g,q8h,im | 肾功能严重损伤需调整剂量<br>　CrCI 10～30mL/min,<br>0.25～0.5g,q12h;CrCI<<br>10mL/min,0.25～0.5g,q24h | 过敏反应 |
| 氨苄西林 | 注射剂:0.5g、1g、2g<br>颗粒/胶囊/片剂:0.125g、<br>0.25g | 250～500mg,q6h,po;<br>125～500mg,q6h,po(1个<br>月至18岁儿童):0.5～1g,<br>q6h,im;1～2g,q6h,iv | CrCI<50mL/min<br>需延长给药间隔 | 过敏反应 |
| 青霉素 G | 注射剂:80万U、100万U、<br>160万U、400万U | 80万～200万U/d,3～4<br>次,im;200万～1000万U/d,<br>3～4次,iv | CrCI<50mL/min<br>需延长给药间隔 | 过敏反应,青霉素脑病 |
| 青霉素 V 钾 | 颗粒/胶囊/片剂:250mg、<br>500mg | 150～500mg,q6～8h,po | CrCI<50mL/min<br>需延长给药间隔 | 过敏反应 |
| **抗假单胞菌的 β-内酰胺类** | | | | |
| 哌拉西林 | 注射剂:0.5g、1.0g、2.0g | 3～4g,q6～12h,每日不<br>超过24g | CrCI<40mL/min<br>时减量 | 过敏反应、注射局部疼痛、静脉炎 |
| **抗假单胞菌的 β-内酰胺类/抗假单胞菌的 β-内酰胺酶抑制剂** | | | | |
| 哌拉西林-他唑<br>巴坦 | 注射剂:1.125g、2.25g、<br>3.375g、4.5g(哌拉西林-他<br>唑巴坦 1:0.125) | 3.375g,q6h;4.5g q8h,iv | CrCI<40mL/min 时减量,延长给药间隔 | 过敏反应、贫血、出血 |
| **β-内酰胺类/β-内酰胺酶抑制剂酶抑制剂** | | | | |
| 阿莫西林-克拉<br>维酸 | 颗粒/胶囊/片剂:625mg<br>(含阿莫西林 500mg)<br>注射剂:1.2g(含阿莫西<br>林 1g) | 625mg,q8h,po;20mg/<br>(kg·d),分 3 次口服 | CrCI<30mL/min<br>延长给药间隔,q12h<br>或 qd | 过敏反应 |
| **单酰胺环类抗生素** | | | | |
| 氨曲南 | 注射剂:0.5g | 0.5～2g,q6～12h,iv/im<br>每日不超过24g | 口服不吸收<br>　CrCI<30mL/min 时<br>减量 | 注射局部疼痛、静脉炎 |
| **碳青霉烯类抗生素** | | | | |
| 厄他培南 | 注射剂:1.0g | 1.0g,qd,iv | CrCI<30mL/min 时减量,静脉滴注>30min | 消化道症状、静脉炎、头痛、癫痫 |

| 药物种类名称 | 剂型、剂量 | 用法 | 注意事项 | 不良反应 |
|---|---|---|---|---|
| **碳青霉烯类抗生素** | | | | |
| 亚胺培南-西司他丁 | 注射剂:亚胺培南500mg、西司他丁500mg | 以亚胺培南剂量计算:0.5~1.0mg,q6~12h,iv | CrCI＜70mL/min 时减量 | 胃肠道反应,伪膜性小肠结肠炎,白细胞减少、癫痫 |
| 美罗培南 | 注射剂:0.5g | 0.5~1.0mg,q8h,iv | CrCI＜50mL/min 时减量,延长给药间隔,与氨基糖苷类抗生素有协同作用 | 过敏反应、胃肠道反应、神经系统症状、出血 |
| **第一代头孢菌素** | | | | |
| 头孢羟氨苄 | 颗粒/胶囊/片剂:0.125g、0.25g | 0.5~1.0g,q12h,po;15~20mg/kg,q12h,po | CrCI＜50mL/min 时减量、延长给药间隔 | 胃肠道反应 |
| 头孢唑啉 | 注射剂:0.2g、0.5g | 0.5~1.0g,q6~12h,im/iv | CrCI＜50mL/min 时减量、延长给药间隔;原型经肾排出,对泌尿系统感染效果好 | 与青霉素有交叉过敏反应、肾功能减退者应用高剂量时可出现脑病 |
| 头孢氨苄 | 颗粒/胶囊/片剂:0.125g、0.25g | 0.25~0.5g,q6h,po,每日最高 4g | CrCI＜40mL/min 时减量、可出现 Coombs 试验阳性 | 过敏反应、罕见溶血性贫血 |
| 头孢拉定 | 颗粒/胶囊/片剂:0.125g、0.25g、0.5g;注射剂:0.5g、1.0g | 0.25~0.5g,q6h,po;im/iv:2~4g/d,分 3~4 次 | 对肾功能影响轻 CrCI＜20mL/min 时减量、延长给药间隔 | 胃肠道反应 |
| **第二代头孢菌素** | | | | |
| 头孢噻肟 | 注射剂:0.5g、1.0g、2.0g | 1~2g,q6~12h,iv;25mg/kg,q6~12h,iv | CrCI＜20mL/min 时减量;可出现 Coombs 试验阳性 | 过敏反应,中性粒细胞减少,嗜酸性粒细胞增多 |
| 头孢他啶 | 注射剂:0.5g、1.0g、2.0g | 1~2g,q8~12h,iv;25~50mg/kg,q8~24h,iv | CrCI＜50mL/min 时减量、延长给药间隔可出现 Coombs 试验阳性 | 胃肠反应,头晕,眩晕 |
| 头孢曲松 | 注射剂:0.5g、1.0g、2.0g | 1~2g,qd,im/iv,每日最高 4g;25~50mg/kg,qd,im/iv | 体内不被代谢,40%以原型经胆道和肠道排出,60%以尿液排出;CrCI＞5mL/min 每日剂量＜2g,不需要剂量调整;禁与含钙离子溶液同时输入 | 过敏反应,静脉炎、头痛 |
| **第三代头孢菌素/β-内酰胺酶抑制剂** | | | | |
| 头孢哌酮-舒巴坦 | 注射剂:0.75g、1.5g、2.25g、3.0g(头孢哌酮:舒巴坦 2:1) | 1.5~3g,q12h,iv;舒巴坦最高剂量4g;40~80mg/(kg·d),iv,分 2~4 次 | CrCI＜30mL/min 时减量,主要经胆汁排泄,严重肝功能损害或有胆道梗阻者,尿中排泄量可达 90%;肝肾功能损害时应酌情减量、监测血药浓度;用药期间不宜饮酒及服用含酒精的药物 | 过敏反应,胃肠道反应,嗜酸性粒细胞增多,维生素 K 减少,出血风险 |
| **第四代头孢菌素** | | | | |
| 头孢吡肟 | 注射剂:0.5g、1.0g | 1~2g,q8~12h,im/iv;40mg/kg,q12h,im/iv | CrCI＜60mL/min 时减量、延长给药间隔、调整药物剂量,肝功能不全、营养不良、长时间使用注意出血风险 | 腹泻、头痛、皮疹、胃肠道反应 |

| 药物种类名称 | 剂型、剂量 | 用法 | 注意事项 | 不良反应 |
|---|---|---|---|---|
| **氨基糖苷类抗生素** | | | | |
| 阿米卡星 | 注射剂：0.1g、0.2g（10万U、20万U） | 7.5mg/kg，q12h，im/iv；5mg/kg，q8h；每日＜1.5g | 不可静脉推注，建议监测血药浓度，CrCI＜60mL/min延长给药间隔、调整药物剂量 | 耳毒性，肾毒性，胃肠道反应，过敏反应 |
| 链霉素 | 注射剂：0.75g、1.0g、2.0g（75万U、100万U、200万U） | 0.15～1g，q12h或0.75g，qd，im | 建议监测血药浓度；CrCI＜90mL/min延长给药间隔、调整药物剂量；老年人慎用，目前用于抗结核治疗 | 耳毒性，肾毒性，与神经肌肉接头阻断药合用加重神经肌肉接头阻断作用 |
| **大环内酯类抗生素** | | | | |
| 阿奇霉素 | 颗粒/胶囊/片剂：0.25g 注射剂：0.25g、0.5g | 首剂0.5g，后0.25g，qd×5d；0.5g，qd×3d，po 10mg/kg，qd×3d，po（每日最大500g，6个月以上儿童） | 饭前1h或饭后2h服用，CrCI＜10mL/min慎用 | 胃肠道反应、厌食、味觉异常、潜在致死性心律失常风险 |
| 克拉霉素 | 颗粒/胶囊/片剂：0.125g、0.25g、0.5g | 0.25～0.5g，q12h，po 7.5mg/kg，q12h，po（6个月以上儿童） | CrCI＜30mL/min减少给药剂量 | 胃肠道反应、味觉异常、BUN升高、QT间期延长 |
| 红霉素 | 颗粒/胶囊/片剂：0.125g、0.25g 注射剂：0.25g | 1～2g/d，分3～4次，po；20～40mg/kg，分3～4次，po（儿童） 0.5～1g，q8～12h，iv；20～30mg/(kg·d)，分2次，iv（儿童） | 可促进胃肠道运动和胆囊排空；先溶于注射用水，再加至氯化钠溶液中，一般不用葡萄糖配置；除非严重肾功能不全，一般不减量；肝病患者应减量 | 胃肠道反应 胃肠反应、静脉炎 |
| **喹诺酮类抗菌药物** | | | | |
| 环丙沙星 | 颗粒/胶囊/片剂：0.25g、0.5g 注射剂：0.2g、0.4g | 0.25～0.75g，q12h，po；0.1～0.4g，q12h，iv | 静脉输注时间应在1h以上；CrCI＜30mL/min减少给药剂量 | 胃肠反应、过敏反应、神经系统症状 |
| 左氧氟沙星 | 颗粒/胶囊/片剂：0.1g、0.5g 注射剂：0.2g、0.5g | 0.1～0.2g，q12h，po；0.1～0.2g，q12h，iv | 老年人应减量；用药期间多饮水；肝功能不全，CrCI＜50mL/min减少药量 | 胃肠反应、过敏反应、中枢神经系统症状 |
| 莫西沙星 | 颗粒/胶囊/片剂：400mg 注射剂：400mg | 400mg，qd，po；400mg，qd，iv | 不受饮食影响，老年人、肝肾功能不全无需调整剂量；静脉输注速度不宜过快，输注400mg/250mL应大于90min | 可诱发癫痫，Q-T间期延长、胃肠反应 |
| **抗真菌药** | | | | |
| 氟康唑 | 颗粒/胶囊/片剂：50mg、100mg、200mg 注射剂：100mg/100mL | 首剂0.4g，后每次0.2g，qd，po 400mg，qd，iv | 肾功能不全者慎用 | 消化道反应 过敏反应 |
| 伏立康唑 | 颗粒/胶囊/片剂：50mg、200mg 注射剂：40mg/mL干粉混悬 | 每次0.4g，bid，po；维持每次0.2g，qd，po 6mg/kg，q12h，iv；维持4mg/kg，q12h，iv | 肾功能轻度减退至重度减退的患者应用本品均无调整剂量 | 视觉障碍，肝功能损害，少见有热、头痛 |
| 两性霉素 | 注射剂：25mg | 起始剂量：1～5mg/kg，或0.02～0.1mg/kg，后每日或隔日增加5mg至0.75～1mg/kg，q12h，iv；维持4mg/kg，q12h，iv | 毒性大、不良反应多见，是某些致命性全身真菌感染的唯一有效的治疗药物 | 寒战、高热，低钾血症，肝肾毒性，血液毒性 |

## （三）抗菌药物治疗原则

抗感染治疗是肺炎治疗的关键环节，此外，还应根据患者年龄、有无基础疾病、普通病房或重症监护病房、住院时间及严重程度等选择抗生素。CAP是感染性疾病的主要死亡原因，一旦明确病原体结果，应尽早依据体外药敏试验结果进行目标治疗，以提高治愈率，降低死亡率。MDR所致的HAP发病有升高趋势，如怀疑可选择联合万古霉素、替考拉宁或利奈唑胺。不同种类肺炎的治疗原则如表6-6。

表6-6 各种肺炎的治疗原则

| 肺炎类型 | | 药物治疗 |
|---|---|---|
| CAP | 青壮年/无基础疾病 | 青霉素、第一代头孢菌素，耐药使用氟喹诺酮类 |
| | 老年/无基础疾病/住院患者 | 第二、三代头孢菌素，β-内酰胺类/β-内酰胺酶抑制药，或碳青霉烯类抗生素；可联合大环内酯类或氟喹诺酮类 |
| HAP | | 氟喹诺酮类，第二、三代头孢菌素，β-内酰胺类/β-内酰胺酶抑制药，碳青霉烯类；尽量使用抗菌谱较窄且药效确切的抗菌药 |
| 重症肺炎 | CAP | β-内酰胺类联合大环内酯类或氟喹诺酮类；青霉素过敏者用氟喹诺酮类和氨曲南 |
| | HAP | 氟喹诺酮类/氨基糖苷类联合抗假单胞菌的β-内酰胺类/β-内酰胺酶抑制药、碳青霉烯类的任何一种，必要时联合万古霉素、替考拉宁或利奈唑胺 |

## （四）各类肺炎用药注意事项

### 1. 社区获得性肺炎

（1）青壮年和无基础疾病的CAP患者常用青霉素类和第一代头孢菌素，由于我国肺炎链球菌对大环内酯类抗菌药物耐药率高，故不可单独应用该类药物治疗。

（2）对于耐药性肺炎链球菌，可使用氟喹诺酮类药物。

（3）老年人有基础疾病或需要住院的CAP患者常用第二、三代头孢菌素，β-内酰胺类/β-内酰胺酶抑制药，厄他培南等碳青霉烯类。可联合应用大环内酯类或者氟喹诺酮类药物。

### 2. 医院获得性肺炎

根据肺炎病原体流行病学资料，选择可能覆盖病原体的抗菌药物；此外，根据患者的年龄、有无基础疾病、住院时间长短和肺炎的严重程度等选择抗菌药物和给药途径。常用第二、三代头孢菌素，β-内酰胺酶抑制药，氟喹诺酮类和碳青霉烯类。在明确所感染的病原体后，尽量使用抗菌谱较窄，且疗效确切的抗菌药物。

### 3. 重症肺炎

首先应选择广谱的强力抗菌药物，应足量联合用药。根据病原学结果调整抗菌药物，重症CAP常用β-内酰胺类联合大环内酯类和氟喹诺酮类；HAP可用氟喹诺酮和氨基糖苷类联合抗假单胞菌的β-内酰胺类、广谱青霉素类/β-内酰胺酶抑制药、碳青霉烯的任何一种，必要时可联合万古霉素、替考拉宁或利奈唑安。

## 四、患者健康教育

① 肺炎的抗菌药物治疗应尽早进行，一旦怀疑为肺炎立即给予抗菌药物治疗。病情稳定后，可从静脉途径转为口服治疗。

② 观察疗效。抗菌药物治疗后 48～72h 应对病情进行评价治疗，评价指标包括症状改善状态、白细胞是否恢复正常、X 线胸片病灶吸收程度等。

③ 如疗效不佳，考虑出现并发症或存在影响效果的宿主因素（如免疫抑制）。

④ 注意观察和预防所使用药物的相关不良反应。

⑤ 高危人群可注射流感疫苗和肺炎链球菌疫苗，流感疫苗重点推荐人群为 6～35 个月的婴幼儿、60 岁以上的老年人、慢性病患者和体弱多病者、医疗机构从业人员和服务行业人员。流感疫苗的防护时间多是半年左右，一般在 9～11 月接种。肺炎链球菌疫苗免疫功能可维持五年，可以在全年任何时候接种。

### 分析6-3

该患者入院诊断为右下肺肺炎，分析发病环境，属于社区获得性肺炎（CAP），治疗应以抗感染为主。患者为青壮年，无基础疾病，考虑可能感染的病原体为肺炎链球菌、流感嗜血杆菌、肺炎支原体、肺炎衣原体等。

抗感染治疗可以选择如下方案。

1. 青霉素类（青霉素、阿莫西林）。

2. 第一代头孢菌素。

3. 喹诺酮类（左氧氟沙星、莫西沙星）。

4. 如果细菌培养是肺炎链球菌，不单独使用大环内酯类药物，由于该药物在我国普遍存在高耐药性。

此外患者黄色脓痰，不易咳出，量多，不宜使用强力镇咳药物，应给予祛痰药物。建议该患者治疗方案为：①左氧氟沙星 500mg，静脉滴注。②氨溴索片，30mg，3 次/天，口服。

用药指导：对该患者注意适当补液，预防并发症发生。如果上述治疗无效，病情加重转为重症患者时，应选择 β-内酰胺类联合大环内酯类或喹诺酮类药物，如头孢他啶联合左氧氟沙星，或头孢曲松联合阿奇霉素静脉滴注。

## 第四节 ⊙ 肺结核

### 案例 6-4

患者，男，23 岁，因右胸痛 10 天，咳嗽、咳痰、发热三天入院，既往体健。入院查体：体温 37℃，脉搏 90 次/分，呼吸 20 次/分，血压 126/76mmHg。一般情况尚可，胸廓无畸形，双侧对称，右下肺叩浊音，其余叩诊为清音，右下肺呼吸音弱，双肺未闻干湿啰音。入院后，实验室检查：白细胞 $9.48×10^9$/L，N 64.8%。胸部 X 线示右下肺感染，可疑右侧胸腔中等量积液，结核菌素试验（PPD 试验）（＋），痰涂片及培养均阴性。结合患者症状、体征，诊断为右下肺继发性肺结核，涂阴，初治，右侧结核性渗出性胸膜炎。

问题：请针对患者制订治疗方案。

## 一、概述

### 1. 概念

结核病（tuberculosis）俗称"痨病"，是由结核分枝杆菌感染引起的一种慢性传染性疾病，其中 80% 结核病为肺结核（pulmonary tuberculosis）。

近年来，由于耐多种药物结核菌株的出现，以及免疫缺陷病毒（HIV）感染，结核病发病率急剧上升，成为威胁人类健康的头号传染病。世界卫生组织（WHO）将结核病列为重点控制的传染病之一，并将每年 3 月 24 日定为世界防治结核病日，以此提醒公众对结核病的关注。

### 2. 病原体

结核病的病原菌为结核杆菌复合群，包括结核分枝杆菌、牛分枝杆菌、非洲分枝杆菌、田鼠分枝杆菌。人类肺结核的致病菌 90% 以上为结核分枝杆菌。典型的结核分枝杆菌是细长、弯曲的杆菌，抗酸染色呈红色，可抵抗盐酸酒精的脱色作用，故称抗酸杆菌。痰中检出结核分枝杆菌的患者是肺结核的主要传染源。

### 3. 感染途径

呼吸道感染是肺结核最重要的传播途径。结核分枝杆菌主要通过咳嗽、打喷嚏、大笑、大声谈话等方式把含有结核分枝杆菌的微滴排到空气中而传播。

### 4. 免疫因素

结核病的主要发病机制是细胞免疫，体液免疫对控制结核分枝杆菌感染的作用不重要。人体受结核分枝杆菌感染后引起的炎症反应与两方面有关，一是机体反应性、免疫状态和局部组织抵抗力；二是入侵结核菌的数量、毒力、类型和感染方式。

### 5. 病理

基本病理变化是渗出、增生、干酪性坏死，三种病变可同时存在。其主要病理特征是结核结节、干酪样坏死、空洞。

## 二、临床表现与诊断

### （一）临床表现

#### 1. 呼吸系统症状

（1）咳嗽、咳痰　一般咳嗽较轻，干咳为主，合并其他细菌感染时可呈黏液脓性痰。

（2）咯血　多数为痰中带血，因炎症病灶的毛细血管扩张所致；少数为大咯血，与小血管损伤有关；大咯血时，可因血块阻塞大气道引起窒息，先兆为情绪紧张、烦躁、挣扎坐起、胸闷、气促、发绀，需立即进行抢救。

（3）胸痛　病灶累及胸膜时，可出现胸部刺痛，随呼吸运动和咳嗽加重。

（4）呼吸困难　多见于干酪性肺炎和大量胸腔积液时，病变范围较大或病变累及多个肺叶、肺段。

（5）胸腔积液　中等量至大量积液，胸水为淡黄色或草绿色的渗出液。

#### 2. 全身症状

（1）发热　是最常见的症状，多为午后潮热、中等度热、低热为主，少数可出现高热。

（2）代谢加快 部分患者有倦怠、乏力、盗汗、食欲减退和体重减轻。

（3）内分泌失调 育龄期妇女可有月经不调。

（二）辅助检查

### 1. X线胸片检查

X线胸片检查是早期诊断肺结核的重要方法。病变多位于上叶尖后段、下叶背段，密度不均匀，边缘较清楚，早期呈云絮状，易形成空洞。慢性阶段为条索状、结节状，纤维化与钙化病变，呈多态性。浸润、增殖、干酪样坏死病变常同时存在。

### 2. 结核菌素皮肤试验

结核菌素皮肤试验用于判断是否存在结核菌感染，而非诊断结核病。皮内注射结核菌素纯蛋白衍生物5IU，48～72h后观察皮肤硬结直径大小，＞5mm为阳性判断标准，10～14mm为中度阳性，＞20mm或产生局部水疱为强阳性。重症结核、免疫功能缺陷或抑制者合并结核病史时可为阴性，具有重要临床意义。

### 3. 结核分枝杆菌检查

结核分枝杆菌检查是确诊肺结核的主要方法，也是制订化疗方案和评价治疗效果的主要依据。痰涂片检查阳性，只能说明痰中含有抗酸杆菌，不能区别是结核分枝杆菌还是非结核分枝杆菌。由于非结核分枝杆菌少，故痰中检出抗酸杆菌有极重要的意义。痰结核分枝杆菌培养检查阳性为诊断提供可靠的依据。其他监测技术如PCR、核酸探针检查特异性DNA片段、特异性抗原抗体检查等方法仍在研究阶段，尚需改进完善。

### 4. 纤维支气管镜检查

可用于支气管结核的诊断，在病灶处钳取活组织进行病理检查。对肺内结核病灶，可采集分泌物或冲洗液标本做病理检查。

（三）分类诊断

我国实施的结核病分类标准突出了对痰结核分枝杆菌检查和化疗史的描述，使分类更符合现代结核病控制的理念和实用性。

### 1. 结核病分类诊断

根据结核病在人体发生和发展情况进行分类：原发型肺结核、血行播散型肺结核、继发性肺结核（浸润性肺结核、空洞性肺结核、结核球、干酪性肺炎、纤维空洞性肺结核）、结核性胸膜炎、其他肺外结核、菌阴肺结核。

### 2. 肺结核记录方式

按结核病分类、病变部位、范围、痰菌情况、化疗史、并发症、并存病、手术等程序书写。如原发型肺结核右中涂（一），初治。继发性肺结核（纤维空洞性）双肺上涂（＋）复治，肺不张，糖尿病，胸廓成形术后。

## 三、药物治疗及注意事项

肺结核的药物治疗包括化学治疗、对症治疗等，其中化学治疗是核心，简称化疗。

（一）化疗原则

结核病化学治疗的基本原则为早期、规律、全程、适量、联合。按疗程分为短程化疗

（6～9个月）和标准化疗（12个月）。治疗方案分为强化期和巩固期两个阶段。

（二）抗结核药物分类

化学治疗的主要作用为杀菌和灭菌，防止耐药菌产生，减少结核分枝杆菌的传播。

### 1. 早期杀菌活性药物

迅速杀伤结核分枝杆菌，最大限度降低传染性的药物。包括异烟肼、利福平、乙胺丁醇、阿米卡星、链霉素。

### 2. 灭菌活性药物

消灭组织内（包括细胞内）的结核分枝杆菌，最大限度减少复发的药物。包括异烟肼、利福平、吡嗪酰胺。

### 3. 防止耐药药物

异烟肼、利福平、乙胺丁醇、氧氟沙星、左氧氟沙星、莫西沙星、克拉霉素。

（三）药物选择

### 1. 一线抗结核药物

治疗结核病的一线药物主要有四种，异烟肼、利福平、吡嗪酰胺、乙胺丁醇。常用抗结核药物初始剂量见表6-7。

表6-7　初始治疗推荐剂量详见表

| 药物 | 成人每日给药剂量 | 儿童每日给药剂量 |
|---|---|---|
| 异烟肼 | 5mg/kg，最高剂量300mg，qd | 10～15mg/kg，最高剂量300mg，qd |
| 利福平 | 10mg/kg，最高剂量600mg，qd | 15mg/kg，最高剂量600mg，qd |
| 吡嗪酰胺 | 25mg/kg，最高剂量2g，qd | 35mg/kg，最高剂量2g，qd |
| 乙胺丁醇 | 15mg/kg，最高剂量2g，qd | 13岁以下儿童不宜使用，13岁以下儿童用量与成人相同 |

（1）异烟肼（isoniazid，INH，H）　是一线抗结核药物中单一杀菌力最强的药，对巨噬细胞内外的结核分枝杆菌均有杀菌作用，属于全杀菌剂。

（2）利福平（rifampicin，RFP，R）　对巨噬细胞内外的结核分枝杆菌均有快速杀菌作用，特别是对偶尔繁殖的半休眠菌有杀菌作用。

（3）吡嗪酰胺（pyrazinamide，PZA，Z）　具有独特的杀菌作用，主要是杀灭巨噬细胞内酸性环境中的结核分枝杆菌。

（4）乙胺丁醇（ethambutol，EMB，E）　本药可渗入结核分枝杆菌体内，干扰核酸的合成而抑制其繁殖，但仅对生长快速的菌群有效。不良反应为球后视神经炎，使用时需密切观察有无视野受限、视物模糊等症状。

（5）链霉素（streptomycin，SM，S）　曾是一线药物，但因其有耳毒性和肾毒性，比同类药物的毒性大、耐药水平高，现在很少使用。

### 2. 二线抗结核药物

主要有6类，由于疗效较差，且不良反应较多，故通常只用于对一线抗结核药耐药的结核病患者。6类药物分别是：①氟喹诺酮类；②注射用氨基糖苷类，如阿米卡星、卡那霉素、链霉素；③注射用或口服卷曲霉素；④乙硫烟异胺和丙硫烟异胺；⑤环丝氨酸和特立齐酮；⑥对氨基水杨酸。最近上市的新型药物，贝达喹啉和德拉马尼主要用于严重的耐多药结核病。

### 3. 化疗方案

根据病情轻重、痰菌阳性或阴性、细菌耐药情况以及患者经济状况等选择化疗方案。为提高用药的依从性，避免因不规则用药引发的不良反应，WHO 推荐全程督导短程化疗（DOTS）方案。通常异烟肼联合 2 个以上杀菌剂，6～9 个月短程化疗方案，一般采用两阶段治疗方法，治疗开始 1～3 个月为强化阶段，天天给药；其后为巩固阶段，可以天天给药，亦可每周 3 次规律给药。

（1）初治活动性肺结核治疗方案（痰涂片阳性、阴性）　常选用一线抗结核药物联合化疗。2HRZE/4HR 短程化疗方案，每日给药，或 $2H_3R_3Z_3E_3/4H_3R_3$ 间歇给药方案。若强化期第 2 个月末痰涂片仍阳性，强化方案可延长 1 个月，总疗程 6 个月不变。对于不能耐受吡嗪酰胺的患者，可采用 2HRE/7HR 9 个月治疗方案。对急性粟粒型肺结核或结核性胸膜炎患者，上述疗程可适当延长，采用强化期为 3 个月，巩固期为 6～9 个月，总疗程 9～12 个月的标准化疗方案。如在异烟肼高耐药地区，可选择 2HRZE/4HRE 方案。

（2）复治活动性痰阳性肺结核治疗方案　复治肺结核应进行药敏实验，敏感患者按下列方案治疗，2HRZSE/6HRE，每日给药；或 $2H_3R_3Z_3S_3E_3/6H_3R_3E_3$，间歇给药，常用复治方案 8～9 个月。对上述方案治疗无效的复治肺结核，应考虑耐药或耐多药肺结核可能。慢性排菌可联用卡那霉素、丙硫异烟胺、卷曲霉素、氟喹诺酮类等。

（3）耐多药结核治疗方案　耐药结核病（MDR-TB），特别是广泛耐多药结核病（XDR-TB），是全球结核病防控重点。WHO 推荐治疗方案：尽可能采用新一代的氟喹诺酮药物；至少含四种二线的敏感药物；至少包括吡嗪酰胺、氟喹诺酮类、注射用卡那霉素或阿米卡星、PAS 和环丝氨酸；强化期 8 个月，总疗程为 20 个月。

### （四）对症治疗

#### 1. 发热

常在有效抗结核药物治疗后 1～2 周内消退，无需特殊处理。症状严重或急性血行播散型肺结核、胸膜炎大量胸腔积液不易吸收者、结核性脑膜炎、干酪性肺炎等严重结核中毒症状或高热持续不退者，可在有效抗结核药物治疗的前提下使用糖皮质激素，有助于改善结核中毒症状，常用泼尼松 20～30mg/d。

#### 2. 咯血

① 少量咯血时，以安慰、消除紧张情绪、卧床休息为主，必要时使用小量镇静药，可用氨基己酸、凝血酶、卡络磺钠等药物止血。②大咯血可危及生命，应尽早发现窒息先兆征象。迅速通畅气道是抢救大咯血所致窒息的首要措施，采取患侧卧位，紧急情况气管插管。可使用垂体后叶素速 8～10U，缓慢静脉推注（15～20min），后维持静脉滴注。咯血量过多者，适量输血。对于药物难以控制的大咯血，在保证气道通畅的情况下行支气管动脉栓塞术。

### （五）用药注意事项

#### 1. 提倡联合用药

治疗肺结核病至少同时使用 3 种药物联合，视严重程度增加药物种类。

## 2. 药物治疗失败

在治疗过程中密切观察体温变化，每月检查肺部 X 线胸片和痰菌检查，若病变范围增大、痰菌检查仍为阳性，提示治疗失败，需进行复治。对于耐多药肺结核患者需到专科医院就诊，进一步调整化疗方案。

## 3. 药物不良反应

60％以上患者在抗结核药物治疗期间会出现不良反应，与药理学或药物相互作用有关。对于简单的不良反应，例如胃肠道症状、轻度瘙痒，一般呈自限性，或者仅需支持治疗。药物性肝损害是导致停药的最主要、最常见原因，建议每月检查肝功能；其次是皮疹。常用一线抗结核药物的不良反应见表 6-8。

**表 6-8　一线抗结核药物的不良反应**

| 药名 | 缩写 | 主要不良反应 |
| --- | --- | --- |
| 异烟肼 | H，INH | 周围神经病（服用维生素 $B_6$ 防止或减轻）、肝功能损害 |
| 利福平 | R，RFP | 消化道症状、肝功能损害、血液系统毒性反应，服药后排泄物呈橘红色 |
| 链霉素 | S，SM | 听力障碍、肾功能损害、过敏反应 |
| 吡嗪酰胺 | Z，PZA | 胃肠不适、肝功能损害、高尿酸血症、关节痛 |
| 乙胺丁醇 | E，EMB | 球后视神经炎、高尿酸血症、肝功能损害 |

## 4. 药物相互作用

（1）异烟肼　异烟肼可加强某些抗癫痫药、抗高血压药、抗胆碱药、三环类抗抑郁药、茶碱、对乙酰氨基酚和法华令的作用。异烟肼和左旋多巴合用导致高血压、心悸和面色潮红。抑酸药尤其是氢氧化铝可抑制异烟肼的吸收。

（2）利福平　利福平会增加许多 CVP450 底物的代谢，与肾上腺皮质激素、抗凝药、环孢素、维拉帕米、普罗帕酮、甲氧苄啶、口服抗高血糖药、洋地黄苷类等合用需增加剂量。

（3）吡嗪酰胺　食物对吡嗪酰胺的吸收影响很小，可以在用餐时服用。与别嘌醇、秋水仙碱、丙磺舒合用，可增加血尿酸的浓度，降低上述药物治疗痛风的疗效。

（4）乙胺丁醇　抗酸剂可使乙胺丁醇的血药峰浓度降低，因此，两者合用时应间隔一段时间给药。

（5）链霉素　属于氨基糖苷类药，有肾毒性和耳毒性，间歇给药时不加量。与万古霉素、呋塞米、顺铂等合用，可增加肾毒性和耳毒性。一旦发现，应及时就诊停药。

## 5. 妊娠结核病的治疗

当孕妇被诊断出患有活动性肺结核时，必须迅速、有效地进行治疗。如果有活动性结核病征象，但缺乏病原学依据，通常治疗可推迟至妊娠前三个月后。标准一线药的治疗方案可以在妊娠期间使用，但吡嗪酰胺在妊娠期间的使用对胎儿的影响尚有分歧。若不使用吡嗪酰胺的治疗方案 2HRE/7HR，最短治疗时间为 9 个月。所有使用异烟肼的孕妇均应服用维生素 $B_6$（10～25mg/d），以防止胎儿神经毒性。

## 6. 全程督导服药

选药不当、不规则治疗或耐药性会导致初治失败而需复治，因此医护人员应按时督促用药，加强访视宣教，提高患者用药的依从性。

### 四、患者健康教育

预防结核病首先要做好宣传教育工作。充分了解抗结核药物服用中可能出现不良反应，一旦出现要及时报告医师。

#### 1. 一级预防

卡介苗是目前最具有保护力的结核疫苗。新生儿接种卡介苗是预防结核病的主要措施，但新生儿进行卡介苗接种后，仍需注意与肺结核患者隔离。尽管卡介苗接种对预防成年人肺结核的效果不理想，但对生活贫困、居住拥挤、营养不良的老年人、HIV 感染者、免疫抑制剂使用者及糖尿病、尘肺等慢性疾患免疫力低下者的易感人群，如果是密切接触者，仍需接种卡介苗，对预防由血行传播引起的结核性脑膜炎和血行播散型肺结核有一定作用。

#### 2. 二级预防

高危人群使用预防性抗结核治疗可降低肺结核发病率。预防性化学治疗主要应用于受结核分枝杆菌感染易发病的高危人群，常用异烟肼 300mg/d，顿服，6～8 个月，儿童每日用量 4～8mg/kg；或者利福平和异烟肼连用 3 个月，每日顿服或每周 3 次。

#### 3. 三级预防

短程督导（DOTS）治疗是指肺结核患者在治疗过程中，每次用药都必须在医务人员的直接监视下进行，因故未用药时必须采取补救措施以保证按医嘱规定用药。督导治疗可以提高治疗依从性，保证规律用药，从而显著提高治疗治愈率、降低复发率和死亡率，同时降低结核病耐多药发生率。

#### 4. 隔离肺结核患者

注意与密切接触者的隔离，患者外出需要戴口罩。口服抗结核药应早晨空腹顿服，如果耐受性较差，可由医师决定改为饭后或分次；进展期患者应卧床休息，尤其是有发热、咯血和肺代偿功能不全者。好转期过渡到稳定期，应循序渐进增加活动量，不宜过度劳累。没有明显中毒症状者可进行一般活动，保证充分休息。增强体质，增加高蛋白和维生素的摄入。

#### 5. 切断传播途径

肺结核患者打喷嚏和高声讲话时不能直面向旁人，用手或手帕掩住口鼻，手帕应煮沸消毒。不随地吐痰，做好痰液的消毒处理，痰吐在纸上和擦拭口鼻分泌物的纸张一起烧掉；患者所有食具应于餐后煮沸消毒；患者所用卧具每日在阳光下暴晒 2h。

> **分析6-4** ▶▶
>
> 抗结核药物化学治疗是结核病最主要的手段。根据 WHO 推荐浸润型肺结核、结核性胸膜炎的化疗方案：针对初治、菌阴肺结核，患者采用一线抗结核治疗药物，2HRZE/4HR 短程化疗方案，每日给药，或 $2H_3R_3Z_3E_3/4H_3R_3$ 间歇给药方案。应坚持规律、全程用药，一般绝大部分患者能够治愈。同时为缓解症状建议给患者胸腔穿刺引流胸水，强化两个月。化疗期间密切观察疗效和药物的不良反应，定期进行复查痰菌、X 线胸片、肝功能、视力、眼底等检查，不适随诊。

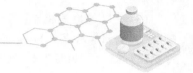

# 第七章
# 常见消化系统疾病

## 第一节 ▶ 消化性溃疡

**案例 7-1**　　▶▶

患者，女，48 岁。2 年前无明显诱因出现上腹胀痛，遇凉、食刺激性食物后疼痛加重，可放射至背部，呈饥饿痛，进食或服制酸药可缓解。查体见慢性病容，上腹部轻度压痛。行胃镜检查可见十二指肠球部前壁及胃大弯有大小约 0.5cm×0.5cm 及 0.6cm×0.5cm 溃疡，周围黏膜明显充血水肿；幽门螺杆菌（Hp）检测（＋）。初步诊断：十二指肠球部多发性溃疡。

问题：针对该患者如何制订治疗方案？

### 一、概述

#### 1. 消化性溃疡

消化性溃疡（peptic ulcer，PU）是指在各种致病因子的作用下，黏膜发生炎性反应与坏死、脱落并形成溃疡，溃疡病灶处的黏膜坏死、缺损甚至穿透黏膜肌层，严重者可达固有肌层或更深。病变可发生于食管、胃或十二指肠，也可发生于胃-空肠吻合口附近或含有胃黏膜的 Meckel 憩室内。因为胃溃疡（gastric ulcer，GU）和十二指肠溃疡（duodenal ulcer，DU）最常见，故一般所谓的消化性溃疡是指 GU 和 DU。

消化性溃疡是全球性多发疾病。估计人群中约有 10% 在其一生中患过消化性溃疡。DU 多于 GU，两者比例约 3∶1。本病可见于任何年龄，以 20～50 岁居多，但 DU 多见于青壮年，而 GU 多见于中老年。过去 30 年，随着 $H_2$ 受体拮抗药、质子泵抑制药等药物治疗的进展，PU 及其并发症发生率明显下降。近年来阿司匹林等非甾体抗炎药（NSAIDs）应用增多，老年消化性溃疡发病率有所升高。

#### 2. 病因及发病机制

PU 是多因素致病，是黏膜防御因子和攻击因子之间失去平衡的结果。

（1）防御因子　包括胃黏液屏障、碳酸氢盐分泌、细胞再生、黏膜血流、前列腺素 E 和表皮生长因子。

（2）攻击因子　包括胃酸与胃蛋白酶、幽门螺杆菌（helicobacter pylori，Hp）感染、药物（特别是 NSAIDs）、应激（如严重创伤、大手术、大面积烧伤、颅脑病变及多脏器功能衰竭等）、十二指肠内容物反流、吸烟、酒精等因素。其中胃酸、Hp 和 NSAIDs 是最主要的病因。

（3）PU 的发病机制　分三个方面：①胃酸在溃疡形成中起到关键作用，即"无酸无溃疡"。②幽门螺杆菌（Hp）感染，约 90% 的 DU 和 80% 的 GU 均由 Hp 感染所致。Hp 破坏胃黏膜屏障（"屋顶"），致使 $H^+$ 反向弥散（"漏雨"），即"屋漏学说"。根除 Hp，修复"屋顶"，可以显著降低 PU 的复发率。③黏膜屏障的完整性受到破坏，修复能力下降，以药物性溃疡和应激性溃疡为代表。这些因素叠加增加发病风险，如 Hp 阳性患者长期服用阿司匹林，增加 PU 或胃黏膜损伤的风险，建议先根除 Hp 治疗。

## 二、临床表现与诊断

### （一）临床表现

#### 1. 典型表现

典型症状为上腹痛，性质可有钝痛、灼痛、胀痛、剧痛、饥饿样不适。特点：①慢性病程，可达数年或十余年；②反复或周期性发作，发作有季节性，常在秋冬及冬春之交发病；③节律性，DU 常表现为饥饿痛（两餐之间出现上腹痛，持续至下一餐进餐后缓解）或夜间痛；GU 表现为餐后痛（餐后约 1h 出现，持续 1～2h 后缓解）。

#### 2. 不典型表现

部分病例仅表现为无规律上腹隐痛或不适、上腹胀、厌食、嗳气、反酸等消化不良症状；部分患者（特别是老年患者、糖尿病患者）可无症状，而是以上消化道出血、穿孔等 PU 并发症为首发症状，可见于任何年龄，以长期服用 NSAIDs 患者及老年人多见。

#### 3. 体征

发作时剑突下、上腹部或右上腹部可有局限性压痛，缓解期可无明显体征。

### （二）并发症

并发症有出血、穿孔、幽门梗阻和癌变。其中出血是最常见的并发症。少数 GU（少于 1%）可发生癌变，见于 45 岁以上慢性 GU 患者。DU 一般不发生癌变。

### （三）辅助检查

#### 1. 胃镜检查及活检

胃镜检查是 PU 诊断的首选方法和金标准，可对胃、十二指肠黏膜进行直视观察，发现溃疡，取黏膜活检（病理检查和 Hp 检测），对溃疡出血还可进行再出血风险评估和止血治疗。内镜检查诊断消化性溃疡和鉴别胃良、恶性溃疡的准确性均显著高于 X 线钡餐检查。

#### 2. 幽门螺杆菌的检测

Hp 感染的诊断已成为消化性溃疡的常规检测项目，其方法分为侵入性和非侵入性两大类。尿素酶试验是侵入性试验中诊断 Hp 感染的首选方法，但不推荐作为根除后复查的方法；$^{13}$C-尿素呼气试验或 $^{14}$C-尿素呼气试验是临床最常应用的非侵入性试验，也可作为根除后复查的首选方法。检测明确 Hp 感染的消化性溃疡患者，需进行根除治疗。

#### 3. X 线钡餐检查

适用于有内镜检查禁忌或不接受者，以及没有胃镜检查条件时。溃疡的钡剂直接征象是龛影，间接征象为胃大弯痉挛性切迹、十二指肠球部激惹及球部畸形等。

### 4. 粪便隐血试验

溃疡活动期以及伴有活动性出血的患者可呈阳性。亦可用于长期服用 NSAIDs（包括阿司匹林）、抗血小板与抗凝药物等患者消化道隐性出血的监测。

## （四）诊断

慢性病程、周期性发作、节律性上腹痛、NSAIDs 服药史等是可疑诊断 PU 的重要病史，胃镜检查可以确诊。不能接受胃镜检查者，上消化道钡剂发现龛影，可以诊断溃疡，但难以区分良、恶性。另外，需与其他引起慢性上腹痛的疾病、胃癌和促胃液素瘤等疾病相鉴别。

## 三、药物治疗及注意事项

治疗目标包括祛除病因（根除 Hp，尽可能停服 NSAIDs、戒烟）、消除症状、愈合溃疡、防止溃疡复发和避免并发症。

Hp 检测阳性的溃疡患者，治疗目标是根除 Hp、愈合溃疡、达到临床长期治愈。服用 NSAIDs 患者的治疗目标是尽快使溃疡愈合，对于 NSAIDs 溃疡高风险的患者，可同时服用预防药物或换用选择性 COX-2 抑制药来降低溃疡及其相关并发症风险。

## （一）药物治疗

### 1. 抑制胃酸分泌

（1）$H_2$ 受体拮抗药　治疗 PU 的主要药物之一，疗效好，用药方便，价格适中，长期使用不良反应少。常用药物有法莫替丁、尼扎替丁、雷尼替丁。

（2）PPI　治疗消化性溃疡的首选药物。PPI 入血，进入胃黏膜壁细胞酸分泌小管中，酸性环境下转化为活性结构，与质子泵 $H^+$-$K^+$-ATP 酶结合，抑制该酶活性、从而抑制胃酸的分泌。PPI 可在 2～3 天内控制溃疡症状，对一些难治性溃疡的疗效优于 $H_2$RA。常用药物有奥美拉唑、兰索拉唑、泮托拉唑、雷贝拉唑、艾司奥美拉唑、艾普拉唑。

### 2. 根除幽门螺杆菌治疗

根除 Hp 不但促进溃疡愈合，而且预防溃疡复发。目前推荐含有铋剂的四联方案（2 种抗生素＋PPI＋铋剂）作为主要的经验性根除 Hp 治疗方案（推荐 7 种抗生素组合）。这些方案组成、药物剂量和用法见表 7-1 和表 7-2。疗程推荐 14 天。

表 7-1　幽门螺杆菌根除四联方案中抗生素组合、剂量和用法

| 方案 | 抗生素 1 | 抗生素 2 | 服药时间 |
|---|---|---|---|
| 1 | 阿莫西林 1000mg，bid | 克拉霉素 500mg，bid | 餐后立即口服（提高药物在胃部存留时间和浓度，发挥局部抗菌作用） |
| 2 | 阿莫西林 1000mg，bid | 左氧氟沙星 500mg，qd 或 200mg，bid | |
| 3 | 阿莫西林 1000mg，bid | 呋喃唑酮 100mg，bid | |
| 4 | 四环素 500mg，tid 或 qid | 甲硝唑 400mg，tid 或 qid | |
| 5 | 四环素 500mg，tid 或 qid | 呋喃唑酮 100mg，bid | |
| 6 | 阿莫西林 1000mg，bid | 甲硝唑 400mg，tid 或 qid | |
| 7 | 阿莫西林 1000mg，bid | 四环素 500mg，tid 或 qid | |

表 7-2　四联方案中质子泵抑制剂和铋剂的用法和用量

| 种类 | 用药目的 | 品种 | 标准剂量 | 用法与用量 |
|---|---|---|---|---|
| PPI | 抑制胃酸分泌,提高胃内 pH,从而增强抗生素的作用,包括:①降低最小抑菌浓度;②增加抗生素化学稳定性;③提高胃液内抗生素浓度 | 艾司奥美拉唑 | 20mg | 标准剂量,分别于早餐和晚餐前 0.5h 口服 |
| | | 雷贝拉唑 | 10mg 或 20mg | |
| | | 奥美拉唑 | 20mg | |
| | | 兰索拉唑 | 30mg | |
| | | 泮托拉唑 | 40mg | |
| | | 艾普拉唑 | 5mg | |
| 铋剂 * | 提高根除率 | 枸橼酸铋钾 | 220mg | |
| | | 胶体果胶铋 | 待确定(200mg) | |

注: * 短期 (1~2 周) 服用铋剂安全性相对较高,临床应用时仍需注意铋剂用量、疗程和禁忌证。

### 3. 抗溃疡治疗

(1) 抑酸治疗　抑酸治疗是缓解消化性溃疡症状、愈合溃疡的最主要措施。PPI 为首选药物。PPI 疗效显著高于 $H_2RA$。消化性溃疡治疗通常采用标准剂量 PPI (表 7-3),每日 1 次,早餐前半小时服药。治疗十二指肠溃疡的疗程为 4~6 周,胃溃疡为 6~8 周,愈合速度与抑酸治疗的强度和持续时间成正比,溃疡过于快速愈合将影响愈合质量。常用治疗方案: ①DU,常规剂量的 PPI 早餐前 1 次,$H_2RA$ 晚餐后 1 次,疗程 4 周;对于 Hp 感染者,2 周 Hp 根除治疗+2 周抑酸治疗,之后不需要维持抑酸治疗;对于非 Hp 感染者,4 周抑酸治疗 +12 周维持治疗 ($H_2RA$ 晚餐后 1 次),旨在降低溃疡复发。②GU,在 GU 发病机制中,黏膜防御机制减退较 DU 突出,对于 Hp 感染者应根除治疗,然后抑酸治疗 4~6 周,对于非 Hp 感染者,抑酸剂 ($H_2RA$,bid,或 PPI,qd) 6~8 周,加用胃黏膜保护药,之后维持治疗 12 周。

表 7-3　消化性溃疡的治疗用药

| 药名 | 常用剂量 | 服药时间 | 肝肾功能不全剂量调整 |
|---|---|---|---|
| 质子泵抑制药(PPIs) | | | |
| 奥美拉唑 | 20mg,qd | 早餐前半小时 | 重度肝功能不全者减量 |
| 泮托拉唑 | 40mg,qd | | 重度肝功能不全者减量 |
| 兰索拉唑 | 30mg,qd | | 肝功能障碍者减量 |
| 雷贝拉唑 | 10mg,qd | | 重度肝功能不全者慎用 |
| 艾司奥美拉唑 | 20mg,qd | | 重度肝功能不全者慎用 |
| $H_2$ 受体拮抗药($H_2RA$) | | | |
| 法莫替丁 | 20mg,bid | 早、晚餐后,或将日剂量于睡前顿服 | 肾功能不全者减量 |
| 雷尼替丁 | 150mg,bid | | 肾功能不全者减量 |
| 西咪替丁 | 400mg,bid | | 肾功能不全者减量 |
| 抗酸药 | | | |
| 铝碳酸镁 | 0.5g~1g,3~4 次/天 | 饭后 1~2h 及睡前服用,或胃部不适时嚼服 0.5~1g | 肾功能不全者慎用,严重肾损伤者($C_{Cr}$≤30mL/min)禁用 |
| 磷酸铝凝胶 | 20~40g(1~2 袋),2~3 次/天 | 胃溃疡于饭前半小时服用,十二指肠溃疡于饭后 3h 及疼痛时服用 | 慢性肾衰竭患者禁用 |
| 黏膜保护药 | | | |
| 硫糖铝 | 1g,3~4 次/天 | 片剂嚼碎服用,混悬剂服用前混匀,餐前 1h 及睡前服用 | 肾功能不全或透析患者慎用或不用 |
| 枸橼酸铋钾 | 150mg,qid | 餐前 1h 及睡前服用 | 严重肾功能不全者禁用 |
| 胶体果胶铋 | 150mg,qid | 前三次于三餐前半小时,第四次于晚餐后 2h 服用 | 严重肾功能不全者禁用 |
| 吉法酯 | 50~100mg,tid | 饭后半小时 | 严重肝、肾功能不全者减量 |

| 药名 | 常用剂量 | 服药时间 | 肝肾功能不全剂量调整 |
|------|---------|---------|-------------------|
| 替普瑞同 | 50mg，tid | 饭后半小时 | |
| 瑞巴派特 | 100mg，tid | 早、晚餐后半小时及睡前服用 | |
| 米索前列醇 | 200μg，qid | 三餐前和睡前服用 | 无需调整剂量 |

（2）黏膜保护治疗　联合应用黏膜保护药可提高消化性溃疡的愈合质量，有助于减少溃疡的复发。对于老年人消化性溃疡、难治性溃疡、巨大溃疡（直径＞2cm）和复发性溃疡，建议在抑酸、抗 Hp 的同时，联合应用黏膜保护药。

黏膜保护药具有增强黏膜抗损伤能力和加速溃疡愈合的作用，包括米索前列醇、硫糖铝、铋剂、吉法酯、替普瑞酮、瑞巴派特等。米索前列醇用于 NSAIDs 引起的胃黏膜损害，但常出现腹泻、腹痛、呕吐等不良反应，呈剂量依赖性，常发生在治疗早期，呈自限性，通过与食物同服减轻。铋盐（枸橼酸铋钾、胶体果胶铋）在酸性环境下与溃疡基底膜坏死组织上的蛋白结合，形成一层保护膜覆盖于溃疡表面，并有杀伤 Hp、抑制 Hp 分泌酶的作用。

### 4. NSAIDs 溃疡的防治

NSAIDs 肠溶片、缓释片及协同硫糖铝治疗对预防 NSAIDs 溃疡无效。一旦确诊为 NSAIDs 溃疡，首先应尽可能停用 NSAIDs，并停用其他可导致消化道不良反应的药物；积极给予抑酸治疗，PPI 是治疗 NSAIDs 相关溃疡的首选药物。当病情需要而不能停用 NSAIDs 时，应改用其他胃肠不良反应小的 NSAIDs，如选择性 COX-2 抑制剂（须注意其对心血管疾病的风险），同时给予抑酸治疗，促进溃疡愈合。

### （二）用药注意事项

根除 Hp 治疗用药前应权衡全身情况，核查患者用药记录单，避免出现药物不良反应。例如他汀类药物与克拉霉素同服可增加肌溶解风险，应暂时停服他汀类药物；对于心律失常的患者，应权衡利弊，慎用克拉霉素。

#### 1. 抑酸药物

（1）服药时间影响 PPI 的最佳药效，每天 1 次服药的时间应为早餐前 0.5～1h；如果每天服药 2 次，第二次应于晚餐前 0.5～1h 给药。

（2）PPI 在酸性条件下不稳定，因此制成肠溶制剂使其在小肠中释放、吸收；PPI 的肠溶片或肠溶胶囊不可咀嚼或压碎，以免造成药物失效。

（3）对于儿童或吞咽困难的患者，PPI 的某些肠溶微丸制剂可以打开胶囊或将片剂分散在指定液体中于 30min 之内服用或经胃管给药。

（4）在最初用药的 3～5 天，PPI 的抑酸效果逐渐递增至最大，症状的改善程度应在用药 2 周后进行评估。

（5）到达有效控制症状的剂量后，PPI 的服药疗程至少为 8 周，确保食管黏膜的修复和减少病情反复的风险。

（6）长期使用较高剂量 PPI 可使骨折风险升高，尤其是老年患者；对于需要维持用药的患者，应采用最低有效剂量，根据病情采用长期维持或按需给药。

（7）同时服用地高辛或其他可能导致低镁血症药物（如利尿药）的患者长期服用 PPI 时，可考虑在开始用药前测定血镁浓度，并在治疗期间定期监测。

（8）服用最高剂量二甲双胍的糖尿病患者，长期服用 PPI，可导致维生素 $B_2$ 缺乏，需要补充。

（9）H$_2$RA 通常于餐后服药；用于夜间胃酸分泌时，在日间 PPI 的基础上睡前加服单次剂量 H$_2$RA。

（10）华法林、环孢素、茶碱、苯妥英钠、某些苯二氮䓬类（如地西泮）、阿片类、普萘洛尔、美托洛尔、维拉帕米、奎尼丁、咖啡因等与西咪替丁合用时，应注意加强监测，及时调整剂量或换药。

### 2. 抗酸药物

（1）混悬剂服用之前应摇匀，咀嚼片应充分咀嚼后服用，服药时间可以在症状出现时或饭后 1.5h 和睡前。

（2）抗酸药物不可长期大量使用，通常作为症状发作时的按需治疗，需要长期连续用药时，应定期监测血清电解质水平，特别是肾功能不全的患者。

（3）含铝的抗酸药可导致便秘，用药期间可足量饮水以避免便秘出现；出现便秘症状的患者可同时服用缓泻药。

（4）为了减少对其他药物吸收的影响，抗酸药与其他药物合用时通常需要间隔 2h。

（5）使用抗酸药和铋剂，要注意：①肾功能情况。②老年人长期服用氢氧化铝片或凝胶时，可影响肠道吸收磷酸盐，导致骨质疏松；铝盐吸收后沉积于脑，可引起阿尔茨海默病；骨折患者不宜服用；阑尾炎或急腹症时，服用氢氧化铝制剂可使病情加重，可增加阑尾穿孔的危险，应禁用。

（6）抗酸药、铋盐、氢氧化铝凝胶和铝碳酸镁等形成保护膜制剂，不要于餐后服用，多在上腹痛前、腹痛时临时服用；且不要与铁剂、钙剂及喹诺酮类等多种药物合用，以免影响药物吸收。

### 3. 其他

（1）根除方案中甲硝唑和呋喃唑酮可引起尿液变色，与酒精可发生"双硫仑样反应"。

（2）溃疡活动期应停用胃黏膜损害药物，如 NSAIDs；如果需要服用这些药物，应事先询问消化道疾病史和有无出血、上腹痛等病史，并先行根除 Hp 治疗；可选用胃肠损害相对小的药物，或最小有效剂量，或联合使用抑酸药物（如 H$_2$RA、PPI）。

## 四、患者健康教育

① 消化性溃疡患者在生活上避免过度紧张与劳累，缓解精神压力，保持愉快的心态，禁烟、戒酒，建立规律的饮食习惯，避免过饱、过饥以及食刺激性食物。

② 应向患者明确根除治疗的意义，强调依从性的重要性。根除治疗的疗程为 2 周，通常药物的安全性较高。如果中途停药会导致根除失败，还有可能造成幽门螺杆菌对抗菌药物产生耐药。因此不建议随意停药，出现药物不良反应可咨询医师或药师。

③ 幽门螺杆菌感染往往有家庭聚集性，为根除彻底和避免再感染，应该进行积极的治疗和预防，避免共用餐具而导致病原菌传播，提倡分餐制。夹菜时使用公筷，不共用水杯、牙刷等。建议其他家庭成员同时进行检查，对检查阳性者进行根除治疗。

④ 对于服用 NSAIDs 的患者，需遵医嘱采取相应的预防措施并进行相应监测，出现明显腹痛、黑便等消化道损伤的表现时，应及时就诊，在医师指导下进行治疗和调整药物。

消化性溃疡病因复杂，影响因素多，需要综合性治疗。治疗目标包括祛除病因（根除 Hp，尽可能停服 NSAIDs，戒烟）、消除症状、愈合溃疡、防止溃疡复发和避免并发症。针对该患者建议的治疗为：给予规范的内科治疗，包括四联法抗幽门螺杆菌，保护胃黏膜等，并补液，给予营养支持治疗。

# 第二节 ▷ 溃疡性结肠炎

案例 7-2 ▶▶

患者，男，36 岁。主因腹泻、腹痛 20 余天，发热 10 天入院。患者 20 余天前无明显诱因出现腹泻，起初每日排便 3～4 次，为黏液便，混有鲜血，量约 10mL，后腹泻逐渐加重，最多每日排便 20 余次，伴腹痛，以下腹为主，呈痉挛样疼痛，间歇发作，排便后可略缓解。10 天前出现发热，体温最高 39℃，多发生于午后及傍晚，自服退热药后体温可降至正常。发病以来近 1 周未进食，乏力，双髋关节疼痛，无口腔溃疡，无腹胀，睡眠差，体重减轻 10 余斤。查体：体温 38.9℃，心跳 110 次/分，呼吸 18 次/分，血压 107/65mmHg，平车推入病房，睑结膜无苍白，心肺查体未见异常，腹软，下腹、剑突下压痛阳性，无反跳痛及肌紧张，肠鸣音正常。血常规：白细胞 $15.17 \times 10^9$/L，红细胞 $4.25 \times 10^9$/L，血红蛋白 131g/L。便常规：白细胞未见，红细胞阳性。便培养：阴性。血生化：血钾、血钠正常，总蛋白 53.5g/L，白蛋白 26.2g/L。肠镜检查：全结肠黏膜充血、水肿、质脆，接触出血，可见弥漫分布的小溃疡成点状糜烂。初步诊断：溃疡性结肠炎（初发型，重度，全结肠炎，活动期）。

问题：针对该患者如何制订治疗方案？

## 一、概述

溃疡性结肠炎（ulcerative colitis，UC）又称慢性非特异性结肠炎，是一种病变主要局限于大肠黏膜和黏膜下层为特征的慢性非特异性肠道炎症性疾病。多累及直肠和乙状结肠，也可延伸至降结肠甚至整个结肠。

UC 可发生在任何年龄，多见于 20～40 岁，亦可见于儿童和老年人。男女发病率无明显差别。近年来，我国 UC 患病率明显增加，以轻中度患者占多数，但重症也不少见。

UC 的病因及发病机制至今尚未明确，目前认为可能为遗传、免疫、微生物和环境等多种因素相互作用导致肠道异常免疫失衡有关。

## 二、临床表现与诊断

（一）临床表现

反复发作的腹泻、黏液脓血便及腹痛是 UC 的主要症状。多数起病缓慢，少数急性起病，偶见急性暴发起病，发作与缓解交替，少数症状持续并逐渐加重。临床表现与病变范围、分型及分期等有关。

### 1. 消化系统表现

（1）腹泻伴黏液脓血便　见于绝大多数患者。腹泻主要与炎症导致大肠黏膜对水、钠吸收障碍以及结肠运动功能异常有关，粪便中的黏液脓血则为炎症渗出、黏膜糜烂及溃疡形成所致。黏液脓血便是 UC 最常见的症状，是本病活动期的重要表现。大便次数及便血的程度反映病情轻重。

（2）腹痛　多有轻度至中度腹痛，为左下腹或下腹的阵痛，亦可累及全腹。有"疼痛-便意-便后缓解/减轻"的规律，常有里急后重。若并发中毒性巨结肠或炎症波及腹膜，可产生持续性剧烈腹痛。

（3）其他症状　可有腹胀，严重病例有食欲减退、恶心、呕吐。

### 2. 全身表现

（1）发热　中、重型患者活动期常有低至中等发热，高热多提示病情进展，严重感染或并发症存在。

（2）营养不良　重症或病情持续活动可出现衰弱、消瘦、贫血、低蛋白血症、水与电解质代谢紊乱等表现。

### 3. 肠外表现

包括外周关节炎、结节性红斑、坏疽性脓皮病、虹膜炎、前葡萄膜炎、口腔复发性溃疡等，这些肠外表现在结肠炎控制或结肠切除术后可缓解或恢复；骶髂关节炎、强直性脊柱炎、原发性硬化性胆管炎等，可与溃疡性结肠炎共存，但与溃疡性结肠炎本身的病情变化无关。

### 4. 并发症

中毒性巨结肠、癌变、结肠大出血、肠穿孔、肠梗阻等。

## （二）临床分型

### 1. 临床类型

临床分为初发型和慢性复发型。

### 2. 病变范围

根据蒙特利尔分型，分为直肠型（E1）、左半结肠型（病变累及结肠脾曲以下）（E2）、广泛结肠型（病变扩展至结肠脾曲以上）（E3）。

### 3. 病情分期

分为活动期和缓解期。

### 4. 活动期严重程度

分为轻、中、重度。

## （三）辅助检查

### 1. 血液检查

贫血、白细胞计数增加、血沉加快及 C 反应蛋白增高均提示疾病活动期。

### 2. 粪便检查

肉眼观察常有黏液脓血。显微镜检查见红细胞、白细胞，急性发作期可见巨噬细胞。粪便病原学检查是本病诊断的一个重要步骤，需反复多次进行（至少连续 3 次），目的是排除感染性结肠炎。

### 3. 结肠镜检查

结肠镜检查是本病诊断与鉴别诊断的最重要手段之一。应行全结肠及回肠末段检查，直接观察黏膜变化，取活组织病理检查，并确定病变范围。

### 4. X 线钡剂灌肠检查

不作为首选检查手段，可作为结肠镜检查有禁忌证或不能完成全结肠检查时的补充。重型病例不宜行 X 线钡剂灌肠（和结肠镜）检查，以免加重病情或诱发中毒性巨结肠。

### （四）诊断

具有持续或反复发作的腹泻和黏液脓血便、腹痛、里急后重、伴有（或不伴有）不同程度全身症状者，在排除细菌性痢疾、阿米巴痢疾、慢性血吸虫病、肠结核等感染性结肠炎及结肠克罗恩病、缺血性肠炎、放射性肠炎等基础上，结合结肠镜检查可以诊断本病。

## 三、药物治疗及注意事项

UC 的治疗目标为诱导并维持临床缓解以及黏膜愈合，防治并发症，改善患者生存质量、加强对患者的长期管理。

### （一）药物治疗

#### 1. 氨基水杨酸制剂

包括 5-氨基水杨酸（5-aminosalicylic acid，5-ASA）制剂和柳氮磺吡啶（SASP）。用于 UC 活动期的诱导缓解和缓解期的维持治疗，是治疗轻、中度 UC 的主要药物，也用于激素诱导缓解后的维持治疗。5-ASA 几乎不被吸收，可抑制肠黏膜的前列腺素合成和炎症介质白三烯的形成，对肠道炎症有显著的抗炎作用。由于 5-ASA 在胃酸内多被分解失散，因此临床上常用柳氮磺吡啶（SASP）、奥沙拉嗪等 5-ASA 衍生物。SASP 为 5-ASA 经偶联键连接于磺吡啶上，口服后可大部分到达结肠，经肠道细菌分解为磺吡啶和 5-ASA 而发挥抗炎作用。

#### 2. 糖皮质激素

适用于氨基水杨酸制剂治疗无效、急性发作期或重症患者。糖皮质激素是目前控制病情活动的有效药物。作用机制为非特异性抗炎和抑制免疫反应。

#### 3. 免疫抑制剂和生物制剂

（1）硫唑嘌呤或巯嘌呤　可用于对糖皮质激素治疗效果不佳，或对糖皮质激素依赖的慢性活动性患者，加用这类药物后可逐渐减少糖皮质激素用量直至停用。

（2）环孢素 A　起效快，主要适用于对大剂量静脉滴注糖皮质激素无反应的急性重症 UC 患者，使 80% 的患者避免施行手术。

（3）英夫利昔单抗　是目前较为有效的诱导及维持缓解的药物。

### （二）治疗原则

药物的选择依赖于疾病活动度、病变部位、疾病严重程度、既往用药史并需结合患者本身的意愿。

## 1. 轻、中型活动性 UC

治疗主要针对疾病累及的部位合理使用药物，针对直肠型 UC 患者，宜使用 5-ASA 栓剂；当病变局限在直肠及乙状结肠时，应使用 5-ASA 灌肠剂；也可以联合口服与局部用 5-ASA 制剂，甚至局部用或口服激素治疗。针对左半结肠炎、广泛结肠炎和全结肠炎患者，联合 5-ASA 口服和直肠局部用药可以使疾病得到缓解，无效时可考虑口服激素。

## 2. 重症 UC

患者应入院治疗，及时纠正水、电解质代谢紊乱；贫血严重者可输血；低蛋白血症者可输入人血白蛋白。抗生素治疗对一般患者并无指征；但重症患者有继发感染时应积极抗菌治疗，可予以广谱抗生素。重症 UC 患者首选静脉使用激素，针对静脉用足量激素治疗 5～7 天无效者，可予以免疫抑制剂或生物制剂作为"挽救治疗"，如使用环孢素 A 或英夫利昔单抗。内科治疗无效者应及时转手术治疗。

## 3. 缓解期 UC

由氨基水杨酸制剂或糖皮质激素诱导缓解后以氨基水杨酸制剂维持，选用诱导缓解剂量的全量或半量 5-ASA 制剂，如用柳氮磺吡啶维持，剂量一般为 2～3g/d，并应补充叶酸；5-ASA 缓、控释制剂维持剂量通常不低于 2g/d。远段结肠炎维持治疗以美沙拉嗪局部用药为主（直肠炎用栓剂，每晚 1 次；直肠-乙状结肠炎用灌肠剂，隔天至数天 1 次），同时联合口服氨基水杨酸制剂更好。氨基水杨酸制剂维持治疗的疗程为 3～5 年或长期维持。由硫唑嘌呤类药物或英夫利昔单抗诱导缓解后以原剂量维持。

## （三）对症治疗

（1）及时纠正水、电解质平衡紊乱；贫血者可输血；低蛋白血症者应补充白蛋白。病情严重者应禁食，并予完全胃肠外营养治疗。

（2）对腹痛、腹泻的对症治疗，慎重使用抗胆碱能药物或止泻药物，如地芬诺酯（本乙哌啶）或洛哌丁胺，在重症患者应禁用，因有诱发中毒性巨结肠的危险。

## （四）手术治疗

### 1. 紧急手术指征

大出血、穿孔、癌变，以及高度怀疑为癌变。

### 2. 择期手术指征

①经积极内科治疗无效的重症 UC，合并中毒性巨结肠经内科治疗无效者宜更早行外科干预。②内科治疗疗效不佳和（或）药物不良反应已严重影响生命质量者，可考虑外科手术。

## （五）用药注意事项

（1）口服 5-ASA 的缓、控释制剂均不能咀嚼，以免破坏药物制剂的结构。肠溶片应于餐前 1h 整片吞服；缓释片由多个微颗粒组成，可掰开后服用或与水（橘汁）混合为混悬液后饮用，可随餐服用；缓释颗粒应以水漱服，可随餐服用。

（2）柳氮磺吡啶肠溶片不可压碎及掰开服用，应在每日固定时间服用，进餐时服用为佳。

（3）奥沙拉嗪应于进餐时服用，减轻腹泻不良反应症状。

（4）栓剂直肠给药后应保留 1～3h 或更长时间，剂量 1g，推荐于睡前给药 1 次。

（5）灌肠剂于睡前经灌药器将药液挤入直肠内。给药时取左侧卧位，左腿伸直、右膝屈曲，以便给药。给药后应保持卧位至少 30min，使药液分布于整个直肠；如可能，应尽量保留药液于体内整晚。

（6）服用氨基水杨酸类药物期间注意监测全血细胞计数和尿液检查。一般情况下，在治疗开始 2 周后进行检查。此后，每用药 4 周进行相应检查；2～3 次检查结果未见异常后，每 3 个月应进行 1 次血清尿素氮、血肌酐和尿沉渣等反映肾功能的检查。

（7）柳氮磺吡啶服用期间应多饮水，保持高尿流量，以防结晶尿的发生，必要时服用碱化尿液的药物；禁用于对磺胺类药物过敏者，对呋塞米、砜类、噻嗪类利尿药、磺酰脲类、碳酸酐酶抑制药及其他磺胺类药过敏者可出现交叉过敏；服药期间定期进行全血细胞计数检查。

（8）糖皮质激素应于晨起服用，症状完全缓解后开始减量，通常每周减 5mg，减至 20mg/d 时，每周减 2.5mg 至停用。注意减药速度不宜太快，以防症状复发或出现撤药反应。

（9）硫唑嘌呤可引起骨髓抑制和肝损伤，用药期间应监测血常规和肝功能，特别是用药前 3 个月内。

## 四、患者健康教育

① 溃疡性结肠炎为慢性疾病，可反复出现腹泻、黏液脓血便、腹痛等症状，多表现为发作期与缓解期交替，少数病例症状持续并逐渐加重。应积极应用药物控制发作期症状，维持长期缓解。

② 为了确保 UC 症状得到长期缓解，按医嘱服药，定期医疗随访，不可擅自停药或自行减量，以免造成症状复发或加重。反复活动者，应有长期服药的心理准备。

③ 活动期患者应充分休息，调节好情绪，避免心理压力过大。

④ 急性活动期可给予流质或半流质饮食，病情好转后改为富有营养、易消化的少渣饮食，不宜过于辛辣。注意饮食卫生，避免肠道感染性疾病。

⑤ 出现以下症状应及时就医：过敏性症状如皮疹、红肿、发热等表现；腹泻加重，次数增加，出现脓血便时。

### 分析7-2

UC 的治疗目标为诱导并维持临床缓解以及黏膜愈合，防治并发症，改善患者生命质量、加强对患者的长期管理。药物的选择依赖于疾病活动度、病变部位、疾病严重程度、既往用药史并需结合患者本身的意愿。在治疗溃疡性结肠炎的过程中，应严格掌握分期分级治疗的原则。参考病程和过去治疗情况确定治疗药物、方法及疗程，尽早控制发作，防止复发。该患者溃疡性结肠炎为初发型，重度，全结肠炎，处于疾病活动期，建议的治疗方案为：①静脉使用激素，足量激素治疗 5～7 天无效者，可予以免疫抑制剂或生物制剂作为"挽救治疗"，如使用环孢素 A 或英夫利昔单抗；②纠正低蛋白血症。

## 第三节 ▷ 肠易激综合征

患者，女，45 岁。主因腹泻、腹部不适 3 年，加重 3 月入院。3 年前因进食不当出现腹泻，3～4 次/日，稀便，便前腹部不适，便后缓解。无黏液脓血便，无腥臭味及油滴。服用黄连素及肠道益生菌有效，治疗 1 周腹泻停止。此后常因进食生冷、刺激性食物出现腹泻，症状同前，再次服用黄连素和肠道益生菌有效。病程中无呕血及黑便。睡眠差，入睡困难，多梦。既往健康，无不良嗜好。查体一般状态可，焦虑面容。皮肤、黏膜无黄染。锁骨上、腋窝淋巴结未及肿大。心肺未见异常。腹软，肝脾未及，墨菲征阴性，无压痛及反跳痛，未及包块，移动性浊音阴性，肠鸣音 4 次/分。辅助检查：粪便常规＋潜血＋苏丹Ⅲ×3 次为阴性；肝肾功能正常；腹部 B 超：肝、胆、胰、脾未见异常；结肠镜：全结肠黏膜未见明显异常。初步诊断肠易激综合征。

问题：针对该患者如何制订治疗方案？

## 一、概述

肠易激综合征（irritable bowel syndrome，IBS）是一种反复腹痛，并伴排便异常或排便习惯改变的功能性肠病，诊断前症状已出现至少 6 个月且近 3 个月持续存在。在欧美国家成人患病率为 10%～20%，我国为 10% 左右。患者以中青年居多，男女比例约 1：2，有家族聚集倾向。

病因和发病机制尚不十分清楚，现在认为是多种因素和多种机制共同作用的结果。与胃肠道动力异常、内脏感觉异常、中枢神经系统感觉异常、脑-肠轴调节异常、肠道感染治愈后及精神心理障碍等因素有关。

## 二、临床表现与诊断

### （一）临床表现

起病隐匿，病程可长达数年至数十年，症状反复发作或慢性迁延，但全身健康不受明显影响。最主要的临床表现是腹痛、排便习惯和粪便性状的改变。精神、饮食因素常诱发症状的复发或加重。几乎所有患者均有不同程度的腹痛或腹部不适，部位不定，以下腹和左下腹多见，排便或排气后缓解，较少影响睡眠。腹泻型 IBS 粪便呈糊状或稀水样，常排便较急，一般每日 3～5 次，可有黏液，但无脓血。便秘型 IBS 常有粪便干结，量少，呈羊粪状或细杆状。部分患者有腹泻与便秘交替，部分患者同时有消化不良症状和失眠、焦虑、抑郁等精神症状。

一般无明显体征，可在相应部位有轻压痛，部分患者可触及腊肠样肠管，直肠指检可感到肛门痉挛、张力增高，可有触痛。

### （二）诊断

在缺乏可解释症状的形态学改变和生化异常基础上，反复发作的腹痛，近 3 个月内平均每周发作至少 1 次，伴有以下 2 项或 2 项以上：①与排便相关；②症状发生伴随排便次数的改变；③症状发生伴随粪便性状（外观）改变。诊断前症状已出现至少 6 个月，近 3 个月符合以上诊断标准。

### 三、药物治疗及注意事项

旨在改善患者症状，提高生活质量、消除顾虑。

**（一）药物治疗**

**1. 抗菌药物**

利福昔明是利福霉素衍生的半合成广谱抗生素，含独特的嘧啶咪唑环，难溶于水，全身生物利用度极低，肠道吸收少，对肠道菌群影响较小。利福昔明被美国 FDA 批准用于治疗腹泻型 IBS，3 次/日，疗程 14 日，最多使用 2 个疗程。

**2. 微生态制剂**

如双歧杆菌、乳酸菌、酪酸菌等制剂，可纠正肠道菌群失调，对腹泻、腹胀有一定疗效。

**3. 5-HT$_3$ 受体阻断药**

5-HT$_3$ 受体阻断药可减慢胃肠传输、减少肠道分泌、降低结肠积气、延迟结肠转运、改变直肠顺应性并降低内脏敏感性。阿洛司琼可显著改善 IBS 患者腹痛、腹泻症状，但因其所导致的缺血性肠炎等严重不良反应。美国 FDA 仅批准用于经常规治疗无效的女性，且症状持续时间大于 6 个月的腹泻型 IBS 患者在使用时须权衡利弊。昂丹司琼可改善 IBS 患者胃肠胀气和腹泻，但对腹痛无效。雷莫司琼可显著减轻患者的腹部不适和（或）疼痛症状，并能改善排便习惯，故可作为腹泻型 IBS 有效治疗的选择。

**4. 阿片类受体配体药物**

洛哌丁胺通过作用于肠道平滑肌阿片受体，延缓肠道传输，从而增加肠道水分吸收，还可降低肛门-直肠敏感性。该药推荐用于有进餐后腹泻和（或）排便失禁症状患者，或在腹泻症状发作前 1~2h 预防性短期服用。但需注意便秘、腹胀等不良反应。

**5. 解痉药**

解痉药是一类松弛胃肠道平滑肌的药物，通过改善胃肠道动力，缓解 IBS 患者腹痛、腹泻的症状，协调平滑肌运动，从而发挥解痉、止痛的作用。奥替溴铵可有效缓解 IBS 患者腹痛及总体症状，其兼有钙通道阻滞、抗毒蕈碱 M 受体和抗激素肽 NK$_2$ 受体作用，降低肠道高敏感性，较同类药物效果更佳，且不产生阿托品样不良反应，多个指南将其列为治疗腹泻型 IBS 的一线药物。其他药物包括抗胆碱药与钙通道阻滞药（西托溴铵、东莨菪碱、西莨菪碱、美贝维林）。

离子通道调节药曲美布汀对胃肠道有双向调节作用：在胃肠道功能低下时，能作用于肾上腺素能神经受体，抑制去甲肾上腺素的释放，从而增加运动节律；而在胃肠道功能亢进时，该药主要作用于 κ 受体，从而改善动力亢进状态。可改善肠易激综合征伴随的食欲缺乏、肠鸣音亢进、腹泻、便秘等消化系统异常表现，尤其适用于腹泻型 IBS。通常成人每次 100~200mg，每日 3 次。

### 6. 肠道促分泌药

利那洛肽是鸟苷酸环化酶 C 激动药，通过细胞内释放环鸟苷酸而刺激胃肠分泌，加快胃肠道运行，调节内脏敏感性，其可显著增加便秘型 IBS 患者自主排便频率、缓解腹痛症状，美国 FDA 批准其用于便秘型 IBS。鲁比前列酮为局限性氯离子通道激动药，增加肠液分泌而保持血清电解质水平，促进肠道运动，可显著增加 IBS 患者自主排便频率并改善腹痛症状，美国 FDA 批准其用于 18 岁以上女性腹泻型 IBS 患者。

### 7. 抗抑郁药物

精神因素亦是促进 IBS 病情进展的重要因素，IBS 患者合并焦虑、抑郁等精神疾病比例较高，通过脑-肠轴，神经系统可调节胃肠动力。小剂量三环类抗抑郁药物具有抗胆碱能作用，可延缓胃肠道转运时间，对腹泻型 IBS 效果尤为明显，是治疗 IBS 患者的一种低成本选择。

### 8. 其他治疗药物

①聚乙二醇 4000 可显著增加便秘型 IBS 患者自主排便频率，降低粪便硬度，可有效缓解患者便秘症状，安全性高，被美国 FDA 批准用于便秘型 IBS。②双八面体蒙脱石由于其特殊的带电荷性质和分布不均匀性，可吸附多种病原体及其毒素，并通过改善细胞正常的吸收和分泌功能，减少肠细胞的运动失调和水、电解质丢失，恢复肠蠕动的正常节律，从而缓解肠易激综合征症状，主要用于腹泻型 IBS；成人口服给药，一次 1 袋，每日 3 次。③复方地芬诺酯是盐酸地芬诺酯和阿托品的复方制剂。地芬诺酯为人工合成的具有止泻作用的阿片生物碱，具有较弱的阿片样作用，但无镇痛作用，现已代替阿片制剂成为应用广泛而有效的非特异性止泻药；对肠道作用类似吗啡，直接作用于肠道平滑肌，通过抑制肠黏膜感受器，降低局部黏膜的蠕动反射，减弱肠蠕动，并使肠内容物通过延迟，促进肠内水分的吸收。在地芬诺酯制剂中加入阿托品，可以减少地芬诺酯产生的依赖性倾向。

### （二）用药注意事项

（1）因蒙脱石具有吸附作用，在与其他药物同时服用时，可影响其他药物的吸收，应在服用该药前 1h 使用其他药物。将该药倒入 50mL 温水中充分稀释，摇匀服用。不能将该药直接倒入口中用水冲服或用水调成糊状、丸状服用，以免造成该药在消化道黏膜表面分布不均匀，影响疗效。

（2）使用蒙脱石者若在治疗过程中出现便秘，可减少剂量继续治疗。

（3）地芬诺酯本身具有中枢神经系统抑制作用，故不宜与巴比妥类、阿片类、水合氯醛、乙醇、格鲁米特或其他中枢抑制药合用，因其可加强中枢抑制药的作用；与单胺氧化酶抑制药合用可能有发生高血压危象的潜在危险；与呋喃妥因合用，可使后者的吸收加倍。

（4）复方地芬诺酯产生的依赖性倾向较单用地芬诺酯弱，但成瘾的可能性仍然存在。每日 100～300mg，服用 40～70 日，即可发生阿片样戒断症状。所以该药只宜用常规剂量短期治疗，以免产生依赖性。

（5）复方地芬诺酯可导致婴幼儿呼吸抑制，2 岁以下婴幼儿禁用。但 2 岁以上小儿应用仍须十分谨慎，因易出现迟发性地芬诺酯中毒，而且儿童对该药的反应有很大的变异性。使用该药时，需考虑患儿的营养状况和药物的水解度。

（6）复方地芬诺酯在用药过程中应注意监测水与电解质代谢、呼吸抑制等情况。

（7）复方地芬诺酯片配料组方的辅料中有葡萄糖，该成分为改善制剂口味的矫味剂，因此更容易吸引儿童患者，大幅增加了儿童误服的发生率，导致安全风险增加。

（8）肝功能障碍患者在使用洛哌丁胺时，可能导致药物相对过量，应注意中枢神经系统中毒症状。

（9）洛哌丁胺若发生漏服，不可补服，恢复常规服药规律即可，且下次剂量不要加量。

（10）洛哌丁胺在服用时若出现荨麻疹、瘙痒、便秘、腹胀、不完全肠梗阻等不良反应时，应停药。

（11）洛哌丁胺在药物过量时（包括由于肝功能障碍导致的相对过量），可能出现中枢神经抑制症状，如木僵、神经调节功能紊乱、嗜睡、缩瞳、肌张力过高、呼吸抑制及肠梗阻。儿童对中枢神经系统毒性的反应可能较成人敏感。

（12）使用解痉药如阿托品、东莨菪碱、山莨菪碱等应注意以下几点。

① 该类药物虽然可用于解除胃肠道平滑肌痉挛、缓解阵发性腹绞痛症状。但只能缓解症状，不能清除病因，因此还应针对腹痛的病因进行治疗。如果服用本类药物 1 天后症状仍未缓解或消失，应及时去医院治疗。

② 导致胃肠道平滑肌痉挛的原因比较复杂，主要症状表现为腹部疼痛。服用该类药物解痉、止痛后常会掩盖一些急性疾病，应提高警惕。

③ 该类药物还有其他作用，如抑制腺体分泌，出现口干、心率加快、中枢神经兴奋等不良反应。脑出血急性期、青光眼、手术前患者禁用，高血压、心脏病、尿潴留、前列腺肥大患者慎用。

④ 该类药物宜在餐前半小时服用。

⑤ 该类药物作用可被促胃肠动力药（如甲氧氯普胺、多潘立酮）等拮抗，使其作用减弱其或消失，因此不能同时服用。它们还影响其他一些药物的吸收，如使对乙酰氨基酚吸收减少；使地高辛吸收增加，有导致地高辛中毒的危险。

（13）匹维溴铵无明显的抗胆碱不良反应，故可用于合并前列腺结节状增生、尿潴留和青光眼的肠易激综合征患者。该药服用时切勿咀嚼，宜在进餐时用水吞服，不宜睡前吞服。

（14）曲美布汀与普鲁卡因胺合用，可对窦房结传导产生相加性的抗迷走神经作用，故两者合用时应监测心率和心电图；与西沙必利合用，可发生药理拮抗作用，减弱西沙必利的促胃肠蠕动作用。

（15）微生态制剂在使用时应注意以下几点。

① 药物相互作用：微生态制剂建议与抗菌药物间隔使用。铋剂、鞣酸、药用炭、酊剂等能抑制、吸附或杀灭活菌，故不能合用。对牛奶过敏者，应避免服用含乳酸菌的微生态制剂。

② 禁忌证：菌血症、中央静脉导管治疗患者禁止使用。

③ 服用：在服用微生态制剂时，如为活菌制剂，需用＜40℃的温开水送服，以免制剂中有成分受到破坏。对于不能耐受胃酸的微生态制剂（如培菲康）建议饭后服用。肠溶制剂（如美常安、聚克等）整片或整粒吞服，不可嚼碎。

④ 贮存：微生态制剂中的活菌量与其疗效密切相关，因此在贮存期间应尽量保持其活菌的数量。活菌一般怕热、怕光、怕湿，温度越高、湿度越大，活菌存活时间越短。由于各种制剂中所含活菌种类不同，因此对温度、光线、湿度等要求不同，如双歧杆菌三联活

（培菲康）、双歧杆菌-乳杆菌三联活菌（金双歧）等都要求于2~8℃避光保存，复方乳酸菌（聚克）要求避光密封凉暗处保存，枯草杆菌二联活菌（美常安）要求室温干燥并于避光处保存。活菌制剂的有效期比较短，一般为24个月（聚克则为18个月），因此在购买和使用时应注意。

#### 四、患者健康教育

**1. 避免诱发或加重症状的食物，调整相关的生活方式**

限制的食物种类包括：①富含短链碳水化合物（FODMAPs）等成分的食物；②高脂肪、辛辣、麻辣和重香料的食物；③高膳食纤维素食物可能对便秘型有效（但对腹痛和腹泻不利）；④一旦明确食物过敏原，应避免摄入含有该过敏原成分的食物。

**2. 生活方式和社会行为的调整**

生活方式和社会行为的调整能够减轻IBS症状，如减少烟酒摄入、注意休息、充足睡眠等行为改善；每周3~5次高负荷的体格锻炼，坚持12周后，可明显阻止IBS症状恶化。

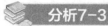 **分析7-3**

肠易激综合征治疗旨在改善患者症状，提高生活质量、消除顾虑。针对该患者建议的治疗方案为：①避免诱发或加重症状的食物，调整相关的生活方式；②注意休息、充足睡眠，每周进行3~5次高负荷的体格锻炼，增强体质，可阻止IBS症状恶化；失眠严重可给予镇静药辅助睡眠；③应用蒙脱石止泻，微生态制剂乳酸菌或双歧杆菌等调整肠道菌群。

# 第四节 ◎ 病毒性肝炎

**案例7-4**

患者，男，42岁。因腹痛、食欲减退1年，加重1月就诊。1年前无明显诱因出现腹痛、恶心呕吐、食欲减退、无腹泻，近一个月来食欲减退、恶心呕吐和腹痛加剧。既往有乙型肝炎病毒感染。查体，一般状态可，巩膜黄染，锁骨上、腋窝淋巴结未及肿大，心肺未见异常。腹软，右上腹有压痛，无反跳痛，肝脏于肋弓下1.5cm可触及，有压痛，脾未触及。辅助检查：谷丙转氨酶和谷草转氨酶升高，乙肝五项中HBsAg、HBeAg和HBcAb阳性。初步诊断慢性乙型肝炎。

问题：针对慢性乙型肝炎患者如何制订治疗方案？

#### 一、概述

病毒性肝炎是由肝炎病毒引起的临床表现为肝损伤的一大类传染性肝病的总称。病毒性肝炎的病原体可以为甲型肝炎病毒、乙型肝炎病毒、丙型肝炎病毒、丁型肝炎病毒、戊型肝炎病毒等，除乙型肝炎病毒遗传物质为双链DNA外，其他类型病毒均为单链RNA。除了甲型和戊型病毒为通过肠道感染外，其他类型病毒均通过密切接触、血液和注射方式传播。

病毒性肝炎的临床表现差异比较大，部分患者可以没有临床表现，部分患者可以有肝损伤的临床表现，肝损伤临床表现包括肝大、黄疸等，肝损伤的实验室检查结果是肝功能异常。

根据临床表现持续时间，病毒性肝炎可分为急性病毒性肝炎和慢性病毒性肝炎。急性病毒性肝炎病程在六个月以内，慢性病毒性肝炎病程超过六个月。

## 二、临床表现与诊断

### （一）临床表现

#### 1. 急性肝炎

（1）急性黄疸型肝炎　甲、戊型肝炎起病较急，可有畏寒、发热，消化道症状更为明显；乙、丙、丁型肝炎多缓慢起病，丙型肝炎起病更隐匿。常出现乏力、食欲减退、厌油腻、恶心、呕吐、腹胀、腹泻、右侧肋部胀痛等。随之出现尿色加深，巩膜、皮肤黄染，可有大便颜色变浅、皮肤瘙痒等梗阻性黄疸的表现。肝大，有触痛或叩击痛，部分病例有轻度脾大。

（2）急性无黄疸型肝炎　较急性黄疸型肝炎常见，占急性肝炎病例的90％以上。无黄疸出现，其余表现同急性黄疸型肝炎，但症状较轻。仅有肝大和肝功能异常，一般不易诊断。

#### 2. 慢性肝炎

乙、丙、丁型肝炎可以迁延不愈，形成慢性肝炎。甲、戊型肝炎一般为自限性疾病，不形成慢性肝炎和病毒携带状态，但部分免疫功能低下如造血干细胞移植的患者中，戊型肝炎病毒感染可以呈现慢性化。

肝炎病毒感染所致肝炎超过半年迁延不愈，或既往有乙、丙、丁型肝炎或乙型肝炎病毒携带史本次又因同一种病原体而再次出现肝炎症状、体征及实验室异常者可诊断为慢性肝炎。根据临床检查和实验室指标（包括转氨酶、胆红素、白蛋白、白蛋白/球蛋白、凝血酶原活动度、胆碱酯酶）等，可将病情分为轻、中、重三度。

#### 3. 重型肝炎（肝衰竭）

各型病毒性肝炎均可引起重型肝炎，我国以乙型肝炎最多，各型间的同时感染或重叠感染更易诱发重型肝炎。重症肝炎的类型包括急性重型肝炎（急性肝衰竭）、亚急性重型肝炎（亚急性肝衰竭）、慢性加急性重型肝炎（慢性加急性肝衰竭）和慢性重型肝炎（慢性肝衰竭）等。

#### 4. 淤胆型肝炎

肝内胆管梗阻所致，消化道症状轻、转氨酶升高程度轻、凝血异常程度轻，黄疸重。

#### 5. 肝炎后肝硬化

根据肝组织病理及临床表现分为可分为代偿性和失代偿性；根据肝脏炎症情况又可分为活动性与静止性两型。

### （二）诊断

病毒性肝炎的诊断包括流行病学史、临床表现和实验室检查三部分。实验室检查包括肝细胞炎症损伤的检测和病原学检测，临床上肝细胞炎症损伤的检测方法主要是肝功能检查。在肝功能检查出现谷丙转氨酶和谷草转氨酶升高说明肝细胞受损。病原学检测可以确定病毒性肝炎的种类。有肝炎病毒接触史、有临床表现、实验室检查出现异常即可确诊。

## 三、药物治疗及注意事项

（一）各型病毒性肝炎的药物治疗

### 1. 总体治疗原则

病毒性肝炎治疗包括抗炎保肝等对症治疗和抗病毒治疗。抗炎保肝等对症治疗常用药物包括甘草酸制剂、维生素及辅酶类（复方维生素 B、维生素 C、辅酶 A）、肝细胞膜保护剂（多烯酸磷脂酰胆碱）、解毒保肝类药物（葡醛内酯、谷胱甘肽）等。甲型肝炎及戊型肝炎一般不会变为慢性，主要是对症治疗。而乙型肝炎、丙型肝炎易转变为慢性肝炎，故需采取抗病毒治疗，进行抗病毒治疗时需要注意肝功能变化。抗病毒药物如干扰素、恩替卡韦、拉米夫定等，干扰素主要是干扰 HBV-DNA 的合成。

### 2. 病毒性肝炎的抗病毒治疗

（1）慢性乙型肝炎抗病毒治疗的适应证　① HBV-DNA$\geqslant 10^5$ copies/mL（HBeAg 阴性者为 $10^4$ copies/mL）；②ALT$\geqslant 2$ 倍正常上限值；③肝组织学显示 Knodell HAI$\geqslant 4$，或$\geqslant$ G2 炎症坏死。具有①并有②或③的患者应接受抗病毒治疗。

（2）慢性丙型肝炎抗病毒治疗的适应证　因为大部分患者治疗后可以完全清除病毒，故目前慢性丙型肝炎抗病毒治疗的适应证较为宽泛，血 HCV-RNA 检测阳性的患者均应进行抗病毒治疗。

（3）乙型病毒性肝炎抗病毒治疗药物　乙型病毒性肝炎抗病毒治疗药物有 α-干扰素和核苷类似物两大类。

α-干扰素有广谱的抗病毒作用。作用机制是通过产生抗病毒蛋白，可以抑制病毒的复制，对病毒并无直接的杀灭作用；它还可以调节免疫，主要可以增强和促进巨噬细胞、细胞毒性 T 细胞和自然杀伤细胞（NK）的活性。α-干扰素的剂型有普通干扰素（短效）和聚乙二醇干扰素（长效 PEG-IFN）两种，每种又可分为 α-2a 和 α-2b。

剂量和疗程：普通 IFNα，3～5MU，每周 3 次或隔日 1 次，皮下或肌内注射，疗程 1 年或更长。PEG-IFNα2a，180μg，或 PEG-IFNα2b，1.5μg/kg，皮下注射，每周 1 次，疗程 1 年或更长。

不良反应：主要包括流感样症候群、骨髓抑制、精神异常、甲状腺功能异常、自身免疫性疾病和少见的肾损害（间质性肾炎、肾病综合征和急性肾衰竭）、心血管并发症（心律失常、缺血性心脏病和心肌病等）、视网膜病变、听力下降等。治疗过程中应严密进行监测，发生少见的不良反应时，应停止干扰素治疗。

核苷酸类似物。目前抗乙肝的核苷酸类似物有拉米夫定、阿德福韦、恩替卡韦、替比夫定和替诺福韦。拉米夫定（3TC）和替比夫定同属于 L-核苷类；阿德福韦属无环核苷酸磷酸盐类；恩替卡韦则属脱氧鸟苷类似物。所有核苷酸类似物的作用机制均是对病毒的聚合酶或逆转录酶的抑制，达到抑制病毒 DNA 合成和增殖的效果。治疗上推荐首选安全性好、耐药屏障高的药物，如替诺福韦和恩替卡韦。恩替卡韦、替比夫定和拉米夫定之间有交叉耐药性，而阿德福韦与以上三种药物无交叉耐药性。阿德福韦多用于病毒耐药后的二线治疗。

剂量和疗程：拉米夫定，100mg po qd；阿德福韦，10mg po qd；恩替卡韦，0.5mg po qd；替比夫定，600mg po qd；替诺福韦，300mg po qd。核苷酸类似物治疗的疗程不确定，倾向于长时间治疗，中华医学会制订的慢性肝病防治指南中，对于 HBeAg 阳性的慢性乙型肝炎使用核苷酸类似物的疗程均建议为 HBeAg 血清转阴后至少 1 年；对于 HBeAg 阴性的慢性乙型肝炎使用核苷酸类似物的疗程至少为 2 年。近期欧洲的指南建议应用至 S 抗原血清转阴后方可停药。部分患者在停药后可出现病情反复。

（4）丙型病毒性肝炎抗病毒治疗药物

① α-干扰素：α-干扰素联合利巴韦林仍是慢性丙型病毒性肝炎的标准治疗方案。干扰素的疗程视病毒的基因型及治疗后 HCV-RNA 的变化幅度而定。

② 利巴韦林：治疗丙型肝炎时，通常使用 α-干扰素联合利巴韦林，400～600mg po bid，治疗 24～48 周。

③ 直接作用的抗病毒药物（direct-acting antiviral agents，DAA）：近年来，特异性作用于 HCV 复制周期的 DAA 类药物获得了长足的进步，根据作用位点的不同，又可分为 NS3/4A 蛋白酶抑制剂、NS5A 蛋白酶抑制剂、NS5B 聚合酶抑制剂等。

国外近期的研究提示即使在干扰素不能耐受的慢性丙型肝炎患者中，不同种类 DAA 的联合治疗也可取得很好的疗效。这一类药物正在逐步进入国内。

（二）用药注意事项

（1）干扰素治疗的禁忌证包括妊娠、精神病史（如严重抑郁症）、未能控制的癫痫、未戒掉的酗酒/吸毒者、未经控制的自身免疫性疾病、失代偿期肝硬化、有症状的心脏病、治疗前中性粒细胞百分比＜0.1 和（或）血小板计数＜$50×10^9$/L。相对禁忌证包括甲状腺疾病、视网膜病、银屑病、既往抑郁症史、未控制的糖尿病、高血压、总胆红素＞51mmol/L（特别是以间接胆红素为主者）。

（2）乙型肝炎治疗需要定期（每 12 周）监测肝功能、乙肝五项和 HBV-DNA 水平。

（3）丙型肝炎治疗要定期监测血常规、肝功能、HCV-RNA 水平、促甲状腺激素（TSH）、血脂水平。尤其要注意贫血的问题。

（4）干扰素、利巴韦林可引起畸胎或胚胎致死效应，故治疗期间和治疗后 6 个月内，所有育龄期妇女和男性均必须采取避孕措施。

## 四、患者健康教育

（1）注意预防肝炎的传播，控制传染源，隔离患者和病毒携带者；切断传播途径，加强卫生管理，普及健康教育。

（2）接种甲型肝炎疫苗可以提高人群免疫力，养成良好的卫生习惯，把住"病从口入"关；食品要高温加热，一般情况下，100℃加热 1 分钟就可使甲型肝炎病毒失去活性，预防甲型肝炎的发生和暴发流行。

（3）接种乙型肝炎疫苗，保护易感人群。易感人群主要是新生儿，其次为婴幼儿，15 岁以下未免疫人群和高危人群（如医务人员、经常接触血液的人员、托幼机构工作人员、器官移植患者、常接受输血或血液制品者、免疫功能低下、易发外伤者、HBsAg 阳性者的家庭成员、男性同性恋或有多个性伴侣和静脉内注射毒品者等）。乙型肝炎病毒抵抗力较强，但在 65℃加热 10h、煮沸 10min 或高压蒸汽均可灭活 HBV。含氯制剂、环氧乙烷、戊二醛、过氧乙酸和碘伏等也有较好的灭活效果。

（4）避免饮酒、疲劳和使用损害肝脏药物。强调早期卧床休息，直至症状明显减退，可逐步增加活动。

（5）避免漏用药物或自行停药，提高患者依从性。

 分析7-4

病毒性肝炎治疗目标是最大限度长期抑制病毒，减轻肝细胞炎症和死亡，延缓疾病进展。针对慢性乙型肝炎患者建议的治疗方案为：①抗炎保肝和对症治疗；②抗病毒治疗，抗病毒治疗是慢性乙型肝炎治疗的关键，常用药物包括干扰素和核苷酸类似物等。

# 第八章

# 常见心血管系统疾病

## 第一节 ▷ 原发性高血压

患者，男，64岁，身高174cm，体重92kg。既往有高血压、高脂血症和心肌梗死病史。近日因反复胸闷就诊，临床处方：阿司匹林肠溶片、辛伐他汀片、特拉唑嗪片、氨氯地平片、曲美他嗪片、单硝酸异山梨酯注射液。

问题：1. 该患者使用的药物中抗高血压药物的种类有哪些？

2. 该患者用药中，在首次用药、剂量增加或停药后重新用药时，应让患者取坐姿或斜靠在沙发上服用，以免发生眩晕而跌倒的药物是什么？

## 一、概述

高血压（hypertension）是以体循环动脉压升高为主要表现的临床综合征，可分为原发性高血压和继发性高血压。原发性高血压又称高血压病，可导致心、脑、肾及周围血管、眼底等靶器官病理损害并致功能障碍。原发性高血压与遗传、环境有关，约占高血压患者的95%，另有5%是继发性高血压，常继发于原发性醛固酮增多症、嗜铬细胞瘤、肾动脉狭窄等疾病。本节重点介绍原发性高血压。

人群中血压呈连续性正态分布，正常血压和高血压的划分无明确界限，高血压的标准是根据临床及流行病学资料界定的。高血压定义：未使用抗高血压药物的情况下诊室收缩压≥140mmHg和（或）舒张压≥90mmHg。目前，我国采用的血压分类和标准见表8-1。

表 8-1 血压分类和标准 单位：mmHg

| 分类 | 收缩压 | | 舒张压 |
|---|---|---|---|
| 正常血压 | <120 | 和 | <80 |
| 正常高值血压 | 120~139 | 和(或) | 80~89 |
| 高血压 | ≥140 | 和(或) | ≥90 |
| 1级高血压(轻度) | 140~159 | 和(或) | 90~99 |
| 2级高血压(中度) | 160~179 | 和(或) | 100~109 |
| 3级高血压(重度) | ≥180 | 和(或) | ≥110 |
| 单纯收缩期高血压 | 140 | 和 | <90 |

注：当收缩压和舒张压分属于不同分级时，以较高的级别作为标准。

## 二、临床表现与诊断

### 1. 症状

原发性高血压多见于中老年人，起病隐匿，进展缓慢，病程常长达数年至数十年。初期较少出现症状，约半数患者因体检或因其他疾病测量血压后，才偶然发现血压升高。常见症状有头痛、头晕、心悸、颈项板紧、疲劳等，也可出现视物模糊、鼻出血等较重症状，典型的高血压头痛在血压下降后即可消失。如发生高血压的严重并发症即靶器官功能性损害或器质性损害，则出现相应的临床表现。

### 2. 体征

高血压体征一般较少。周围血管搏动、血管杂音、心脏杂音等是重点检查的项目。

### 3. 并发症

主要是心、脑、肾、眼及血管受累的表现。

（1）心脏  高血压性心脏病主要与血压升高加重心脏负荷，引起左心室肥厚，继而出现心脏扩大、心律失常和反复心力衰竭发作有关。患者可有心悸、劳力性呼吸困难，严重者可发生夜间阵发性呼吸困难、端坐呼吸、咳粉红色泡沫样痰等表现。

（2）肾脏  早期无症状，伴随病情进展，可出现夜尿增多及尿液检查异常（蛋白尿、管型、红细胞）。慢性肾衰竭患者可出现厌食、少尿，血肌酐、尿素氮水平升高，代谢性酸中毒和电解质紊乱。

（3）脑  高血压可致脑部小动脉痉挛，出现头痛、头胀、眼花、耳鸣、健忘、失眠、乏力等症状。当血压突然显著升高时可产生高血压脑病，出现剧烈头痛、呕吐、视力减退、抽搐、昏迷等颅内高压症状。高血压脑病的主要并发症是脑卒中（脑出血和脑梗死）。脑出血常在血压明显升高和剧烈波动、情绪激动、用力排便等情况下发生。

除此以外，视网膜病变是常见高血压并发症，临床常见眼底出血、渗出和视神经盘水肿等情况。高血压也是导致动脉粥样硬化的重要因素，可引起冠心病、脑血栓形成等。

## 三、药物治疗及注意事项

### （一）治疗目标

目前一般主张血压控制目标值应＜140/90mmHg。对于合并糖尿病、慢性肾脏病、心力衰竭或病情稳定的冠心病的高血压患者，血压控制目标值＜130/80mmHg，老年收缩期高血压患者，收缩压控制于150mmHg以下，如能够耐受可降至140mmHg以下。

### （二）药物治疗

#### 1. 抗高血压药物应用基本原则

使用抗高血压药需遵循以下4项原则，即小剂量开始、优先选择长效制剂、联合用药和个体化用药。

（1）小剂量开始  初始治疗时通常应采用较小的有效治疗剂量，根据需要逐步增加剂量。

（2）优先选择长效制剂  尽可能使用每天给药1次而有持续24h降压作用的长效制剂，从而有效控制夜间血压与晨峰血压，更能有效预防心脑血管并发症。

（3）联合用药　可增加降压效果又不增加不良反应；在低剂量单药治疗效果不满意时，可以采用两种或两种以上抗高血压药物联合治疗。事实上，2级以上高血压为达到目标血压常需联合治疗。对血压≥160/100mmHg或高于目标血压20/10mmHg或高危及以上患者，起始即可采用小剂量两种药物联合治疗或用固定复方制剂。

（4）个体化用药　根据患者具体情况、药物有效性和耐受性，兼顾患者经济条件及个人意愿，选择适合患者的抗高血压药物。

### 2. 抗高血压药物种类

目前常用抗高血压药物可归纳为五大类，即利尿药、β受体阻断药、钙通道阻滞药（CCB）、血管紧张素转换酶抑制药（ACEI）和血管紧张素Ⅱ受体拮抗药（ARB）。除上述五大类主要的抗高血压药物外，在抗高血压药发展历史中还有一些药物，包括外周交感神经抑制药，例如利血平、可乐定；α1受体阻断药，例如哌唑嗪、特拉唑嗪、多沙唑嗪，曾多年用于临床并有一定的降压疗效，但因不良反应较多，目前不主张单独使用，但可用于复方制剂或联合治疗。

（1）钙通道阻滞药（CCB）　降压作用主要通过阻滞电压依赖L型钙通道减少细胞外钙离子进入血管平滑肌细胞内，减弱兴奋-收缩偶联，降低阻力血管的收缩反应。根据药物核心分子结构和作用于L型钙通道不同的亚单位，可分为二氢吡啶类和非二氢吡啶类。

以二氢吡啶类钙通道阻滞药为基础的降压治疗方案可显著降低高血压患者脑卒中风险，以硝苯地平为代表。此类药物可与其他4类抗高血压药联合应用，尤其适用于老年性高血压、单纯收缩期高血压、合并稳定型心绞痛、冠状动脉或颈动脉粥样硬化及周围血管病患者。常见不良反应包括反射性交感神经激活导致的心跳加快、面部潮红、足踝部水肿、牙龈增生等。二氢吡啶类CCB没有绝对禁忌证，但心动过速与心力衰竭患者应慎用，如必须使用，则应慎重选择特定制剂，如氨氯地平等长效药物。急性冠脉综合征患者一般不推荐使用短效硝苯地平。

非二氢吡啶类钙通道阻滞药主要包括维拉帕米和地尔硫卓两种药物，地尔硫卓常见不良反应包括抑制心脏收缩功能和传导功能，有时也会出现牙龈增生。二至三度房室传导阻滞、心力衰竭患者禁止使用。因此，在使用非二氢吡啶类CCB前应详细询问病史，并进行心电图检查。

（2）利尿药　此类药物通过利钠排水、降低高血容量负荷而发挥降压作用。有噻嗪类、袢利尿药和保钾利尿药三类。

用于控制血压的利尿药主要是噻嗪类利尿药，在我国常用氢氯噻嗪和吲达帕胺。降压起效较平稳、缓慢，持续时间相对较长，作用持久。适用于轻、中度高血压，对单纯收缩期高血压、盐敏感性高血压、合并肥胖或糖尿病、更年期女性、合并心力衰竭和老年人高血压有较强的降压效应。

吲达帕胺可明显减少脑卒中再发风险。小剂量氢氯噻嗪（6.25~25mg）对代谢影响很小，与其他抗高血压药（尤其ACEI或ARB）合用可显著增加后者的降压作用。不良反应与剂量密切相关，故通常应采用小剂量。噻嗪类利尿药可引起低血钾，长期应用者应定期监测血钾，并适量补钾。痛风者禁用；高尿酸血症、明显肾功能不全者慎用，后者如需使用利尿药，应使用袢利尿药，如呋塞米等。

保钾利尿药（如阿米洛利）及醛固酮受体拮抗剂（如螺内酯）等有时也可用于控制血

压。在利钠排水的同时不增加钾的排出，在与其他具有保钾作用的抗高血压药如 ACEI 或 ARB 合用时需注意发生高钾血症的风险。螺内酯长期应用有可能导致男性乳房发育等不良反应。

（3）血管紧张素转换酶抑制药（ACEI） 降压作用主要通过抑制循环和组织 ACE，使 AT Ⅱ 生成减少，同时抑制激肽酶使缓激肽降解减少。

此类药物对于高血压患者具有良好的靶器官保护和心血管终点事件的预防作用。ACEI 单用降压作用明确，对糖脂代谢无不良影响。降压起效缓慢，3～4 周时达到最大作用，限盐或加用利尿药可增加 ACEI 的降压效应。ACEI 具有改善胰岛素抵抗和减少尿蛋白作用，对肥胖、糖尿病和心脏、肾脏靶器官受损的高血压患者具有较好的疗效，尤其适用于伴慢性心力衰竭、心肌梗死后伴心功能不全、糖尿病肾病、非糖尿病肾病、代谢综合征、蛋白尿或微量白蛋白尿患者。最常见不良反应为持续性干咳，多见于用药初期，症状较轻者可坚持服药，不能耐受者可改用 ARB。高钾血症、妊娠妇女和双侧肾动脉狭窄患者禁用。血肌酐超过 3mg/dL 的患者使用时需谨慎。

（4）血管肾张素Ⅱ受体拮抗药（ARB） 降压作用通过阻滞组织 AT Ⅱ 受体亚型 AT1，更充分有效地阻断 AT Ⅱ 的血管收缩、水钠潴留与重构作用。

此类药物对于高血压患者同样具有良好的靶器官保护和心血管终点事件预防作用。ARB 的适应证同 ACEI，也用于不能耐受 ACEI 的患者。不良反应少见，偶有腹泻，长期应用可升高血钾，应注意监测血钾及肌酐水平变化。禁忌证也同 ACEI。

（5）β 受体阻断药 此类药物主要通过抑制过度激活的交感神经活性、抑制心肌收缩力、减慢心率而发挥降压作用。有选择性（β1）、非选择性（β1 与 β2）和兼有α受体拮抗三类。降压起效较强而且迅速，不同 β 受体拮抗药降压作用持续不同。

美托洛尔、比索洛尔对 β 受体有较高选择性，因选择性阻断 β1 受体而产生的不良反应较少，既可降低血压，也可保护靶器官、降低心血管事件风险。β 受体阻断药尤其适用于伴快速型心律失常、冠心病（心绞痛）、慢性心力衰竭、交感神经活性增高以及高动力状态的高血压患者。常见的不良反应有疲乏、肢体冷感、激动不安、胃肠不适等，还可能影响糖脂代谢。高度心脏传导阻滞为禁忌证。非选择性 β 受体阻断药禁用于哮喘患者。慢性阻塞性肺病、运动员、周围血管病或糖耐量异常者慎用；必要时也可慎重选用高选择性受体阻断药。长期应用者突然停药可发生反跳现象，即原有的症状加重或出现新的表现，较常见的有血压反跳性升高，伴头痛、焦虑等，称之为撤药综合征。

（6）α 受体阻断药 此类药物不作为一般高血压治疗的首选药，适用于高血压伴前列腺结节状增生患者，也用于难治性高血压患者的治疗，开始用药应在入睡前，以防直立性低血压发生，使用中注意测量坐立位血压，最好使用控释制剂。直立性低血压者禁用。心力衰竭者慎用。

### 3. 抗高血压药的联合应用

抗高血压药的联合应用已成为降压治疗的基本方法。许多高血压患者为了达到目标血压水平需要应用至少两种抗高血压药物。

（1）联合用药的适应证 2 级高血压和（或）伴有多种危险因素、靶器官损害或临床疾患的高危人群，往往初始治疗即需要应用两种小剂量抗高血压药物，如仍不能达到目标水平，可在原药基础上加量或可能需要 3 种甚至 4 种以上抗高血压药物。

（2）联合用药的方法 两种药联合使用时，降压作用机制应具有互补性，从而可发挥相加的降压作用，并可互相抵消或减轻不良反应。

我国临床主要推荐应用的优化联合治疗方案是：二氢吡啶类钙通道阻滞药（D-CCB）＋ACEI/ARB；ACEI/ARB＋噻嗪类利尿药；D-CCB＋噻嗪类利尿药；D-CCB＋β受体阻断药。次要推荐使用的可接受联合治疗方案是：利尿药＋β受体阻断药；α受体阻断药＋β受体阻断药；D-CCB＋保钾利尿药；噻嗪类利尿药＋保钾利尿药。不常规推荐但必要时可慎用的联合治疗方案是：ACEI/ARB＋β受体阻断药；中枢作用药＋β受体阻断药。

① ACEI/ARB＋噻嗪类利尿药：利尿药的不良反应是激活肾素-血管紧张素-醛固酮系统（RAAS），可造成一些不利于降低血压的负面作用，而与ACEI/ARB合用则抵消此不利因素。此外，ACEI和ARB由于可使血钾水平略有上升，从而能防止噻嗪类利尿药长期应用所导致的低血钾等不良反应。②D-CCB＋ACEI/ARB，前者具有直接扩张动脉的作用，后者通过阻断RAAS，既扩张动脉，又扩张静脉，故两药有协同降压作用。D-CCB常见产生的足踝部水肿可被ACEI或ARB消除。小剂量长效D-CCB＋ACEI/ARB初始联合治疗高血压患者，可明显提高血压控制率。此外，ACEI或ARB也可部分阻断钙通道阻滞药所致反射性交感神经张力增加和心率加快的不良反应。③D-CCB＋噻嗪类利尿药联合治疗可降低高血压患者脑卒中发生风险。④D-CCB＋β受体阻断药，前者具有的扩张血管和轻度增加心率的作用，正好抵消β受体阻断药的收缩血管及减慢心率作用。两药联合可使不良反应减轻。⑤三药联合方案在上述各种两药联合方式中加用另一种抗高血压药物便构成三药联合方案，其中D-CCB＋ACEI/ARB＋噻嗪类利尿药组成的联合方案最为常用。⑥四药联合方案主要适用于难治性高血压患者，可以在上述三药联合基础上加用第四种药物，如β受体阻断药、螺内酯、可乐定或α受体阻断药等。

（三）特殊人群的降压治疗

1. 老年人

我国流行病学调查显示60岁以上人群高血压患病率为49%。老年人高血压的特点是收缩压增高，舒张压下降，脉压增大；血压波动性大，容易出现直立性低血压及餐后低血压；血压昼夜节律异常，白大衣高血压和假性高血压相对常见。老年高血压患者的血压应降至150/90mmHg以下。血压过低会引起头晕、跌倒等问题。老年高血压降压治疗应强调收缩压达标，同时应避免过度降低血压，在能耐受降压治疗的前提下，逐步降压达标，应避免过快降压。CCB、ACEI、ARB、利尿药或β受体阻断药都可以考虑选用。

2. 儿童及青少年

儿童及青少年原发性高血压表现为轻、中度血压升高，通常没有明显的临床症状，与肥胖密切相关，近一半儿童高血压患者可发展为成人高血压，左心室肥厚是最常见的受累靶器官。血压明显升高者多为继发性高血压，肾性高血压是首位病因。绝大多数儿童与青少年高血压患者通过非药物治疗即可达到血压控制目标。但如果生活方式治疗无效，出现高血压临床症状、靶器官损害、合并糖尿病、继发性高血压等情况应考虑药物治疗。ACEI或ARB和CCB在标准剂量下较少发生不良反应，通常作为首选的儿科抗高血压药物；利尿药、β受体阻断药和α受体阻断药因为不良反应的限制，多用于儿童及青少年严重高血压患者的联合用药。

3. 妊娠期高血压

非药物治疗措施（限盐、富钾饮食、适当活动、情绪放松）是妊娠合并高血压安全有效的治疗方法，应作为药物治疗的基础。由于所有抗高血压药物对胎儿的安全性均缺乏严格的临床验证，而且动物实验中发现一些药物具有致畸作用，因此，药物选择和应用受到限制。妊娠期间降压不宜过于积极，治疗的主要目的是保证母儿安全和妊娠的顺利进行。治疗的策略、用药时间的长短及药物的选择取决于血压升高的程度，以及对血压升高所带来危害的评估。在接受非药物治疗措施以后，血压＞150/100mmHg 时应开始药物治疗，治疗目标是将血压控制在 130～140/80～90mmHg。常用的抗高血压药物有硫酸镁、甲基多巴、拉贝洛尔、美托洛尔、氢氯噻嗪及硝苯地平；硫酸镁是治疗严重先兆子痫的首选药物。妊娠期间禁用 ACEI 或 ARB。

### （四）高血压合并其他疾病

高血压可以合并脑血管病、冠心病、心力衰竭、慢性肾功能不全和糖尿病等。对于合并脑血管病者，降压治疗的目的是减少脑卒中再发。对老年患者、颅内动脉严重狭窄者及严重体位性低血压患者应该慎重进行降压治疗，降压过程应该缓慢、平稳，最好不减少脑血流量。对于合并心肌梗死和心力衰竭患者，首先考虑选择 ACEI 或 ARB 和 β 受体阻断药。慢性肾功能不全合并高血压者，降压治疗的目的主要是延缓肾功能恶化，预防心脑血管疾病的发生。

ACEI 或 ARB 在肾功能不全的早、中期能延缓肾功能恶化，病情晚期（肌酐清除率＜30mL/min 或血肌酐＞265mmol/L）有可能反而使肾功能恶化。2 型糖尿病往往较早就与高血压并存，往往同时还伴有肥胖和血脂代谢紊乱，属于心血管疾病高危群体。因此应该积极进行降压治疗，ACEI 或 ARB 能有效减轻和延缓糖尿病肾病的进展，可作为首选。对于伴血浆同型半胱氨酸升高的高血压患者（H 型高血压），需同时考虑控制血压和血浆同型半胱氨酸水平，适量补充叶酸（0.4～2mg/d）与维生素 $B_6$（30mg/d）和维生素 $B_2$（500μg/d），可降低血浆同型半胱氨酸水平。

### （五）用药注意事项

（1）在没有医师建议的情况下，不能随意开始或停止服药或改变剂量。

（2）高血压患者出现胸闷、气短、运动耐力下降者应及时到医院就诊。

（3）新加用抗高血压药物的患者若出现相应不良反应（如面部潮红、足踝部水肿、高钾血症、干咳等）且不能耐受时，应及时就医换药。

## 四、患者健康教育

高血压的非药物治疗和患者的自我管理非常重要，包括提倡健康生活方式，消除不利于心理和身体健康的行为和习惯，减少高血压以及心血管病的发病危险。

（1）控制体重　将 BMI 尽可能控制在 ＜24kg/m²；体重降低对于血压管理、改善胰岛素抵抗、糖尿病、血脂异常和左心室肥厚均有益。

（2）限盐摄入　膳食中约 80％钠盐来自烹调用盐和各种腌制品，所以应减少烹调用盐，每人每日食盐量不超过 6g。

（3）补充钾盐每日吃新鲜蔬菜和水果。

（4）减少脂肪摄入减少食用油摄入（＜25g/d），鼓励摄入单不饱和脂肪酸（橄榄油等），少吃或不吃肥肉和动物内脏。

（5）戒烟少酒。

（6）增加运动　运动有利于减轻体重和改善胰岛素抵抗，提高心血管调节适应能力，稳定血压水平。

（7）减轻精神压力，保持心态平衡。

（8）抗高血压药物可以控制但不能治愈高血压，必须坚持长期治疗以控制血压及预防其对身体多个系统的损害。

（9）血压计的正确使用　高血压患者需要规律地监测血压，可以使用水银血压计或电子血压计，目前临床上常用前者，后者使用方便、简单，适用于家庭保健。

医院单次测量血压升高有可能是白大衣高血压，在家庭或社区的血压测量值很重要，对于部分患者还需要连续性检测。

### 分析8-1

1. 抗高血压药物种类有 α 受体阻断药和钙离子拮抗药。
2. 可引起直立型低血压的药物为特拉唑嗪片。

# 第二节 ◉ 冠状动脉粥样硬化性心脏病

### 案例 8-2

患者，男，36 岁，持续性胸痛 6h。查体：血压 110/70mmHg，双肺未闻及干湿性啰音，心率 125 次/分，律齐，心脏各瓣膜区未闻及杂音。心电图示部分导联 ST-T 抬高。实验室检查：血清肌钙蛋白水平升高

问题：1. 该患者最可能的诊断是什么？
2. 应用于该患者的溶栓药物有哪些？如何使用？

## 一、概述

冠状动脉粥样硬化性心脏病（coronary atherosclerotic heart disease）指冠状动脉发生粥样硬化引起管腔狭窄或闭塞，导致心肌缺血、缺氧或坏死而引起的心脏病，简称冠心病（coronary heart disease，CHD），也称缺血性心脏病（ischemic heart disease）。

冠心病是动脉粥样硬化导致器官病变的最常见类型，也是严重危害人类健康的常见疾病。本病多发于 40 岁以上成人，男性发病早于女性，经济发达国家发病率较高。近年来发病呈年轻化趋势，已成为威胁人类健康的主要疾病之一。

冠心病可分为五种临床类型：无症状性心肌缺血型、心绞痛型、心肌梗死型、缺血性心肌病型和心源性猝死。不同临床分型提示患者的冠脉病变及心肌供血不足的部位、范围、程度和发展速度等的不同，有利于指导临床诊治。心绞痛分为稳定型心绞痛和不稳定型心绞痛，不稳定型心绞痛和心肌梗死合称急性冠脉综合征。急性冠脉综合征（acute coronary syndrome，ACS）是一组由急性心肌缺血引起的临床综合征，主要包括不稳定型心绞痛（unstable angina，UA）、非 ST 段抬高型心肌梗死（non-STsegment elevation myocardial infarction，NSTEMI）以及 ST 段抬高型心肌梗死（STsegment elevation myocardial infarction，STEMI）。动脉粥样硬化不稳定斑块破裂或糜烂导致冠状动脉内血栓形成，被认为是大多数 ACS 发病的主要病理基础。血小板激活在其发病过程中起着非常重要的作用。本节分别介绍稳定型心绞痛和急性冠脉综合征的治疗。

## 二、临床表现与诊断

（一）稳定型心绞痛（stable angina pectoris）

稳定型心绞痛也称劳力性心绞痛，是在冠状动脉固定性严重狭窄基础上，由于心肌负荷的增加引起心肌急剧、暂时性缺血缺氧。其特点为阵发性的前胸压榨性疼痛或憋闷感，常发生于劳力负荷增加时，持续数分钟，休息或应用硝酸酯类制剂后疼痛消失。疼痛发作的程度、频度、性质及诱发因素在数周至数月内无明显变化。

### 1. 临床表现

以发作性胸痛为主要临床表现，其特点如下。

（1）部位　主要在胸骨体之后，可波及心前区，常放射至左肩、左臂内侧达无名指和小指，或至颈、咽或下颌部。

（2）性质　胸痛常为压迫、发闷或紧缩性，也可有烧灼感或仅觉胸闷，但不是针刺或刀扎样锐性痛，偶伴濒死的恐惧感觉。发作时，患者往往被迫停止正在进行的活动，直至症状缓解。

（3）诱因　发作常由体力劳动或情绪激动所诱发，饱食、寒冷、吸烟、心动过速、休克等亦可诱发。疼痛多发生于劳力或激动的当时，而不是在劳累之后。常在相似的条件下重复发生。

（4）持续时间　心绞痛一般持续数分钟至十余分钟，多为 3~5min，很少超过半小时。

（5）缓解方式　一般在停止原来诱发症状的活动后即可缓解；舌下含服硝酸甘油等硝酸酯类药物也能在几分钟内缓解。

### 2. 辅助检查

（1）实验室检查　血清心肌损伤标志物包括心肌肌钙蛋白 I 或 T、肌酸激酶（CK）及同工酶（CK-MB）多正常。

（2）心电图（ECG）检查　①静息时心电图：约半数患者在正常范围，也可能有陈旧性心肌梗死改变或非特异性 ST 段和 T 波异常。②心绞痛发作时心电图：绝大多数患者可出现暂时性心肌缺血所引起的 ST 段移位。常见反应为心内膜下心肌缺血的 ST 段压低（多＞0.1mV），发作缓解后恢复。有时可出现 T 波倒置。

（3）可进一步做超声心动图、平板运动试验、核素心肌显像、冠状动脉 CT 成像及冠脉造影检查以明确诊断，冠脉造影为有创性检查手段，是诊断冠心病的金标准。

（二）不稳定型心绞痛和非 ST 段抬高型心肌梗死

UA/NSTEMI 是由于动脉粥样斑块破裂或糜烂，伴有不同程度的表面血栓形成、血管痉挛及远端血管栓塞所导致的一组临床症状，合称为非 ST 段抬高型急性冠脉综合征，UA/NSTEMI 的病因和临床表现相似但程度不同，主要不同表现在缺血严重程度以及是否导致心肌损害。

### 1. 临床表现

UA/NSTEMI 患者胸部不适的性质与典型的稳定型心绞痛相似，通常程度更重，持续时间更长，可达数十分钟，甚至更长，胸痛在休息时也可发生。以下临床表现有助于诊断：诱发心绞痛的体力活动阈值突然或持久降低；心绞痛发生频率、严重程度和持续时间增加；出现静息或夜间心绞痛；胸痛放射至附近的或新发部位；发作时伴有新的相关症状，如出汗、恶心、呕吐、心悸或呼吸困难。常规休息或舌下含服硝酸甘油只能暂时甚至不能完全缓解症状。但是在老年女性和糖尿病患者中也有症状不典型者，容易被误诊。

### 2. 辅助检查

（1）心电图不仅可以帮助诊断，而且其异常的严重程度和范围可以提供预后信息。症状发作时的心电图与之前心电图对比可提高心电图异常的诊断价值。大多数患者心绞痛发作时有一过性 ST-T 改变，其中 ST 段的动态改变＞0.1mV 最有意义。通常上述心电图动态改变可随着心绞痛的缓解而部分或完全消失，若心电图改变持续 12h 以上，则提示 NSTEMI 的可能。

（2）心肌酶谱肌钙蛋白（cTn）T 及 I 较传统的 CK 和 CK-MB 更为敏感可靠。NSTEMI 时可出现心肌酶的明显升高，而 UA 时心肌酶不升高或仅轻度升高。

### 3. 诊断

根据典型心绞痛症状、典型缺血性心电图改变以及心肌损伤标记物测定，可以做出 UA/ NSTEMI 诊断。诊断未明确的不典型患者，如病情稳定，可以进一步做负荷心电图或核素心肌灌注显像及冠状动脉造影等检查明确诊断。

## （三）急性 ST 段抬高型心肌梗死

急性 ST 段抬高型心肌梗死（STEMI）是指急性心肌缺血性坏死，大多由于在冠脉病变的基础上，发生冠脉血供急剧减少或中断，使相应心肌出现严重而持久的缺血所致。通常原因为在冠脉不稳定斑块破裂、糜烂基础上继发血栓形成，导致冠状动脉血管持续、完全性闭塞。

### 1. 临床表现

与梗死的面积大小、部位、冠状动脉侧支循环情况密切相关。

（1）先兆　一半以上的患者在发病前数日有乏力，胸部不适，活动时出现心悸、气促、烦躁、心绞痛等前驱症状，其中以新发心绞痛（初发型心绞痛）或原有心绞痛加重（恶化型心绞痛）为最突出。

（2）疼痛　是最先出现的症状，多发生于清晨。疼痛部位和性质与心绞痛相同，但诱因多不明显，且常发生于安静时，程度较重，持续时间较长，可达数小时或更长时间，休息和含服硝酸甘油片多不能缓解。患者常烦躁不安、出汗、恐惧，胸闷或有濒死感。少数患者无疼痛，一开始即表现为休克或急性心力衰竭。部分患者疼痛位于上腹部，被误认为胃穿孔、急性胰腺炎等急腹症；部分患者疼痛放射至下颌、颈部、背部上方，被误认为骨关节痛。

（3）全身症状　发热、心动过速、白细胞计数增高和红细胞沉降率增快等，由坏死物质被吸收所引起。一般在疼痛发生后 24～48h 出现，程度与梗死范围常呈正相关，体温一般在 38℃ 左右，很少达到 39℃，持续约一周。

（4）胃肠道症状　心肌缺血剧烈时常伴有频繁的恶心、呕吐和上腹胀痛，与迷走神经受坏死心肌刺激和心排血量降低、组织灌注不足等有关。

（5）心律失常　多发生在起病1～2天，而以24h内最多见，可伴乏力、头晕、晕厥等症状。各种心律失常中以室性心律失常最多见，尤其是频发室性期前收缩、阵发性室性心动过速。

（6）低血压和休克　疼痛期血压下降常见，但未必是休克。如疼痛缓解而收缩压仍低于80mmHg，有烦躁不安、面色苍白、皮肤湿冷、脉细而快、大汗淋漓、尿量减少（<20mL/h）、神志迟钝，甚至晕厥者，则为休克表现。休克多在起病后数小时至数日内发生，见于约20％的患者，主要是心源性，为心肌广泛坏死、心排血量急剧下降所致。

（7）心力衰竭　主要是急性左心衰竭，可在起病最初几天内发生，或在疼痛、休克好转阶段出现，为梗死后心脏收缩力显著减弱或不协调所致，发生率约为40％。可出现呼吸困难、咳嗽、发绀、烦躁等症状，严重者可发生肺水肿，随后可有颈静脉怒张、肝大、水肿等右心衰竭表现。右心室心肌梗死者可一开始即出现右心衰竭表现，伴血压下降。

### 2. 辅助检查

（1）心电图常有进行性的改变，对MI的诊断、定位、定范围、估计病情演变和预后都有帮助。STEMI特征性改变为ST段抬高呈弓背向上型，宽而深的Q波（病理性Q波）及T波倒置。

（2）超声心动图有助于了解心室壁的运动和左心室功能，诊断室壁瘤和乳头肌功能失调，检测心包积液及室间隔穿孔等并发症。

（3）心肌酶谱肌钙蛋白I（cTnI）或T（cTnT）、肌红蛋白、CK-MB、CK明显升高并有动态演变。

### 3. 诊断

据典型的临床表现、特征性心电图改变以及实验室检查诊断本病并不困难。对老年患者，突然发生严重心律失常、休克、心力衰竭而原因未明，或突然发生较重而持久的胸闷或胸痛者，都应考虑本病的可能。宜先按急性心肌梗死进行处理，并短期内进行心电图检查、血清心肌酶谱测定并动态观察以确定诊断。

## 三、药物治疗及注意事项

（一）稳定型心绞痛（stable angina pectoris）

### 1. 发作时的治疗

发作时立刻休息。

药物治疗：可含服作用较快的硝酸酯类制剂。这类药物一方面可扩张冠脉，降低阻力，增加冠脉循环的血流量；另一方面还能够扩张外周血管，减少静脉回流心脏的血量，降低心室容量、心排血量和血压，减低心脏前、后负荷和心肌的需氧量，从而缓解心绞痛。

硝酸酯类常用药物：①硝酸甘油0.25～0.5mg，舌下含服，1～2min即开始起作用，约半小时后作用消失。延迟见效或完全无效时提示患者并非罹患冠心病或为更严重的冠心病类型。②硝酸异山梨酯5～10mg，舌下含化，2～5min见效，作用维持2～3h。硝酸酯类的不良反应有头痛、面色潮红、心率反射性加快和低血压等，首次含用硝酸甘油时，应注意可能发生直立性低血压。硝酸甘油除片剂外，还有供喷雾吸入用的制剂。

### 2. 缓解期的治疗

调整生活方式，避免各种诱因。药物治疗如下。

① 抗血小板药物：所有患者只要没有用药禁忌证都应该服用。阿司匹林的最佳剂量范围为75～150mg/d，主要不良反应为胃肠道出血或对阿司匹林过敏。不能耐受阿司匹林的患者可改用氯吡格雷作为替代治疗。主要用于支架植入以后及阿司匹林有禁忌证的患者。氯吡格雷起效快，顿服300mg后2h即能达到有效血药浓度。常用维持剂量为75mg，qd。

② β受体阻断药：抑制心脏β肾上腺素能受体，减慢心率、减弱心肌收缩力、降低血压，从而降低心肌耗氧量以减少心绞痛发作和增加运动耐量。长期服用可显著降低心血管事件及死亡率。用药后要求静息心率降至55～60次/分。

β受体阻断药的使用剂量应个体化，从较小剂量开始，逐级增加剂量。常用药物包括：美托洛尔普通片（25～100mg，bid）、美托洛尔缓释片（47.5～190mg，qd）和比索洛尔（5～10mg，qd）等。有严重心动过缓、高度房室传导阻滞及支气管哮喘急性发作的患者，禁用β受体阻断药。外周血管疾病及严重抑郁是相对禁忌证。慢性肺心病的患者可小心使用高度选择性的$\beta_1$受体阻断药，如比索洛尔。

③ ACEI或ARB：可显著降低冠心病患者的心血管死亡、非致死性心肌梗死等主要终点事件的发生风险。在稳定型心绞痛患者中，合并高血压或糖尿病、心力衰竭的患者建议使用ACEI。

常用药物包括卡托普利（12.5～50mg，tid）、依那普利（5～10mg，bid）、培哚普利（4～8mg，qd）、雷米普利（5～10mg，qd）等。ACEI类可引起干咳，不能耐受者可使用ARB类药物。

④ 他汀类药物：能有效降低TC和LDL-C，还有延缓斑块进展、稳定斑块和抗炎等调脂以外的作用。所有冠心病患者，无论其血脂水平如何，均应给予他汀类药物，并根据目标LDL-C水平调整剂量。

临床常用的他汀类药物包括辛伐他汀（20～40mg，qn）、阿托伐他汀（10～80mg，qn）、普伐他汀（20～40mg，qn）、氟伐他汀（40～80mg，qn）、瑞舒伐他汀（5～20mg，qn）等。他汀类药物的总体安全性很高，但在应用时仍应注意监测转氨酶及肌酸激酶等生化指标，及时发现药物可能引起的肝脏损害和肌病，尤其是在采用大剂量他汀药物进行强化调脂治疗时，更应注意监测药物的安全性。

⑤ 硝酸酯类药：为非内皮依赖性血管扩张剂，能减少心肌需氧和改善心肌灌注，从而减低心绞痛发作的频率和程度，增加运动耐量。

缓解期常用的药物包括硝酸甘油（皮肤贴片5mg，qd，注意要定时揭去）、硝酸异山梨酯（普通片5～20mg，tid～qid；缓释片20～40mg，qd～bid）和单硝酸异山梨酯（普通片20mg，bid；缓释片40～60mg，qd）等。每天用药时应注意给予足够的无药间期，以减少耐药性的发生。不良反应包括头痛、面色潮红、心率反射性加快和低血压等。

⑥ 钙通道阻滞药：抑制钙离子进入细胞内，抑制心肌细胞兴奋-收缩耦联中钙离子的利用，从而抑制心肌收缩，减少心肌耗氧；扩张冠脉，解除冠脉痉挛，改善心内膜下心肌的供血；扩张周围血管，降低动脉压，减轻心脏负荷；同时还降低血液黏度，抗血小板聚集，改善心肌的微循环。可用于同时伴有高血压的患者。

常用制剂包括硝苯地平控释片（30mg，qd）、氨氯地平（5～10mg，qd）、左旋氨氯地平（2.5mg，qd）、地尔硫卓（普通片30～60mg，tid；缓释片90mg，qd）、维拉帕米（普通片40～80mg，tid；缓释片240mg，qd）。常见不良反应有外周水肿、便秘、心悸、面部潮红，低血压也时有发生，其他不良反应还包括头痛、头晕、无力等。地尔硫卓和维拉帕米能减慢房室传导，常用于伴有心房颤动或心房扑动的心绞痛患者，这两种药不能应用于已有严重心动过缓、高度房室传导阻滞和病态窦房结综合征的患者。

⑦ 其他：曲美他嗪（20～60mg，tid）抑制脂肪酸氧化和增加葡萄糖代谢，提高氧的利用效率而治疗心肌缺血；尼可地尔（2mg，tid）是一种钾通道开放剂，与硝酸酯类制剂具有相似药理特性，对于有微循环障碍的女性冠心病患者更适合。

**（二）不稳定型心绞痛和非 ST 段抬高型心肌梗死**

**1. 治疗原则**

UA/NSTEMI 是严重的、具有潜在危险性的疾病，其治疗目的是即刻缓解缺血和预防严重不良后果（即死亡或心肌梗死或再发梗死）。其治疗包括抗缺血治疗、抗血栓治疗和根据危险度分层进行有创治疗。

**2. 一般治疗**

卧床休息，保持环境安静，消除紧张情绪，可以应用小剂量的镇静药；吸氧。同时积极处理可能引起心肌耗氧量增加的疾病，如感染、发热、甲状腺功能亢进、贫血、低血压、心力衰竭、低氧血症等。

**3. 药物治疗**

（1）抗心肌缺血治疗　①硝酸酯类药物：心绞痛发作时，可舌下含服硝酸甘油，每次 0.5mg，必要时每间隔 3～5min 再次服用，可以连用 3 次；同时也可静脉应用硝酸甘油或硝酸异山梨酯，静脉应用硝酸甘油从 5～10μg/min 开始，持续滴注，每 5～10min 增加 10μg/min，直至症状缓解或出现明显不良反应（头痛或低血压，收缩压＜90mmHg 或比用药前平均动脉压下降 30mmHg）；200μg/min 为一般最大推荐剂量；在症状消失 12～24h 后改用口服制剂，因为其在持续静脉应用 24～48h 内可出现药物耐受。常用的口服硝酸酯类药物包括硝酸异山梨酯和 5-单硝酸异山梨酯。②β受体阻断药：应尽早用于所有无禁忌证的 UA/NSTEMI 患者。建议选择具有心脏 $\beta_1$ 受体选择性的药物，如美托洛尔和比索洛尔。艾司洛尔是一种快速作用的β受体阻断药，可以静脉使用，安全而有效，甚至可用于左心功能减退的患者，药物作用在停药后 20min 内消失。口服β受体阻断药的剂量应个体化，可调整到患者安静时心率 50～60 次/分。③钙通道阻滞药：足量β受体阻断药与硝酸酯类药物治疗后仍不能控制缺血症状的患者可口服长效钙通道阻断药。钙通道阻滞药与β受体阻断药联合应用或两者与硝酸酯类药物联合应用，可有效减轻胸痛；但对心功能不全的患者，应用β受体阻断药之后加用钙通道阻滞药应特别谨慎。维拉帕米和β受体阻断药均有负性传导作用，不宜联合使用。

（2）抗血小板治疗　①阿司匹林：除非有禁忌证，所有 UA/NSTEMI 患者均应尽早使用阿司匹林，首次口服非肠溶制剂或嚼服肠溶制剂 300mg，随后 75～100mg，qd，长期维持。②ADP 受体阻断药：通过阻断血小板的 $P_2Y_{12}$ 受体，抑制 ADP 诱导的血小板活化，与阿司匹林的作用机制不同，联合应用可以提高抗血小板疗效。UA/NSTEMI 患者建议联合使用阿司匹林和 ADP 受体阻断药，维持 12 个月。常用氯吡格雷，首剂可用 300～600mg 的负荷量，随后 75mg，qd。该药不良反应小，也可用于不能耐受阿司匹林的患者。新一代 ADP 受体阻断药包括普拉格雷（Prasugrel）和替格瑞洛（Ticagrelor）。普拉格雷不可逆抑制 ADP 受体，对冠状动脉病变明确且拟行 PCI 治疗的患者，首次 60mg 负荷量，维持剂量 10mg，qd；因其出血风险高，禁用于有脑梗死或短暂性脑缺血发作病史患者和年龄大于 75

岁老年人。替格瑞洛是可逆性的 ADP 受体阻断药，起效快，除有严重心动过缓者外，可用于所有 UA/NSTEMI 的治疗，首次 180mg 负荷量，维持剂量 90mg，bid。③血小板糖蛋白 Ⅱb/Ⅲa（GP Ⅱb/Ⅲa）受体阻断药：激活的血小板通过 GP Ⅱb/Ⅲa 受体与纤维蛋白原结合，形成血小板血栓，这是血小板聚集的最后且唯一途径。阿昔单抗为直接抑制 GP Ⅱb/Ⅲa 受体的单克隆抗体，能有效地与血小板表面的 GP Ⅱb/Ⅲa 受体结合从而抑制血小板的聚集。人工合成的选择性阻断血小板糖蛋白 GP Ⅱb/Ⅲa 受体的药物包括替罗非班、依替巴肽和拉米非班，主要用于计划接受 PCI 的 UA/NSTEMI 患者。

（3）抗凝治疗 常规应用于中至高危的 UA/NSTEMI 患者，常用药物包括普通肝素、低分子肝素、磺达肝癸钠（Fondaparinux）和比伐卢定（Bivalirudin）。①普通肝素：推荐用量是静脉注射 80IU/kg 后，以 15～18IU/(kg·h) 的速度静脉滴注维持，治疗过程中需监测活化部分凝血活酶时间（APTT），调整肝素用量，一般使 APTT 控制在 45～70s。静脉应用肝素 2～5 天为宜，后可改为皮下注射肝素 5000～7500IU，bid，再治疗 1～2 天。肝素对富含血小板的白色血栓作用较小，并且作用可受到肝素与血浆蛋白高结合率的影响。未口服阿司匹林的患者停用肝素后可能发生缺血症状的反跳，这是因为停用肝素后引发继发性凝血酶活性的增高，逐渐停用肝素可能会减少上述现象。由于存在发生肝素诱导的血小板减少症的可能，在肝素使用过程中需监测血小板计数。②低分子肝素：与普通肝素相比，低分子肝素在降低心脏事件发生方面有更优或相等的疗效。低分子肝素具有强烈的抗 Ⅹa 因子及Ⅱa 因子活性的作用，并且可以根据体重和肾功能调节剂量，皮下应用，不需要实验室监测，故具有疗效更肯定、使用更方便的优点。常用药物包括依诺肝素、达肝素和那曲肝素等。③磺达肝癸钠：选择性 Ⅹa 因子间接抑制剂，用于 UA/NSTEMI 的抗凝治疗不仅能有效减少心血管事件，而且大大降低出血风险。皮下注射 2.5mg，qd，可用于出血风险较高的患者。④比伐卢定：直接抗凝血酶制剂，其有效成分为水蛭素衍生物片段。通过直接并特异性抑制Ⅱa 因子活性，能使活化凝血时间明显延长而发挥抗凝作用，可预防接触性血栓形成，作用可逆而短暂，出血事件的发生率降低。

（4）调脂治疗 他汀类药物在急性期应用可促使内皮细胞释放一氧化氮，有类硝酸酯的药理作用，远期有抗炎和稳定斑块的作用，能降低冠状动脉疾病的死亡率和心肌梗死的发生率。无论基线血脂水平如何，UA/NSTEMI 患者均应尽早（24h 内）开始使用他汀类药物。LDL-C 的目标值为 <70mg/dL。少部分患者会出现肝酶和肌酶升高等不良反应。

（5）ACEI 或 ARB 治疗 长期应用能降低心血管事件发生率，如果不存在禁忌证（如低血压、肾衰竭或双侧肾动脉狭窄），应该在第一个 24h 内给予口服 ACEI 或 ARB。

### （三）急性 ST 段抬高型心肌梗死

STEMI 强调及早发现，及早住院，并加强住院前的就地处理。治疗原则是尽快恢复心肌的血液灌注（到达医院后 30min 内开始溶栓或 90min 内开始介入治疗）以挽救濒死的心肌，防止梗死扩大或缩小心肌缺血范围，保护和维持心脏功能，及时处理严重心律失常、心脏泵衰竭和各种并发症，防止猝死，使患者不但能度过急性期，且康复后还能保持尽可能多的有功能心肌。

#### 1. 一般治疗

（1）休息 急性期第一个 12h 必须卧床休息，若无并发症，24h 内应鼓励患者在床上进行肢体活动，若无低血压，第 3 天就可在病房内走动；保持环境安静，解除焦虑。

（2）监测　进行心电图、血压和呼吸的监测，除颤仪应随时处于备用状态。密切观察心律、心率、血压和心功能的变化。

（3）吸氧　呼吸困难和血氧饱和度降低者，最初几日可间断或持续通过鼻导管或面罩吸氧。

（4）解除疼痛　心肌再灌注治疗开通梗死相关血管、恢复缺血心肌的供血是解除疼痛最有效的方法，但在再灌注治疗前可选用吗啡尽快解除疼痛。吗啡 2～4mg 静脉注射，必要时 5～10min 后重复，可减轻患者交感神经过度兴奋症状和濒死感。注意低血压和呼吸功能抑制的不良反应。

**2. 药物治疗**

（1）硝酸酯类药物　大多数急性心肌梗死患者有应用硝酸酯类药物指征。而在下壁心肌梗死、右心室心肌梗死或明显低血压（收缩压＜90mmHg）的患者不适合使用。

（2）β受体阻断药　能减少心肌耗氧量和改善缺血区的氧供需失衡，缩小心肌梗死面积，减少复发性心肌缺血、再发梗死、心室颤动及其他恶性心律失常，对降低急性期病死率有肯定疗效。

（3）抗血小板治疗　各种类型的 ACS 均需要联合应用包括阿司匹林和 ADP 受体阻断药在内的口服抗血小板药物，负荷剂量后给予维持剂量。静脉应用 GP Ⅱb/Ⅲa 受体阻断药主要用于接受直接 PCI 的患者。STEMI 患者抗血小板药物选择和用法与 NSTEMI 相同，见本节的 UA/NSTEMI 内容。

（4）抗凝治疗　凝血酶使纤维蛋白原转变为纤维蛋白是最终形成血栓的关键环节，因此抑制凝血酶非常重要。

① 对溶栓治疗的患者，肝素作为溶栓治疗的辅助用药，一般使用方法是静脉推注 70IU/kg，然后静脉滴注 15IU/(kg·h) 维持治疗，每 4～6h 测定 APTT，使 APTT 为对照组的 1.5～2 倍，一般在 48～72h 后改为皮下注射低分子肝素，q12h，注射 2～3 天。

② 对未溶栓治疗的患者，临床较多应用低分子肝素，可皮下应用，无需进行实验室监测，较普通肝素有疗效肯定、使用方便的优点。

（5）血管紧张素转换酶抑制药（ACEI）或血管紧张素受体阻断药（ARB）　ACEI 有助于改善恢复期心肌的重构，减少 AMI 的病死率和充血性心力衰竭的发生。除非有禁忌证，所有患者应全部选用。通常在发病 24h 内开始给药，但在完成溶栓治疗后并且血压稳定时开始使用更理想。一般从小剂量口服开始，防止首次应用时发生低血压，在 24～48h 逐渐增加至目标剂量。如患者不能耐受 ACEI，可考虑给予 ARB。不推荐联合应用 ACEI 和 ARB。

（6）调脂治疗　他汀类调脂药物的使用同 UA/NSTEMI 患者，见本节 UA/NSTEMI 内容。

**3. 再灌注治疗**

再灌注心肌治疗应在起病 3～6h（最多 12h）内进行，使闭塞的冠状动脉再通，心肌获得再灌注，濒临坏死的心肌可能得以存活或使坏死范围缩小，减轻梗死后心肌重塑，改善预后，是一种积极的治疗措施。

（1）经皮冠状动脉介入治疗（PCI）　具备施行介入治疗条件的医院在患者抵达急诊室明确诊断之后，对需施行直接 PCI 者边给予常规治疗和做术前准备，边将患者送到心导管室。

（2）溶栓疗法　无条件施行介入治疗，如无禁忌证应立即（接诊患者后 30min 内）行本法治疗。溶栓药物的应用以纤维蛋白溶酶原激活剂激活血栓中纤维蛋白溶酶原，使转变为纤维蛋白溶酶而溶解冠状动脉内的血栓。国内常用尿激酶（urokinase，UK）30min 内静脉滴注 150 万～200 万 U；链激酶（streptokinase，SK）或重组链激酶（rSK）以 150 万 U 静脉滴注，在 60min 内滴完。使用链激酶时，应注意寒战、发热等过敏反应。重组组织型纤维蛋白溶酶原激活药（recombinant tissue type plasminogen activator，rt-PA）：选择性激活血检部位的纤溶酶原，100mg 在 90min 内静脉给予：先静脉注入 15mg，继而 30min 内静脉滴注 50mg，其后 60min 内再滴注 35mg。

新型的选择性纤溶酶原激活药（仅作用于血栓部位）包括替奈普酶、阿替普酶和瑞替普酶。关于溶栓药物的选择，与非选择性纤溶酶原激活药（尿激酶和链激酶）作用于全身相比，建议优先选用选择性纤溶酶原激活药。

禁忌证：①既往发生过出血性脑卒中，6 个月内发生过缺血性脑卒中或脑血管事件；②近期（2～4 周）有活动性内脏出血，如消化道溃疡；③严重且未控制的高血压（＞180/110mmHg）；④近期（＜3 周）外科大手术。

（3）紧急冠状动脉旁路搭桥术（CABG）　介入治疗失败或溶栓治疗无效且有手术指征者，宜争取在 6～8h 内施行紧急 CABG 术，但死亡率明显高于择期 CABG 术。

## 四、患者健康教育

在正常人群中预防冠心病属于一级预防；已有冠心病者还应预防再发梗死和其他心血管事件，称之为二级预防。

### 1. 一级预防

目前公认的传统危险因素包括年龄、性别、种族、家族史、高胆固醇血症、吸烟、糖尿病、高血压、腹型肥胖、缺乏运动、饮食缺少蔬菜水果、精神紧张。除年龄、性别、家族史和种族不可改变，其他 8 种传统危险因素均是可以改变的，换言之，是可以预防的。

（1）生活方式干预　合理饮食（低盐、低脂、富含水果和蔬菜）、戒烟、规律运动、控制体重、心理平衡。

（2）血脂异常干预　一般人群健康体检应包括血脂检测。40 岁以下血脂正常人群，每 2～5 年检测 1 次血脂；40 岁以上人群至少每年进行 1 次血脂检测。心血管病高危人群每 6 个月检测 1 次血脂。所有血脂异常患者首先进行强化生活方式干预。LDL-C 是降脂治疗的首要目标，首选他汀类药物。在 LDL-C 达标时，非 HDL-C 达标是降脂治疗的次级目标。详见血脂异常章节。

（3）血糖监测与控制　健康人 40 岁开始每年检查 1 次空腹血糖及糖化血红蛋白。积极干预糖耐量异常（IGT），首先进行强化生活方式干预，3～6 个月无效可口服二甲双胍或阿卡波糖。

（4）血压监测与控制　18 岁以上健康成人至少每 2 年监测 1 次血压，35 岁以上成人至少每年监测 1 次，心血管门诊患者应常规接受血压测量。高血压患者调整治疗期间每日监测至少 2 次，血压平稳后每周监测 2 次。鼓励家庭自测血压。

### 2. 二级预防

明确诊断冠心病的患者，一般要坚持长期药物治疗，控制缺血症状，降低心肌梗死的发生率和死亡率，包括服用一种或两种抗血小板药物、β受体阻断药、他汀类药物和 ACEI/ARB，严格控制危险因素，进行有计划及适当的运动锻炼。根据患者具体情况，予以个体化治疗。所谓"ABCDE 方案"对于指导二级预防有所帮助（"A"指阿司匹林和 ACEI，"B"指β受体阻断药，"C"指控制胆固醇和戒烟，"D"指控制饮食和糖尿病，"E"指健康教育和运动）。

### 3. 患者教育

（1）正常人群需要保持健康的生活方式以预防冠心病，有冠心病史者及其危险因素者要规律服用药物，监测并控制血压、血糖、血脂等危险因素。

（2）去除诱因，一次进食不应过饱；戒烟限酒；调整日常生活与工作量；减轻精神负担；保持适当的体力活动，但以不致发生疼痛症状为度；一般不需卧床休息。

（3）一旦怀疑急性冠心病发作，立即嚼服阿司匹林 300mg，舌下含服硝酸酯类，拨打急救电话。同时密切注意血压、心率、心律的变化。

（4）首次使用抗血小板聚集药物及抗凝药时应密切监测出血症状，如皮下出血点、大便潜血等。

📚 **分析8-2**

1. 该患者最可能的诊断为急性心肌梗死。

2. 溶栓药物：尿激酶 30min 内静脉滴注 150 万～200 万 U；链激酶或重组链激酶以 150 万 U 静脉滴注，在 60min 内滴完。重组组织型纤维蛋白溶酶原激活药（rt-PA），100mg 在 90min 内静脉给予：先静脉注入 15mg，继而 30min 内静脉滴注 50mg，其后 60min 内再滴注 35mg。

# 第三节 ▶ 血脂异常

👆 **案例 8-3**

患者，男，45 岁，实验室检查：总胆固醇 7.7mmol/L，甘油三酯 2.14mmol/L，肝功能正常。

问题：1. 该患者诊断是什么？属于哪种临床分型？

2. 该患者需要服用何种药物？有何不良反应？

## 一、概述

血脂异常（dyslipidemia）是指血浆中脂质的异常，通常指血浆中胆固醇和（或）甘油三酯（TG）升高，也包括高密度脂蛋白胆固醇降低。由于脂质不溶或微溶于水，在血浆中与蛋白质结合以脂蛋白的形式存在，因此，血脂异常实际上表现为脂蛋白异常血症（dyslipoproteinemia）。血脂异常可导致动脉粥样硬化，增加心脑血管病的发病率和死亡率。防治血脂异常对提高生活质量、延长寿命有重要意义。

## 二、临床表现与诊断

### （一）血脂检查结果解读

临床上检测血脂项目较多，基本检测项目为血清总胆固醇（total cholesterol，TC）、甘油三酯（triglyceride，TG）、高密度脂蛋白胆固醇（high density lipoprotein cholesterol，HDL-C）和低密度脂蛋白胆固醇（low density lipoprotein cholesterol，LDL-C）。

#### 1. TC

TC 是指血液中各类脂蛋白所含胆固醇之总和。影响 TC 水平的主要因素如下。

（1）年龄与性别　TC 水平常随年龄而上升，但到 70 岁后不再上升甚或有所下降，青中年期女性低于男性，女性绝经后 TC 水平较同年龄男性高。

（2）饮食习惯　长期高胆固醇、高饱和脂肪酸摄入可造成 TC 升高。

（3）遗传因素与脂蛋白代谢相关酶或受体基因发生突变，是引起 TC 显著升高的主要原因。

#### 2. TG

临床上所测定的 TG 是血浆中各类脂蛋白所含 TG 的总和。TG 水平也受遗传和环境因素的双重影响。与 TC 不同，同一个体的 TG 水平受饮食和不同时间等因素的影响较大，所以同一个体一日多次测定时，TG 值可能有较大差异。

#### 3. HDL-C

基础研究证实，HDL 能将外周组织如血管壁内的胆固醇转运至肝脏进行分解代谢，提示 HDL 具有抗动脉粥样硬化作用。由于 HDL 所含成分较多，临床上目前尚无方法全面地检测 HDL 的量和功能，故通过检测其所含胆固醇的量，间接了解血浆中 HDL 的多少。

#### 4. LDL-C

LDL 的代谢相对较简单，且胆固醇占 LDL 重量的 50% 左右，故通常认为，LDL-C 浓度基本能反映血液 LDL 总量。LDL-C 增高是动脉粥样硬化发生、发展的主要脂质危险因素。一般情况下，LDL-C 与 TC 相平行，但 TC 水平也受 HDL-C 水平的影响，故最好采用 LDL-C 取代 TC 作为对冠心病及其他动脉粥样硬化性疾病的危险性评估。上述影响 TC 的因素均可同样影 LDL-C 水平。

目前我国仍沿用《中国成人血脂异常防治指南（2007 年）》血脂水平分层标准（表 8-2）。

表 8-2　中国血脂水平分层标准　　　　单位：mmol/L（mg/dL）

| 分层水平 | TC | LDL-C | HDL-C | TG |
|---|---|---|---|---|
| 合适范围 | ＜5.18(200) | ＜3.37(130) | ≥1.04(40) | ＜1.70(150) |
| 边缘升高 | 5.18~6.19(200~239) | 3.37~4.12(130~159) | | 1.70~2.25(150~199) |
| 升高 | ≥6.19(240) | ≥4.14(160) | ≥1.55(60) | ≥2.27(200) |
| 降低 | | | ＜1.04(40) | |

### （二）血脂异常的临床分型

血脂异常分类较为繁杂，临床应用中主要有两种。

## 1. 继发性或原发性高脂血症

继发性高脂血症是指由于全身系统性疾病所引起的血脂异常。可引起血脂升高的系统性疾病主要有糖尿病、肾病综合征、甲状腺功能减退症等。某些药物如利尿药、β受体阻断药、糖皮质激素等也可能引起继发性血脂升高。在排除了继发性高脂血症后，即可诊断为原发性高脂血症。已知部分原发性高脂血症是由于先天性基因缺陷所致，例如 LDL 受体基因缺陷引起家族性高胆固醇血症等；而另一部分原发性高脂血症的病因目前还不清楚。

## 2. 简易临床分型

血脂异常的临床分型见表 8-3。

表 8-3　血脂异常的临床分型

| 分型 | TC | TG | HDL-C |
|---|---|---|---|
| 高胆固醇血症 | 增高 | | |
| 高三酰甘油血症 | | 增高 | |
| 混合型高脂血症 | 增高 | 增高 | |
| 低密度脂蛋白胆固醇血症 | | | 降低 |

## 三、药物治疗及注意事项

纠正血脂异常的目的在于降低缺血性心脑血管疾病（冠心病和缺血性脑卒中）的患病率和死亡率。TC、LDL-C 和 TG 增高是冠心病的危险因素，其中以 LDL-C 最为重要，而 HDL-C 则被认为是冠心病的保护因素。

### （一）治疗原则

#### 1. 继发性血脂异常应以治疗原发病为主

如糖尿病、甲状腺功能减退经控制后，血脂有可能恢复正常。但是原发性和继发性血脂异常可能同时存在，如原发病经过治疗正常一段时期后，血脂异常仍然存在，考虑同时有原发性血脂异常，需给予相应治疗。

#### 2. 综合治疗

健康生活方式（见患者健康教育）是首要且基本的治疗措施，药物治疗需严格掌握指征。

#### 3. 防治目标水平

（1）根据是否有冠心病或冠心病等危症以及有无心血管危险因素，结合血脂水平以综合评估心血管病的发病危险，将人群进行血脂异常危险分层（表 8-4），危险性越高，则调脂治疗应越积极。

表 8-4　血脂异常危险分层方案　　　　　　　　　　　　单位：mmol/L

| 危险分层 | TC 5.18~6.19 或 LDL-C 3.37~4.14 | TC≥6.19 或 LDL-C≥4.14 |
|---|---|---|
| 无高血压且其他危险因素<3 | 低危 | 低危 |
| 高血压或其他危险因素数≥3 | 低危 | 中危 |
| 高血压或其他危险因素数≥4 | 中危 | 高危 |
| 冠心病及其等危症 | 高危 | 高危 |
| ACS 或冠心病合并糖尿病 | 极高危 | 极高危 |

其他危险因素包括年龄（男>45 岁，女>55 岁）、吸烟、低 HDL-C、肥胖和早发缺血性心血管病家族史。冠心病等危症是指非冠心病者 10 年内发生主要冠状动脉事件的危险与

已患冠心病者同等，包括：①有临床表现的冠状动脉以外动脉的粥样硬化（如缺血性脑卒中、周围动脉疾病、腹主动脉瘤和颈动脉狭窄等）；②糖尿病。

（2）根据血脂异常的危险等级指导临床治疗措施，以及决定 TC 和 LDL-C 的目标水平（表 8-5）。此外，血清 TG 的理想水平是＜1.70mmol/L（150mg/dL），HDL-C 的理想水平为＞1.04mmol/L（40mg/dL）。

表 8-5　血脂异常患者开始调脂治疗的 TC 和 LDL-C 值及其目标值

单位：mmol/L（mg/dL）

| 危险等级 | 基线水平 | 药物治疗开始 | 治疗目标值 |
|---|---|---|---|
| 低危 | TC≥6.21(240) | TC≥6.99(270) | TC<6.21(240) |
|  | LDL-C≥4.14(160) | LDL-C≥4.92(190) | LDL-C<4.14(160) |
| 中危 | TC≥5.2(200) | TC≥6.21(240) | TC<5.2(200) |
|  | LDL-C≥3.41(130) | LDL-C≥4.14(160) | LDL-C<3.41(130) |
| 高危 | TC≥4.14(160) | TC≥4.14(160) | TC<4.14(160) |
|  | LDL-C≥2.6(100) | LDL-C≥2.6(100) | LDL-C<2.6(100) |
| 极高危 | TC≥4.14(160) | TC≥4.14(160) | TC<3.1(120) |
|  | LDL-C≥2.07(80) | LDL-C≥2.07(80) | LDL-C <2.07(80) |

（二）药物治疗

**1. 常用调脂药物**

（1）羟甲戊二酰辅酶 A（HMG-CoA）还原酶抑制药（他汀类）　竞争性抑制胆固醇合成过程中限速酶（HMG-CoA 还原酶）的活性，从而阻断胆固醇的生成，同时他汀类可以上调细胞表面的 LDL 受体，加速血浆 LDL 的分解代谢。他汀类主要降低血清 TC 和 LDL-C，也在一定程度上降低 TG，轻度升高 HDL-C 水平。适应证为高胆固醇血症和以胆固醇升高为主的混合型高脂血症。他汀类药物是目前临床上最重要、应用最广的调脂药物。主要制剂和日剂量范围为：洛伐他汀（Lovastatin）10～80mg，辛伐他汀（Simvastatin）5～40mg，普伐他汀（Pravastatin）10～40mg，氟伐他汀（Fluvastatin）10～40mg，阿托伐他汀（Atorvastatin）10～80mg，瑞舒伐他汀（Rosuvastatin）10～20mg。除阿托伐他汀和瑞舒伐他汀可在每日任何固定时间服药外，其余制剂均为每晚顿服。目前临床应用的他汀类药物不良反应较轻，少数患者出现腹痛、便秘、失眠、氨基转移酶升高、肌肉疼痛、血清肌酸激酶升高，极少数严重者发生横纹肌溶解而致急性肾衰竭。他汀类与其他调脂药（如贝特类、烟酸类等）合用时可增加药物不良反应，联合应用时须小心。不宜与环孢素、雷公藤、环磷酰胺、大环内酯类抗菌药物以及唑类抗真菌药（如酮康唑）等合用。儿童、孕妇、哺乳期妇女和准备生育的妇女不宜服用。

中成药血脂康由特制红曲发酵而来，每粒胶囊含洛伐他汀（2.5mg）及不饱和脂肪酸等成分，适用于轻-中度胆固醇升高、TG 轻度升高及高密度脂蛋白胆固醇降低、血脂水平边缘升高或不高的冠心病患者，高危患者的调脂治疗，以及其他他汀类不能耐受的血脂异常患者。不良反应相对少而轻，主要为消化道反应和过敏反应，安全性较好。用法：2 粒（600mg），bid。对于血脂水平达标的患者，维持剂量可为 2 粒（600mg），qd，晚饭后服用。

（2）苯氧芳酸类（贝特类）　可促进 TG 分解以及胆固醇的逆向转运。主要降低血清 TG，也可在一定程度上降低 TC 和 LDL-C，升高 HDL-C。适应证为高三酰甘油血症和以三酰甘油升高为主的混合型高脂血症。主要制剂和剂量用法为非诺贝特（Fenofibrate）0.1g， tid 或微粒型 0.2g，qd；苯扎贝特（Bezafibrate）0.2g，tid 或缓释型 0.4g，qd。主要不良反应为胃肠道反应；少数出现一过性肝转氨酶和肌酸激酶升高；皮疹、血白细胞减少。贝特类能增强抗凝药物的药量作用，两药合用时需调整抗凝药物剂量。禁用于肝肾功能不全者以及儿童、孕妇和哺乳期妇女。

（3）烟酸类　属 B 族维生素，用量较大时有调节血脂作用，可能与抑制脂肪组织脂解和减少肝脏中胆固醇合成及分泌有关。能使血清 TG、TC 及 LDL-C 降低，HDL-C 轻度升高。适应证为高三酰甘油血症和以三酰甘油升高为主的混合型高脂血症。烟酸有速释剂和缓释剂两种剂型，速释剂不良反应明显，一般难以耐受，现多已停用；缓释片能显著改善药物耐受性及安全性，从低剂量开始，渐增至理想剂量，推荐剂量为 1～2g，qn。主要不良反应有面部潮红、高尿酸血症，恶心、呕吐等胃肠道症状，偶见肝功能损害及诱发溃疡病。禁用于慢性肝病和严重痛风。慎用于高尿酸血症及消化性溃疡。阿昔莫司（Acipimox，氧甲吡嗪）是不良反应较少的烟酸类衍生物，0.25g，qd～tid。

（4）胆酸螯合剂（树脂类）　在肠道内与胆酸不可逆结合，阻碍胆酸的肠肝循环，促使胆酸随粪便排出，阻断胆固醇的重吸收。适应证为高胆固醇血症和以胆固醇升高为主的混合型高脂血症。主要制剂及日剂量范围为：考来烯胺（Cholestyramine，消胆胺）4～16g/d，考来替泊（Colestipol，降胆宁）5～20g/d，从小剂量开始，1～3 个月内达最大耐受量。主要不良反应为恶心、呕吐、腹胀、腹痛、便秘。也可干扰其他药物的吸收，如叶酸、地高辛、贝特类、他汀类、抗生素、甲状腺素、脂溶性维生素等。

（5）肠道胆固醇吸收抑制剂依折麦布（Ezetimibe）　口服后被迅速吸收，结合成依折麦布-葡萄糖醛酸苷，作用于小肠细胞刷状缘，抑制胆固醇和植物固醇吸收。适应证为高胆固醇血症和以胆固醇升高为主的混合型高脂血症，单药或与他汀类联合治疗。常用剂量为 10mg，qd。不良反应少，偶有胃肠道反应、头痛、肌肉疼痛及转氨酶升高。

（6）普罗布考　通过渗入到脂蛋白颗粒中影响脂蛋白代谢，从而产生调脂作用。可降低 TC 和 LDL-C，而 HDL-C 也明显降低，但可能改变后者的结构和代谢，使其逆向转运胆固醇的功能得到提高，同时还具有强效的抗脂质过氧化作用。适应证为高胆固醇血症，尤其是纯合子型家族性高胆固醇血症。常用剂量 0.5g，bid。常见不良反应为恶心、头痛、眩晕，严重不良反应为 Q-T 间期延长。

（7）ω-3 脂肪酸制剂（多稀酸乙酯）　ω-3 多不饱和脂肪酸是海鱼油的主要成分，可降低 TG 和轻度升高 HDL-C，对 TC 和 LDL-C 无影响。适应证为高三酰甘油血症和以三酰甘油升高为主的混合型高脂血症。常用剂量为 0.5～1g，tid。鱼油腥味所致恶心、腹部不适是常见的不良反应。有出血倾向者禁用。

**2. 调脂药物的选择**

（1）高胆固醇血症首选他汀类，如单用他汀类不能使血脂达到治疗目标值可加用依折麦布或胆酸螯合剂，强化降脂作用，但联合用药的临床证据目前仍然较少。

（2）高三酰甘油血症首选贝特类，也可选用烟酸类和 ω-3 脂肪酸制剂。对于重度高 TG 血症可联合应用贝特类和 ω-3 脂肪酸制剂。

（3）混合型高脂血症一般首选他汀类，以降低 TC 与 LDL-C；但当血清 TG 为 5.65mmol/L（500mg/dL）时，应首先降低 TG，以避免发生急性胰腺炎的危险，此时首选贝特类；如 TC、LDL-C 与 TG 均显著升高或单药效果不佳，可考虑联合用药。他汀类与贝特类或烟酸类联合使用可明显改善血脂谱，但肌病和肝脏毒性的可能性增加，应予高度重视，非诺贝特与他汀类联合应用发生肌病的可能性相对较少，但仍应注意监测肌酶。贝特类最好在清晨服用，而他汀类在夜间服用，主要是因为人体合成胆固醇在夜间最活跃。他汀类单用无法控制 TG 时，与 ω-3 脂肪酸制剂联用可进一步降低 TG 水平，安全性高、耐受性好。

（4）低 HDL-C 血症可供选择的药物相对较少。烟酸类为目前升高 HDL-C 水平较为有效的药物，升高 HDL-C 幅度为 15%～35%。他汀类和贝特类升高 HDL-C 幅度一般限于5%～10%。

（三）其他治疗措施

大部分血脂异常的患者，通过饮食、运动及药物治疗均可以达到比较理想的血脂调节效果，然而有极少数患者的血脂水平非常高，多伴有基因异常，这些患者可通过血浆净化治疗及外科手术治疗（部分回肠末段切除术、门腔静脉分流术等），以达到降低血脂作用。基因治疗技术尚不成熟。

（四）用药注意事项

（1）高脂血症、动脉硬化或糖尿病等心脑血管疾病高危患者需要在医师的指导下长期甚至终身接受调脂治疗。不同个体对同一药物的疗效和不良反应差异很大。

（2）他汀类药物多数需要晚间或睡前服用；阿托伐他汀与瑞舒伐他汀可每天固定一个时间服用。

（3）避免与大环内酯类抗菌药物同用；服药期间如出现不明原因的肌痛或压痛，尤其是伴有全身不适或发热时，应立即就诊。

（4）药物治疗过程中，应监测血脂水平和不良反应，定期检查肌酶、肝功能、肾功能和血常规等。由于老年人罹患心血管病的绝对危险度高于一般成年人，其调脂治疗的收益可能较好。共病的老年患者常需服用多种药物治疗，加之老化带来的肝肾功能减退，易发生药物相互作用和不良反应。因此，调脂药物剂量的选择需要个体化，起始剂量不宜大，应在监测肝肾功能和 CK 的条件下合理调整药物用量。在出现肌无力、肌痛等症状时需与老年性骨、关节和肌肉疾病鉴别，及时复查血清 CK 水平。

## 四、患者健康教育

（1）医学营养治疗是治疗血脂异常的基础，需长期坚持。营养治疗应根据血脂异常的程度、分型以及性别、年龄和劳动强度等制订食谱。饮食中减少饱和脂肪酸摄入（＜总热量的7%）和胆固醇摄入（＜200mg/d），补充可溶性膳食纤维（10～25g/d）。

（2）增加有规律的体力活动，控制体重，保持合适的 BMI。

（3）戒烟、限盐、限制饮酒，禁烈性酒。

### 分析8-3

1. 该患者诊断为血脂异常。属于高胆固醇血症。

2. 该患者应使用他汀类药物，如阿托伐他汀、辛伐他汀、瑞舒伐他汀等。常见的不良反应为腹痛、便秘、失眠、转氨酶升高、肌肉疼痛、血清肌酸激酶升高，极少数可发生横纹肌溶解而致急性肾衰竭。

# 第四节 ▶ 心力衰竭

👆 案例 8-4　　　　　　　　　　　　　　　　　　　　　　　　　　▶▶

　　患者，女，62岁，患有心力衰竭，服用地高辛（0.25mg/d）治疗，在用药过程中应注意什么？如果出现地高辛中毒会有何种表现？应如何治疗？

## 一、概述

　　心力衰竭（heart failure，HF）是各种心脏结构或功能受损，心排血量不能满足机体组织代谢需要，以肺循环和（或）体循环淤血，器官、组织血液灌注不足为临床表现的一组综合征，主要表现为呼吸困难、体力活动受限和体液潴留。心力衰竭可分为急性心力衰竭及慢性心力衰竭，也可分为收缩性心力衰竭及舒张性心力衰竭。慢性心力衰竭是心血管疾病终末期表现和最主要的死因，冠心病、高血压是慢性心力衰竭的最主要病因。本节主要介绍慢性收缩性心力衰竭。

## 二、临床表现与诊断

（一）左心衰竭

　　以肺循环淤血及心排血量降低为主要表现。

### 1. 不同程度的呼吸困难

　　① 劳力性呼吸困难：是左心衰竭最早出现的症状。因运动使回心血量增加，左心房压力升高，加重肺淤血。②端坐呼吸：肺淤血达到一定程度时，患者不能平卧，因平卧时回心血量增多且横隔上抬，呼吸更为困难。高枕卧位、半卧位甚至端坐时方可好转。③夜间阵发性呼吸困难：患者入睡后突然因憋气而惊醒，被迫取坐位，重者可有哮鸣音，称为"心源性哮喘"，多于端坐休息后缓解。

### 2. 咳嗽、咳痰、咯血

　　咳嗽、咳痰是肺泡和支气管黏膜淤血所致，开始常于夜间发生，坐位或立位时咳嗽可减轻，白色浆液性泡沫状痰为其特点，偶可见痰中带血丝。急性左心衰竭发作时可出现粉红色泡沫样痰。

### 3. 组织灌注不足及代偿性心率加快

　　主要表现为乏力、疲倦、运动耐量降低、头晕、心悸。

### 4. 少尿及肾功能损害

　　严重的左心衰竭血液进行再分配时，肾血流量首先减少，可出现少尿。慢性肾血流量减少可出现血尿素氮、肌酐升高。

### 5. 体征

　　① 肺部湿性啰音：由于肺毛细血管压增高，液体渗出到肺泡而出现湿性啰音，可从局限于肺底部直至全肺。②心脏体征：除基础心脏病的固有体征外，一般均有心脏扩大及相对性二尖瓣关闭不全的反流性杂音、肺动脉瓣区第二心音亢进及舒张期奔马律。

## （二）右心衰竭

以体循环淤血为主要表现。

### 1. 消化道症状

胃肠道及肝淤血引起腹胀、食欲减退、恶心、呕吐等是右心衰竭最常见的症状。胃肠淤血造成蠕动和吸收功能下降，可以改变药物的吸收；肝脏淤血缺氧，更容易引起药物性肝损害。

### 2. 劳力性呼吸困难

继发于左心衰竭的右心衰竭存在呼吸困难。

### 3. 体征

①水肿：体静脉压力升高出现身体下垂部位的对称性可凹性水肿，也可表现为双侧或右侧的胸腔积液，可能与右膈下肝淤血有关。②肝颈静脉回流征阳性，颈静脉充盈、怒张。③心脏体征：除基础心脏病的相应体征外，可因右心室显著扩大而出现三尖瓣关闭不全的反流性杂音。④肝淤血：肝脏肿大常伴压痛，慢性可致心源性肝硬化。

## （三）全心衰竭

右心衰竭继发于左心衰竭而形成全心衰竭。同时具有左心衰竭和右心衰竭的症状和体征，但右心衰竭时右心排血量减少，因此阵发性呼吸困难等肺淤血症状反而有所减轻。

## 三、药物治疗及注意事项

### （一）一般治疗

#### 1. 病因治疗

对所有可能导致心脏功能受损的常见疾病如高血压、冠心病、糖尿病、代谢综合征等，在尚未造成心脏器质性改变前即应早期进行有效治疗。对于少数病因未明的疾病如原发性扩张型心肌病等亦应早期积极干预，延缓疾病进展。

#### 2. 消除诱因

常见的诱因为感染（特别是呼吸道感染）、心律失常（特别是心房颤动）、甲状腺功能亢进、贫血等，应积极治疗。

### （二）药物治疗

包括利尿药、肾素-血管紧张素-醛固酮系统（renin-angiotensin-aldosterone system，RAAS）抑制药、β受体阻断药及正性肌力药物，按需要联合用药。

#### 1. 利尿药

利尿药是心力衰竭治疗中改善症状的基石，是心力衰竭治疗中唯一能够控制体液潴留的药物，但不能作为单一治疗；原则上在慢性心力衰竭急性发作和明显体液潴留时应用。适量应用至关重要，剂量不足则体液潴留，将降低RAAS抑制药的疗效并增加β受体阻断药的负性肌力作用；剂量过大则容量不足，将增加RASS抑制药及血管扩张药的低血压及肾功能不全风险。

（1）袢利尿药  代表药呋塞米（速尿），对轻度心力衰竭患者从小剂量（20mg，qd）起始，逐渐加量，一般控制体重下降0.5～1.0kg/d直至干重；重度慢性心力衰竭者可增至100mg，bid；静脉注射效果优于口服。但须注意低血钾的不良反应。

（2）噻嗪类利尿药　代表药氢氯噻嗪，轻度心力衰竭可首选，12.5～25mg，qd 起始，逐渐加量，可增至每日 75～100mg，分 2～3 次服用，常与保钾利尿药合用。肾小球滤过率（GFR）＜30mL/min 时作用明显受限。该药因抑制尿酸排泄而引起高尿酸血症，长期大剂量应用可影响糖、脂代谢。

（3）保钾利尿药　常用的有螺内酯、氨苯蝶啶和阿米洛利，多与上述两类利尿药联用以加强利尿效果并预防低血钾。电解质紊乱是利尿药长期使用最常见的不良反应，特别是低血钾或高血钾均可导致严重后果，应注意监测。

### 2. RAAS 抑制药

血管紧张素转换酶抑制药（angiotensin converting enzyme inhibitors，ACEI）通过改善血流动力学，降低心力衰竭患者神经-体液代偿机制的不利影响，改善心室重塑；早期足量应用不仅能缓解症状，还能延缓心力衰竭进展，降低死亡率。当 ACEI 引起干咳、血管性水肿不能耐受时，可改用 ARB，已使用 ARB 且症状控制良好者不需换为 ACEI。

（1）ACEI 类　代表药有卡托普利、依那普利、培哚普利、雷米普利等，对心力衰竭患者的症状、死亡率或疾病进展的作用无明显差异。小剂量起始，如能耐受则逐渐加量至目标剂量，开始用药后 1～2 周内监测肾功能与血钾，后定期复查，长期维持用药。

ACEI 的不良反应主要包括低血压、肾功能一过性恶化、高钾血症、干咳和血管性水肿等。有威胁生命的不良反应（血管性水肿和无尿性肾衰竭）、妊娠期妇女及 ACEI 过敏者应禁用；低血压、双侧肾动脉狭窄、血肌酐明显升高（＞265μmol/L）、高钾血症（＞5.5mmol/L）者慎用。NSAIDs 会阻断 ACEI 的疗效并加重其不良反应，须避免使用。

（2）血管紧张素受体拮抗药（angiotensin receptor blockers，ARB）　目前研究证实对心力衰竭治疗有效的 ARB 制剂及用量为：坎地沙坦 4～32mg/d，缬沙坦 40～320mg/d，奥美沙坦 10～40mg/d，氯沙坦 25～100mg/d，厄贝沙坦 150～300mg/d，替米沙坦 40～80mg/d。ACEI 与 ARB 联用并不能使心力衰竭患者获益更多，反而增加不良反应，特别是低血压和肾功能损害的发生，因此目前不主张 ACEI 与 ARB 联合应用。

（3）醛固酮受体拮抗药　代表药螺内酯，常用剂量为 20mg/d，必须注意血钾的监测。螺内酯等传统非选择性醛固酮受体拮抗药对于近期有肾功能不全、血肌酐升高或高钾血症者不宜使用。依普利酮（Eplerenone）是一种新型选择性醛固酮受体拮抗药，可显著降低轻度心力衰竭患者心血管事件的发生风险、减少住院率、降低心血管病死亡率，且尤适用于老年、糖尿病和肾功能不全患者。

（4）肾素抑制药　血浆肾素活性是动脉粥样硬化、糖尿病和心力衰竭等患者发生心血管事件和预测死亡率的独立危险因素。新一代口服肾素抑制药阿利吉仑（aliskiren）能通过直接抑制肾素，降低血浆肾素活性，但其对心力衰竭治疗的有效性有待进一步研究以获得更广泛的循证依据，目前不推荐用于 ACEI/ARB 的替代治疗。

### 3. β受体阻断药

可抑制交感神经激活对心力衰竭代偿的不利作用，长期应用能减轻症状、改善预后、降低死亡率和住院率；在已接受 ACEI 治疗的患者中仍能观察到β受体阻断药的上述益处，说明这两种药物联合应用具有叠加效应。

常用药为选择性$\beta_1$受体阻断药美托洛尔、比索洛尔与非选择性肾上腺素能$\alpha_1$、$\beta_1$和$\beta_2$受体阻断药（卡维地洛）。β受体阻断药的禁忌证为支气管哮喘、严重心动过缓、二度及二度以上房室传导阻滞、严重周围血管疾病（如雷诺病）和重度急性心力衰竭。所有病情稳定且并无禁忌证的心功能不全患者一经诊断均应立即以小剂量起始，逐渐增至目标剂量并维持治疗。其主要目的在于延缓疾病进展，改善心肌重构，减少猝死。用药注意：①从极低剂量开始，如美托洛尔缓释片 12.5mg，qd；比索洛尔 1.25mg，qd；卡维地洛 3.125mg，bid。如患者能够耐受，可每隔 2～4 周将剂量加倍，如果出现不良反应，可延迟加量直至不良反应消失。②治疗前和治疗期间患者必须体重恒定，已无明显液体潴留，利尿药已维持在最合适剂量。如患者有体液不足，易产生低血压；如有液体潴留，则有心力衰竭恶化的风险。③确定β受体阻断药治疗心力衰竭的剂量，原则与 ACEI 相同，并不按患者的治疗反应来定，清晨静息心率 55～60 次/分为达到目标剂量或最大耐受，一般不宜低于 55 次/分，应避免过快或突然撤药，以防引起病情恶化。亦应避免发生低血压、心动过缓及房室传导阻滞。

### 4. 正性肌力药物

（1）强心苷类药物　地高辛（digoxin）常以每日 0.125～0.25mg 起始并维持，70 岁以上、肾功能损害或体重低的患者应予更小剂量（0.125mg，qd 或 qod）起始。毛花苷丙（Lan-atoside C，西地兰）、毒毛花苷 K（Strophanthin K）均为快速起效的静脉注射用制剂，适用于急性心力衰竭或慢性心力衰竭加重时。

伴有快速心房颤动/心房扑动的收缩性心力衰竭是应用强心苷类最佳适应证，其他适应证还包括扩张型心肌病、二尖瓣或主动脉瓣病变、陈旧性心肌梗死及高血压心脏病所致慢性心力衰竭。但对代谢异常引起的高排血量心力衰竭如贫血性心脏病、甲状腺功能亢进所致心力衰竭，强心苷类治疗效果欠佳。肺心病常伴低氧血症，易发生强心苷类中毒，应慎用。肥厚型心肌病患者可能使原有的血流动力学障碍加重，禁用强心苷类。风湿性心脏病单纯二尖瓣狭窄伴窦性心律的肺水肿患者因会增加右心室收缩功能，可能加重肺水肿程度而禁用。严重窦性心动过缓或房室传导阻滞患者禁用。

（2）非强心苷类正性肌力药

① β受体激动药：多巴胺与多巴酚丁胺是常用的静脉制剂，多巴胺是甲肾上腺素前体，较小剂量 [<2μg/(kg·min)] 即可激动多巴胺受体，可降低外周阻力，扩张肾血管、冠脉和脑血管；中等剂量 [2～5μg/(kg·min)] 激动 $\beta_1$ 和 $\beta_2$ 受体，表现为心肌收缩力增强，血管扩张，特别是肾小动脉扩张，心率加快不明显，能显著改善心力衰竭的血流动力学异常；大剂量 [5～10μg/(kg·min)] 则可兴奋α受体，出现缩血管作用，增加左心室后负荷。多巴酚丁胺是多巴胺的衍生物，扩血管作用不如多巴胺明显，加快心率的效应也比多巴胺小。两者均只能短期静脉应用，连续用药超过 72h 可能出现耐药，长期使用将增加死亡率。

② 磷酸二酯酶抑制药：包括米力农、氨力农等，通过抑制磷酸二酯酶活性促进 $Ca^{2+}$ 通道膜蛋白磷酸化，$Ca^{2+}$ 内流增加，从而增强心肌收缩力。磷酸二酯酶抑制剂短期应用可改善心力衰竭症状，但已有研究证明，长期应用米力农治疗重症慢性心力衰竭，患者的死亡率增加。因此，该药已很少应用，仅对心脏术后急性收缩性心力衰竭、难治性心力衰竭及心脏移植前的终末期心力衰竭的患者短期应用。

### （三）非药物治疗

大部分心力衰竭患者经生活方式改变及药物治疗均能满意控制病情，但极少数病情严重患者需心脏再同步化治疗（cardiac resynchronization therapy，CRT）、左心室辅助装置（left ventricular assistant device，LVAD），甚至心脏移植等治疗手段治疗。干细胞移植治目前仍处于临床试验阶段。

（四）用药注意事项

（1）治疗心力衰竭不仅要缓解症状，更重要的是降低死亡率和再住院率，改善长期预后。因此，应当坚持长期使用足够剂量的 ACEI 和β受体阻断药，除非患者不能耐受。

（2）开始治疗后数日，应监测血钾和血肌酐，病情稳定后，可延长检测时间至数周或数月1次。

（3）强心苷类中毒及其处理

① 强心苷类中毒表现：最重要的表现为各类心律失常，常见有室性期前收缩（多表现为二联律）以及非阵发性交界区心动过速、房性期前收缩、心房颤动和房室传导阻滞等。快速型房性心律失常伴传导阻滞是强心苷类中毒的特征性表现。胃肠道表现可有恶心、呕吐，神经系统症状可有视物模糊、黄视、绿视等。

② 强心苷类中毒的风险因素：地高辛血药浓度＞2.0ng/mL 易发生强心苷类中毒，但在心肌缺血、缺氧及低钾血症、低镁血症、甲状腺功能减退的情况下则中毒剂量更小。心血管疾病常用药物如胺碘酮、维拉帕米及奎尼丁等均可降低地高辛的经肾排泄率而增加强心苷类中毒的可能性。

③ 强心苷类中毒的处理：发生强心苷类中毒后应立即停药。单发性室性期前收缩、一度房室传导阻滞等停药后常自行消失；对快速型心律失常者，如血钾浓度低则可用静脉补钾，如血钾不低可用利多卡因或苯妥英钠。电复律一般禁用，因易致心室颤动。有传导阻滞及缓慢型心律失常者可予阿托品静脉注射；此时异丙肾上腺素易诱发室性心律失常，不宜应用。

## 四、患者健康教育

### 1. 了解心力衰竭知识

患者及家属应得到准确的有关疾病知识和管理的指导，内容包括健康的生活方式、平稳的情绪、诱因的规避、规范的药物服用、合理的随访计划等。

### 2. 日常体重监测

能简便直观地反映患者体液潴留情况及利尿药疗效，帮助指导调整治疗方案。体重改变往往发生在临床体液潴留症状和体征出现之前。

### 3. 饮食管理

心力衰竭患者体内水钠潴留，故控制液体入量、减少钠盐摄入有利于改善上述情况。

### 4. 休息与活动

急性期或病情不稳定者应限制体力活动，卧床休息，以降低心脏负荷，有利于心功能的恢复。但长期卧床易发生深静脉血栓形成甚至肺栓塞，同时也可能出现消化功能减低、肌肉萎缩、坠积性肺炎、压疮等，适宜的活动能提高骨骼肌功能，改善活动耐量。因此，应鼓励病情稳定的心力衰竭患者主动运动，根据病情轻重不同，在不诱发症状的前提下从床边小坐开始逐步增加有氧运动。

分析8-4

在用药期间应检测患者地高辛血药浓度，且注意预防低血钾，地高辛血药浓度＞

2.0ng/mL 易发生强心苷类中毒。

地高辛中毒表现：最重要的表现为各类心律失常，常见有室性期前收缩（多表现为二联律）以及非阵发性交界区心动过速、房性期前收缩、心房颤动和房室传导阻滞等。快速型房性心律失常伴传导阻滞是强心苷类中毒的特征性表现。胃肠道表现可有恶心、呕吐，神经系统症状可有视物模糊、黄视、绿视等。

地高辛中毒处理：发生强心苷类中毒后应立即停药。单发性室性期前收缩、一度房室传导阻滞等停药后常自行消失；对快速型心律失常者，如血钾浓度低则可用静脉补钾，如血钾不低可用利多卡因或苯妥英钠。

# 第五节 ⊙ 心房颤动

## 案例 8-5 ▶▶

患者，男，58 岁，因感觉心悸、胸闷、发慌就诊。心电图检查显示：QRS 波群前 P 波消失，出现形状、大小各异的颤动波（f 波），RR 间期不规则，QRS 波群形态正常。

问题：1. 该患者的诊断是什么？

2. 药物复律首选什么？

## 一、概述

心房颤动（atrial fibrillation，AF）简称房颤，是一种常见的心律失常，是指规则有序的心房电活动丧失，代之以快速无序的颤动波。房颤可致心室律（率）紊乱、心功能受损和心房附壁血栓形成。房颤分类：①首诊房颤：首次确诊（首次发作或首次发现）；②阵发性房颤：持续时间<7 天，能自行终止；③持续性房颤：持续时间> 7 天，非自限性；④长期持续性房颤：持续时间≥1 年，患者有转复愿望；⑤永久性房颤：持续时间>1 年，不能终止或终止后又复发，患者无转复愿望。

## 二、临床表现与诊断

### 1. 房颤的症状受心室率的影响

房颤时心房有效收缩消失，心排血量比窦性心律时减少达 25% 或更多。心室率不快时，患者可无症状；心室率超过 150 次/分，患者可发生心绞痛与充血性心力衰竭。

### 2. 房颤并发体循环栓塞的风险性大

因心房失去收缩力、血流淤滞，左心房血栓形成。据统计，非瓣膜性心脏病合并房颤者发生卒中的概率较无房颤者高出 5～7 倍。二尖瓣狭窄或二尖瓣脱垂合并房颤时，卒中的发生率更高。对于孤立性房颤是否增加卒中的发生率尚无一致见解。

### 3. 心电图表现

①P 波消失，代之以小而不规则的基线波动，称为 f 波，频率 350～600 次/分；②心室率极不规则，通常在 100～160 次/分；③QRS 波形态通常正常。

### 三、药物治疗及注意事项

首先应积极寻找房颤的病因及诱因，做出相应处理。

**（一）抗凝、抗血小板治疗**

房颤患者的栓塞发生率较高。对于合并瓣膜病患者，需应用华法林抗凝。对于非瓣膜病患者，需要评估后再决定应用何种药物。

**1. 华法林**

香豆素类口服抗凝药物，疗效确切。华法林的代谢易受到药物、食物和酒精等影响，不同患者和同一患者不同时间的国际标准化比值（INR）波动较大。INR 控制在 2.0～3.0 时，可以有效预防脑卒中事件，而并不明显增加脑出血的风险，华法林的需要量须根据 INR 的监测来调整。华法林起始用剂量 2.0～3.0mg/d，2～4 天起效，5～7 天达治疗顶峰。因此，在开始治疗时应每周监测 INR 1～2 次，抗凝强度稳定后（连续 3 次 INR 均在治疗目标内），每月复查 INR 1～2 次。华法林开始治疗时常合并应用低分子肝素皮下注射 3～5 天，以降低初次单用华法林时的高凝状态。华法林的不良反应为皮疹、胃肠道反应。严重者致大出血。不建议阿司匹林与华法林联合应用，因其抗凝作用并不优于单独应用华法林，而出血的危险却明显增加。

**2. 抗血小板药**

阿司匹林 75～150mg/d，氯吡格雷 75mg/d，其优点是不需要监测 INR，出血危险性低，但预防卒中的效益远不如华法林，即使氯吡格雷与阿司匹林联合用，其预防卒中的作用也不如华法林。

**3. 新型抗凝药物**

可特异性阻断凝血瀑布中的某关键环节，不需常规监测，与食物和药物相互作用小。目前研究表明，新型抗凝药物在房颤患者预防栓塞方面的疗效相当于华法林，出血发生率低，可以作为华法林的替代药物治疗。目前已经上市药物有达比加群酯（Dabigatnm），直接作用于凝血酶（主要是Ⅱa 因子）发挥抗凝疗效，常用剂量为 110～150mg，bid；利伐沙班（Rivaroxaban）10mg，qd；阿哌沙班（Apixaban）2.5mg，bid；均为直接 Ⅹa 因子抑制剂，具有显著的抗凝疗效。

**（二）转复并维持窦性心律**

**1. 转复房颤的药物**

胺碘酮、普罗帕酮、多非利特（dofetilide）、依布利特（ibutilide）等。

（1）**胺碘酮**　静脉注射胺碘酮转复房颤的成功率为 34%～69%，常用剂量为 3～7mg/kg。静脉注射后通常需静脉滴注维持数小时以提高转复成功率、减少复发。口服胺碘酮转复成功率为 15%～40%。当合并器质性心脏病和心力衰竭时，Ic 类抗心律失常药物则为禁忌，而用胺碘酮复律则相对安全。胺碘酮的不良反应有心动过缓、低血压、视物模糊、甲状腺功能异常、肝功能损害、静脉炎等。

（2）**普罗帕酮**　口服后 2～6h 起效，静脉注射起效快。对近期发生的房颤口服 600mg 后，57%～83% 可转复为窦性心律。不良反应包括传导阻滞、心房扑动、室性心动过速、低血压、转复后心动过缓等。对合并器质性心脏病、心力衰竭或严重阻塞性肺病患者应慎用。

（3）依布利特 静脉注射后 1h 起效。转复心房扑动的效果优于转复房颤，对近期发生的房颤疗效较好。约 4% 患者服药后可发生扭转性室性心动过速，因此，应在医师监护下使用。

（4）其他 由于严重不良反应，目前已很少使用奎尼丁和普鲁卡因胺转复房颤。静脉使用短效类 β 受体阻断药对新发房颤的转复有一定疗效，但作用较弱。非二氢吡啶类钙拮抗药和强心苷类药无转复房颤的作用。药物复律无效时，可改用电复律。如患者发作开始时已呈现急性心力衰竭或血压下降明显，宜紧急施行电复律。复律治疗成功与否与房颤持续时间的长短、左心房大小和年龄有关。近年来有关房颤消融的方法有了较大的进展，房颤消融的适应证有扩大趋势，但成功率仍不理想，复发率也偏高。导管消融仍被列为房颤的二线治疗，不推荐作为首选治疗方法。

### 2. 维持窦性心律的药物

常用药物有胺碘酮、多非利特、普罗帕酮、β 受体阻断药（如索他洛尔）等。

（1）胺碘酮 对阵发性和持续性房颤，胺碘酮维持窦性心律的疗效优于 I 类抗心律失常药和索他洛尔。由于其不良反应发生率较高，在很多情况下将其列为二线用药。但对伴有明显左心室肥大、心力衰竭、冠心病的患者，胺碘酮为首选药物，其致心律失常的风险较低。

（2）β 受体阻断药 对阵发性或持续性房颤，不论是否合并器质性心脏病，β 受体阻断药均有预防房颤复发的作用。其维持窦性心律的疗效弱于 I 类或 III 类抗心律失常药，但长期应用其不良反应也明显少于 I 类和 III 类抗心律失常药。此外，β 受体阻断药减慢心室率的作用还可减轻房颤复发时的症状。

索他洛尔转复房颤的疗效差，但预防房颤复发的作用与普罗帕酮相当。对合并哮喘、心力衰竭、肾功能不全或 Q-T 间期延长的患者应避免使用。

（3）多非利特 在复律后，多非利特减少房颤复发。用药后扭转性室速的发生率约为 0.8%，大多发生在用药的前 3 天之内。因此开始用药阶段患者应住院。

（4）普罗帕酮 能有效预防房颤复发。普罗帕酮不用于缺血性心脏病、心功能不全和明显左心室肥厚的患者。

### （三）控制心室率

近来的研究表明，对于持续性房颤，减慢心室率同时预防血栓的预后与经复律后维持窦性心律者并无显著差别，并且更简便易行，尤其适用于老年患者。控制心室率的药物包括 β 受体阻断药、钙通道阻滞药或地高辛，但应注意这些药物的禁忌证。对于无器质性心脏病患者来说，目标是控制心室率 <110 次/分。对于合并器质性心脏病的房颤患者则目标心率应个体化。对于房颤伴快速心室率、药物治疗无效者，可施行房室结阻断消融术，并同时安置心室按需或双腔起搏器。常用药物如下。

### 1. β 受体阻断药

直接抑制房室传导。常用药为美托洛尔、阿替洛尔、比索洛尔等。

### 2. 钙通道阻滞药

主要指非二氢吡啶类钙通道阻滞药，如地尔硫卓、维拉帕米，可延长房室结不应期，减慢房室结传导速度，减慢安静及运动时房颤的心室率，特别是当患者合并有支气管哮喘时更为适用。紧急时采用维拉帕米注射液 5～10mg 缓慢静注，非紧急时口服 30～60mg，tid。

### 3. 强心苷类

对于有明显症状或伴有血流动力学变化的快速房颤，可给予去乙酰毛花苷 0.2～0.4mg 溶于 5% 葡萄糖 20mL 中缓慢静脉滴注，至心室率达到满意程度，需要注意的是去乙酰毛花苷对于预激综合征伴房颤要慎用。对于慢性房颤控制心室率，一般用地高辛 0.125～0.25mg/d，qd。地高辛可与 β 受体阻断药合用，协同控制房颤患者的心室率。

### （四）用药注意事项

（1）告知患者抗凝治疗的风险，注意避免外伤，规律饮食，尽量不要同时应用其他抗血栓药物；定期检测 INR；高血压患者在抗凝治疗期间必须严格控制血压。华法林主要不良反应是各种各样的出血表现，如伤口出血不止、呕血、柏油样便、肌肉血肿、皮下青紫等，不论 INR 值是多少，都应该立即就医。

（2）掌握药物剂量，按时服药。假如忘服 1 次华法林，如当日记起则即时补服；如第二天才想起，则无需补服，只需服用常规剂量。如果漏服数天，就必须按照停药后重新开始服药处理。

## 四、患者健康教育

了解药物及食物对华法林疗效的影响。增强华法林抗凝作用的常用药物有抗血小板药、非甾体抗炎药、抗菌药物、鱼油及一些中药（如丹参、当归、银杏等）；食物有大蒜、洋葱、葡萄柚、芒果等。减弱华法林抗凝作用的常用药物有维生素 K、苯巴比妥、雌激素、糖皮质激素、口服避孕药、螺内酯及一些中药（人参、西洋参等）；食物有西兰花、白菜、韭菜、莴苣、菠菜、花菜、甘蓝等。当房颤患者同时需要使用其他药物时，应向医师或药师咨询。

 **分析8-5**

1. 该患者诊断为心房颤动。
2. 首选胺碘酮，常用剂量为 3～7mg/kg。

# 第六节 ▶ 深静脉血栓形成

 **案例 8-6**

患者，女，67 岁，主因左下肢大隐静脉术后肿胀 4 天入院。患者于 11 天前在我院行左大隐静脉高位结扎、主干剥离术，4 天前，患者左足开始肿胀、逐渐肿胀蔓延至左侧小腿、大腿，伴疼痛不适、皮肤少许淤青，行动不能，患者上述症状逐渐加重，并逐渐出现左下肢皮下硬结，来我院门诊给予抗凝、抗血小板聚集等治疗，患者肿胀无明显缓解。

问题：1. 下肢深静脉血栓形成的病因是什么？
2. 可选用的新型抗凝药物是什么？

## 一、概述

深静脉血栓形成（deep venous thrombosis，DVT）是指血液在深静脉内不正常凝结引起的病症，多发生于下肢，血栓脱落可引起肺栓塞。病因有静脉壁损伤、血流缓慢和血液高凝状态。风险因素有肥胖、吸烟、创伤、骨折、手术、制动、口服避孕药、肾病综合征、糖尿病、心力衰竭、恶性肿瘤、中心静脉置管、长途航空旅行等。

## 二、临床表现与诊断

患肢肿胀、疼痛，活动后加重，抬高患肢可好转，偶有发热。体征有血栓远端肢体肿胀，重症者可呈青紫色，系静脉内淤积的还原血红蛋白所致，称之为蓝色炎性疼痛症。有时髂、股深静脉血栓形成后腿部明显水肿，使组织内压超过微血管灌注压而导致局部皮肤发白，称之为白色炎性疼痛症。血栓发生在小腿肌肉静脉丛时，可出现血栓部位压痛，偶有腓肠肌局部疼痛及压痛、发热、肿胀等。发病后期血栓机化后，可出现静脉功能不全、浅静脉曲张、色素沉着、溃疡、肿胀等。

## 三、药物治疗及注意事项

治疗 DVT 的主要目的是预防肺栓塞，特别是病程早期，血栓松软，与血管壁粘连并不紧密，极易脱落，应采取积极的治疗措施。

### 1. 卧床
抬高患肢超过心脏水平，直至水肿及压痛消失。

### 2. 抗凝治疗
防止血栓增大，并可启动内源性溶栓过程。

（1）肝素 5000～10000IU 首次静脉注射，之后 1000～1500IU/h 持续静脉滴注，其滴速以活化部分凝血活酶时间（APTT）2 倍于对照值为调整指标。随后肝素间断静脉滴注或低分子肝素皮下注射。用药时间一般不超过 10 天。

（2）华法林在用肝素后 1 周内开始或与肝素同时开始使用。与肝素重叠用药 4～5 天。调整华法林剂量的指标为凝血酶原时间国际标准化比值（INR）维持在 2.0～3.0，急性近端 DVT 抗凝治疗至少持续 6～12 个月以防复发。对复发性病例或恶性肿瘤等高凝状态不能消除的病例，抗凝治疗的持续时间可无限制。长期抗凝治疗的患者，应定期监测 INR。

（3）新型抗凝药物可特异性阻断凝血瀑布中的某关键环节，确保抗凝疗效的同时降低出血风险，且不需常规监测，与食物和药物相互作用小。目前已经上市的药物有达比加群酯，直接作用于凝血酶（主要是Ⅱa因子）发挥抗凝疗效；利伐沙班和阿哌沙班为直接Ⅹa因子抑制剂，对游离型和结合型Ⅹa因子以及结合在凝血酶原酶复合物上的Ⅹa因子均有强效抑制作用，具有显著的抗凝疗效。目前研究表明，新型抗凝药物在 DVT 预防和治疗方面的疗效不劣于或优于低分子肝素和华法林，出血发生率低，可以作为华法林的替代药物治疗。

孤立性腓肠肌部位深静脉血栓形成发生肺栓塞的机会甚少，可暂不用抗凝治疗，密切观察。如病情有向上发展趋势再考虑用药。

### 3. 溶栓治疗
溶栓药物治疗早期 DVT 是否能减少肺栓塞的发生目前尚有争议。但对血栓形成早期也有一定的效果，仅限于某些较严重的髂股静脉血栓患者。常用药物有链激酶、尿激酶和阿替普酶（rt-PA）。

### 4. 下腔静脉滤器放置术

如因出血倾向而不宜用抗凝治疗者，或深静脉血栓进展迅速、已达膝关节以上者，预防肺栓塞可用经皮穿刺做下腔静脉滤器放置术。

### 5. 预防

为避免肺栓塞的严重威胁，对所有易发生 DVT 的高危患者均应提前进行预防。如髋部骨折拟行手术者可于手术前、后采用小剂量肝素预防，直至患者起床活动。另外，避免制动，术后早期下床活动；卧床患者给予间歇性充气泵压迫治疗；静脉曲张者穿弹力长袜也有较好的预防效果。

## 四、患者健康教育

（1）很多因素可影响华法林的疗效，如饮食、旅行、环境等，另外与其他处方药、非处方药合用时可能会产生有害的相互作用，若需要同时使用其他药物，需向医师或药师咨询，尤其是阿司匹林或含 NSAIDs 的药物。由于个体对药物反应的变异性较大，需要个体化用药。

（2）使用抗凝治疗时，应尽量避免肌内注射，以避免形成血肿。

（3）使用华法林时，开始时需要每周 2～3 次监测 PT/INR 值，每月 1 次，以监测其疗效。

（4）间断检查血常规、大便潜血、尿常规，并注意皮肤黏膜的出血、淤血和咯血等情况。

 分析8-6

1. 有下肢大隐静脉手术史。
2. 利伐沙班、达比加群酯。

# 第九章

# 常见神经系统疾病

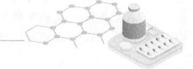

## 第一节 ▷ 缺血性脑血管疾病

案例 9-1 ▶▶

患者，男，69 岁。左侧肢体无力、口角右偏 2h。患者 2h 前午睡后感觉左侧肢体无力，站立不稳，口角右偏，随被家人送院急诊。发病后患者意识清楚，无恶心呕吐、无意识障碍及抽搐等。既往有糖尿病十余年，半年前曾有左上肢无力，后自行恢复。无外伤、手术史，吸烟 30 余年，每天 1 包，无饮酒嗜好，喜食肉类食物。

查体：体温 36.3℃，脉搏 69 次/分，呼吸 18 次/分，血压 145/88mmHg。一般内科查体：心律齐，各瓣膜听诊区未闻及杂音；双肺呼吸音略粗；腹软，肝、脾未触及。神经系统查体：神清，语利，查体合作。双眼球运动自如，双侧瞳孔直径约 2mm，对光反射灵敏，额纹对称，左侧鼻唇沟变浅，口角右偏，伸舌居中。软腭上提有利，吞咽反射存在，转头耸肩有力。左上肢肌力Ⅲ级，左下肢肌力Ⅳ级，右侧肢体肌力Ⅴ级。左侧上下肢肌张力减低。感觉系统查体未见异常。左侧巴氏征（＋）。

辅助检查：头颅 CT 示右侧基底节区密度轻度降低。

初步诊断：①脑梗死，②高血压Ⅰ级。

1. 本例诊断依据有哪些，需要和哪种疾病鉴别？

2. 请制订本例患者的治疗方案。

3. 患者健康教育。

## 一、概述

脑血管疾病是危害中老年人身体健康和生命的主要疾病之一，在我国，估算每年新发脑卒中约 200 万人，每年死于脑血管病约 150 万人，是致残的首要疾病。缺血性脑血管疾病（ischemic cerebrovascular disease，ICVD）是指脑血管因血管壁病变或在血流动力学障碍的基础上发生脑部血液供应障碍，导致相应供血区脑组织因缺血、缺氧而出现坏死或软化，并引起短暂或持久的局部或弥漫性损害，造成一系列神经功能缺损症状。缺血性脑血管疾病约占脑血管病的 80%，包括短暂性脑缺血发作和缺血性脑卒中（cerebral ischemic stroke），缺血性脑卒中又称脑梗死（cerebral infarction）。

### （一）短暂性脑缺血发作

短暂性脑缺血发作（transient ischemic attack，TIA）是由颅内外血管病变引起的一过性或短暂性、局部脑或视网膜功能障碍，不遗留神经功能缺损症状和体征，结构性影像学检查（CT、MRI）无责任病灶。其发病机制主要包括血流动力学改变和微栓塞形成。

TIA 的发病与动脉粥样硬化、动脉狭窄、心脏病、血液成分改变及血流动力学变化等多种病因有关，TIA 患者的卒中发生率明显高于一般人群。

（二）缺血性脑卒中

缺血性脑卒中（脑梗死）是指各种脑血管病变所致脑部血液供应障碍，导致局部脑组织缺血、缺氧性坏死，而迅速出现相应神经功能缺损的一类临床综合征。脑梗死是脑卒中最常见类型，占 70%～80%。其中脑血栓形成和脑栓塞均是由于脑供血动脉急性闭塞或严重狭窄所致，占急性脑梗死的 80%～90%。

### 1. 脑血栓形成

脑血栓形成最常见的病因是动脉粥样硬化，主要发生在管径 $500\mu m$ 以上的大中动脉，可见于颈内动脉和椎基底动脉系统任何部位，以动脉分叉处多见。占全部脑梗死的 70%～80%。

由于动脉粥样硬化斑块破裂或形成溃疡，血小板、血液中其他有形成分及纤维黏附于受损的粗糙内膜上，形成附壁血栓，在血压下降、血流缓慢、血流量减少、血液黏度增加和血管痉挛等情况影响下，血栓逐渐增大，最后导致相应动脉完全闭塞。动脉粥样硬化随着年龄增长而加重，高龄、高血压病、高脂血症、糖尿病、高同型半胱氨酸血症、吸烟、超重、睡眠呼吸暂停等是其重要的危险因素。其次，动脉炎、血液系统疾病、脑淀粉样血管病、胶原性疾病等也可发生脑血栓形成。

### 2. 脑栓塞

脑栓塞是指各种栓子随血流进入脑动脉，使血管急性闭塞或严重狭窄，导致局部脑组织缺血、缺氧性坏死。脑栓塞栓子来源可分为心源性、非心源性和来源不明性三种类型。其中以心源性脑栓塞最常见，其栓子通常来源于心房、心室壁血栓及心脏瓣膜赘生物，少数来源于心房黏液瘤。非瓣膜性心房颤动是心源性脑栓塞最常见的病因，约占心源性脑栓塞的50%。栓子主要来源于左心耳，其主要发病机制是房颤导致血流缓慢瘀滞，在低剪切率和其他因素作用下激活凝血反应，最后形成红细胞-纤维蛋白血栓，进而导致脑栓塞。其次风湿性心瓣膜病、感染性心内膜炎、急性心肌梗死、心肌病、人工心脏瓣膜、心房黏液瘤等也可导致心源性脑栓塞。

## 二、临床表现与诊断

（一）短暂性脑缺血发作

### 1. 临床表现

（1）症状和体征　本病好发于中老年人，起病突然。症状和体征持续时间短暂，一般持续数分钟到数小时。恢复快而完全，可反复发作。其临床表现取决于受累血管的分布，症状多样。

① 颈内动脉系统 TIA：以大脑中动脉 TIA 最多见，主要表现病变对侧舌面瘫和肢体的无力或麻木，病理反射阳性，可伴有对侧肢体感觉障碍、对侧同向性偏盲，优势半球受损常出现失语和失用。大脑前动脉供血区缺血可出现人格和情感障碍，对侧下肢无力。颈内动脉眼支缺血则表现为病变侧眼前灰暗感、云雾状或视物模糊，甚至一过性黑矇、失明。

② 椎-基底动脉 TIA：最常见的症状有复视、偏盲、眩晕、构音障碍、跌倒和共济失调、单侧或双侧的口周及舌部麻木、交叉性面及肢体感觉障碍、瘫痪无力等。

（2）辅助检查　脑 CT 平扫或 MRI 大多正常。CT 或 MRI 检查可以排除小量脑出血及其他可能存在的脑部病变。颈部血管超声可了解入颅动脉的动脉粥样硬化发生情况，以及动脉粥样硬化斑块的性质、严重程度。经颅多普勒超声（TCD）有助于发现颅内血管狭窄、判断侧支循环情况、进行栓子监测。计算机成像血管造影（CAT）和磁共振显像血管造影（MRA）是无创性检查脑血管的手段，脑血管造影（DSA）是评估颅内外动脉血管病变最准确的诊断方法。

### 2. 诊断

大多数 TIA 患者就诊时临床症状已消失，其诊断主要依靠病史。中老年患者突然出现局灶性脑功能损害症状，符合颈内动脉或椎-基底动脉系统及其分支缺血表现，并在短时间内症状完全恢复（多不超过 1h），应高度怀疑为 TIA。如果神经影像学检查没有发现与神经功能缺损相对应的责任病灶，临床即可诊断 TIA。

## （二）脑梗死

### 1. 临床表现

（1）起病情况　动脉粥样硬化型脑梗死多发生于中老年人，多于静息时（如夜间）急性起病，部分病例在发病前可有 TIA 发作。病情多在数小时或几天内达到高峰，部分患者症状可进行性加重，患者一般意识清醒，当发生基底动脉血栓或大面积脑梗死时，可出现意识障碍，甚至危及生命。心源性脑梗死可发生于任何年龄，典型者多在活动中急骤发病，无前驱症状，局灶性神经功能缺损体征在数秒至数分钟即达到高峰。

（2）症状和体征　可表现为局灶性神经功能缺损的症状和体征，如偏瘫、失语、共济失调等，部分可有头痛、呕吐、昏迷等全脑症状。

（3）辅助检查　头颅计算机断层扫描（CT）、头颅磁共振（MRI）等影像学检查可以直观地显示脑梗死的范围、部位、是否有出血转化。磁共振血管成像（MRA）可了解颅内大血管的动脉硬化发生情况，磁共振 DWI、PWI 有助于判断脑梗死发生后缺血半暗带大小，是否适合溶栓治疗，对于判断预后有帮助。

### 2. 诊断

中老年患者，急性起病，迅速出现局灶性脑损害的症状和体征，CT 或 MRI 检查可发现责任梗死灶，即可明确诊断。如果患者有脑血管病的危险因素，急性起病，出现神经系统定位症状体征，症状持续 24h 以上，即使 CT 或 MRI 检查无阳性发现，也可临床诊断急性脑梗死。

## 三、药物治疗及注意事项

### （一）短暂性脑缺血发作

TIA 是发生脑卒中的高危预警，对 TIA 患者应尽快明确病因，积极给予个体化治疗方案。

### 1. 药物治疗

（1）抗血小板聚集药物　已证实对有脑卒中危险因素的患者行抗血小板治疗能有效预防

缺血性脑卒中。

① 阿司匹林：小剂量阿司匹林可以抑制血小板环氧化酶，有效预防脑血栓形成。阿司匹林长期服用对消化道有刺激性，严重时可致消化道出血，故一般使用其肠溶制剂。建议服用剂量75～150mg/d，空腹或晚餐后服用。

② 氯吡格雷：可抑制二磷酸腺苷（ADP）诱导的血小板聚集，对阿司匹林不能耐受者可选用，常用剂量为75mg/d。急性期可增加剂量，最大不超过300mg/d。

③ 双嘧达莫（DPA）：双嘧达莫缓释剂联合应用小剂量阿司匹林可加强其药理作用，缓释双嘧达莫（DPA）和肠溶阿司匹林用量分别为200mg和25mg，2次/天。

④ 噻氯匹定：可抑制二磷酸腺苷（ADP）诱导的血小板聚集，125～250mg，1～2次/天。其副作用皮炎、腹泻等较阿司匹林多，特别是致白细胞减少的副作用较重，在治疗的前三个月应定期检查白细胞计数。

（2）抗凝药物　抗凝治疗不作为非心源性 TIA 的常规治疗。对伴发房颤、风湿性二尖瓣病变、人工机械瓣膜的 TIA 患者（感染性心内膜炎除外）推荐抗凝治疗，频繁发作的 TIA 或椎-基底动脉系统 TIA 及抗血小板治疗无效的病例也可考虑抗凝治疗。抗凝药物可选用低分子肝素 4000～5000IU，皮下注射，2次/天，连用7～10日；也可用华法林治疗，一般用量 1～3mg，1次/天。选用华法林抗凝治疗目标时凝血酶原时间的国际标准化比值（INR）维持在 2.0～3.0，用药剂量可根据结果调整。

（3）降纤药物　TIA 患者有时存在血液成分改变，如纤维蛋白原含量明显增高导致频繁发作，可考虑选用巴曲酶或降纤酶治疗。

（4）扩容治疗　对由于低灌注导致的 TIA 频繁发作患者，可给予扩容纠正低灌注治疗。

（5）活血化瘀中药　丹参、川芎、桃仁、红花等，有活血化瘀、改善微循环、降低血液黏度的作用，对治疗短暂性脑缺血发作有一定作用。

**2. 手术治疗**

对于中重度颅内外血管狭窄导致的 TIA 发作的患者，可根据病情给予颈内动脉内膜剥脱术或动脉支架成形术。

**（二）缺血性脑卒中急性期治疗**

**1. 一般治疗**

（1）一般处理　保持安静，避免情绪激动，必要时吸氧，以维持血氧饱和度＞94%。病情危重者，应保持呼吸道通畅。发病 24h 内应常规进行心电图检查，有条件者可根据病情进行 24h 或更长时间的心电监护。对体温＞38℃的患者应给予退热措施。

（2）血压控制　缺血性脑卒中发病 24h 内血压升高的患者应谨慎处理，应先处理紧张、焦虑、疼痛、恶心、呕吐及颅内压增高等情况。多数患者在卒中 24h 内血压自行降低。缺血性脑卒中急性期血压的调控应遵循个体化原则。

①准备溶栓者，血压应控制在收缩压＜180mmHg，舒张压＜100mmHg。②发病 72h 后收缩压≥200mmHg，舒张压≥110mmHg，或伴有急性冠脉综合征、急性心力衰竭、主动脉夹层、高血压脑病等患者，才可缓慢降压治疗，可选用拉贝洛尔、尼卡地平等静脉药物。避免使用引起血压急剧下降的药物。③脑卒中后病情稳定，血压持续≥140/90mmHg，无禁忌证时，可于发病数天后恢复使用发病前服用的抗高血压药物或开始启动降压治疗。

（3）血糖控制　脑卒中急性期高血糖较常见，血糖超过 10mmol/L 时可给予胰岛素治疗，应加强血糖监测，避免发生低血糖。

（4）营养支持　脑卒中后呕吐、吞咽困难等可引起脱水及营养不良，应重视脑卒中后液体及营养状况评估。

**2. 特异性治疗**

（1）静脉溶栓　是目前主要恢复脑血流的措施，溶栓药物主要有阿替普酶（重组组织型纤维蛋白溶酶原激活剂，rt-PA）和尿激酶。①阿替普酶：发病 3～4.5h 内，按照溶栓适应证和禁忌证严格筛选患者，使用 rt-PA 剂量 0.9mg/kg（最大剂量 90mg），其中 10% 在最初 1min 内静脉推注，其余持续静脉滴注 1h。②尿激酶（Urokinase，UK）：如没条件使用 rt-PA，且发病在 6h 内，对符合溶栓适应证和禁忌证的患者可考虑静脉给予尿激酶。使用方法：尿激酶 100 万～150 万 IU，溶于 100～200mL 生理盐水，持续静脉滴注 30min。

注意事项：应用溶栓药物期间及用药 24h 内应严密监护患者，定期进行血压和神经功能检查。如出现严重头痛、高血压、恶心、呕吐或神经症状体征明显恶化，考虑合并脑出血时，应立即停用溶栓药物并进行脑 CT 检查。

禁忌证：对于既往有颅内出血，近 2 周内进行过大的外科手术，近 1 周内有不可压迫部位的动脉穿刺，近 3 个月有脑梗死或心肌梗死病史，严重心、肾、肝功能不全或严重糖尿病者，体检发现有活动性出血或外伤（如骨折）的证据，脑卒中前 48h 已接受抗凝治疗，血小板计数 $<100\times10^9/L$，血糖 $<2.7$mmol/L，收缩压 $\geqslant180$mmHg 或舒张压 $\geqslant100$mmHg，妊娠期女性，不合作患者禁用。

（2）抗血小板药　抗血小板制剂常用阿司匹林，对于不符合溶栓适应证且无抗血小板治疗禁忌证的缺血性脑卒中患者在发病后应尽早给予，推荐剂量 150～300mg/d，急性期后改为预防剂量 50～150mg/d。溶栓治疗者，抗血小板药物应在溶栓 24h 后开始使用。对不能耐受阿司匹林者，可考虑选用氯吡格雷等抗血小板治疗。

（3）抗凝药物　抗凝治疗目的主要是防止缺血性脑卒中的早期复发、血栓的延长及防止堵塞远端的小血管继发血栓形成，促进侧支循环。一般缺血性脑卒中急性期不推荐常规使用抗凝治疗；溶栓后 24h 内不主张使用抗凝治疗；对于心源性脑梗死患者，缺血性脑卒中伴有蛋白 C 缺乏、蛋白 S 缺乏、活性蛋白 C 抵抗等易栓症患者，卧床的脑梗死患者，为预防深静脉血栓形成，在除外相关禁忌证后可考虑使用抗凝治疗。

（4）降纤药　对于不适合溶栓并经过严格筛选的脑梗死患者可选用。特别是高纤维蛋白原血症者可选用降纤治疗，常用巴曲酶、降纤酶、蚓激酶、蕲蛇酶等。

（5）扩容治疗　对于低血压或低灌注所致的缺血性脑卒中可考虑扩容治疗。

（6）脱水治疗　发病后 3～5 天是脑水肿高发期。脱水治疗的目的是降低颅内压，维持足够的脑灌注，预防脑疝发生。脱水治疗可根据颅内压增高的程度和心肾功能状况选用脱水药物。常用的脱水药物有甘露醇、甘油果糖、利尿药等。①甘露醇为高渗性脱水药物，是通过提高血浆晶体渗透压来实现脱水降颅压作用的。用法：20% 甘露醇 125～250mL，快速静脉滴注，每 6～8h 一次，疗程 5～7 天。颅内压明显升高或脑疝形成时，可加大剂量和疗程。对心、肾功能不全者可改用呋塞米 20～40mg 静脉注射，每 6～8h 一次。②甘油果糖也属于高渗性脱水药。用法：甘油果糖 250～500mL 静脉滴注，1～2 次/天。七叶皂甘钠属于非甾体抗炎药物，用法：5～10mg 溶于 5% 葡萄糖或生理盐水 100mL 静脉滴注，1～2 次/天。

（7）中药治疗　一些中药如丹参、川芎、三七、葛根、银杏叶制剂等单药或多药联合应用可以降低血小板聚集、抗凝、改善脑血流、降低血液黏度等作用。

（8）神经保护剂　目前常用的有丁基苯酞、胞二磷胆碱、依达拉奉、钙通道阻滞药等。

## 四、患者健康教育

### 1. 预防胜于治疗

一级预防指未发生脑卒中前预防脑卒中的发生，具体预防方案包括改变不健康的生活方式，积极控制各种可控危险因素，达到使脑血管病不发生或推迟发生的目的。

二级预防指发生脑卒中后预防复发。在一级预防的基础上，对颈动脉狭窄、软斑块形成的患者建议专科就诊。

（1）高血压　限制食盐摄入，减少膳食中脂肪含量，减轻体重，适量运动。目标血压控制在 140/90mmHg 以下，合并糖尿病或肾病者应控制在 130/80mmHg 以下。

（2）高脂血症　以低密度脂蛋白胆固醇（LDL-C）作为血脂调控目标，将 LDL-C 降至 2.59mmol/L 以下或使 LDL-C 水平比基线下降 30％～40％。血脂调控首先应进行治疗性生活方式改变，无效时采用药物治疗。

（3）糖尿病　糖尿病患者应该进行糖尿病饮食，加强体育锻炼，一般目标为糖化血红蛋白＜7％，如血糖控制不理想，应选用口服降糖药或使用胰岛素治疗。

（4）心房颤动　缺血性脑卒中约 20％是心源性栓塞，而心房纤颤是最常见的心源性脑卒中的原因。有效控制房颤可以预防脑卒中的发生。

（5）戒烟限酒。

（6）其他因素　如高同型半胱氨酸血症、口服避孕药及高凝危险因素都与脑卒中有关，应注意干预。

### 2. 其他

（1）指导患者熟悉 TIA 的表现，TIA 患者早期发生脑卒中的危险性很高，应及时就诊。

（2）急性脑卒中病情稳定后，应尽早进行康复锻炼。

（3）脑卒中后 3h 内溶栓可以很好地避免脑卒中后遗症，对于高风险人群应有预案，寻找 30min 车程内有开展溶栓治疗的 24h/7 天医疗机构。

 分析9-1

### 1. 诊断依据

病例特点：老年男性；急性起病；静态起病，出现左侧肢体无力；既往有糖尿病、吸烟史。查体左侧肢体肌力减低，左侧病理征阳性；头颅 CT 示右侧基底节区低密度影。初步诊断：急性脑梗死。

### 2. 鉴别诊断

（1）脑栓塞　患者多有心脏疾病，多骤然起病，迅速达到高峰，心电图和超声心动检测有助于鉴别诊断。

（2）脑出血　急性起病，出现神经系统定位体征，头 CT 表现为高密度影。

### 3. 治疗方案

Ⅰ级护理，吸氧，心电监护。查血常规、血糖、凝血五项、肝肾功能、血脂等。因患者发病时间在 3h 之内，应尽快确定有无静脉溶栓的禁忌证，如无禁忌证应尽快溶栓治疗。

（1）rt-PA 剂量 0.9mg/kg（最大剂量 90mg），其中 10％ 在最初 1min 内静脉推注，其余持续静脉滴注 1h。

（2）抗血小板药物 溶栓 24h 后给予阿司匹林肠溶片口服 150～300mg，每晚一次。或氯吡格雷 300mg/d。

（3）他汀药物治疗。

（4）患者有糖尿病，应积极控制血糖。

**4. 患者健康教育**

病情稳定后尽早进行肢体康复锻炼，减少膳食中脂肪含量，适当运动，戒烟，控制血糖，降脂治疗，长期服用抗血小板药物，预防脑卒中复发。

# 第二节 ▷ 癫痫

**案例 9-2**

患者，男，48 岁，发作性四肢抽搐 15 年，走路不稳伴呕吐 3 天而入院。患者 15 年前出现反复发作性意识不清，四肢抽搐，口吐白沫，尿失禁等，每次发作 1～2min，抽搐后昏睡 2～3h。每年发作 5～6 次，过度劳累或情绪受刺激后易发作，曾诊断为"癫痫"，长期服用苯妥英钠治疗，入院前 1 周，因母亲病故，情绪不稳定连续发作 3 次，自行加药，苯妥英钠每次 2 片，3 次/日，3 天前出现头晕、走路不稳、呕吐等症状。患者 16 年前因车祸，头颅外伤。

查体：体温 36.8℃，血压 120/80mmHg。神清，言语含糊，双眼向内侧注视出现水平眼球震颤，伸舌居中，四肢肌力正常，腱反射（＋），步态不稳，行走困难。

辅助检查：脑电图报告痫性放电。

本例初步诊断是什么？常用的抗癫痫药有哪些，应该如何指导药物治疗？

## 一、概述

癫痫（epilepsy）是多种原因导致的脑神经元高度同步化异常放电所致的一组中枢神经系统功能失常的临床综合征。

我国癫痫终生患病率为 4.4％～7％。发病年龄有两个高峰，分别为 10 岁以前和 60 岁以后。主要的治疗方法为应用抗癫痫药控制发作。经过正规的抗癫痫药物治疗，80％ 的患者可以完全缓解，其余 20％ 在适应证明确、癫痫灶定位确切的情况下，可以考虑外科治疗。

癫痫不是独立的疾病，而是一组疾病或综合征。常见的病因有：①婴幼儿发病多考虑围生期损伤、发热惊厥、中枢神经系统感染、原发性癫痫、先天性代谢异常等；②老年人发病多考虑脑血管病、脑肿瘤（原发、转移）、阿尔茨海默病等；③其他发病因素还有颅脑外伤、代谢性脑病（肝、肾功能衰竭，低血糖、电解质紊乱）、脑寄生虫等。

癫痫的发病机制非常复杂，但发病的一些重要环节已被探知，大脑神经元异常放电是其发病的电生理基础。异常高频放电反复通过突触联系和强直后的易化作用诱发周边及远处的神经元同步放电，从而引起异常电位的连续传播。因异常放电传播的范围不同，导致不同类型的癫痫发作。

## 二、临床表现与诊断

### （一）临床表现

癫痫发作的临床表现具有发作性、短暂性、重复性和刻板性的特点。根据大脑双侧还是单侧受累分为全面性发作和部分性发作。

#### 1. 全面性发作

最初的症状和脑电图提示发作起源于双侧脑部，多在发作早期就有意识丧失，并有抽搐、强直、阵挛、昏睡的过程，可口吐白沫、二便失禁，可能出现继发伤害。

#### 2. 部分性发作

可有失神发作（短暂意识丧失、停止活动、颤动、手持物品跌落），肌肉失去张力或痉挛、体感异常等。昼夜脑电图监测有助于诊断和分型。

#### 3. 癫痫持续状态

癫痫持续状态是指连续癫痫发作超过 30min 而不能自行停止。1 岁以内及 65 岁以上发病率最高。15％的癫痫患者曾有癫痫持续状态。

#### 4. 并发症

因意识丧失、肌肉强直造成跌倒，引起骨折、外伤、出血，肌肉收缩致关节脱臼，舌咬伤等。

### （二）辅助检查

#### 1. 脑电图

脑电图是诊断癫痫最重要的辅助检查方法。脑电图对发作性症状的诊断有很大诊断价值。但常规头皮脑电图仅能记录到 49.5％患者的痫性放电，近年来广泛应用的 24h 长程脑电监测和视频脑电图使发现痫性放电的可能性大为提高。

#### 2. 神经影像学检查

神经影像学检查包括 CT、MRI，可发现脑结构异常或病变，对癫痫及癫痫综合征诊断和分型颇有帮助，有时可以做出病因诊断，如颅内肿瘤、灰质移位等。MRI 较敏感，特别是冠状位和海马体积测量能较好地显示海马病变。

### （三）诊断

完整的病史对癫痫的诊断及分型有非常重要的意义，通过旁人描述发作时的典型发病过程，可考虑是否为癫痫发作。脑电图检查有助于明确癫痫的诊断及分型。神经系统影像学检查（CT、MRI）有时可以做出病因诊断，如颅内肿瘤、灰质移位等。

## 三、药物治疗及注意事项

### （一）常用药物

（1）传统的抗癫痫药物 卡马西平、丙戊酸钠、苯妥英钠、苯巴比妥等。

（2）新型抗癫痫药物　奥卡西平、托吡酯、拉莫三嗪、左乙拉西坦、加巴喷丁、普瑞巴林等。

此外氯硝西泮、地西泮也常用于抗癫痫治疗。常用口服抗癫痫药物的适应证、常规用量及不良反应见表 9-1。

表 9-1　常用口服抗癫痫药的适应证、常规用量及不良反应

| 抗癫痫药 | 适应证 | 常规用量 | | 不良反应 | 对肝酶的作用 |
|---|---|---|---|---|---|
| | | 成人 | 儿童 | | |
| 苯妥英钠 | 强直-阵挛性发作部分性发作癫痫持续状态 | 初始剂量 50～100mg/d递增剂量 25mg,间隔 2～4 周维持量 300～400mg/d | 初始剂量 3～5mg/(kg·d)维持量 5～10mg/(kg·d)最多不超过 250mg/d | 痤疮、齿龈增生、多毛、骨质疏松等,共济失调、视物模糊、眼球震颤、恶心呕吐等 | 诱导 |
| 卡马西平 | 强直-阵挛性发作部分性发作 | 初始剂量 100mg递增剂量 200mg,间隔 1 周,逐渐增加剂量至最佳疗效维持量 300～1200mg/d | 初始剂量 5～10mg/(kg·d)递增剂量:<6 岁 5～10mg/kg,每周调整6 岁～12 岁,100mg,每周调整维持量 10～20mg/(kg·d) | 头晕、嗜睡、视物模糊、共济失调、恶心、呕吐、肝损伤、骨髓抑制、皮疹等 | 有自身诱导作用 |
| 丙戊酸钠 | 原发性全面性发作,强直-阵挛性发作,失神性发作,肌阵挛性发作,失张性发作,部分性发作 | 初始剂量 200mg/d,递增剂量 200mg,间隔 3 天,逐渐增至最佳疗效维持量 600～1800mg/d | 初始剂量 10mg/(kg·d)递增剂量:10mg/kg,间隔 3 天维持量 20～30mg/(kg·d) | 胃肠道功能紊乱、肝功能损害、脱发、体重增加、嗜睡、乏力、共济失调、震颤等 | 抑制 |
| 苯巴比妥 | 强直-阵挛性发作,部分性发作,新生儿癫痫癫痫持续状态高热惊厥 | 初始剂量 30mg/d缓慢增量维持量 60～180mg/d | 初始剂量 3～5mg/(kg·d)维持量 2～6mg/(kg·d)(一般不适合儿童) | 镇静作用,认知障碍 | 诱导 |
| 奥卡西平 | 原发性全面发作,强直-阵挛性发作,部分性发作 | 初始剂量 600mg/d递增剂量≤600mg,间隔 1 周维持量 600～2400mg/d | 初始剂量 8～10mg/(kg·d)递增剂量≤10mg/kg,间隔 1 周维持量 30～46mg/(kg·d) | 镇静、疲劳、困倦、头晕、恶心、皮疹、低钠血症、共济失调、复视等 | 诱导 |
| 拉莫三嗪 | 部分性发作,全面强直-阵挛性发作,合并 Lennox-Gastaut 综合征的癫痫发作 | 初始剂量 25mg/d2 周后增至 50mg,此后每 1～2 周增加剂量维持量 100～200mg/d | 初始剂量 0.15mg/(kg·d)2 周后增至 0.3mg/(kg·d),此后每 1～2 周增加剂量,4～8 周增加至维持量 1～5mg/(kg·d) | 皮疹、头痛、疲劳、嗜睡、失眠、头晕、共济失调、恶心呕吐、腹泻,攻击行为、易激惹 | 无明显作用 |

（二）药物治疗原则

**1. 确定是否用药**

目前抗癫痫药只有控制发作的对症治疗效应,需长期应用。一般来说,半年内发作两次以上者,一经诊断,就应用药。首次发作或半年以上发作一次者,可在告知抗癫痫药可能的副作用和不经治疗的可能后果的情况下,根据患者及家属的意见,酌情选择用或不用抗癫痫药。

## 2. 用药原则

（1）应依据发作类型及以前用药及疗效情况选择抗癫痫药物 ①部分性发作：卡马西平（或奥卡西平）、丙戊酸钠、托吡酯、拉莫三嗪、左乙拉西坦等。②全面强直-阵挛性发作：丙戊酸钠、卡马西平、奥卡西平、苯妥英钠、苯巴比妥、托吡酯、拉莫三嗪等。③失神性发作：丙戊酸钠、拉莫三嗪、乙琥胺等。

（2）药物选择时还需要考虑禁忌证、可能的不良反应、特殊治疗人群（如育龄妇女、儿童、老年人等）、药物之间的相互作用以及药物来源和费用等，个体化给药。

（3）遵循单药治疗原则，选择适当的单药治疗，70%～80%的癫痫患者能够完全控制发作，其优势在于减少药物不良反应并有更好耐受性。

（4）小剂量起始，缓慢增量至最低有效剂量，长期规律用药。有条件应测定药物的血浆浓度，减少用药过程的盲目性。

（5）有以下情况时可考虑合理地联合治疗 ①有多种类型的发作；②针对药物的不良反应，如苯妥英钠治疗部分性发作时出现失神发作；③对部分单药治疗无效的患者；④针对患者的某些特殊情况，如月经性癫痫患者可在月经期前后加用乙酰唑胺，以提高临床疗效。

（6）终止用药 停用抗癫痫药目前还没有公认的标准，应视患者的具体病情决定，逐渐减量停药，停药的过程为半年至1年。停药后复发率为20%～40%，多出现在停药后2年以内。

### （三）癫痫持续状态的治疗

癫痫持续状态是神经科急症，预后与病因和成功治疗时间有关。癫痫持续状态的治疗需要解决以下几个问题：首先保持呼吸道通畅，吸氧，尽可能对患者进行心脏、血压、呼吸和脑电图监测，定时检查血气、血生化等，保持生命体征平稳；积极控制发作，减少发作对脑部神经元的损害；尽可能地根除病因和诱因；处理并发症。对癫痫持续状态的患者紧急处理如下。

## 1. 急救措施

发现癫痫发作患者，应即上前扶住患者，尽量让其慢慢躺下，以免跌伤。若患者已完全倒地，可将其缓缓拨正到仰卧位，同时小心地将其头偏向一侧，以防误吸。解开患者约束（如领带及绷紧的衣物等）。当患者抽搐停止进入昏睡期后，改为侧卧可使患者全身肌肉放松，口水容易流出，舌根也不易后坠阻塞气道；注意保暖、保持周围安静。

## 2. 注意心脏、呼吸情况

抽搐后呼吸未能及时恢复者应做人工呼吸。

## 3. 药物治疗

（1）地西泮疗法 首先地西泮10～20mg静脉注射（每分钟不超过2mg）。如有效，可将60～100mg地西泮溶于5%葡萄糖生理盐水中，12h内缓慢静脉滴注。儿童地西泮0.1～1.0mg/kg，应注意静脉注射速度过快可抑制呼吸。

（2）地西泮加苯妥英钠疗法 首先地西泮10～20mg静脉注射取得疗效后，再用苯妥英钠300～600mg加入生理盐水500mL中静脉滴注。

（3）单用苯妥英钠　用量为 20mg/kg，加入 5％葡萄糖溶液 20～40mL，静脉注射，速度不应过快，应低于 50mg/min。可在 10～30min 内使 41％～90％的患者控制发作。应同时监测血压及心电图，用药过程中发现血压下降或心律不齐需减慢速度或停药。

（4）10％水合氯醛　20～30mL 加等量的植物油保留灌肠，每 8～12h 1 次。

经上述处理，发作控制后，可考虑苯巴比妥 0.1～0.2g 肌内注射，每日 2 次，巩固疗效。同时鼻饲抗癫痫药物，逐渐停用苯巴比妥。发作停止后，积极寻找诱因或病因，并及时做相应的处理。

（四）用药注意事项

**1. 用药前检查**

开始用药前应做脑电图、血常规及肝、肾功能检查，作为基础记录。

**2. 药物的用法**

取决于药物代谢特点、作用原理和不良反应的出现规律。苯妥英钠常规剂量无效时增加剂量极易中毒，需非常小心。卡马西平由于自身诱导作用使代谢逐渐加快，半衰期缩短，需逐渐加量，1 周左右达到常规剂量。拉莫三嗪、托吡酯应逐渐加量，1 个月左右达到治疗剂量，否则易出现皮疹、中枢神经系统不良反应等。

**3. 治疗过程中应定期随访**

一般患者应每月随访一次，发作频繁者每 2 周随访一次。应询问发作频率的增减、发作类型有否变化、是否有不良反应以及是否按医嘱服药。需每月监测血常规，每 3 个月监测一次肝肾功能，应用丙戊酸钠者每月检测肝功能一次，肝功能损害慎用丙戊酸钠。

**4. 脑电图**

可每 6 个月检查 1 次。发作次数增多时应及时做脑电图检查。

**5. 有条件的医院在下列情况可以测药物血浓度**

①治疗开始估计已达到稳态血药浓度时，作为基础值；②确定依从性；③确定剂量相关性不良反应；④多药治疗加用或停用 1 种抗癫痫药时；⑤未能控制或治疗中发作增多者；⑥患者具有可能使药物浓度发生改变的情况时，如低蛋白血症、妊娠、肝肾功能不全、胃肠道疾患等。

**6. 过敏体质患者**

慎用卡马西平（或奥卡西平）、拉莫三嗪等。

**7. 育龄期妇女**

酌情选用卡马西平（或奥卡西平）、拉莫三嗪；孕前 3 个月和孕初 3 个月每日加用叶酸 5mg。老年患者酌减药物用量。儿童按公斤体重计算药物用量。

**8. 联合用药时需注意**

①不宜合用化学结构相同的药物，如苯巴比妥与扑痫酮，氯硝西泮与地西泮；②尽量避开不良反应相同的药物合用，如苯妥英钠可引起肝肾损伤，丙戊酸钠可引起特异过敏性肝坏死；③合并用药要注意药物的相互作用，如与肝药酶诱导药（如卡马西平、苯巴比妥）合用，可加速其代谢，使药效下降。

如果一种一线药物已达到最大治疗剂量仍然不能控制发作，可加用另一种一线或二线药物，至发作控制或达到最大可耐受剂量后逐渐减掉原有的药物，转换为单药，换药期间应有5～7天的过渡期。

## 四、患者健康教育

### 1. 心理调适

向患者及其家属介绍有关本病的基本知识。患者应保持平衡心态，树立治疗信心，鼓励患者参加有益的社交活动，保持心情愉快。

### 2. 饮食调理

宜进食清淡、无刺激、富有营养的食物，保持大便通畅，避免饥饿或过饱，戒除烟、酒、咖啡。

### 3. 避免诱发因素

平时应注意劳逸结合，避免过度劳累、睡眠不足、情感冲动等诱发因素。

尽量避免感冒、发热、呕吐、腹泻，生病期间容易诱发癫痫。

### 4. 加强自我防护意识和能力

避免危险活动，如登高、游泳、驾驶车辆、带电作业等。随身携带病情诊疗卡，并注明家庭住址、单位、电话。

### 5. 用药指导

传统的抗癫痫药控制发作后必须坚持服用，遵循医嘱，定期复查，每月做常规检查，每季度做肝肾功能检查。不宜随意减量或停药，以免诱导癫痫持续状态。

把药物放在儿童不能拿到的地方，以防误服。

 分析9-2

### 1. 本例初步诊断

①癫痫（全面性强直性-痉挛大发作）；②苯妥英钠过量中毒。

诊断依据：①颅脑外伤史，典型的癫痫发作症状，脑电图示痫性发作，可考虑为癫痫（全面性发作）。②患者3天前出现头晕、走路不稳、呕吐、眼球震颤等可能是苯妥英钠过量所致。苯妥英钠维持量300～400mg/d，苯妥英钠常规剂量无效时增加剂量极易中毒，需非常小心；本例患者自行将苯妥英钠加量至2片/次，每日3次，3天前出现头晕、走路不稳、呕吐、眼球震颤等很可能是苯妥英钠过量所致。

### 2. 常用的抗癫痫药物

苯妥英钠、丙戊酸钠、卡马西平、苯巴比妥、托吡酯、拉莫三嗪、左乙拉西坦等。抗癫痫药物治疗应根据癫痫发作类型选择药物，尽可能单药治疗，从小剂量开始，缓慢增量至能最大限度地控制癫痫发作。长期服用抗癫痫药物，要定期测定血药浓度、肝肾功能、血常规等，以防药物的毒性作用，药物控制效果不好或发作频繁应及时复诊，不可以随意增减药量。

## 第三节 ▶ 抑郁症

### 案例 9-3

患者，男，42岁，精神科就诊，有抑郁情绪2周。近2周来感觉心情不好，高兴不起来，感觉很累，做什么事都提不起劲，因此工作效率降低，总受领导批评，感觉自己很没用，因压力大，晚上睡眠不好，常于夜间12点以后才能入睡，食欲减退。声称这与既往所患的抑郁症相同。20年前患者被首次诊断出患有严重抑郁症。当时接受了丙咪嗪（150mg/d）治疗，疗效良好。15年前第二次发作时也使用该药治疗，用药6周后症状再次缓解，以后持续用药半年，慢慢停药。患者否认有违禁药品应用史及近期创伤事件。患者声称其虽然确信自己的严重抑郁症正在复发，但这次希望不用丙咪嗪治疗，因为不能接受不良反应，如口干、眼干、便秘等。

查体，心率70次/分，血压120/80mmHg。神志清楚，抑郁面容，反应迟钝。

结合患者既往有过两次完全一样的发作，且每次服用丙咪嗪均获得完全缓解。此次发作前没有毒品使用的经历，近来也没有创伤性事件的发生。考虑诊断为：复发重症抑郁。

问题：本例患者可选用哪些药物治疗？

## 一、概述

抑郁症是抑郁障碍的一种典型情况，核心症状是显著而持久的心境低落、兴趣减退，且心境低落与其处境不相称。情绪的消沉可以从闷闷不乐到悲痛欲绝，自卑抑郁，甚至悲观厌世，可有自伤、自杀企图或行为，部分病例有明显的焦虑和运动性激越，严重者可出现幻觉、妄想等精神病性症状，甚至可能发生抑郁性木僵。

抑郁症可见于任何年龄阶段，好发年龄在20~50岁，平均发病年龄为40岁，女性患病率高于男性（约2∶1）。该病具有高发病、高复发、高致残的特点。2019年中国精神卫生调查研究报告显示，我国抑郁障碍的终身患病率为6.8%，其中，抑郁症的终身患病率为3.4%。抑郁症的发病已开始出现低龄化（大学生，乃至中小学生群体）趋势。但我国对抑郁症的医疗防治还处在识别率较低的局面，抑郁症状往往未引起患者、家属及医师的重视，大多数躯体疾病伴发的抑郁也易被忽视，而抑郁症引发的自杀、自伤和药物、酒精依赖等问题的治疗和干预率则更低，而及时恰当的治疗能提高抑郁症的临床治愈率，因此对抑郁症的科普、防范、治疗工作亟待重视，抑郁症防治已被列入全国精神卫生工作重点。

抑郁症的病因并不非常清楚，但可以肯定的是生物学因素、心理与社会环境诸多方面因素参与了抑郁症的发病过程。生物学因素主要涉及遗传、神经生化、神经内分泌、神经再生等方面；与抑郁症关系密切的心理学易患素质是病前性格特征，如抑郁气质；成年期遭遇应激性的生活事件，是导致出现具有临床意义的抑郁发作的重要触发条件。然而，以上这些因素并不是单独起作用的，遗传与环境或应激因素之间的交互作用，以及这种交互作用的出现时间点在抑郁症发生过程中具有重要的影响。其发病机制目前尚未完全阐明。

## 二、临床表现与诊断

### （一）临床表现

抑郁症可以表现为单次或反复多次的抑郁发作，抑郁发作的表现可分为核心症状群、心理症状群与躯体症状群三方面。

#### 1. 核心症状群

（1）心境低落　自我感觉到的或是他人可观察到的情绪低沉、苦恼忧伤，觉得痛苦很难熬过去，感觉不到开心，甚者觉得度日如年、生不如死，常常愁眉苦脸、长吁短叹。这种低落情绪几乎每天都存在，一般不随环境变化而变化。

（2）兴趣减退和情感缺失　凡事都提不起兴趣或是兴趣下降，对以前的爱好丧失热情，失去了体验快乐的能力，不能从平日从事的活动中收获乐趣。

#### 2. 心理症状群

（1）思维迟缓　患者思维联想速度缓慢，反应迟钝，思路闭塞。决断能力降低，变得优柔寡断，犹豫不决。临床上可见主动言语减少，语速明显减慢，声音低沉，对答困难，严重者交流无法顺利进行。

（2）认知功能损害　主要表现为近事记忆力下降，注意力下降，反应时间延长，警觉性增高，抽象思维能力差，学习困难，语言流畅性变差，空间知觉、眼手协调及思维灵活性等能力减退。认知功能损害导致患者社会功能障碍，而且影响患者的远期预后。

（3）意志活动减退　患者意志活动呈现显著而持久的抑制。表现为行为缓慢，生活被动、疏懒、不想做事，不愿和周围人接触交往。常闭门独居、疏远亲友、回避社交，严重时连吃、喝、个人卫生都不顾，甚至发展为不语、不动、不食，可达木僵状态。

（4）自责自罪　对自己既往的一些轻微过失或错误痛加责备，严重时会产生深深的内疚或是罪恶感，认为自己罪孽深重，必须受到社会的惩罚。

（5）自杀观念和行为　严重的抑郁患者常伴有消极自杀的观念和行为，自杀观念常常比较顽固、反复出现。自杀行为是抑郁障碍最严重的、最危险的症状。

（6）焦虑　焦虑常常与抑郁症状共存，可有心烦、担心、紧张、坐立不安、手指抓握等症状。

（7）精神病性症状　严重的抑郁障碍患者可出现幻觉或妄想等精神病性症状。

#### 3. 躯体症状群

睡眠障碍是抑郁症最常见的躯体症状，以入睡困难最为多见，而以早醒最具有特征性。进食紊乱主要表现食欲减退、体重下降，严重者甚至完全丧失进食欲望。还可表现无精打采、疲乏无力；可有性欲减退、阳痿、闭经等症状；躯体不适的主诉可涉及各脏器，自主神经功能失调的症状也较常见。

### （二）诊断

#### 1. 诊断标准

国际上通用的抑郁症诊断标准一般依据《国际疾病与分类（第 10 版）》（ICD-10）和《美国精神障碍诊断统计手册（第 5 版）》（DSM-5）。国内主要采用 ICD-10，抑郁症的诊断标准要点如下。

（1）核心症状　①心境低落；②兴趣减退或愉快感丧失；③精力下降或疲劳感。

（2）附加症状　①注意力降低；②自我评价和自信降低；③自罪观念和无价值感；④认为前途黯淡悲观；⑤自伤或自杀的观念或行为；⑥睡眠障碍；⑦食欲下降。

诊断抑郁发作时，一般要求病程至少 2 周，并存在具有临床意义的痛苦或社会功能的受损。非心理科医师的诊断以"抑郁状态"为宜，抑郁状态与躯体疾病互为因果或共同存在，当影响到生活工作时，均需要治疗。

**2. 严重程度分型**

（1）轻度抑郁　具有至少 2 条核心症状和至少 2 条附加症状，且患者的日常工作和社交活动有一定困难，对患者的社会功能有轻度影响。

（2）中度抑郁　具有至少 2 条核心症状和至少 3 条附加症状，且患者的日常工作、社交或生活存在相当困难。

（3）重度抑郁　3 条核心症状均存在和具备至少 4 条附加症状，且患者的日常工作、社交或生活功能严重受损。

（4）伴有精神疾病症状　符合中、重度抑郁发作的标准，并存在妄想、幻觉或抑郁性木僵等症状。

## 三、药物治疗及注意事项

抑郁症的治疗要达到三个目标：①提高临床治愈率，最大限度减少病残率和自杀率；②提高生存质量，恢复社会功能；③预防复发。治疗方法包括药物治疗、心理治疗、物理治疗及中医治疗等。在此主要介绍药物治疗。

### （一）药物治疗

药物治疗是中度以上抑郁发作的主要治疗措施。目前临床上一线的抗抑郁药主要包括：①选择性 5-羟色胺（5-HT）再摄取抑制剂（SSRIs）；②5-羟色胺和去甲肾上腺素再摄取抑制剂（SNRIs）；③去甲肾上腺素（NE）和特异性 5-羟色胺能抗抑郁药（NaSSAs）等。常用一线抗抑郁药物的用法用量及不良反应见表 9-2。传统的三环类、四环类抗抑郁药和单胺氧化酶抑制剂（MAOIs）由于不良反应较大，应用明显减少。

表 9-2　常用一线抗抑郁药的用法用量及不良反应

| 抗抑郁药 | 常用剂量 | 不良反应 | 禁忌证 |
|---|---|---|---|
| 选择性 5-HT 再摄取抑制药（SSRIs） | | 胃肠道反应、性欲减退、头痛、口干、震颤、失眠、焦虑等 | 禁与 MAOIs、氯米帕明、色氨酸等合用 |
| 氟西汀 | 20～60mg/d,早餐后顿服,剂量大可分 2 次服用 | | |
| 帕罗西汀 | 20～60mg/d,早餐后顿服,剂量大可分 2 次服用 | 抗胆碱能及镇静作用较强 | |
| 舍曲林 | 50～200mg/d,早餐后顿服,剂量大可分 2 次服用 | | |
| 氟伏沙明 | 50～300mg/d,晚餐后顿服,或中、晚餐后分次服用 | 镇静作用较强 | |
| 西酞普兰 | 20～60mg/d,早餐后顿服,剂量大可分 2 次服用 | | |
| 艾司西酞普兰 | 10～20mg/d,早餐后顿服 | | |

| 抗抑郁药 | 常用剂量 | 不良反应 | 禁忌证 |
|---|---|---|---|
| 5-HT 和 NE 再摄取抑制药（SNRIs） | | 胃肠道反应,血压轻度升高 | 禁与 MAOIs 联用 |
| 文拉法辛 | 75～225mg/d,速释剂分 2 次服用,缓释剂早餐后顿服(每周增加 75mg) | 性功能障碍 | |
| 度洛西汀 | 40～60mg/d(20mg, bid; 60mg, qd; 30mg, bid) | | |
| NE 和特异性 5-HT 能抗抑郁药(NaSSAs) 米氮平 | 15～45mg/d,分 1～2 次服用 | 镇静、头痛、疲乏、体重增加,偶见直立性低血压,粒细胞减少 | 禁与 MAOIs 联用 |

### 1. 选择性 5-羟色胺再摄取抑制药（SSRIs）

SSRIs 类药物具有抗抑郁和焦虑的双重作用,很少引起镇静作用,不损害精神运动功能,对心血管和自主神经系统功能影响很小。其抗抑郁作用机制是选择性抑制突触前膜 5-HT 的再摄取,增加突触间隙内 5-HT 的浓度,提高 5-HT 能神经的传导。代表药物有氟西汀、舍曲林、帕罗西汀、氟伏沙明、西酞普兰、艾司西酞普兰等。SSRIs 的剂量效应曲线平坦,一般每天给药 1 次即可。可用于各种抑郁症,包括轻至重度抑郁症。

### 2. 5-羟色胺和去甲肾上腺素再摄取抑制药（SNRIs）

SNRIs 代表药物为文拉法辛（Venlafaxine）和度洛西汀（Duloxetine）。SNRIs 可同时抑制 5-HT 和 NE 的再摄取,而对肾上腺素能受体、胆碱能受体和组胺受体无亲和力。无三环类抗抑郁药和单胺氧化酶抑制剂常见的不良反应,安全性和耐受性较好。此类药物特点是疗效与剂量有关,低剂量时作用谱及不良反应与 SSRIs 类似;剂量增加后作用谱增宽,不良反应也相应增加,如引起血压增高。主要用于抑郁症和广泛性焦虑症,对 SSRIs 无效的严重抑郁症患者也有效,SNRIs 可诱发躁狂发作。

### 3. 去甲肾上腺素和特异性 5-羟色胺能抗抑郁药（NaSSAs）

NaSSAs 具有对 NE 和 5-HT 双重作用机制的抗抑药,代表性药物为米氮平。其主要药理作用:①拮抗中枢神经突触前 $\alpha_2$ 肾上腺素能自身受体或异体受体,增加 NE 和 5-HT 的释放及其神经传递;②特异性阻断突触后膜的 5-HT$_2$ 和 5-HT$_3$ 受体,故较少地发生与 5-HT 相关的不良反应,如焦虑、失眠、恶心、呕吐、头痛和性功能障碍。米氮平适用于各种抑郁症的急性期和维持期治疗。特别是治疗伴有睡眠障碍或焦虑障碍的抑郁症、伴有焦虑激越或焦虑躯体化的抑郁症患者。米氮平起效比 SSRIs 快,安全性、耐受性好。

### 4. 5-羟色胺受体拮抗剂/再摄取抑制剂（SARIs）

SARIs 作用机制是选择性拮抗 5-HT 受体及抑制神经递质再摄取,并有微弱的阻止 NE 的再摄取作用。代表药物是曲唑酮,疗效与三环类抗抑郁药（TCAs）的丙米嗪及其他老一代抗抑郁药相当。临床用于治疗伴有焦虑、激越、失眠的抑郁症,尤其适用于治疗老年性抑郁症。每日用量 50～300mg,分次服用。该药可加强中枢抑制剂（包括酒精）的神经抑制作用,不宜与抗高血压药联用和其他 5-HT 能药物联用,以免引起 5-HT 综合征,禁与 MAOIs 联用。

### 5. 三环类抗抑郁药（Irieyelie antidepressants, TCAs）

TCAs 是第一代环类抗抑郁药,该类药物属于非选择性单胺摄取抑制剂,有抗胆碱能、心血管和镇静作用等不良反应,原有心血管疾病的患者不宜使用。包括丙米嗪(Imipramine)、阿米替林(Amitriptyline)、多塞平(Doxepin)等,每日用量50~250mg,分次服用。常见的不良反应有口干、便秘、视力模糊、排尿困难、心动过速、直立性低血压、心率改变和嗜睡等,可诱发躁狂发作。

### 6. 单胺氧化酶抑制剂(MAOIs)

传统的单胺氧化酶抑制剂如苯乙肼、环苯丙胺等,由于会引起肝实质损害,且与富含酪胺的食物(奶酪、酵母、鸡肝、酒类等)合用时可发生高血压危象,目前已极少使用。新型的单胺氧化酶抑制剂吗氯贝胺(Octobemide)是一种可逆性、选择性单胺氧化酶A抑制剂,克服了非选择性、非可逆性MAOIs的高血压危象、肝毒性及直立性低血压等不良反应的缺点,适用于各类抑郁发作,包括非典型性抑郁、恶劣心境、老年抑郁。不良反应有头晕、恶心、口干、便秘、失眠,少数患者血压降低。MAOIs不能和SSRIs同时应用。

### 7. 中草药

主要包括贯叶连翘提取物片和疏肝解郁胶囊,用于治疗轻、中度抑郁症。

### (二)药物治疗原则

(1)全病程治疗 对抑郁症的药物治疗应在明确诊断后尽早实施,避免造成病程慢性化,从而影响功能恢复和预后。为改善抑郁症患者的预后、降低复燃和复发,提倡全病程治疗。

① 急性期治疗(8~12周):以控制症状为主,尽量达到临床治愈,同时促进患者社会功能的恢复,提高患者的生活质量。

② 巩固期治疗(4~9个月):以防止病情复燃为主。应保持与急性期一致的治疗方案。

③ 维持期治疗:一般认为至少2~3年,对于多次反复发作或是残留症状明显者建议长期维持治疗。

(2)个体化合理用药 结合患者症状特点、年龄、躯体状况、药物的耐受性、有无合并症,因人而异地个体化合理用药。

(3)应尽可能单一用药,应足量、足疗程治疗;当换药治疗无效时,可考虑两种作用机制不同的抗抑郁药联合使用。一般不主张联用两种以上抗抑郁药。

(4)用药剂量逐步递增,尽可能采用最小有效量,使不良反应减至最少,以提高服药依从性。

### (三)注意事项

(1)药物治疗前向患者及家人阐明药物性质、作用和可能发生的不良反应及对策,争取他们的主动配合,能遵医嘱按时按量服药。

(2)治疗期间密切观察病情变化和不良反应并及时处理;积极治疗与抑郁共病的焦虑症、躯体疾病、物质依赖等。

(3)各种抗抑郁药均不宜与MAOIs类药物联合使用,以免产生5-羟色胺综合征等严重不良反应。氟西汀需停药5周才能换用MAOIs,其他SSRIs需停药2周再换用MAOIs。MAOIs停药2周后才能换用SSRIs。

(4)大多数抗抑郁药通过肝细胞色素P450酶系降解代谢,一些SSRIs类药物对这些酶有较强的抑制作用,与它们长期联合使用的药物降解有可能减缓而使血药浓度升高,可引起不良反应甚至中毒，应加以注意。

（5）SSRIs 可通过乳汁分泌而影响婴儿，对妊娠或准备怀孕的妇女及哺乳期妇女慎用；对重度肾功能不全患者慎用；肝硬化者单次服用 SSRIs 后，几乎所有 SSRIs 的血浆半衰期均延长 1 倍，尤其在老年人血药浓度更高。因此肝病患者宜减少 SSRI 的应用剂量与使用频率。

（6）抗抑郁药不宜过快减量或停药，以免发生戒断反应；戒断反应常被误判为症状复发，适当放慢减药速度可以减少戒断反应。

（7）抑郁症患者常有消极悲观厌世观念，有意或误服过量的抗抑郁药中毒自杀事件时有发生，以 TCAs 过量中毒危害最大，治疗过程中应提高警惕，及早发现和积极治疗。

（8）药物治疗过程中可联合心理治疗增加疗效。

### 四、患者健康教育

（1）患者应积极配合医师的治疗，严格遵医嘱用药，抗抑郁药物多数需要至少 2 周才会有显著的情绪反应，12 周后才会有完整的治疗效果。

（2）这类药物能引起嗜睡，在从事驾驶、仪器操作或其他需要集中精神才能完成的操作时应谨慎使用。

（3）应避免与酒精或其他能引起嗜睡作用的药物合用。

（4）抗抑郁药短期内快速减量或停药存在症状反弹和戒断综合征的风险，患者要在医师的指导下调整用药。

（5）抑郁症具有易复发的特点，患者及其家属日常应时刻关注病情变化，遵医嘱定期复查，一旦出现复发症状应立即就诊。

（6）患者家人要警惕患者出现行为异常、病情恶化或自杀倾向。一旦出现，应立即通知医师。

（7）患者应戒烟酒，保证充足的睡眠时间，不熬夜，不要过于劳累。注意缓解压力，维持稳定的情绪状态。

（8）已确诊过抑郁症的患者，积极配合医师治疗、坚持定期随访、积极获取家属及朋友的支持等，可有效预防疾病复发。

#### 分析9-3 ▶▶

患者治疗方案：虽然既往使用丙咪嗪能获得完全缓解，但患者不能忍受它产生的一些抗胆碱能不良反应，如口干、眼干、便秘等，坚决要求换用其他抗抑郁药。TCAs 目前已成为二线抗抑郁药，新型抗抑郁药如 SSRIs 类、文拉法辛、米氮平等因为不良反应相对较小、安全性高且疗效肯定而成为抗抑郁首选。

本例患者属于复发重度抑郁，伴有睡眠障碍，可选用米氮平治疗。因为米氮平适用于各种抑郁症的急性期和维持期治疗。特别是治疗伴有睡眠障碍或焦虑障碍的抑郁症、伴有焦虑激越或焦虑躯体化的抑郁症患者。用量 15mg，睡前 2h 服用，1 周后如无不良反应，可增加到 30mg，睡前 2h 服用。用药过程中，注意检查肝功能、血常规。

本例患者属于第三次复发，前两次均未能坚持全病程治疗，故应与患者沟通，为避免复发，当症状控制后应坚持长期维持治疗。

## 第四节 ▷ 失眠症

**案例 9-4** ▶▶

患者，女，42 岁，个体经营户，失眠、多梦 3 个月。三个月前由于精神刺激忧思引起失眠，主要表现睡眠不实，多梦，易醒，每晚睡眠 5h 左右，感觉头晕乏力，精神不振，心烦易怒。曾诊断为神经性的失眠，服用脑心舒口服液、谷维素、安神丸、安神胶囊等，效果时好时坏。为求进一步诊治而就诊。本例患者诊断为"失眠症"。如何药物治疗。

### 一、概述

失眠症（insomnia）是以入睡和（或）睡眠维持困难所导致的睡眠质量或数量无法达到正常生理需求，从而影响日间社会功能的一种主观体验，是最常见的睡眠障碍性疾患。失眠症在女性、老年人更多见。长期失眠常给患者的躯体、心理、生活、工作产生严重负面影响，甚至会导致恶性意外事故的发生。

**（一）病因**

引起失眠的常见因素包括：①心理因素，生活和工作中的各种不愉快事件；②环境因素，如环境嘈杂、空气污浊、居住拥挤或突然改变睡眠环境；③睡眠节律改变，夜班和白班频繁变动，飞行时差引起生物钟节奏变化；④饮食因素，如饥饿、过饱，酒精、咖啡、茶叶摄入，睡前饮水过多；⑤药物因素，如药物依赖或戒断症状，中枢神经兴奋性药物；⑥个性特征因素，如过于紧张、焦虑、强迫的人格特征；⑦疾病因素，各类精神疾病大多伴有睡眠障碍，失眠往往是精神症状的一部分。各种躯体疾病可以导致失眠，有时很难确定这些疾病与失眠之间的因果关系，故近年来提出共病性失眠（comor bid insomnia）的概念，用以描述那些同时伴随其他疾病的失眠。

**（二）发病机制**

有关失眠症的发病机制并不十分清楚，目前比较接受的有"过度觉醒假说"和"3P 假说"。"过度觉醒假说"认为失眠是一种过度觉醒的障碍，患者脑皮质和皮质下某些脑区存在结构、功能和代谢异常，这些脑区主要包括杏仁核、海马、扣带回、岛叶、额叶，体现在躯体、情感、认知不同水平上，并且不仅仅是夜间睡眠的缺失，并且是跨越 24h 的个体高觉醒状态。"3P 假说"的 3P 是指易感因素（predisposing factor）、促发因素（precipitating factor）、持续因素（prepetuating factor），假定三个因素积累超过了发病的阈值将会导致失眠的发生和维持。易感因素包括年龄、性别、遗传及性格特征等，促发因素包括生活事件及应激等，持续因素包括应对短期失眠所导致的不良睡眠行为以及焦虑、抑郁症状等。

### 二、临床表现与诊断

**（一）临床表现**

失眠主要表现有：①入睡困难；②睡眠维持障碍，包括睡眠不实、易醒、早醒（醒后不能再睡）；③睡眠质量差，次日晨醒后仍困倦，无精力恢复感。多数患者因过度关注自身睡眠问题而产生焦虑，出现紧张、不安情绪低落，严重者有心率加快、体温升高、周围血管收缩等自主神经紊乱症状。而焦虑又可加重失眠，导致症状的恶性循环。

（二）诊断

失眠的诊断必须符合以下条件：①具有入睡困难，睡眠维持障碍，睡眠质量差的临床表现。②在有条件睡眠且环境适合睡眠的情况下仍然出现上述症状。③患者至少出现一种与睡眠相关的日间功能损害，如疲劳或全身不适；注意力或记忆力减退；学习、工作和（或）社交能力下降；情绪波动或易激惹；日间思睡；兴趣、精力减退；工作或驾驶过程中错误倾向增加；紧张、头痛、头晕或与睡眠缺失有关的其他躯体症状；对睡眠过度关注等。④病程每周至少发生三次并持续一月以上。⑤可排除躯体疾病或为精神障碍症状的一部分。

## 三、药物治疗及注意事项

失眠症的治疗目标：尽可能明确病因，改善睡眠质量和（或）增加有效睡眠时间；恢复社会功能，提高患者的生活质量；减少或消除与失眠相关的躯体疾病或与躯体疾病共病的风险；避免药物干预所带来的负面效应。治疗方法包括药物治疗和非药物治疗，本节主要介绍药物治疗。

（一）药物治疗

治疗失眠的理想药物应具有迅速导眠、维持足够睡眠时间、提高睡眠质量且无宿醉反应和成瘾性等特征。目前临床治疗失眠的药物主要包括苯二氮䓬类受体激动药（benzodiazepinereceptor agonists、BZRAs）、褪黑素受体激动药和具有催眠效果的抗抑郁药物。

### 1. BZRAs

BZRAs 分为传统的苯二氮䓬类药物（benzodiazepine drugs，BZDs）和新型非苯二氮䓬类药物（nonbenzodiazepine drugs，non-BZDs），常用 BZRAs 药物的用量、用法及主要功能见表 9-3。

表 9-3　常用 BZRAs 药物的用量、用法及主要功能

| 药物 | 半衰期/h | 成人用量 | 主要功能 |
| --- | --- | --- | --- |
| BZDs | | | |
| 三唑仑 | 1.5～5.5 | 0.25～0.5mg,睡前服用(年老体弱者减半) | 入睡困难、醒后难以入睡 |
| 咪达唑仑 | 1.5～2.5 | 7.5～15.0mg,睡前服用 | 入睡困难 |
| 劳拉西泮 | 10～18 | 1～4mg,睡前服用 | 睡眠不实、易醒、早醒 |
| 阿普唑仑 | 12～15 | 0.2～0.8mg,睡前服用 | 睡眠不实、易醒、早醒 |
| 艾司唑仑 | 10～24 | 1～2mg,睡前服用 | 睡眠不实、易醒、早醒 |
| 地西泮 | 20～50 | 5～10mg,睡前服用 | 睡眠不实、多醒 |
| 氯硝西泮 | 26～49 | 2～4mg,睡前服用 | 睡眠维持障碍 |
| Non-BZDs | | | |
| 唑吡坦 | 0.75～3.5 | 10mg,睡前服用 | 入睡困难,睡眠维持障碍 |
| 佐匹克隆 | 5 | 7.5mg,睡前服用 | 入睡困难,睡眠维持障碍 |
| 右佐匹克隆 | 4～6 | 1～3mg,睡前服用 | 入睡困难,睡眠维持障碍 |
| 扎来普隆 | 1 | 5～10mg,睡前服用 | 入睡困难,睡眠维持障碍 |

（1）苯二氮䓬类药物　是目前使用最广泛的催眠药，BZDs 是通过非选择性激动 $\gamma$-氨基

丁酸受体 A（GABAA）上不同的 α 亚基而发挥作用，有催眠、抗焦虑、解痉和肌肉松弛等药理作用。此类药物可缩短入睡时间、减少觉醒时间和次数、增加总睡眠时间，是安全性、耐受性较好的催眠药。BZDs 包括地西泮（安定）、氯氮䓬（利眠宁）、硝西泮（硝基安定）、艾司唑仑（舒乐安定）等。不良反应包括日间困倦、头昏、肌张力下降、跌倒和认知功能减退等，尤其是老年患者易引起"宿醉"现象。

（2）非苯二氮䓬类药物　本类药物为选择性 GABAA、复合受体拮抗药，只选择性作用于中枢神经系统 ω-1 受体，对 ω-2 受体没有影响，因此此类药物仅有单一的催眠作用，无肌松弛和抗惊厥作用，并且 non-BZDs 半衰期短，一般不产生日间困倦，产生药物依赖性的风险较传统 BZDs 低，目前被推荐作为治疗失眠的一线药物。non-BZDs 包括唑吡坦（Zolpidem）、佐匹克隆（Zopiclone）、右佐匹克隆（Eszopiclone）和扎来普隆（Zaleplon）等。

### 2. 褪黑素和褪黑素受体激动药

褪黑素参与调节睡眠-觉醒周期，可以改善时差症状、睡眠时相延迟综合征和昼夜节律失调性睡眠障碍，因不良反应很小，可在老年人群中使用，也可用于倒时差，常用剂量 3～6mg，qn。

褪黑素受体激动药可以作为 BZRAS 不耐受以及产生依赖患者的替代治疗。主要包括雷美尔通（Ramelteon）、阿戈美拉汀（Agomelatine）。雷美尔通是目前临床使用的褪黑素受体 MT1 和 MT2 激动药，可缩短睡眠潜伏期、提高睡眠效率、增加总睡眠时间，可用于治疗以入睡困难为主诉的失眠以及昼夜节律失调性睡眠障碍。由于没有药物依赖性，也不会产生戒断症状，已获准长期使用治疗失眠，用量 4～32mg，睡前服用。阿戈美拉汀既是褪黑素受体激动药也是 5-羟色胺受体拮抗药，因此具有抗抑郁和催眠双重作用，能改善抑郁症相关性失眠，缩短睡眠潜伏期，增加睡眠连续性，用量 25～50mg，睡前服用。

### 3. 抗抑郁药

部分抗抑郁药具有催眠镇静作用，在失眠伴随抑郁、焦虑心境时应用较为有效。

（1）三环类抗抑郁药　阿米替林能够缩短睡眠潜伏期、减少睡眠中觉醒，但不良反应多，不作为失眠的首选药物。小剂量的多塞平（3～6mg/d）可以改善成年或老年慢性失眠患者的睡眠状况，近年来国外已作为失眠治疗的推荐药物之一。

（2）选择性 5-羟色胺再摄取抑制药　通过治疗抑郁和焦虑来改善失眠症状，对于部分镇静催眠药物无效的慢性失眠患者，某些抗抑郁药物能够显著改善或治愈其失眠症状，一般建议白天服用。

（3）小剂量米氮平（15～30mg/d）　亦能缓解失眠症状

（4）抗抑郁药物与 BZRAs 联合应用　慢性失眠常与抑郁症状同时存在，在应用抗抑郁药物治疗的开始阶段，同时联合使用效 BZRAs 有益于尽快改善失眠症状，提高患者依从性。例如：唑吡坦和帕罗西汀；联用可以快速缓解失眠症状，同时协同改善抑郁和焦虑症状。

### （二）注意事项

（1）对失眠患者选择干预药物时需要考虑症状的针对性、既往用药反应、患者一般状况、当前用药的相互作用、药物不良反应以及现患的其他疾病。

（2）治疗前向患者及其家属告知药物性质、作用、可能发生的不良反应及对策。治疗期间密切观察病情变化和不良反应。长期用药时应定期评估治疗的必要性。

（3）失眠继发于或伴发于其他疾病时，应同时治疗原发或伴发疾病。

（4）BZRAs 或褪黑素受体激动药可以与抗抑郁药联合应用。

（5）对于慢性失眠患者，镇静催眠药物不提倡长期连续给药，为避免长期用药引起药物依赖或停药反跳，原则上应使用最低有效剂量、间断给药（每周 2～4 次）、短期给药（常规用药不超过 3～4 周）、缓慢减药和逐渐停药。

（6）老年失眠患者首选非药物治疗手段，催眠药物推荐使用 non-BZDs 或褪黑受体激动药。必需使用 BZDs 药物时需谨慎，若发生共济失调、意识模糊、反常运动、幻觉、呼吸抑制时立即停药并妥善处理，同时注意防范跌倒等意外伤害。

（7）妊娠期妇女使用镇静催眠药物的安全性尚缺乏资料，哺乳期应用镇静催眠药物以及抗抑郁药物需谨慎，避免药物通过乳汁而影响婴儿。推荐采用非药物干预手段治疗失眠。

（8）对于围绝经期和绝经期的失眠妇女应首先鉴别和处理此年龄组中影响睡眠的常见疾病，如抑郁症、焦虑症和睡眠呼吸暂停综合征等，依据症状和激素水平给予必要的激素替代治疗，此部分患者的失眠症状处理与普通成人相同。

（9）治疗初期和长期治疗中需要定期监测血常规、肝、肾功能。

（10）抗抑郁药物和催眠药物的同时使用有可能加重睡眠呼吸暂停综合征和不宁腿综合征。焦虑症患者存在失眠时，以抗焦虑药物为主，必要时在睡前加用镇静催眠药物。

（11）精神障碍患者中常存在失眠症状，应该由精神科执业医师按照专科原则治疗控制原发病，同时治疗失眠症状。

## 四、患者健康教育

（1）失眠症的治疗可结合非药物治疗。生物反馈及各种放松疗法对消除焦虑有益，可以促进睡眠。

（2）培养适合个人的体育锻炼和入睡习惯。适当体育锻炼，增强体质，加重躯体疲劳感对睡眠有利，但运动量不宜过大，过度疲劳反而影响睡眠。

（3）调整生活习惯，如取消或减少午睡，养成按时睡眠的习惯。

（4）失眠治疗药物能引起嗜睡，在从事驾驶、仪器操作或其他需要集中精神才能完成的操作时应谨慎使用，以免发生事故。

（5）不能过量使用，应避免与酒精或其他能引起嗜睡作用的药物合用。

（6）长期应用苯二氮䓬类药物不能突然停止使用，因为存在症状反弹和戒断综合征的风险。

（7）家人要警惕患者出现行为异常，病情恶化或自杀倾向。

**分析9-4**

本例患者主要表现睡眠不实，多梦，易醒，可首选唑吡坦 10mg，睡前服（入睡快，加深睡眠、睡眠质量高，醒后感觉良好，不减少 REM）。

如选苯二氮䓬类药物，以中长效药物为主，比如地西泮 5mg/d，睡前服，如效果不好，可增加到 10mg/d，睡前服。也可选氯硝西泮、硝西泮、艾司唑仑等药物，睡前服。此类药物可以缩短入睡时间、减少觉醒时间和次数、增加总睡眠时间，但不良反应包括日间困倦、头昏等。

镇静催眠药物不提倡长期连续给药，应最低有效剂量、间断给药、短期给药。先用药物控制症状，改善睡眠，必要时加抗抑郁药物（曲唑酮或阿米替林），并做好心理疏导。

# 第十章
# 常见内分泌系统疾病

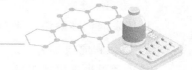

## 第一节 ▷ 甲状腺功能亢进

### 案例 10-1 ▶▶

患者，女性，20 岁，心悸，怕热，多汗，乏力 1 年，手颤，烦躁，体重减轻 2 个月，大便不成形，一日 3～4 次，体重下降 11kg。查体：脉搏 90 次/分，血压 125/80mmHg，皮肤潮湿，双手细颤，双眼突出，甲状腺弥漫Ⅱ度肿大，可闻及血管杂音，心率 104 次/分，心律不齐，心音强弱不等，腹平软，肝脾肋下未及，双下肢无水肿。经甲状腺功能检查确诊为 Graves 病。

问题：针对该患者如何制订治疗方案？

## 一、概述

### 1. 概念

血液循环中甲状腺激素过多而引起的以神经、循环、消化等系统兴奋性增高和代谢亢进为主要表现的一组临床综合征称为甲状腺毒症（thyrotoxicosis）。由于甲状腺腺体本身功能亢进，甲状腺激素合成和分泌增加所导致的甲状腺毒症称为甲状腺功能亢进（hyperthyroidism），简称甲亢。

### 2. 病因

甲状腺疾病有一定的遗传倾向，女性、有家族史、受到精神创伤和感染者发病率较高。引起甲亢的病因包括 Graves 病（简称 GD）、多结节性甲状腺肿伴甲亢（毒性多结节性甲状腺肿）、甲状腺自主性高功能腺瘤、碘甲亢、垂体性甲亢、绒毛膜促性腺激素（HCG）相关性甲亢，其中以 GD 最为常见。

## 二、临床表现与诊断

### （一）甲状腺毒症的表现

（1）多食、消瘦、畏热、多汗、易激动、大便次数增多或腹泻、女性月经稀少。

（2）神经系统和心血管系统兴奋性增强，如手颤、心动过速、心脏杂音，严重者可有心脏扩大、心房颤动、心力衰竭等表现。

### （二）甲状腺肿大和眼征

不同程度的甲状腺肿大和突眼等特征性体征。

（三）特殊表现

### 1. 周期性瘫痪

可伴发周期性瘫痪（亚洲的青壮年男性多见）和近端肌肉进行性无力、萎缩。

### 2. 甲状腺危象

严重者可出现甲状腺危象，导致昏迷，甚至危及生命。

### 3. 淡漠型甲亢

少数老年患者高代谢症状不典型，而仅表现为乏力、心悸、厌食、抑郁、嗜睡、体重明显减轻，称为淡漠型甲亢。

（四）诊断

诊断主要依据：血清游离甲状腺激素（FT3、FT4）水平增加，血清 TSH 水平降低，血清促甲状腺激素受体刺激性抗体（TSAb）或促甲状腺激素受体抗体（TRAb）阳性。

## 三、药物治疗及注意事项

目前针对 GD 的治疗主要包括抗甲状腺药物（antithyroid drugs，ATD）、放射性$^{131}$I 和手术治疗。

（一）抗甲状腺药物

常用的 ATD 包括硫脲类和咪唑类，硫脲类包括丙硫氧嘧啶（Propylthiouracil，PTU）和甲硫氧嘧啶等；咪唑类包括甲巯咪唑（Methimazole，MMI）和卡比马唑（Carbimazole，CMZ）等。其他治疗药物有碳酸锂，可抑制甲状腺激素分泌，主要用于对常用 ATD 和碘剂均不耐受的患者临时控制甲状腺毒症。另外，还有碘剂、β受体阻断药等。

### 1. 适应证

ATD 治疗适应证包括：病情轻、甲状腺轻至中度肿大的甲亢患者；年龄在 20 岁以下；妊娠甲亢；年老体弱或合并严重心、肝、肾疾病而不能耐受手术者均宜采用药物治疗。

### 2. 剂量与疗程

（1）治疗期　MMI 初始剂量 30～45mg/d 或 PTU 成人初始剂量 300～450mg/d，分 3 次口服；MMI 作用维持时间长，可每天单次服用。由于甲状腺素（T4）的血浆半衰期为 7 日，加之甲状腺内储存的甲状腺激素释放约需 2 周时间，所以 ATD 的疗效多在服药 4 周以后出现。

（2）维持期　当症状消失，血中甲状腺激素水平接近正常后，ATD 逐渐减量。减量时，可根据病情每 2～4 周递减药量 1 次，每次 MMI 减量 5～10mg（PTU 50～100mg）；减至最低有效剂量时，维持治疗，MMI 为 5～10mg/d，PTU 为 50～100mg/d；总疗程 1～1.5 年。在药物减量过程中应定期随访，包括基础心率、体重，监测白细胞计数、甲状腺激素水平，必要时查 TSH；但是不能用 TSH 作为治疗目标，因 TSH 的变化滞后于甲状腺激素 4～6 周。治疗期间不主张联用左甲状腺素。在整个疗程中，应避免间断服药，如有感染或精神因素等应激情况，宜随时酌情调整药量，待病情稳定后再进行递减。

（二）其他治疗

### 1. 放射性$^{131}$I治疗

利用甲状腺高度摄取和浓集碘的能力以及$^{131}$I 释放出 β 射线对甲状腺的生物效应，破坏滤泡上皮而减少甲状腺激素的分泌。$^{131}$I在美国等西方国家是治疗成人甲亢的首选疗法，但在我国使用频度相对较低，尤其是我国专家对年龄的适应证比较慎重。

$^{131}$I的适应证：①成人GD所致甲亢伴甲状腺Ⅱ度以上肿大；②ATD治疗失败或患者不耐受；③甲亢手术后复发；④甲亢性心脏病或甲亢伴其他病因的心脏病；⑤甲亢合并白细胞和（或）血小板减少或全血细胞减少；⑥老年甲亢；⑦甲亢合并糖尿病；⑧毒性多结节性甲状腺肿；⑨自主功能性甲状腺结节合并甲亢。

禁忌证：妊娠期、哺乳期妇女；并发甲状腺癌或怀疑为甲状腺癌者；无法遵守辐射安全指南的患者。

### 2. 手术治疗

手术治疗的治愈率可达95％左右，复发率为0.6％～9.8％。

手术治疗适应证：①中至重度甲亢，长期服药无效或效果不佳；②停药后复发，甲状腺肿大显著；③结节性甲状腺肿伴甲亢；④对周围组织、脏器有压迫或胸骨后甲状腺肿；⑤疑似与甲状腺癌并存者；⑥用抗甲状腺药物治疗效果不佳的儿童甲亢；⑦用抗甲状腺药物治疗效果不佳的妊娠甲亢。

## （三）用药注意事项

### 1. 妊娠甲亢宜采用最低有效剂量的抗甲状腺药物

甲巯咪唑、丙硫氧嘧啶等药物可透过胎盘屏障，可能引起胎儿甲状腺肿大及功能减退，在分娩时造成难产、窒息。由于甲巯咪唑有新生儿皮肤缺损的致畸作用报道，妊娠甲亢孕妇首选丙硫氧嘧啶；但也有诊疗指南推荐妊娠早期的甲亢孕妇首选丙硫氧嘧啶，而在妊娠其他阶段仍使用甲巯咪唑。甲巯咪唑和丙硫氧嘧啶可由乳汁分泌，引起婴儿甲状腺功能减退，故服药后不宜哺乳；若必须用药，首选丙硫氧嘧啶，因其乳汁分泌量较小。

### 2. 慎用与禁用抗甲状腺药物

在白细胞计数偏低、肝功能异常等情况下慎用；对硫脲类过敏、中性粒细胞减少或缺乏时禁用。

### 3. 与其他药物/食物的相互作用

甲巯咪唑或丙硫氧嘧啶与抗凝药物合用可增强后者的抗凝作用。高碘食物或含碘药物可使甲亢病情加重、抗甲状腺药物需要量增加，因此治疗期间应低碘饮食。磺胺类、对氨基水杨酸、保泰松、巴比妥类、酚妥拉明、妥拉唑林、维生素$B_{12}$、磺酰脲类等都有抑制甲状腺功能的作用，与之联用时可有协同治疗甲亢作用。

### 4. 服用碳酸锂时应监测药物浓度

当血锂浓度＞1.5mmol/L，可出现不同程度的中毒症状，如脑病综合征（意识模糊、震颤、反射亢进、癫痫发作、昏迷）、休克、肾功能损害等；当血锂浓度超过1.5～2.0mmol/L可能危及生命。老年患者易出现。

## 四、患者健康教育

### 1. 避免碘摄入过多

世界卫生组织推荐，12岁以下儿童每日碘摄入量为50～120μg，12岁以上儿童为150μg，妊娠期及哺乳期妇女为200μg。碘摄入不足可引起地方性甲状腺肿；碘摄入过量可引起甲亢、甲状腺肿和甲状腺炎等。甲亢患者应尽量避免服用含碘的药物（如胺碘酮、西地碘等），并禁食富碘食物（如海带、紫菜、虾皮等海产品，碘盐等）。

### 2. 生活方式

应均衡膳食，给予充足热量、蛋白质、维生素（尤其是 B 族维生素和维生素 C）、钙和铁；保持良好的生活习惯，按时作息，睡眠充足，劳逸结合，避免情绪波动；患者出汗多，应保证足量饮水；戒烟、戒酒，禁用浓茶、咖啡等兴奋性饮料。

### 3. 预防感染

防止引发甲状腺危象。

### 4. 妊娠甲亢患者教育

计划妊娠或围生期女性需专科就诊评估病情，及时调整药物。

 **分析10-1**　▶▶

### 1. 一般治疗

给予充足热量、蛋白质、维生素，睡眠充足，避免情绪波动预防感染，防止甲状腺危象。

### 2. 药物治疗

硫脲类和咪唑类，注意药物剂量与疗程，其中治疗期可以应用 MMI 初始剂量 30～45mg/d 或 PTU 成人初始剂量 300～450mg/d，分 3 次口服；当症状消失，血中甲状腺激素水平接近正常后，ATD 逐渐减量。减量时，可根据病情每 2～4 周递减药量 1 次，每次 MMI 减量 5～10mg（PTU 50～100mg）；减至最低有效剂量时，维持治疗，MMI 为 5～10mg/d，PTU 为 50～100mg/d；总疗程 1～1.5 年。在药物减量过程中应定期随访，包括基础心率、体重，监测白细胞计数、甲状腺激素水平，必要时查 TSH。

### 3. 其他治疗

避免碘摄入过多，并禁食富碘食物（如海带、紫菜、虾皮等海产品，碘盐等）。

# 第二节 ▶ 糖尿病

**案例 10-2**　▶▶

患者，女，48 岁，口渴、多饮、多尿 3 个月。近 1 个月感口渴明显，饮水量增至每天 2000mL。身高 156cm，体重 71kg，空腹血糖 10.0mmol/L，餐后血糖 14.0mmol/L，系初次发现血糖升高，过去无糖尿病史。患者在医师建议采取饮食及运动治疗。采取上述治疗 3 个月后复查：空腹血糖 8.6mmol/L，餐后血糖 12.5mmol/L。

问题：针对该患者如何制订治疗方案？

## 一、概述

### 1. 概念

糖尿病（diabetes mellitus，DM）是一组由多病因所导致以慢性高血糖为特征的代谢性疾病，是由于胰岛素分泌和（或）作用缺陷所引起。长期碳水化合物、脂肪、蛋白质代谢紊乱可引起多系统损害，导致眼、肾、神经、心脏、血管等组织、器官的慢性进行性病变、功能减退甚至衰竭；病情严重或应激状态时可发生急性严重代谢紊乱。

### 2. 病因与分型

目前国际上通用世界卫生组织糖尿病专家委员会提出的分型标准（1999），可分为 4 型。

#### 1. 1 型糖尿病（T1DM）

胰岛 B 细胞破坏，常导致胰岛素绝对缺乏。估计我国 T1DM 占糖尿病患者总数的比例小于 5%。

#### 2. 2 型糖尿病（T2DM）

2 型糖尿病占糖尿病患者总数的 90%～95%，从以胰岛素抵抗为主伴胰岛素进行性分泌不足到以胰岛素进行性分泌不足为主伴胰岛素抵抗。

#### 3. 其他特殊类型糖尿病

其他特殊类型糖尿病是在不同水平上（从环境因素到遗传因素或两者间的相互作用）病因学相对明确的一些高血糖状态，包括某些遗传缺陷、胰腺病变（胰腺炎、胰腺创伤、胰腺肿瘤）、内分泌病变（生长激素、肾上腺皮质激素、胰高血糖素、肾上腺素等升糖激素可拮抗胰岛素的作用）、某些药物或化学品所致等。

#### 4. 妊娠糖尿病（GDM）

GDM 是妊娠期间发生的不同程度的糖代谢异常。不包括孕前已诊断或已患糖尿病的患者，后者称为糖尿病合并妊娠。

## 二、临床表现与诊断

### （一）临床表现

#### 1. 代谢紊乱症候群

常被描述为"三多一少"，即多尿、多饮、多食、体重减轻，可有皮肤瘙痒（尤其是外阴瘙痒）、视物模糊等，许多糖尿病患者并无明显症状，仅于健康检查或因各种疾病就诊化验时发现高血糖。

#### 2. 常见类型糖尿病的临床特点

（1）1 型糖尿病　①任何年龄均可发病，但 30 岁前最常见；②起病急，多有典型的"三多一少"症状；③血糖显著升高，经常反复出现酮症；④血中胰岛素和 C 肽水平很低，甚至检测不出；⑤患者胰岛功能基本丧失，需要终生应用胰岛素替代治疗；⑥成人晚发自身免疫性糖尿病（缓慢进展型 1 型糖尿病）的发病年龄在 20～48 岁，患者消瘦，易出现大血管病变。

（2）2 型糖尿病　①一般有家族遗传病史；②起病隐匿、缓慢，无症状的时间可达数年至数十年；③临床上与肥胖或超重、血脂异常、高血压等疾病常同时或先后发生；④由于诊断时患者所处的疾病病程不同，其胰岛 B 细胞功能表现差异较大，有些早期患者进食后胰岛素分泌高峰延迟，餐后 3～5h 血浆胰岛素水平不适当升高，引起反应性低血糖；⑤随着病程延长，可出现糖尿病慢性并发症。

（二）并发症

**1. 急性并发症**

包括糖尿病酮症酸中毒、高渗性非酮症高血糖综合征、感染等，其中糖尿病酮症酸中毒是最常见的糖尿病急症。

**2. 慢性并发症**

（1）微血管病变　病变发生于管腔直径在100pm以下的毛细血管及微血管网，典型改变是微循环障碍和微血管基底膜增厚，主要表现在视网膜、肾、神经和心肌组织，其中以糖尿病肾病和糖尿病视网膜病变尤为重要。

（2）大血管病变　糖尿病患者中动脉粥样硬化的患病率较高，发病更早，病情进展较快。动脉粥样硬化主要侵犯主动脉、冠状动脉、脑动脉、肾动脉和肢体动脉等，引起冠心病、缺血性和出血性脑血管病、肾动脉硬化、肢体动脉硬化等。

（3）糖尿病神经系统并发症　可累及神经系统的任何一部分，病因复杂，可能涉及大血管和微血管病变、代谢因素、自身免疫机制以及生长因子不足等，包括中枢神经系统并发症、周围神经病变以及自主神经病变。

（4）糖尿病足　是指与下肢远端神经异常和不同程度周围血管病变相关的足部溃疡、感染和（或）深层组织破坏。是糖尿病最严重和治疗费用最多的慢性并发症之一，表现为足部畸形、皮肤干燥和发凉、胼胝，严重者可出现足部溃疡、坏疽。糖尿病足是糖尿病患者非外伤性截肢的最主要原因。

（三）诊断

我国目前采用国际上通用的世界卫生组织糖尿病专家委员会提出的诊断和分型标准，要点如下。

（1）典型糖尿病症状（烦渴、多饮、多尿、不明原因体重下降等）加上随机血糖为11.1mmol/L（200mg/dL）。无典型糖尿病症状者，需改日复查确认。

（2）空腹（至少8h没有进食热量）血糖＞7.0mmol/L（126mg/dL）。

（3）葡萄糖负荷后2h血糖＞11.1mmol/L（200mg/dL）。

# 三、药物治疗及注意事项

（一）治疗目标

糖尿病治疗的近期目标是通过控制高血糖和相关代谢紊乱以消除糖尿病症状，并防止出现急性严重代谢紊乱；远期目标是通过良好的代谢控制达到预防和（或）延缓糖尿病慢性并发症的发生与发展，维持良好健康状态和学习、工作能力，保障儿童生长发育，提高患者的生活质量，降低病死率和延长寿命。2型糖尿病患者常合并代谢紊乱的临床表现，如高血压、血脂异常、肥胖症等。伴随着血糖、血压、血脂等水平的升高及体重的增加，2型糖尿病并发症的发生风险和发展速度均将显著增加。因此，对于2型糖尿病的治疗策略应该是综合性的，包括降血糖、降血压、调节血脂、抗血小板聚集、控制体重和改善生活方式等治疗措施。

（二）非药物治疗

在2型糖尿病的治疗过程中，常需要采取多种手段的联合治疗。首先，生活方式干预

（包括控制饮食和合理运动）是 2 型糖尿病的基础治疗措施，应贯穿于糖尿病治疗的始终。另外，降糖治疗、血糖监测、糖尿病健康教育等也是糖尿病治疗的重要措施。

（三）药物治疗

口服降糖药物主要有磺酰脲类、格列奈类、双胍类、噻唑烷二酮类（TZDs）、α-葡萄糖苷酶抑制药、二肽基肽酶-4 抑制药（DPP-4 抑制药）、钠-葡萄糖协同转运蛋白-2 抑制药（SCLT-2 抑制药）；注射制剂有胰岛素及胰岛素类似物和胰高血糖素样肽-1 类似物（GLP-1 类似物）。在饮食控制和运动干预仍不能使血糖控制达标时，须及时应用降糖药物治疗。在选药上宜依据糖尿病的分型、血糖控制情况、体重、有无并发症、药物不良反应等因素综合考虑。

1. 单药治疗

如果单纯生活方式干预不能使血糖控制达标，应开始单药治疗。2 型糖尿病的首选治疗药物是二甲双胍，若无禁忌证，二甲双胍应一直保留在糖尿病的药物治疗方案中。为降低胃肠道不良反应，可从小剂开始，视患者耐受情况逐渐加量。造影检查如需使用碘对比剂时，应暂时停用二甲双胍。二甲双胍与乳酸性酸中毒发生风险间的关系尚不确定。长期使用二甲双胍者应注意维生素 $B_{12}$ 缺乏的可能性。

不耐受二甲双胍治疗者，可选择 α-葡萄糖苷酶抑制药或促胰岛素分泌药（包括磺酰脲类药物和格列奈类药物）。α-葡萄糖苷酶抑制药常见胃肠道不良反应，如腹胀、排气等，从小剂量开始，逐渐加量可减少不良反应；单独服用本类药物通常不会发生低血糖；应用 α-葡萄糖苷酶抑制药的患者如果出现低血糖，治疗时需使用葡萄糖或蜂蜜，而食用蔗糖或淀粉类食物纠正低血糖的效果差。磺酰脲类和格列奈类促胰岛素分泌药都可导致体重增加，两类药物一般不联合应用；消渴丸是含有格列本脲和多种中药成分的固定剂量复方制剂，其降糖效果与格列本脲相当。

2. 二联与三联治疗

如单独使用二甲双胍治疗而血糖仍未达标，则可进行二联治疗，加用促胰岛素分泌药、α-葡萄糖苷酶抑制药、DPP-4 抑制药、TZDs、SGLT-2 抑制药、胰岛素或 GLP-1 类似物。如使用二联治疗血糖仍未达标，则可进行三联治疗，即在二甲双胍的基础上再加用不同作用机制的两种降糖药物。TZDs 单独使用时不导致低血糖，但与胰岛素或促胰岛素分泌剂联合使用时可增加低血糖的发生风险。体重增加和水肿是 TZDs 的常见不良反应，这些不良反应在与胰岛素联合使用时表现更加明显。TZDs 的使用与骨折和心力衰竭风险增加相关，有心力衰竭（NYHA 心功能分级Ⅱ级以上）、活动性肝病、严重骨质疏松或有骨折病史的患者应禁用本类药物。

3. 胰岛素制剂的特点及临床应用

胰岛素（insulin）治疗是控制高血糖的重要手段。1 型糖尿病患者需依赖胰岛素维持生命，也必须使用胰岛素控制高血糖，并降低糖尿病并发症的发生风险。2 型糖尿病患者虽不需要胰岛素来维持生命，但当口服降糖药效果不佳或存在口服药使用禁忌时，仍需应用胰岛素控制高血糖，并降低糖尿病并发症的发生危险。按作用起效快慢和维持时间，胰岛素（包括人和动物）可分为短效、中效、长效和预混胰岛素；胰岛素类似物分为速效、长效和预混胰岛素类似物。短效胰岛素皮下注射后发生作用快，但持续时间短，亦可经静脉注射用于抢救糖尿病酮症酸中毒；短效胰岛素和速效胰岛素类似物皮下注射主要控制一餐饭后的高血糖。中效制剂主要有低精蛋白锌胰岛素，用于提供基础胰岛素。长效制剂有精蛋白锌胰岛素和长效胰岛素类似物，无明显作用高峰，用于提供基础胰岛素。

（1）胰岛素的起始治疗　胰岛素起始治疗的条件如下：①1型糖尿病患者在发病时就需要胰岛素治疗，且需终身胰岛素替代治疗。②新发2型糖尿病患者如有明显的高血糖症状、发生酮症或酮症酸中毒，可首选胰岛素治疗，血糖得以良好控制、症状得到显著缓解后再根据病情确定后续的治疗方案。③新诊断的糖尿病患者分型困难，与1型糖尿病难以鉴别时，可首选胰岛素治疗。④2型糖尿病患者在生活方式干预和口服降糖药治疗的基础上，若血糖仍未达到控制目标，即可开始口服降糖药和起始胰岛素的联合治疗。⑤在糖尿病病程中（包括新诊断的2型糖尿病），出现无明显诱因的体重显著下降时，应该尽早使用胰岛素治疗。⑥根据患者具体情况，可选用基础胰岛素或预混胰岛素进行起始胰岛素治疗。

基础胰岛素的使用：①基础胰岛素包括中效人胰岛素和长效胰岛素类似物。当仅使用基础胰岛素治疗时，保留原有各种口服降糖药物，不必停用促胰岛素分泌剂。②使用方法：继续口服降糖药治疗，联合中效人胰岛素或长效胰岛素类似物睡前注射。起始剂量为 $0.1\sim0.3U/(kg \cdot d)$。根据患者空腹血糖水平调整胰岛素用量，通常每3～5天调整1次、每次调整1～4U直至空腹血糖达标。③如3个月后空腹血糖控制理想但糖化血红蛋白不达标，应考虑调整胰岛素治疗方案。

预混胰岛素的使用：①预混胰岛素包括预混人胰岛素和预混胰岛素类似物。根据患者的血糖水平，可选择每日1～2次的注射方案。当糖化血红蛋白比较高时，使用每日2次的注射方案。②每日1次预混胰岛素：起始剂量一般为 $0.2U/(kg \cdot d)$，晚餐前注射。根据患者空腹血糖水平调整胰岛素用量，通常每3～5天调整1次、每次调整1～4U直至空腹血糖达标。③每日2次预混胰岛素：起始剂量一般为 $0.2\sim0.4U/(kg \cdot d)$，按1：1的比例分配到早餐前和晚餐前。根据空腹血糖和晚餐前血糖分别调整早餐前和晚餐前的胰岛素用量，每3天调整1次、每次调整1～4U直到血糖达标。④1型糖尿病在"蜜月期"阶段，可短期使用预混胰岛素，每日2～3次注射。预混胰岛素不宜用于1型糖尿病的长期血糖控制。

（2）胰岛素的多次注射　在胰岛素起始治疗的基础上，经过充分的剂量调整，如患者的血糖水平仍未达标或出现反复的低血糖，需进一步优化治疗方案。可以采用餐时加基础胰岛素（2～4次/日）或每日2～3次预混胰岛素进行胰岛素强化治疗。使用方法如下：①"餐时＋基础胰岛素"：根据睡前血糖和餐前血糖的水平分别调整睡前和餐前的胰岛素用量，每3～5天调整1次、每次调整1～4U直至血糖达标。开始使用"餐时＋基础胰岛素"方案时，可在基础胰岛素的基础上采取仅在一餐前（如主餐）加用餐时胰岛素的方案，之后根据血糖的控制情况决定是否在其他餐前加用餐时胰岛素。②每日2～3次预混胰岛素（预混人胰岛素每日2次，预混胰岛素类似物每日2～3次）；根据睡前血糖和三餐前血糖水平进行胰岛素剂量调整，每3～5天调整1次，直到血糖达标。采用多次胰岛素治疗时应停用促胰岛素分泌剂。

（3）持续皮下胰岛素输注（continuous subcutaneous insulin infusion，CSII）　CSII是胰岛素强化治疗的一种形式，需要使用胰岛素泵来实施治疗。经CSII输入的胰岛素在体内的药代动力学特征更接近生理性胰岛素分泌模式。与多次皮下注射胰岛素的胰岛素强化治疗方法相比，CSII发生低血糖的风险减少。在胰岛素泵中只能使用短效胰岛素或速效胰岛素类似物。CSII的主要适用人群有1型糖尿病患者、计划受孕和已怀孕的糖尿病妇女或需要胰岛素治疗的 GDM 患者、需要胰岛素强化治疗的 2 型糖尿病患者。

（4）短期胰岛素强化治疗方案　对于糖化血红蛋白≥9.0％或空腹血糖≥11.1mmol/L伴明显高血糖症状的新诊断 2 型糖尿病患者，可实施短期胰岛素强化治疗，治疗时间以 2 周至 3 个月为宜；治疗目标为空腹血糖 4.4～7.0mmol/L、非空腹血糖＜10.0mmol/L，可暂时不以糖化血红蛋白达标作为治疗目标。胰岛素强化治疗时应同时对患者进行医学营养干预及运动治疗，并加强对糖尿病患者的教育。胰岛素强化治疗方案包括基础＋餐时胰岛素治疗方案（多次皮下注射胰岛素或 CSII）或预混胰岛素每天注射 2～3 次的方案。根据血糖水平调整剂量直至血糖达标。对于短期胰岛素强化治疗未能诱导缓解的患者，是否继续使用胰岛素治疗或改用其他药物治疗，应由内分泌专科医师根据患者的具体情况来确定。治疗达标且临床缓解者，可定期（如每 3 个月）随访监测；对于血糖再次升高（空腹血糖≥7.0mmol/L或餐后 2h 血糖≥10.0mmol/L）的患者，应重新起始药物治疗。

### 4. 肾功能不全患者的降糖药物选择

由肾脏代谢或排泄的降糖药物，在慢性肾脏病（CKD）患者中，经肾排泄减少或其活性代谢产物的清除减少，可引起低血糖等不良反应。一般来说，这些药物在肾小球滤过率（GFR）＜60mL/(min·1.73m$^2$）时需酌情减量或停药。

（1）双胍类　二甲双胍不经肝脏代谢，直接以原型经肾脏排泄，当肾功能受损时，易发生二甲双胍和乳酸在体内堆积，增加乳酸性酸中毒风险。因此，双胍类药物禁用于肾功能不全［血肌酐水平：男性＞132.6mol/L(1.5mg/dL)、女性＞123.8/L(1.4mg/dL) 或估算的肾小球滤过率（eGFR）＜45mL/(min·1.73m$^2$)］、肝功能不全、严重感染、缺氧或接受大手术的患者；eGFR 在 45mL/(min·1.73m$^2$）之间时，可以减少使用。肾功能受损的患者应用二甲双胍时须注意肾功能变化，每年至少检查一次肾功能。

（2）促胰岛素分泌药　由于第一代磺酰脲类药物（氯磺丙脲、妥拉磺脲、甲苯磺丁脲）的原型及其活性代谢产物主要依赖肾脏排泄，应用于 CKD 患者时半衰期延长，低血糖风险明显增加，因此禁用于该类患者，目前此类药物在临床上已基本被淘汰。第二代和第三代磺酰脲类药物中，格列本脲和格列美脲的代谢产物仍有降糖活性，尤其是格列本脲的半衰期较长，其活性代谢产物可在 CKD 患者体内蓄积，可能引起严重的低血糖反应，且持续时间可超过 24h，因而格列本脲仅用于 CKD 1～2 期的患者；格列美脲用于 CKD 3～4 期的患者时，应从小剂量开始用药，即起始剂量为每日 1mg。格列吡嗪和格列齐特的代谢产物均无降糖活性，虽然主要经肾脏排泄，但低血糖风险小于格列本脲和格列美脲。格列喹酮的代谢产物无降糖作用且大部分从粪便排泄，仅 5％由肾脏排泄，受肾功能影响较小。因而格列吡嗪、格列齐特和格列喹酮用于 CKD 1～3 期患者无需调整剂型。非磺酰脲类药物中的瑞格列奈及其代谢产物主要经肝脏代谢，仅＜8％经肾排泄，瑞格列奈应用于 CKD 3～4 期或肾脏移植、透析者，均无需调整剂型。但那格列奈应用于肾功能不全的糖尿病患者仍有争议。

（3）非促胰岛素分泌剂　TZDs 类药物经过肝脏代谢，吡格列酮用于肾功能不全的糖尿病患者无需调整剂型。随肾功能的降低，阿卡波糖及其代谢产物的血药浓度显著增加，肌酐清除率低于 25mL/(min·1.73m$^2$）者禁用。伏格列波糖仅微量被吸收，分布于肠黏膜和肾脏，可用于 CKD 1～3 期患者，慎用于 CKD 4～5 期患者。

（4）GLP-1 类似物与 DPP-4 抑制剂　GLP-1 类似物与 DPP-4 抑制剂艾塞那肽经肾排泄，GFR＜45mL/(min·1.73m$^2$）时其清除率下降 36％，GFR＜30mL/(min·1.73m$^2$）时其清除率下降 64％，且透析患者不能耐受其所致胃肠道不良反应，因此艾塞那肽不推荐用于 CKD 4～5 期患者。利拉鲁肽仅可用于 CKD 1～2 期患者，在中度肾功能损害患者中的治疗经验有限。西格列汀用于 GFR＞50mL/(min·1.73m²) 的 CKD 患者时无需调整剂量，当 GFR 在 30～50mL/(min·1.73m²) 之间时减量至 50mg/d，GFR＜30mL/(min·1.73m²) 或透析的患者可减量至 25mg/d。沙格列汀和维格列汀可用于 CKD 1 期患者，不推荐用于 CKD 3～5 期患者；仅有利格列汀在 CKD 4～5 期时无需减量。

（5）胰岛素　肾功能受损者胰岛素的排泄减少，故 CKD 3 期以上的患者胰岛素用量需减少。

## （四）用药注意事项

（1）药物治疗中应根据患者整体情况，制订个体化的治疗方案。需注意各药的禁忌证和不良反应，尤其是胰岛素及其促泌剂可诱发低血糖，严重者甚至致死。药师应提示患者注意，一旦出现低血糖，立即口服葡萄糖水、糖块、巧克力、甜点或静脉给予葡萄糖注射液。

（2）糖尿病需长期服用药物治疗，药物使用的依从性非常重要。应告知患者遵医嘱用药，不可随意增加或减少药量，也不可随意停药或转换药物治疗方案，以免出现严重的急性并发症或药物不良反应。

（3）根据药物吸收、分布、代谢、排泄过程和药效学特点，告知患者适宜的服用时间。

（4）注射胰岛素时的注意事项

① 每次注射时应变换注射部位，两次注射点要间隔 2cm，以确保胰岛素稳定吸收，同时防止发生皮下脂肪营养不良。

② 未开启的胰岛素应冷藏保存，冷冻后的胰岛素不可再应用。

③ 使用中的胰岛素笔芯不宜冷藏，可与胰岛素笔一起使用或随身携带，在室温下最长可保存 4～6 周（各种胰岛素制剂的药品说明书有关内容为准）。

## 四、患者健康教育

（1）建议中老年人每 1～2 年筛查一次血糖。

（2）糖尿病治疗应以生活方式调整为基础，包括营养治疗，运动治疗，体重的管理，烟、酒和盐的摄入限制等。生活方式干预是 2 型糖尿病的基础治疗措施，应贯穿于糖尿病治疗的始终。

（3）自我监测血糖，避免低血糖。

（4）定期评估糖尿病相关并发症，包括眼底检查、肾功能检查等项目。

 分析10-2

### 1. 首先非药物治疗

生活方式干预（包括控制饮食和合理运动）是 2 型糖尿病的基础治疗措施，另外，降糖治疗、血糖监测、糖尿病健康教育等也是糖尿病治疗的重要措施。

### 2. 药物治疗

该患者在饮食控制和运动干预仍不能使血糖控制达标时，须及时应用降糖药物治疗。口服降糖药物主要有磺酰脲类、格列奈类、双胍类、噻唑烷二酮类（TZDs）、α-葡萄糖苷酶抑制药、二肽基肽酶-4 抑制药（DPP-4 抑制药）、钠-葡萄糖协同转运蛋白-2 抑制药（SCLT-2

抑制药）；注射制剂有胰岛素及胰岛素类似物和胰高血糖素样肽-1类似物（GLP-1类似物）。该患者属肥胖体型可首先选择双胍类药物，如果血糖控制不满意可以联合用药。

## 第三节 ▷ 骨质疏松症

### 一、概述

#### 1. 概念

骨质疏松症（osteoporosis，OP）是一种以骨量降低和骨组织微结构破坏为特征，导致骨脆性增加而易于骨折的代谢性骨病。可发生于不同性别和年龄，但多见于绝经后女性和老年男性。

#### 2. 病因与分类

按病因可分为原发性和继发性两类。原发性骨质疏松症分为两类：①绝经后骨质疏松症（Ⅰ型），发生于绝经后5～10年内的女性；②老年性骨质疏松症（Ⅱ型），见于老年人。继发性OP的原发病因明确，常由内分泌及代谢性疾病（如性腺功能减退症、甲亢、甲状腺旁腺功能亢进、库欣综合征、1型糖尿病等）或全身性疾病引起。OP的严重后果是发生骨质疏松性骨折（脆性骨折），导致老年人的病残率和死亡率增加。OP和骨质疏松性骨折的危险因素很多，包括高龄、跌倒、长期卧床、绝经后女性、低体重、性激素低下、咖啡及碳酸饮料摄入过多、少动和制动、膳食中钙和（或）维生素D缺乏、光照少（户外活动少）、吸烟、酗酒（>2次/天）和药物（如任期服用糖皮质激素）等。可引起或加重OP的药物包括锂盐、抗癫痫药、糖皮质激素、肝素、苯妥英钠、质子泵抑制药（>1年）、甲状腺素（过度替代或抑制的剂量）、选择性5-羟色胺再摄取抑制药等。

### 二、临床表现与诊断

#### （一）典型的临床表现

##### 1. 骨痛和肌无力

轻者无症状，重者常诉腰背疼痛或全身骨痛，负重增加时疼痛加重，严重时翻身、起坐及行走困难。

##### 2. 骨折

常因轻微活动、创伤、弯腰、负重、挤压或摔倒后发生骨折。多发部位为脊柱、髋部和前臂，其他部位亦可发生（如肋骨、骨盆、肱骨，甚至锁骨和胸骨）。脊柱压缩性骨折多见于绝经后骨质疏松症患者，可单发或多发，有或无诱因，其突出表现为身材缩短，有时出现突发性腰痛致卧床而取被动体位。髋部骨折多在股骨颈部（股骨颈骨折），以老年性OP患者多见，通常于挤压或摔倒后发生。

#### （二）并发症

驼背和胸廓畸形者常伴胸闷、气短、呼吸困难，甚至发绀等表现。肺活量、肺最大换气量和心排血量下降，极易并发上呼吸道和肺部感染。

（三）诊断

详细的病史和体检是临床诊断的基本依据，确诊依赖于 X 线摄片检查或骨密度测定。发生过脆性骨折者常表现为骨密度低下。双能 X 线吸收测定法（DXA）目前公认的骨密度检查，与同性别正常年轻人相比，骨密度值（T 值）下降 2.5 个标准差，即 T 值≤－2.5 诊断为骨质疏松；T 值≥－1.0 为正常；－2.5＜T 值＜－1.0 为骨量减少。

## 三、药物治疗及注意事项

OP 强调综合治疗、早期治疗和个体化治疗。治疗方案和疗程应根据药物疗效、作用和不良反应等因素确定。合适的治疗可减轻症状，改善预后，降低骨折发生率。

（一）骨健康基本补充剂

骨健康基本补充剂与生活方式调整均为骨质疏松症防治的基础措施，包括充足的钙摄入和维生素 D 的补充。

### 1. 钙剂

《2013 版中国居民膳食营养素参考摄入量》建议，成人每日钙摄入推荐量 800mg（元素钙），50 岁及以上人群每日钙推荐摄入量为 800～1200mg，尽可能通过饮食摄入充足的钙，饮食中钙摄入不足时，可给予钙剂补充。绝经后女性和老年人每日钙摄入推荐量为 1000～1200mg。我国老年人平均每日从饮食中获钙约 400mg，故每日应补充的元素钙量为 500～600mg。碳酸钙含钙量高，吸收率高，易溶于胃酸，常见不良反应为上腹不适和便秘等。枸橼酸钙含钙量较低，但水溶性较好，胃肠道不良反应小，且枸橼酸有可能减少肾结石的发生，适用于胃酸缺乏和有肾结石风险的患者。高钙血症和高钙尿症时应避免使用钙剂。补充钙剂需适量，超大剂量补充钙剂可能增加肾结石和心血管疾病的风险。在骨质疏松症的防治中，钙剂应与其他药物联合使用，目前尚无充分证据表明单纯补钙可以替代其他抗骨质疏松症药物治疗。

### 2. 维生素 D

充足的维生素 D 可增加肠钙吸收、促进骨骼矿化、保持肌力、改善平衡能力和降低跌倒风险。维生素 D 不足可导致继发性甲状旁腺功能亢进，增加骨吸收，从而引起或加重骨质疏松症。同时补充钙剂和维生素 D 可降低骨质疏松性骨折风险。《2013 版中国居民膳食营养素参考摄入量》建议，成人推荐维生素 D 摄入量为 400IU（10μg/d）；65 岁及以上老年人因缺乏日照以及摄入和吸收障碍而常有维生素 D 缺乏，推荐摄入量为 600IU（15μg/d）；可耐受最大摄入做为 2000IU（50μg/d）；维生素 D 用于骨质疏松症防治时，剂量可为 800～1200IU/d。对于日光暴露不足和老年人维生素 D 缺乏的高危人群，建议酌情检测血清 25-OH-D（25-OH-维生素 $D_3$）水平，以了解患者维生素 D 的营养状态，指导维生素 D 的补充。有研究建议老年人血清 25-OH-D 水平应达到或高于 75nmol/L（30μg/L），以降低跌倒和骨折风险。临床应用维生素 D 制剂时应注意个体差异和安全性，定期监测血钙和尿钙浓度。不推荐使用活性维生素 D 纠正维生素 D 缺乏，不建议 1 年单次较大剂量普通维生素 D 的补充。

目前用于治疗骨质疏松症的活性维生素 D 及其类似物（vitamin D analogue）有 1α-羟维生素 $D_3$（α-骨化醇）、1,25-双羟维生素 $D_3$（骨化三醇）和艾地骨化醇。因不需要肾脏 U 羟化酶羟化即具有活性，故得名为活性维生素 D 及其类似物。活性维生素 D 及其类似物更适用于老年人、肾功能减退以及 1α-羟化酶缺乏或减少的患者，具有提高骨密度、减少跌倒、降低骨折风险的作用。

### （二）原发性骨质疏松症的药物治疗

有效的抗骨质疏松症药物可以增加骨密度，改善骨质量，显著降低骨折的发生风险。抗骨质疏松症药物治疗的适应证主要包括经骨密度检查确诊为骨质疏松症的患者，已经发生过椎体和髋部等部位脆性骨折者，骨量减少但具有高度骨折风险的患者。抗骨质疏松症药物按作用机制可分为骨吸收抑制剂、骨形成促进剂、其他机制类药物及传统中药。通常首选使用具有较广抗骨折谱的药物（如阿仑膦酸钠、唑来膦酸盐、利塞膦酸钠和迪诺塞麦等）。对低至中度骨折风险者（如年轻的绝经后妇女，骨密度水平较低但无骨折史）首选口服药物治疗；对口服不能耐受、有禁忌、依从性欠佳及高度骨折风险者（如多发椎体骨折或髋部骨折的老年患者、骨密度极低的患者）可考虑使用注射制剂（如唑来膦酸盐、特立帕肽或迪诺塞麦等）。如仅椎体骨折高风险而髋部和非椎体骨折风险不高的患者，可考虑选用雌激素或选择性雌激素受体调节剂。新发骨折伴疼痛的患者可考虑短期使用降钙素。迪诺塞麦是成骨细胞产生的核因子-κB 受体活化体配体抑制剂，为单克隆抗体。中药具有改善临床症候等作用，但降低骨质疏松性骨折风险的证据尚不足。

#### 1. 双膦酸盐类

双膦酸盐是焦碳酸盐的稳定类似物，其特征为含有 "P-C-P" 基团，是目前临床上应用最为广泛的抗骨质疏松症药物。双膦酸盐与骨骼羟碳灰石的亲和力高，能够特异性结合到骨重建活跃的骨表面，抑制破骨细胞功能，从而抑制骨吸收。不同双膦酸盐抑制骨吸收的效力差别很大，因此临床上不同双膦酸盐药物的使用剂量及用法也有所差异。目前用于防治骨质疏松症的双膦酸盐主要包括阿仑膦酸钠、唑来膦酸盐、利塞膦酸钠、伊班膦酸钠、依替膦酸二钠和氧膦酸二钠等。双膦酸盐类药物总体安全性较好，主要的不良反应如下。①胃肠道不良反应，包括上腹疼痛、反酸等症状；②一过性"流感样"症状；③肾脏毒性：进入血液的双膦酸盐类药物约 60% 以原型从肾脏排泄，对于肾功能异常的患者，应慎用此类药物或酌情减少药物剂量；④下颌骨坏死：较罕见，超过 90% 的病例发生于恶性肿瘤患者大剂量注射双膦酸盐后，以及存在严重口腔疾病的患者；⑤非典型股骨骨折：即于低暴力下发生在股骨小转子以下到股骨髁上之间的骨折，可能与长期应用双膦酸盐类药物有类。

#### 2. 降钙素类

降钙素是一种钙调节激素，能抑制破骨细胞的生物活性、减少破骨细胞数量，从而减少骨量丢失并增加骨量。降钙素类药物的另一突出特点是能明显缓解骨痛，对骨质疏松症及骨折引起的骨痛有效。目前应用于临床的降钙素类制剂有两种：鳗鱼降钙素类似物和鲑鱼降钙素类似物。

#### 3. 绝经激素治疗

绝经激素治疗（MHT）类药物能抑制骨转换，减少骨丢失。临床研究已证明，MHT包括雌激素补充疗法和雌、孕激素补充疗法，能减少骨丢失，降低骨质疏松性椎体、非椎体及髋部骨折的风险，用于有绝经期症状的绝经后骨质疏松症的防治。

#### 4. 选择性雌激素受体调节剂类

选择性雌激素受体调节剂（SERMs）不是雌激素，其与雌激素受体结合后，在不同靶组织导致受体空间构象发生不同改变，从而在不同组织发挥类似或拮抗雌激素的不同生物效应。如 SERMs 制剂雷洛昔芬在骨骼与雌激素受体结合，发挥类雌激素的作用，抑制骨吸收，增加骨密度，降低椎体骨折发生的风险；而在乳腺和子宫则发挥拮抗雌激素的作用，因而不刺激乳腺和子宫，有研究表明其能够降低雌激素受体阳性浸润性乳腺癌的发生率。雷洛昔芬药物总体安全性良好，有静脉栓塞病史或有血栓倾向者以及肝肾功能不全者禁用。雷洛昔芬仅用于绝经后妇女，不适用于男性骨质疏松症患者。

#### 5. 甲状旁腺素类似物

甲状旁腺素类似物（PTHa）是当前促骨形成的代表性药物，国内已上市的特立帕肽是重组人甲状旁腺素氨基端 1-34 活性片段。间断使用小剂量 PTHa 能刺激成骨细胞活性，促进骨形成，增加骨密度，改善骨质量，降低椎体和非椎体骨折的发生风险。临床常见的不良反应为恶心、肢体疼痛、头痛和眩晕。

#### 6. 锶盐

锶是人体必需的微量元素之一，参与人体多种生理功能和生化效应。锶的化学结构与钙和镁相似，在正常人体软组织、血液、骨骼和牙齿中存在少量的锶。雷奈酸锶是合成锶盐，体外实验和临床研究均证实雷奈酸锶可同时作用于成骨细胞和破骨细胞，具有抑制骨吸收和促进骨形成的双重作用，可降低椎体和非椎体骨折的发生风险。常见的不良反应包括恶心、腹泻、头痛、皮炎和湿疹，一般在治疗初始时发生，程度较轻，多为暂时性，可耐受。具有高静脉血栓栓塞风险的患者应慎用雷奈酸锶。

#### 7. 维生素 K 类

四烯甲萘醌是维生素 $K_2$ 的一种同型物，是 7-羧化酶的辅酶，在 7-羧基谷氨酸的形成过程中起着重要作用。羧基谷氨酸是骨钙素发挥正常生理功能所必需的，具有提高骨量的作用。

#### 8. RANKL 抑制剂

迪诺塞麦为特异性 RANKL 的完全人源化单克隆抗体，能够抑制 RANKL 与其受体 RANK 的结合，减少破骨细胞形成并抑制其功能和存活，从而降低骨吸收、增加骨量、改善皮质骨或松质骨的强度。

（三）用药注意事项

（1）为减少不良反应，不要同时使用 2 种或 2 种以上的双膦酸盐类药物。

（2）食管炎为双膦酸盐类药物的主要不良反应，粪隐血阳性、有食管裂孔疝、消化性溃疡者不宜应用。为了避免消化道不良反应，也可静脉给药。

（3）心血管疾病患者、儿童、妊娠及哺乳期妇女、驾驶员慎用；对双膦酸盐类药物过敏者、低钙血症者、肌酐清除率＜35mL/min 者禁用，使用过程中应监测血浆钙、磷浓度和血小板计数。

（4）口服双膦酸盐应于早晨空腹给药。为避免对食管和胃的刺激，建议用足量水送服，服药时保持上身直立的坐位或站位，服后 30min 内不宜进食和卧床，不宜饮牛奶、咖啡、茶、矿泉水、果汁和含钙饮料。如在药疗过程中发生咽痛、吞咽疼痛和胸痛，应及时治疗。

（5）长期使用维生素 D 类药物时，不宜同时补充较大剂量的钙剂，并应定期监测患者血钙和尿钙，以防出现高钙血症和高钙尿症。

（6）大量连续应用维生素 D 可发生中毒，维生素 D 的推荐剂量为 800～1200IU，与中毒剂量相差甚远。一般成人超过 50000IU/d、儿童超过 20000IU/d，连续应用数月可能会发生中毒。

（7）补充钙剂以清晨和睡前各用 1 次为佳，以减少食物对钙吸收的影响；如采取"3 次/日"的用法，最好于餐后 1h 服用。

### 四、患者健康教育

脆性骨折是可防治的。早期诊断、及时预测骨折风险，并采用规范的防治措施十分重要。预防策略如下。

（1）保持健康的生活习惯，摄入富含钙、蛋白质和低盐的均衡膳食，适度运动，戒烟限酒，少饮咖啡和碳酸饮料。日光照可以使皮肤维生素 D 合成增加，促进骨钙沉积，可采取上臂暴露日光浴 15～20min 的方法。但需注意的是，紫外线会受到玻璃、防晒霜阻隔，因而隔着玻璃晒太阳、涂防晒霜去户外对提升体内维生素 D 合成是没有效果的。北纬 35°以北地区冬季的日光照度不足以合成维生素 D。

（2）预防跌倒和外伤，降低骨折风险。锻炼是 OP 治疗和预防的重要内容，少动或制动可引起骨质量下降及肌肉质量的降低。建议缓慢开始，逐渐增加活动量，每天行走 30min，每周进行 2～3 次抗阻运动。

（3）美国国家骨质疏松症基金会（NOF）建议，接受抗骨质疏松症治疗者应每 2 年进行一次骨密度测定；而国际临床骨密度测量学会（ISCD）提倡首次随访测定应在启动治疗或改变治疗后 1 年进行；我国指南推荐在药物首次治疗或改变治疗后每年、效果稳定后每 1～2 年重复骨密度测量。

## 第四节 ◎ 高尿酸血症与痛风

### 一、概述

尿酸（UA）是嘌呤代谢的最终产物，在正常生理情况下，嘌呤合成与分解处于相对平衡的状态，尿酸的生成与排泄也较恒定。正常男性血浆中尿酸含量高于女性。随着人们生活水平的不断提高，高尿酸血症（HUA）的患病率呈逐年上升趋势。HUA 与痛风之间密不可分，并且是代谢性疾病（糖尿病、高脂血症、代谢综合征等）、慢性肾脏病、心血管疾病、脑卒中的独立危险因素。

#### 1. 高尿酸血症（HUA）

高尿酸血症指正常嘌呤饮食状况下，非同日 2 次空腹血尿酸水平增高，男性 $>$ 420$\mu$mol/L（7.0mg/dL；尿酸单位换算公式：1mg/dL＝60$\mu$mol/L），女性$>$360$\mu$mol/L（6.0mg/dL）。当嘌呤的代谢异常、体内核酸大于分解或进食高嘌呤食物时，血尿酸水平升高，形成暂无临床症状、无痛风结石形成的高尿酸血症。HUA 的危险因素主要有：①尿酸生成过多：高嘌呤饮食、饮酒、药物、溶血、骨髓增生性疾病（白血病、多发性骨髓瘤）、横纹肌溶解（药物、创伤）等均可引起血尿酸生成增加；②尿酸排出减少：遗传、肥胖、某些药物（噻嗪类利尿药、胰岛素、青霉素、环孢素、阿司匹林等）、肾功能不全、酸中毒；③混合性因素，即尿酸生成过多和排出减少同时存在。HUA 常与高血压、高脂血症、动脉硬化、冠心病、糖尿病、肥胖症等慢性疾病伴发，相互作用、相互影响；而血浆尿酸水平过低与免疫功能低下有关。

### 2. 痛风

痛风是指部分高尿酸血症患者随着血尿酸水平的升高，过饱和状态的尿酸钠微小结晶析出，沉积于关节、滑膜、肌腱、肾及结缔组织等组织或器官（中枢神经系统除外），形成痛风结石，引发急、慢性炎症和组织损伤，出现关节炎、尿路结石及肾脏疾病等多系统损害。5%～12%的高尿酸血症者最终发展为痛风。引起痛风发作的诱因有关节损伤、暴饮暴食、过度疲劳、受湿冷、药物、感染、创伤及手术等。

## 二、临床表现与诊断

### （一）高尿酸血症的诊断标准

日常饮食情况下，高尿酸血症一般无自觉症状，常在体格检查时发现。其诊断标准为非同日两次空腹血尿酸水平大于 $420\mu mol/L$ 即可诊断 HUA。

### （二）痛风的临床表现和分期

根据病程，痛风可分为如下 5 期。

#### 1. 无症状 HUA 期

无症状 HUA 期血尿酸水平升高，但是没有疼痛、关节炎等临床表现。

#### 2. 痛风性关节炎

急性发作期有药物、饮酒和饮食等诱因，中青年男性多见。临床特点为起病急、病情重、变化快，常于 24h 内发展至高峰，多以单关节非对称性关节炎为主。关节出现红、肿、热、痛和功能障碍，疼痛剧烈，第一跖趾关节为最常见发作部位，约占半数；其次为踝、足跟以及腕、指关节等。在老年人中，手关节受累较多，表现为完全不能负重，局部肿胀，皮肤呈紫红色，数日后可自行缓解，但常反复发作。

#### 3. 痛风性关节炎发作间歇期

在急性期之后，可反复发作，多见于未经治疗或治疗不彻底者，可表现为多关节受累；或仅有血尿酸水平增高，无明显临床症状。如间歇期血尿酸水平不能降至 $300\sim360\mu mol/L$（5～6mg/dL），随着时间的推移，痛风发作会越加频繁，且持续时间更长、症状更重。

#### 4. 慢性痛风性关节炎期

未经治疗或治疗不彻底者，痛风反复发作，可致多关节受累，尿酸盐在关节的软骨、滑膜、肌腱等处沉积而形成痛风结石。痛风结石是常见于关节周围、耳轮等处的黄白色赘生物，是本期最常见的特征性改变。大关节受累时可有关节积液，最终造成关节畸形，如果不进行治疗，将会失去行动能力。通常可有血尿酸水平增高，关节滑囊液检查可见尿酸结晶。X 线检查可发现在关节软骨及其邻近骨质有圆形或不整齐的"穿凿样"透光缺损。

### 5. 痛风性肾病

尿酸结晶形成肾结石，出现肾绞痛或血尿；在肾间质沉积及阻塞肾集合管而形成痛风性肾病，可出现蛋白尿、高血压、肾功能不全等表现。

（1）慢性高尿酸血症肾病　早期表现为蛋白尿和镜下血尿，夜尿增多等；最终由氮质血症发展为尿毒症。

（2）急性高尿酸血症肾病　短期内出现血尿酸浓度迅速增高，尿中有结晶、白细胞和血尿；最终出现少尿、无尿，因急性肾衰竭而致死亡。

（3）尿酸性肾结石　20％～25％并发尿酸性尿路结石，患者可有肾绞痛、血尿及尿路感染症状。

## 三、药物治疗及注意事项

### （一）一般治疗

#### 1. 生活方式
详见本节"四、患者健康教育"。

#### 2. 物理治疗
对有炎症的关节可行红外线理疗、透热疗法、矿泉浴、泥沙疗法、推拿按摩。

### （二）药物治疗

HUA 经非药物干预疗效不佳时，采用药物治疗。药物治疗须长程控制而使血尿酸持续达标，接受药物治疗的患者必须同时接受健康的生活方式干预。治疗方案需个体化、分层、达标、长程管理，逐步调整剂量，避免短期内血尿酸水平波动过大而诱发痛风急性发作。治疗目标是在急性发作期缓解关节疼痛和炎症，在发作间歇期控制血尿酸水平，预防复发和慢性痛风所导致的多系统损害。

#### 1. 降尿酸治疗
降尿酸治疗启动的时机和尿酸控制目标需高度个体化，根据临床表现将患者分为以下 3 种情况：①痛风性关节炎发作＞2 次，或痛风性关节炎发作 1 次且同时合并以下任何一项：年龄＜40 岁、有痛风结石或关节腔尿酸盐沉积证据、尿酸性肾石病或肾功能损害 [即 GFR ＜90mL/(min·1.73m$^2$)]、高血压、糖耐量异常或糖尿病、血脂异常、肥胖、冠心病、脑卒中、心功能不全的患者；应立即启动降尿酸治疗。治疗目标为血清尿酸（SUA）＜360μmol/L，出现痛风结石、慢性痛风性关节炎或痛风性关节炎频繁发作者的达标值应为 SUA＜300μmol/L；不建议 SUA 降至 180μmol/L 以下。②痛风性关节炎发作 1 次，或无痛风急性发作但出现以下任何一项：尿酸性肾石病或肾功能损害 [即 eGFR＜90mL/(100mg/d)]、高血压、糖耐量异常或糖尿病、血脂异常、肥胖、冠心病、脑卒中、心功能不全的患者，降尿酸治疗的时机为 SUA＞480μmol/L，治疗目标同①。③无痛风性关节炎病史且无危险因素者，降尿酸治疗的时机为 SUA＞540μmol/L，达标值应为 SUA＜420μmol/L。临床上常用的降尿酸药物包括抑制尿酸生成和促进尿酸排泄两类，需根据病因、合并症及肝、肾功能选择药物。

（1）抑制尿酸生成药物　该类药物通过抑制黄嘌呤氧化酶活性，减少尿酸合成。常用药物包括别嘌醇和非布司他等。①别嘌醇：成人初始剂量 50～100mg/d，每 2～5 周测血尿酸水平 1 次，未达标患者每次可递增 50～100mg，最大剂量 600mg/d。肾功能不全患者起始剂量每日不超过 1.5mg/eGFR（估算的肾小球滤过率），G3～4 期患者推荐剂量为 50～100mg/d，G5 期患者禁用。别嘌醇可引起皮肤过敏反应及肝、肾功能损伤，严重者可发生致死性剥脱性皮炎等超敏反应综合征。②非布司他：新型选择性黄嘌呤氧化酶抑制剂。初始剂盘 20～40mg/d，2～5 周后血尿酸不达标者，逐渐加量，最大剂量 80mg/d。因其主要通过肝脏清除，在肾功能不全和肾移植患者中具有较高的安全性，轻至中度肾功能不全（G1～3 期）患者无需调整剂量；重度肾功能不全（G4～5 期）患者慎用。不良反应包括肝功能损害、恶心、皮疹等。

（2）促进尿酸排泄药物　苯溴马隆通过抑制肾小管尿酸转运蛋白-1（URAT-1），阻抑肾小管尿酸重吸收而促进尿酸排泄，降低血尿酸水平。成人初始剂量 25～50mg/d，2～5 周后根据血尿酸水平调整剂堡至 75mg/d 或 100mg/d，早餐后服用；可用于轻至中度肾功能不全或肾移植患者，GFR20～60mL/(min·1.73m$^2$) 患者推荐 50mg/d；GFR＜20mL/(min·1.73m$^2$) 或尿酸性肾石病患者禁用。服用时须碱化尿液，将尿液 pH 调整至 6.2～6.9，心、肾功能正常者维持尿量在 2000mL 以上。不良反应有胃肠不适、腹泻、皮疹和肝功能损害等。

（3）新型降尿酸药物　包括尿酸酶和选择性尿酸重吸收抑制药。①尿酸酶：作用机制为将尿酸分解为可溶性代谢产物排出，常用尿酸酶药物拉布立酶和普瑞凯希。拉布立酶是一种赏组尿酸氧化酶，主要用于预防和治疗血液系统恶性肿瘤患者的急性 HUA，尤其适用于放疗或化疗所致的 HUA；但使用拉布立酶可诱发抗体生成而使疗效下降。普瑞凯希是一种聚乙二醇重组尿酸氧化酶，适用于大部分难治性痛风，可用于其他药物疗效不佳或存在禁忌证的成年难治性痛风患者；主要不良反应包括严重心血管事件、输液反应和免疫原性反应。②选择性尿酸重吸收抑制药：RDEA594（lesinuratl）通过抑制 URAT-1 和有机酸转运子-4（OAT-4）发挥疗效，用于单一足量使用黄嘌呤氧化酶抑制剂仍不能达标的痛风患者，可与黄嘌呤氧化酶抑制剂联合使用。服药的同时加强水化，服药前须评估肾功能，G3b～5 期患者不建议使用。

### 2. 碱化尿液治疗

接受降尿酸药物，尤其是经促进尿酸排泄药物治疗的患者及尿酸性肾石病患者，推荐将尿液 pH 维持在 6.2～6.9，以增加尿中尿酸的溶解度。可选择碳酸氢钠，起始剂量 0.5～1.0g 口服，3 次/天，与其他药物相隔 1～2h 服用。枸橼酸盐（包括枸橼酸氢钾钠、枸橼酸钾和枸橼酸钠，以"枸橼酸氢钾钠"最为常用）是尿中最强的内源性结石形成抑制物，同时可碱化尿液，增加尿酸溶解度，溶解尿酸结石并防止新结石的形成；枸橼酸氢钾钠起始剂量 2.5～5.0g/d，服药期间需监测尿液 pH 以调整剂量，防止发生尿酸性肾结石。

### 3. 痛风急性发作期的药物治疗

急性发作期治疗目的是迅速控制关节炎症状。急性期应卧床休息，抬高患肢、局部冷敷。尽早给予药物控制急性发作，越早治疗效果越佳。秋水仙碱或非甾体抗炎药（NSAIDs）是急性痛风性关节炎发作的一线治疗药物，上述药物有禁忌或效果不佳时可考虑选择糖皮质激素控制炎症。急性发作累及 1～2 个大关节或全身治疗效果不佳者，可考虑关节内注射短效糖皮质激素，但需避免短期内重复使用。

（1）秋水仙碱　通过抑制白细胞趋化、吞噬作用及减轻炎性反应而发挥止痛作用。推荐在痛风发作12h内尽早使用，超过36h后疗效显著降低。起始负荷剂量为1.0mg口服，1h后追加0.5mg；12h后按照"0.5mg，1～3次/日"服用。已应用CYP3A4或磷酸化糖蛋白抑制剂（如环孢素、克拉霉素、维拉帕米等）者避免使用秋水仙碱。秋水仙碱的不良反应随剂量增加而增多，常见恶心、呕吐、腹泻、腹痛等胃肠道反应，症状出现时应立即停药；少数患者可出现肝功能异常，氨基转移酶升高超过正常范围上限2倍时须停药；肾脏损害可见血尿、少尿、肾功能异常，肾功能损害患者须酌情减量 [eGFR 35～49mL/(min·1.73m$^2$) 时每日最大剂量0.5mg；eGFR10～34mL/(min·1.73m$^2$) 时每次最大剂量0.5mg，隔日1次；eGFR＜10mL/(min·1.73m$^2$) 或透析患者禁用]。秋水仙碱可引起骨髓抑制，使用时须注意监测血常规。

（2）NSAIDs　包括非选择性环氧化酶（COX）抑制药和选择性COX-2抑制药两种，若无禁忌者推荐早期足量使用NSAIDs速效制药。非选择性COX抑制药主要存在消化道溃疡、胃肠道穿孔、上消化道出血等胃肠道不良反应，对于不耐受非选择性COX抑制药的患者可选用选择性COX-2抑制药，其胃肠道不良反应风险可降低50%；活动性消化道溃疡/出血或既往有复发性消化道溃疡/出血病史者为所有NSAIDs的禁忌证。选择性COX-2抑制药可导致心血管事件的危险性增加，合并心肌梗死、心功能不全者避免使用。NSAIDs使用过程中需监测肾功能，严重慢性肾脏病（G4～5期）且未透析患者不建议使用。

（3）糖皮质激素　主要用于严重急性痛风发作伴有较重全身症状且经秋水仙碱、NSAIDs治疗无效或使用受限的患者以及肾功能不全患者。全身给药时，口服泼尼松0.5mg/(kg·d) 连续用药5～10日停药；或者0.5mg/(kg·d) 用药2～5日后逐渐减量，总疗程7～10日。不宜口服用药时，可考虑静脉使用糖皮质激素。使用糖皮质激素应注意预防和治疗高血压、糖尿病、水钠潴留、感染等不良反应，避免使用长效制剂。

（4）生物制剂　NSAIDs、秋水仙碱或糖皮质激素治疗无效的难治性痛风急性发作，或者当患者使用上述药物有禁忌时，可以考虑白细胞介素-1（IL-1）受体阻断剂治疗。关于痛风急性发作期是否加用降尿酸药物，《中国高尿酸血症相关疾病诊疗多学科专家共识》（2017年版）推荐，痛风急性发作缓解后再考虑开始降尿酸药物治疗，已接受降尿酸药物治疗者急性期无需停药，初始接受降尿酸药物治疗者应给予预防痛风急性发作的药物。我国台湾地区2018年发表的"痛风及高尿酸血症的管理多学科专家共识"指出，考虑到SUA水平的快速变化可能会引起急性痛风性关节炎，不推荐在痛风急性发作期间开始使用或停用降尿酸药物。

### 4. 降尿酸治疗初期痛风急性发作的预防

由于血尿酸水平波动易诱发痛风急性发作，痛风患者初始降尿酸治疗时应使用药物预防痛风急性发作。首选口服小剂量秋水仙碱，推荐剂0.5～1.0mg/dL，轻度肾功能不全患者无需调整剂量，定期监测肾功能；中度肾功能不全患者剂量减半，每次0.5mg，隔日1次口服或酌情递减；重度肾功能不全或透析患者避免使用。秋水仙碱无效时采用NSAIDs，使用后者时关注胃肠道、心血管、肾损害等不良反应；对于有冠心病等慢性心血管疾病者，应权衡利弊，慎重选用NSAIDs。秋水仙碱和NSAIDs疗效不佳或存在使用禁忌时改用小剂量泼尼松或泼尼松龙（≤10mg/d），同时注意监测和预防骨质疏松等不良反应。预防治疗维持3～6个月，根据患者痛风性关节炎急性发作情况酌情调整。无痛风发作病史的HUA患者接受降尿酸治疗时不推荐使用预防痛风发作药物，但应告知有诱发痛风发作的风险。一旦发生急性痛风性关节炎，应及时治疗，并且考虑后续预防用药的必要性。

### 5. 痛风结石治疗

痛风结石患者经积极治疗，血尿酸降至 $300\mu mol/L$ 以下并维持 6 个月以上，痛风结石可逐渐溶解、缩小。对于痛风结石较大、压迫神经或痛风结石破溃、经久不愈者可考虑手术治疗，但患者术后仍须接受规范化抗痛风综合治疗。

### （三）用药注意事项

用药前及用药期间应定期检查血尿酸及 24h 尿尿酸水平，以此作为调整药物剂量的依据，并应定期检查血常规及肝、肾功能。

#### 1. 秋水仙碱

（1）不宜长期应用，若长期应用可引起骨髓抑制、血尿、少尿、肾衰竭、胃肠道反应等不良反应。胃肠道反应是其严重中毒的前驱症状，一旦出现应立即停药。小剂量用法疗效相当，严重不良反应发生率降低。

（2）严重肾功能不全者、妊娠期妇女禁用；年老体弱者以及骨髓造血功能不全、严重心功能不全和胃肠疾病者慎用。

#### 2. 别嘌醇

（1）应用初期可发生尿酸转移性痛风发作，故于初始 4～8 周内宜与小剂量秋水仙碱联合服用。

（2）用药前应筛查 HLA-B ＊ 5801 基因，阳性者禁用。

#### 3. 丙磺舒

（1）如在服药治疗期间有痛风急性发作，可继续服用原剂量，同时给予秋水仙碱和 NSAIDs。

（2）治疗初期，由于尿酸盐从关节析出，可能会加重痛风发作，因此在用药期间应摄入充足的水分（2500mL/d），并维持尿液呈微碱性，保证尿液 pH 在 6.0～6.5，以减少尿酸结晶和痛风结石及肾内尿酸沉积的危险。

（3）与别嘌醇联合应用时需酌情增加别嘌醇的剂量，因丙磺舒可加速别嘌醇的排泄，而别嘌醇则可延长丙磺舒的血浆半衰期。

（4）不宜与阿司匹林等水杨酸盐联合服用，阿司匹林可抑制丙磺舒的尿酸排出作用，丙磺舒也可抑制阿司匹林由肾小管的排泄而使阿司匹林的毒性增加。

（5）丙磺舒与磺胺类药有交叉过敏反应，对磺胺类药过敏者、2 岁以下儿童、妊娠期及哺乳期妇女、严重肾功能不全者、尿酸性肾结石者禁用。

#### 4. 苯溴马隆

（1）在治疗初期宜同时服用秋水仙碱或 NSAIDs（非阿司匹林等水杨酸类药），以避免诱发痛风急性发作。

（2）注意大量饮水，促使尿量超过 2000mL/d，碱化尿液（尿液 pH 维持于 6.5）。

（3）服药期间如痛风急性发作，建议将所用药量减半，必要时服用秋水仙碱或 NSAIDs。

## 四、患者健康教育

（1）痛风治疗重要的是应告知患者调整生活方式、坚持长期治疗，减少痛风反复发作。提高患者治疗的依从性。

（2）健康的生活方式，包括避免摄入高嘌呤食物（如动物内脏、海鲜、肉汤、干豌豆等）；每日饮水 2000～3000mL；戒烟限酒（啤酒、白酒）；加强锻炼，控制体重；增加碱性食物（香蕉、西瓜、南瓜、黄瓜、草莓、苹果、菠菜、萝卜、四季豆、莲藕、海带）的摄取。

（3）了解病因和诱因，减少痛风反复发作。预防相关慢性疾病如高脂血症、高血压、肥胖、高血糖等；对于合并有高血压的患者，必须在降压治疗的同时注意血尿酸水平，特别是联合使用利尿药时，必要时可选择兼具降压和降尿酸作用的血管紧张素Ⅱ受体阻断药（氯沙坦）。

（4）别嘌醇服用后可出现眩晕，用药期间不宜驾驶车船、飞机和操作机械。在用药期间不宜过度限制蛋白质的摄入。

（5）有些药物可致血尿酸升高，如必须应用，应定期监测尿酸，必要时予以处理。常用药物包括噻嗪类利尿药；免疫抑制药如环孢素、巯嘌呤、吗替麦考酚酯、他克莫司、西罗莫司、巴利昔单抗等；抗菌药物如青霉素、洛美沙星、莫西沙星；抗结核药如吡嗪酰胺、乙胺丁醇；抗肿瘤药；阿司匹林等。

（6）高尿酸血症与痛风的高危人群包括高龄、男性、肥胖、一级亲属中有痛风史、喜静坐而缺乏运动等不良生活方式、合并代谢性疾病者。对于高危人群，应进行筛查，及早发现。

# 第十一章

# 泌尿系统常见疾病

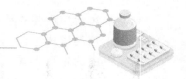

## 第一节 ▷ 尿路感染

患者，女，32岁，已婚。发热伴尿痛、尿频、尿急3天。

3天前，患者劳累后出现尿痛、尿频、尿急，伴下腹部不适，无肉眼血尿，伴发热，体温37.8℃，无咳嗽、咳痰，无恶心、呕吐、腹泻，无腰痛，大小便正常。既往体健，无结核病史、药物过敏史。查体：体温37.8℃，脉搏90次/分，呼吸20次/分，血压120/80mmHg。一般情况好，浅表淋巴结未触及，巩膜无黄染，扁桃体不大，心肺未见异常，腹部软，下腹正中轻压痛，无肌紧张及反跳痛，肝脾肋下未触及，肝、肾区无叩击痛，双下肢不肿。辅助检查：白细胞$12.0×10^9$/L，中性粒细胞81%。尿常规：蛋白（一），白细胞15～20/HP，红细胞5～10/HP。初步诊断为急性膀胱炎（急性尿路感染）。

问题：针对该患者如何制订治疗方案？

## 一、概述

尿路感染（urinary tract infection，UTI）是指各种病原微生物在尿路中生长、繁殖而引起的炎症性疾病，多见于育龄期和绝经后女性、老年男性、免疫力低下及尿路畸形者。女性尿路感染发病率明显高于男性。

根据感染发生部位可分为上尿路感染（肾盂肾炎）和下尿路感染（膀胱炎和尿道炎）。临床又有急性和慢性之分。根据患者的基础疾病，可分为复杂性和非复杂性（单纯性）尿路感染。

### （一）病因

以细菌感染为主，极少数为真菌、原虫及病毒感染。在细菌感染中，革兰氏阴性杆菌为尿路感染最常见致病菌，其中以大肠埃希菌最为常见，约占全部尿路感染的85%。大肠埃希菌最常见于无症状性细菌尿、非复杂性尿路感染或首次发生的尿路感染。医院内感染、复杂性或复发性尿路感染、尿路器械检查后尿路感染则多为条件致病菌所致。近年来，由于抗菌药物和免疫抑制剂的广泛应用，革兰氏阳性菌和真菌性尿路感染增多，耐药甚至多重耐药现象呈增加趋势。

## （二）发病机制

### 1. 感染途径

病原菌经由尿道上行至膀胱，甚至输尿管、肾盂引起的感染称为上行感染，约占尿路感染的95％；其他血行感染、直接感染、淋巴结感染较为少见。

### 2. 机体防御功能

正常情况下，进入膀胱的细菌很快被清除，是否会发生尿路感染除与细菌的数量、毒力有关外，还取决于机体的防御功能。

### 3. 易感因素

① 女性因尿道短、开口毗邻阴道口，容易发生感染。②不洁性活动。③尿路梗阻，妊娠压迫，前列腺结节状增生，过度憋尿。④疾病：机体免疫力低下，神经源性膀胱。⑤医源性因素：如导尿或留置导尿管、膀胱镜检查、逆行性尿路造影等可致尿路黏膜损伤，引发尿路感染。

### 4. 细菌的致病力

细菌进入膀胱后能否引起尿路感染，与其致病力有很大关系。以大肠埃希菌为例，并不是它的所有菌株均能引起症状性尿感，能引起者仅为其中的少数菌株。

## 二、临床表现与诊断

### （一）临床表现

不同部位感染有不同症状。

### 1. 膀胱炎

膀胱炎占尿路感染的60％以上，致病菌多为大肠埃希菌，占75％以上。主要表现为尿频、尿急、尿痛（膀胱刺激征）、排尿不适、下腹痛和排尿困难。尿液常浑浊、有异味，约30％可出现血尿。一般无全身感染症状。

### 2. 肾盂肾炎

（1）急性肾盂肾炎  可发生于各年龄段，育龄女性最多见。通常起病较急。出现全身症状（寒战、发热、头痛、全身酸痛、恶心、呕吐等，体温多在38℃以上）、泌尿系统症状（尿频、尿急、尿痛、排尿困难等）及腰痛（程度不一，多为钝痛或酸痛）。老年人表现不典型，可仅表现为纳差、淡漠、谵妄等。而体格检查中会发现一侧或两侧肋脊角或输尿管点压痛和（或）肾区叩击痛。

（2）慢性肾盂肾炎  临床表现较为复杂，全身及泌尿系统局部表现可不典型。半数以上患者可有急性肾盂肾炎病史，后出现程度不同的低热、间歇性尿频、腰痛及肾小管功能受损表现（夜尿增多、低比重尿等）。病情持续可发展为慢性肾衰竭。急性发作时患者症状明显，类似急性肾盂肾炎。

### 3. 无症状菌尿（asymptomatic bacteriuria，ASB）

无症状菌尿是指患者有真性菌尿，而无尿路感染症状，可由症状性尿路感染演变而来，或无急性尿路感染史。多见于老年女性和妊娠期妇女，发病率随年龄增长而增加。

#### 4. 复杂性尿路感染

在伴有泌尿系统结构、功能异常（包括异物）或免疫低下的患者发生的尿路感染。复杂性尿路感染显著增加治疗失败的风险，增加疾病的严重度。患者的临床表现多样，从轻度的泌尿系统症状，到膀胱炎、肾盂肾炎，严重者可致菌血症、败血症。

#### 5. 导管相关性尿路感染

导管相关性尿路感染是指留置导尿管或先前48h内留置导尿管者发生的感染。导管相关性尿路感染极为常见。导管上生物被膜的形成为细菌定植和繁殖提供了条件，是其重要的发病机制。全身应用抗菌药物、膀胱冲洗、局部应用消毒剂等均不能将其清除，最有效的减少导管相关性感染的方式是避免不必要的导尿管留置，并尽早拔除导尿管。

尿路感染如能及时治疗，并发症很少。但伴有糖尿病和（或）存在复杂因素的肾盂肾炎未及时治疗或治疗不当者可出现并发症，如肾乳头坏死、肾周围脓肿等。

### （二）诊断

有尿路感染的症状和体征，如尿路刺激征、耻骨上方疼痛和压痛，发热、腰部疼痛或叩击痛等，结合尿液改变和尿液细菌学检查，即可诊断为尿路感染。

#### 1. 尿路感染定位诊断

根据临床表现定位：上尿路感染常有发热、寒战，伴明显腰痛、输尿管点和（或）肋脊点压痛、肾区叩击痛等；而下尿路感染常以膀胱刺激征为突出表现，一般少有发热、腰痛等。根据实验室检查定位：膀胱冲洗后尿培养阳性；尿沉渣镜检有白细胞管型，并排除间质性肾炎、狼疮肾炎等疾病；肾小管功能不全的表现。

#### 2. 无症状菌尿

ASB患者无尿路感染症状，但中段尿培养连续两次（同一菌株），尿细菌数 $>10^5 \mathrm{cfu/mL}$。

#### 3. 复杂性尿路感染

伴有泌尿道结构、功能异常（包括异物）或免疫功能低下的患者可发生尿路感染。对治疗反应差或反复发作的尿路感染，应检查是否为复杂性尿路感染。

#### 4. 导管相关性尿路感染

对于留置导尿管的患者出现典型的尿路感染症状、体征，且无其他原因可以解释，尿标本细菌培养菌落计数 $\geqslant 10^3$ 菌落形成单位（cfu）/mL时，应考虑导管相关性尿路感染的诊断。

## 三、药物治疗及注意事项

### （一）一般治疗

急性期注意休息，多饮水，勤排尿。膀胱刺激征和血尿明显者，可口服碳酸氢钠片 1g，tid，以碱化尿液、缓解症状、抑制细菌生长、避免形成血凝块，对应用磺胺类抗菌药物者还可增强药物的抗菌活性并避免尿路结晶形成。感染反复发作者应积极寻找病因，并及时去除诱发因素。

（二）抗感染治疗

用药原则：①根据尿路感染的位置，是否存在复杂尿路感染因素选择抗生素的种类、剂量及疗程。②选用致病菌敏感的抗生素。无病原学结果前，一般首选对革兰氏阴性杆菌有效的抗菌药物，尤其是初发的尿路感染。治疗3天症状无改善，应按药敏结果调整用药。③选择的抗菌药物在尿液和肾内的浓度要高。④选用肾毒性小、不良反应少的抗菌药物。⑤单一药物治疗失败、严重感染、混合感染、出现耐药菌株时应联合用药。

### 1. 急性膀胱炎

短程疗法可选用磺胺类、喹诺酮类、半合成青霉素类或头孢菌素类等抗菌药物，任选一种药物连用3天，约90％的患者可治愈。停服抗菌药物7天后，需进行尿细菌定量培养。如结果阴性表示急性细菌性膀胱炎已治愈；如仍有菌尿，应继续给予2周抗菌药物治疗。对于妊娠期妇女、老年患者、糖尿病患者、机体免疫力低下及男性患者应采用较长疗程。

### 2. 肾盂肾炎

首次发生的急性肾盂肾炎的致病菌80％为大肠埃希菌，在留取尿细菌检查标本后应立即开始治疗，首选针对革兰氏阴性杆菌有效的药物。72h显效者无需换药，否则应按尿细菌培养与药敏结果更换抗菌药物。

（1）病情较轻者　可在门诊口服药物治疗10~14日，通常90％可治愈。常用药物有喹诺酮类（如左氧氟沙星0.5g，qd；环丙沙星0.25g，bid；莫西沙星的尿液药物浓度比其他同类药物更低，不建议使用）、半合成青霉素类（如阿莫西林0.5g，tid）、头孢菌素类（如头孢呋辛0.25g，bid）等。如尿菌仍阳性，应参考药敏试验选用有效抗菌药物继续治疗4~6周。

（2）严重感染全身中毒症状明显者　需住院静脉给药治疗。常用药物有：左氧氟沙星0.2g，q12h；氨苄西林1.0~2.0g，q4h；头孢噻肟钠2.0g，q8h；头孢他啶2.0g，q12h；头孢吡肟2.0g，q12h。必要时联合用药。对于多重耐药革兰氏阴性菌感染者，可选用厄他培南1g，qd；亚胺培南0.5g，q6h；美罗培南1g，q8h；氨基糖苷类抗菌药物肾毒性大，应慎用。如果患者病情严重且尿培养提示革兰氏阳性球菌，应经验性选择万古霉素（1g，静脉滴注，q12h），但应检测血药浓度，肾功能不全者根据肌酐清除率调整剂量。

经上述治疗若好转，可于热退后继续用药3日再改为口服抗生素，完成2周疗程。治疗72h无好转，应按药敏结果更换抗生素，疗程不少于2周。

慢性肾盂肾炎治疗的关键是积极寻找并祛除易感因素。

### 3. 反复发作尿路感染

反复发作尿路感染包括再感染和复发。

（1）再感染　治疗后症状消失、尿菌阴性，但在停药6周后再次出现真性细菌尿，菌株与上次不同，称为再感染，提示尿路防御感染的能力差。治疗方法与首次发作相同。对半年内发生2次以上再感染者，可用长程低剂量抑菌治疗，即每晚临睡前排尿后服用小剂量抗菌药物1次，如复方磺胺甲噁唑1~2片或呋喃妥因50~100mg或左氧氟沙星500mg，每7~10日更换药物1次，连用半年。

（2）复发　治疗后症状消失，尿菌转阴后在6周内再次出现菌尿，菌种与上次相同（菌种相同且为同一血清型），称为复发。有糖尿病家族史、肥胖者建议筛查糖尿病。复发且为肾盂肾炎者，特别是复杂性肾盂肾炎，在祛除诱发因素（如结石、梗阻、尿路异常等）的基础上，应按药敏结果选择强有力的杀菌性抗菌药物，疗程不少于 6 周。反复发作者，给予长程低剂量抑菌疗法。

### 4. 无症状菌尿（ASB）

ASB 是否治疗存在争议，一般认为不需治疗，但有下述情况者应予治疗：妊娠期无症状性菌尿、学龄前儿童、出现症状感染者、肾移植、尿路梗阻及其他尿路有复杂情况者。可根据药敏结果选择有效抗菌药物，主张短疗程用药。

### 5. 妊娠期尿路感染

宜选用毒性小的抗菌药物（阿莫西林、呋喃妥因或头孢菌素类等）。孕妇的急性膀胱炎治疗时间为 3～7 日。孕妇的急性肾盂肾炎应静脉滴注抗菌药物治疗，可用半合成广谱青霉素或第三代头孢菌素，疗程 2 周；反复发生尿路感染者，可用呋喃妥因行长程低剂量抑菌治疗；但该药可通过胎盘屏障，在妊娠后期不宜应用，足月孕妇（妊娠≥37 周）禁用，避免新生儿发生溶血性贫血。

### 6. 导管相关性尿路感染

建议对有发热或尿路感染症状的留置导尿管患者留取尿培养，同时评估患者留置导尿管的必要性，非必要者尽早拔除导尿管。如留置导尿管超过 2 周但仍有指征需继续留置者，应更换导尿管。抗菌药物的选择与一般复杂性尿路感染相同。

### 7. 复杂性尿路感染

因基础疾病、感染部位、细菌种类和疾病严重程度不同，因此需要个体化治疗，尽量根据尿培养结果选择用药。如采用经验治疗，48～72h 后对疗效进行评估，根据尿培养结果调整用药。同时积极治疗基础病。

（三）用药注意事项

（1）选择抗菌药物时，根据尿培养结果选择对致病菌敏感、在泌尿道浓度高、不良反应小的抗菌药物；经验性用药有头孢氨苄、阿莫西林、喹诺酮类、复方磺胺甲噁唑等药物。其中左氧氟沙星和 β-内酰胺类抗菌药物因血药浓度和尿药浓度均较高，上、下尿路感染均可使用。

（2）无症状菌尿仅推荐筛查和治疗孕妇以及接受可能导致尿道黏膜出血侵入性器械操作的患者。

（3）有尿路刺激症状但尿液常规监测及尿培养阴性时，需考虑有无焦虑、抑郁等其他精神因素导致的下尿路症状。

（4）使用抗菌药物前询问过敏史。喹诺酮类禁用于 18 岁以下儿童，并应注意肝功能，可使 Q-T 间期延长而致心律失常，可能诱发老年患者出现谵妄。服用磺胺类药物时应多喝水，治疗中监测血常规、尿常规的变化；服用呋喃妥因、磺胺类药物需根据肾功能调整剂量。

## 四、患者健康教育

（1）预防尿路感染，多饮水、勤排尿；注意会阴部清洁；尽量避免尿路器械的使用，必须应用时，严格无菌操作；如必须留置导尿管，前 3 天给予抗菌药物可延迟尿路感染的发生；与性生活有关的泌尿系统感染，应于性交后立即排尿，并口服一次常用量的抗菌药物；膀胱-输尿管反流者，要"二次排尿"，即每次排尿后数分钟再排尿一次。

（2）患者若有持续高热或疼痛、严重虚弱或者无法维持口服补液或口服用药，疑似尿路梗阻或担忧患者不依从治疗的，应住院治疗。

 **分析11-1**

尿路感染的治疗原则是积极彻底进行抗菌治疗，防止复发。治疗上选用致病菌敏感的抗菌药物。急性膀胱炎采用 3 日短程疗法，治疗药物可选用磺胺类、喹诺酮类、半合成青霉素类或头孢菌素类等抗菌药物。停服抗菌药物 7 天后，需进行尿细菌定量培养。如结果阴性表示急性细菌性膀胱炎已治愈；如仍有菌尿，应继续给予 2 周抗菌药物治疗。建议的治疗方案为：①多饮水，注意个人卫生；②抗生素治疗：3 天短期疗程，复查尿常规，若效果不好，可调整抗生素或根据尿培养结果选择合适的抗生素。

# 第二节 ▷ 下尿路症状/良性前列腺结节状增生

 **案例 11-2**

患者，男，65 岁。反复排尿困难三年，加剧 5 天入院。患者三年前腰椎术后（具体不详）出现排尿困难，尿道口钝痛，无尿急尿频，无夜尿增多，无肉眼血尿，无发热，无腹痛腹胀等不适，遂至我院门诊，门诊诊断为"前列腺增生"，予药物治疗，药物治疗后症状好转。后症状反复，每次药物治疗后好转。现患者 5 天前无明显诱因再次出现排尿困难，尿道口钝痛，无发热，无腹痛腹胀等不适，遂至我院急诊。急诊查总 PSA 3.6ng/mL。游离 PSA 0.76ng/mL。游离 PSA/总 PSA 0.211。自发病以来，神清，精神可，胃纳可，睡眠一般，平素大便难解，体重无明显减轻。查体：体温 36℃，脉搏 62 次/分，呼吸 20 次/分，血压 112/61mmHg，神清，心肺部查体未见明显异常，腹平软，无压痛及反跳痛，肝脾肋下未及，双侧肾区叩击痛阴性，双侧输尿管走形区无压痛。双下肢无水肿。初步诊断：前列腺增生。

问题：针对该患者如何制订治疗方案？

## 一、概述

下尿路症状（lower urinary tract symptoms，LUTS）是所有排尿障碍表现的总称，导致老年男性 LUTS 最常见的原因是良性前列腺结节状增生。良性前列腺结节状增生（benign prostatic hyperplasia，BPH）是一种年龄相关性、病情进展缓慢的常见疾病，组织学表现为前列腺间质和腺体成分增生，解剖学表现为前列腺体积增大。临床症状以下尿路症状和尿流动力学上的膀胱出口梗阻为主，是导致老年男性排尿障碍最常见的一种良性疾病。组织学改变提示 BPH，一般发生在 40 岁以后，60 岁时患病率超过 50%，80 岁时达 83%。BPH虽是良性病变，但可严重影响患者生活质量。

至今 BPH 的确切病因尚不完全清楚，可能是由于上皮和间质细胞增殖和细胞凋亡的平衡破坏引起。相关因素有雄激素及其与雌激素的相互作用，前列腺间质-腺上皮细胞的相互作用、生长因子神经递质传导紊乱等，而老龄和有功能的睾丸是发病的基础，两者缺一不可。

## 二、临床表现与诊断

### （一）临床表现

BPH 的临床表现主要分为潴尿期、排尿期、排尿后症状及相关并发症。国际前列腺症状评分（IPSS）和生活质量评分（QOL）可以作为评价 BPH 患者症状严重程度及是否影响生活质量的手段；通过对患者尿频、尿急、夜尿增多、尿流中断、尿流变细、排尿等待（踌躇）、尿不尽等 7 项症状和生活质量加以量化来评价，还可通过对比干预措施前、后的评分变化以评估治疗疗效。

按照排尿过程进行分期。①潴尿期症状：主要是尿次增多（夜尿频）、尿失禁。夜尿增多是最为困扰患者的症状，会导致其他老年综合征的发生（睡眠障碍、跌倒）。②排尿期症状：主要是排尿困难（尿流变细、分叉、间断，排尿等待、费力），是 BPH/LUTS 最主要的症状。③排尿后症状：主要指排尿后滴沥、尿不尽。

尿路梗阻的并发症主要有尿潴留、尿路感染、肾盂积水、尿毒症等。

### （二）诊断

根据症状、体格检查（尤其是直肠指诊）、影像学检查等综合判断，为明确诊断，需进行如下评估：询问病史、体格检查（直肠指诊）、前列腺 B 超和尿流率、尿常规、残余尿量及血清前列腺特异性抗原（PSA）等。

## 三、药物治疗及注意事项

### （一）治疗原则

在治疗 BPH/LUTS 的同时需要考虑其他共存疾病，注意药物间相互作用，避免进一步损害和增加患者已有患病器官负担。在药物治疗同时要注意行为治疗，行为治疗包括建议患者以坐位排尿代替站立排尿；避免睡前过多饮水；减少摄入利尿药、咖啡和酒精；"二次排尿"有助于排空膀胱。

治疗 BPH 应首先明确治疗指征，先排除类似 BPH 的疾病（如前列腺炎、前列腺癌、神经源性紊乱等）；药物治疗的短期目标是缓解下尿路症状，长期目标是延缓疾病的临床进展，预防并发症的发生，保持患者较高的生活质量。常用治疗良性前列腺结节状增生的药物见表 11-1。

**表 11-1　常用治疗良性前列腺结节状增生的药物**

| 药物 | 日剂量/mg | 服药时间 | 主要不良反应 |
|---|---|---|---|
| α 肾上腺素受体阻断药 | | | |
| 多沙唑嗪 | 4～8 | qn(睡前) | |
| 阿夫唑嗪 | 2.5～10 | qd～tid | 直立性低血压（坦索罗辛少 |
| 特拉唑嗪 | 5～10 | qn(睡前) | 见）、头晕、头痛 |
| 坦索罗辛 | 0.2～0.4 | qn | 心悸、晕厥，逆向射精 |
| 5α 还原酶抑制药 | | | |
| 非那雄胺 | 5 | qd | 性功能减退、射精障碍，瘙 |
| 度他雄胺 | 0.5 | qd(整片吞服) | 痒、皮疹、乳腺增大 |

| 药物 | 日剂量/mg | 服药时间 | 主要不良反应 |
|---|---|---|---|
| M 受体阻断药 | | | |
| 奥昔布宁 | 5~30 | qd | 口干、尿潴留、便秘,严重胃肠动力障碍、重症肌无力、闭角型青光眼、正在使用强 CYP3A4 抑制药的重度肾功能不全和(或)肝功能障碍患者禁用 |

## (二) 药物治疗

### 1. α 肾上腺素受体阻断药

对于有轻度（IPSS＜8 分）至中度（IPSS 为 8~19 分）的 BPH/LUTS 患者，建议单用 $\alpha_1$ 受体阻断药作为初始治疗。目前常应用的是选择性 $\alpha_1$ 受体阻断药（多沙唑嗪、阿夫唑嗪、特拉唑嗪）和高选择性 $\alpha_{1A}$ 受体阻断药（坦索罗辛）。剂量适当的各种 $\alpha_1$ 受体阻断药取得的疗效相似，可使 IPSS 降低 35%~40%。患者前列腺体积和年龄不影响 $\alpha_1$ 受体阻断药的疗效，中长期疗效研究结果表明，$\alpha_1$ 受体阻断药可维持至少 4 年的疗效。$\alpha_1$ 受体阻断药的治疗优势在于数小时到数天后症状即有改善，不影响前列腺体积和血清 PSA 水平。

不良反应包括直立性低血压（伴高血压的老年患者易出现）、眩晕、头痛、乏力、困倦、逆向射精等。坦索罗辛在血管不良事件方面与安慰剂组相比无差异。

### 2. 5α 还原酶抑制药

适用于伴有前列腺体积增大的 BPH 患者，可减少急性尿潴留发生风险。5α 还原酶抑制药治疗 6~12 个月后，可诱导前列腺上皮细胞的凋亡，使前列腺体积缩小 15%~25%，血清 PSA 水平降低约 50%；一般经过 3~6 个月治疗后，可观察到 BPH/LUTS 缓解。长期应用 5α 还原酶抑制药可减少前列腺手术需求。5α 还原酶抑制药的作用可逆，停药后其血浆双氢睾酮和前列腺体积可以复旧，建议维持用药的时间宜较长。此类药物的不良反应包括性欲降低、勃起功能减退、射精障碍等。因此美国 FDA 推荐在开始应用 5α 还原酶抑制药之前，应先评估患者有无其他泌尿系统疾病，尤其是前列腺癌，可通过直肠指诊和测定血清 PSA 水平评估。代表药物及剂量有非那雄胺 5mg，qd；度他雄胺 0.5mg，qd。度他雄胺同时阻断Ⅰ型和Ⅱ型 5α 还原酶的同工酶，显效快，服用 1 个月即可观察到症状缓解。

### 3. 抗胆碱药物（M 受体阻断药）

包括奥昔布宁、索利那新、托特罗定，用于针对伴发膀胱过度活动症的 BPH 患者。主要不良反应是口干、便秘、尿潴留等。严重胃肠动力障碍、重症肌无力、闭角型青光眼、正在使用酮康唑等强效 CYP3A4 抑制剂的重度肾功能不全和（或）肝功能障碍患者禁用。

### 4. 联合治疗

（1）$\alpha_1$ 受体阻断药和 5α 还原酶抑制药合用　对于有严重 BPH/LUTS（IPSS≥20 分）、前列腺体积较大（＞40mL）和（或）单用 $\alpha_1$ 受体阻断药效果不佳者，建议联合用药。联合用药可产生协同作用，长期研究证实无论是改善症状还是预防疾病进展均优于任一单药治疗，不良反应均与单药相当。

（2）$\alpha_1$ 受体阻断药与 M 受体阻断药合用　同时拮抗下尿路 $\alpha_1$ 肾上腺素能受体与胆碱能

受体，从而达到协同作用。主要用于临床表现为伴发膀胱过度活动症的 BPH 患者，在缓解尿频、减少夜尿方面优于单药治疗。但有明显残余尿的 BPH/LUTS 患者应慎用 M 受体阻断药，需要咨询泌尿外科医师。

**5. 植物制剂**

锯叶棕（疗效不确定，但不良反应很少）、普适泰。

**（三）其他治疗**

介入、手术等治疗方案，泌尿外科专科就诊。

**（四）用药注意事项**

（1）因为前列腺癌和前列腺结节状增生有许多相同的症状，且可合并存在，故在加用抗 BPH/LUTS 药物治疗前应先排除前列腺癌。

（2）应用 $\alpha_1$ 受体阻断药有利于快速控制下尿路症状，而 $5\alpha$ 还原酶抑制药则需长时间使用以控制前列腺体积。

（3）使用 $\alpha_1$ 受体阻断药，尤其是与抗高血压药合用时，要注意监测血压，注意预防直立性低血压。当从卧位或坐位突然转为立位时可能会发生头晕、轻度头痛甚至晕厥、跌倒，采取睡前用药、体位改变时需缓慢等措施可有效预防。出现上述不良反应症状时应躺下，然后在站立前稍坐片刻以防症状再次发生。多数情况下在连续用药阶段不会再发生该反应。

（4）$5\alpha$ 还原酶抑制药可降低血清 PSA 水平，为了校正对 PSA 的影响，使用超过 6 个月的患者，其所测 PSA 值应该乘以 2，然后再与未接受该类药物治疗的 BPH 患者的正常范围上限比较，警惕前列腺癌的可能。

## 四、患者健康教育

（1）BPH 是中老年男性的常见健康问题，可以应用药物缓解下尿路症状，提高生活质量。

（2）对 BPH 程度较轻患者的建议如下。

① 注意行为治疗，戒烟忌酒，禁食辛辣、凉冷食物，避免劳累、感染；防止性生活过度或性交中断，以免引起前列腺充血；如有慢性前列腺炎、尿道炎、膀胱炎，应尽早彻底治愈。

② 保证营养充足，适量饮水，注意劳逸结合，避免久坐和过度疲劳，切勿憋尿；注意下半身保暖，避免受寒、受湿；并经常进行一些力所能及的户外活动与锻炼。

**分析11-2** ▶▶

治疗 BPH 应首先明确治疗指征，先排除类似 BPH 的疾病（如前列腺炎、前列腺癌、神经源性紊乱等）；药物治疗的短期目标是缓解下尿路症状，长期目标是延缓疾病的临床进展，预防并发症的发生，保持患者较高的生活质量。患者有前列腺结节状增生，有尿路明显梗阻症状，药物控制不佳，有手术指征。建议的治疗为经尿道前列腺切除术（TURP）。

# 第三节 ○ 慢性肾脏病

案例 11-3 ▶▶

患者，男，50 岁，因"水肿 5 年，夜尿增多 2 年，乏力、厌食 1 个月"就诊。患者 5 年前无明显诱因出现晨起眼睑水肿，无乏力、纳差、腰痛、血尿等，于当地医务所测血压 170/95mmHg，未规律诊治。此后水肿间断出现，时有时无，时轻时重，未予重视。近 1 年来出现夜尿增多，3～4 次/夜，未诊治。患者近 1 个月无诱因感乏力、厌食，有时伴恶心、腹胀，无腹痛、腹泻或发热。自服多潘立酮（吗丁啉）无效，乏力厌食症状进行性加重，遂就诊。患者自发病以来睡眠可，大便正常，尿量无明显改变，近 1 年体重有下降（具体不详）。既往无糖尿病史，无药物滥用史，无药物过敏史。查体：体温 36.8℃，脉搏 90 次/分，呼吸 20 次/分，血压 160/100mmHg。慢性病容，贫血貌，双眼睑轻度水肿，皮肤有氨味，浅表淋巴结无肿大，巩膜无黄染。心、肺、腹部查体未见异常。双下肢无水肿。实验室检查：血常规，血红蛋白 88g/L；尿常规，蛋白（＋＋），红细胞（＋＋）；粪便常规（－）。血生化：Cr 900$\mu$mol/L，HCO$_3^-$ 15mmol/L，血磷升高。B 超：双肾缩小，左肾 8.7cm×4.0cm，右肾 9.0cm×4.1cm，双肾皮质回声增强，皮髓质分界不清。初步诊断为慢性肾衰竭（尿毒症期），肾性高血压，肾性贫血（中度），代谢性酸中毒，高磷血症。

问题：针对该患者如何制订治疗方案？

## 一、概述

慢性肾脏病（chronic kidney disease，CKD）是指因各种原因引起的肾脏结构或功能异常≥3 个月，包括 GFR 正常或不正常的病理损伤、血液或尿液成分异常以及影像学检查异常，或不明原因的 GFR 下降（GFR＜60mL/min）超过 3 个月。

慢性肾脏病的防治已成为世界各国面临的重要公共卫生问题，近年来患病率呈明显上升趋势。慢性肾脏病的主要病因包括糖尿病肾病、高血压肾小球动脉硬化、原发性或继发性慢性肾小球肾炎、肾小管间质病变、肾血管病变、遗传性肾病等。控制不佳的高血压或高血糖、蛋白尿（包括微量白蛋白尿）均是导致肾功能减退的危险因素。其他危险因素还包括吸烟、贫血、高脂血症、营养不良、老年等，对于慢性肾脏病患者来说，其肾功能减退只能延缓进展却不可逆转，当肾衰竭进展至终末期时则需要透析或肾移植，给社会和家庭造成沉重负担。

## 二、临床表现与诊断

### （一）临床表现

在慢性肾脏病的不同阶段，其临床表现各异，CKD 1～3 期患者可无任何症状，或仅有乏力、腰酸、夜尿增多、食欲不振等轻度不适。进入 CKD 3b 期以后，上述症状更趋明显。CKD 5 期，可出现消化道出血、严重高钾血症、急性心力衰竭等表现，甚至危及生命，应注意鉴别以及早期诊断。常见的临床表现包括以下几方面。

## 1. 代谢性酸中毒

由于肾小管分泌氢离子障碍或肾小管对 $HCO_3^-$ 重吸收能力下降而出现肾小管性酸中毒,或者由于肾脏排泄障碍致酸性代谢产物蓄积而出现代谢性酸中毒。部分患者可表现为食欲减退、呕吐、虚弱无力等。

## 2. 电解质紊乱和肾性骨病

部分患者可由于水钠潴留,表现为水肿、高血压、低钠血症等;同时由于肾脏排钾能力下降,代谢性酸中毒导致细胞内钾外移等原因,可出现高钾血症。一旦血钾＞6.5mmol/L,患者可出现生命危险,需及时给予降钾治疗。另外,由于肾脏 1α-羟化酶分泌不足致活性维生素 D 缺乏,可诱发继发性甲状旁腺功能亢进,导致肾性骨营养不良,表现为高磷血症、低钙血症,骨质疏松以及异位钙沉积。部分患者还可能并发严重的皮肤瘙痒症。

## 3. 糖、脂肪、蛋白质代谢异常

由于胰岛素在肾脏灭活,患者体内有效胰岛素水平可随肾功能减退而增高,随之机体表现为胰岛素敏感性增高,尤其糖尿病患者更容易出现低血糖,应予以关注。由于蛋白质、氨基酸合成下降,分解代谢增加及负氮平衡,表现为蛋白质营养不良。同时还可继发高脂血症,表现为轻至中度的高三酰甘油血症或高胆固醇血症等。

## 4. 胃肠道症状

由于肾脏代谢产物排泄障碍,导致人体内毒素蓄积,酸性代谢产物从胃肠道排泄增加,可出现食欲减退、恶心、呕吐、口腔有尿味;加之 CKD 患者常合并血小板功能障碍,使消化道出血的发生率明显增加,部分患者可以消化道出血为首发症状入院。

## 5. 心血管疾病

心血管疾病是 CKD 患者主要并发症之一。由于肾小球硬化可反馈性刺激球旁细胞分泌大量肾素,激活肾素-血管紧张素-醛固酮系统(RAAS),导致血管收缩,使患者血压急剧增高;同时肾脏对水和电解质排泄能力减弱而致水钠潴留,导致容量性高血压。因此,肾性高血压多数较难有效控制;而恶性高血压又会继发冠心病、左心室肥厚、心力衰竭等。研究表明,血液透析患者心血管事件死亡率是普通人群的 35 倍。

## 6. 肾性贫血

促红细胞生成素(简称促红素)是主要由肾间质细胞分泌的活性糖蛋白,其主要功能是促进红系造血祖细胞的增殖分化,促进红细胞成熟和释放。由于 CKD 患者促红素分泌不足,可引起肾性贫血,主要表现为轻至中度贫血。如合并缺铁或营养不良、出血等因素,则可能导致贫血加重。由于 CKD 患者体内毒素蓄积可导致血小板功能降低,G4～5 期患者有出血倾向,容易发生皮下或黏膜出血、瘀斑等,严重者可发生消化道出血或脑出血。

## 7. 神经-肌肉系统症状

早期症状包括疲乏、失眠、注意力不集中等,随疾病进展可出现性格改变、抑郁、记忆力减退、判断力降低。周围神经病变也非常常见,表现为肢体麻木、烧灼感或感觉异常,神经-肌肉兴奋性增加出现肌肉震颤或不宁腿综合征等。

## 8. 呼吸系统症状

部分患者可出现气短或气促,其原因主要与体液过多或心功能不全导致肺水肿、胸腔积液有关；或因贫血导致活动后气短，严重贫血者可进展至静息状态下气短或端坐呼吸；代谢性酸中毒时，因肺过度通气代偿以降低 $PaCO_2$，可致呼吸加快，重症患者可出现库斯莫尔（Kussmaul）呼吸。

## （二）肾功能评估方法

肾小球滤过率（glomerular filtration rate，GFR）是指单位时间内从肾小球滤过的血浆容量（mL/min），与年龄、性别、体型等因素相关，评价方法包括菊粉清除率、肌酐清除率以及放射性核素肾动态显像的影像学评价方法等。

### 1. 菊粉清除率

由于人体肾小球数目众多，无法直接测定 GFR，通常采用某种标志物的肾脏清除率来反映。目前外源性标志物的"金标准"为菊粉，因其可从肾小球中自由过滤，既不被肾脏分泌或重吸收，也不参与代谢，是一种理想的标志物；但因其需静脉给药，检测费用高、为有创性检查、操作烦琐，一般仅用于科研。

### 2. 肌酐清除率

肌酐为肌酸的代谢产物，其含量与肌肉量成正比，在人体以恒定速度产生并释放入血，最终经肾脏排出体外。血肌酐包括内生肌酐与外源性肌酐两部分，其中内生肌酐是由肌肉所含的磷酸肌酸经水解产生，不受食物影响，是血肌酐 Scr 的主要来源（约占98%）。肌酐因其分子量小，可自由通过肾小球而不被肾小管重吸收，因此肌酐清除率（creatinine clearance，CrCl）可替代菊粉清除率来表示 GFR，是临床评价患者肾功能最常用的方法。

### 3. 肾功能评估公式比较

临床常用的评估患者肾功能的计算公式包括 CG 公式、MDRD 公式、CKD-EPI 公式、Schwartz 公式。各公式比较详见表11-2。

**表 11-2　肾功能评估公式比较**

| 项目 | CG 公式 | MDRD 公式 | CKD-EPI 公式 | Schwartz 公式 |
|---|---|---|---|---|
| 计算公式 | CrCl(mL/min) $=(140-$年龄$)\times$体重(kg)/ $[72\times Scr(mg/dl)]$ 女：$\times0.85$ | GFR $[mL/(min\cdot1.73m^2)]$ $=186\times Scr^{-1.154}\times$ 年龄$^{-0.203}$ 女：$\times0.742$ | GFR $[mL/(min\cdot1.73m^2)]$ $=a\times(Scr/b)^c\times0.993^{年龄①}$ | GFR $[mL/(min\cdot1.73m^2)]$ $=$身高$\times K/Scr^②$ |
| 适用人群 | 成人 | 成人 | 成人 | 儿童 |
| CKD 分期 | 不推荐 | 推荐 | 推荐 | 推荐 |
| 药物剂量调整评价 | 推荐 | 推荐 | FDA[③]:不推荐 EMA[④]:推荐 | 推荐 |
| 不足 | 数据来自健康人群，可能高估中至重度 CKD 患者肾功能；受体重指数影响，过度肥胖或严重营养不良的患者不推荐使用 | 数据来自 CKD 患者，在肾功能正常或轻度肾损害往往会高估患者肾功能 | | |

① 年龄$<1$岁，$K=0.45$；1岁$\leqslant$年龄$\leqslant13$岁，$K=0.55$；青春期女性，$K=0.55$；青春期男性，$K=0.7$。

② Scr：血肌酐(mg/dL)。a：女性$=144$，男性$=141$。b：女性$=0.7$，男生$=0.9$。c：女性 Scr$\leqslant0.7$mg/dL 时，为$-0.329$；Scr$>0.7$mg/dL 时，为$-1.209$；男性 Scr$\leqslant0.9$mg/dL 时，为$-0.411$；Scr$>0.9$mg/dL 时，为$-1.209$。Scr 换算：$1mg/dL = 88.4\mu mol/L$。

③ FDA：美国食品药品管理局。

④ EMA：欧洲药品管理局。

## （三）诊断

根据 2012 年改善全球肾脏病预后组织（Kidney Disease：Improving Global Outcomes，KDIGO）制订的诊断标准，诊断 CKD 应包括两部分，详见表 11-3。其中肾结构和功能异常持续至少 3 个月是区分 CKD 和急性肾损伤的必要条件。

表 11-3　CKD 诊断标准

| 肾损伤标志 | ①白蛋白尿（AER≥30mg/24h；ACR≥3mg/mmol）；②尿沉渣异常；③肾小管相关病变；④组织学异常；⑤影像学所见结构异常；⑥肾移植病史 |
| --- | --- |
| GFR 下降 | GFR<60mL/(min·1.73m$^2$)（GFR 分期：G3a～G5 期） |

注：1. 以上任意一项指标持续超过 3 个月。

　　2. 至少满足 1 项。

　　GFR:肾小球滤过率；AER:尿白蛋白排泄率；ACR:尿白蛋白/肌酐比值。

## （四）分期

目前国际通用的 CKD 分期方法是在 2012 年 K/DIGO 修订的，将 CKD 分为 5 期（表 11-4）。为提高分期对预测 CKD 患者肾功能恶化、心血管事件及全因死亡风险的能力，本版指南将 CKD 的 G3 期细化为 G3a 和 G3b 两个亚期。

表 11-4　K/DIGO 推荐 CKD 的分期及建议

| 分期 | 特征 | GFR/[mL/(min·1.73m$^2$)] | 防治目标-措施 |
| --- | --- | --- | --- |
| G1 | GFR 正常或增高 | ≥90 | CKD 病因诊治,缓解症状;保护肾功能,延缓 CKD 进展 |
| G2 | GFR 轻度下降 | 60～89 | 评估、延缓 CKD 进展;降低 CVD(心血管病)风险 |
| G3a | GFR 轻至中度下降 | 45～59 | 延缓 CKD 进展 |
| G3b | GFR 中至重度下降 | 30～44 | 评估、治疗并发症 |
| G4 | GFR 重度下降 | 15～29 | 综合治疗;肾脏替代治疗准备 |
| G5 | 终末期肾脏病(ESRD) | <15 或透析 | 适时肾脏替代治疗 |

## 三、药物治疗及注意事项

### （一）一般治疗

慢性肾脏病的治疗重在早期防治，一方面及时发现急性肾损伤患者，积极针对病因治疗，就能够逆转疾病进展，最大限度恢复患者肾脏功能。另一方面，对于已存在肾脏慢性病变的患者，应积极控制高血压、糖尿病、蛋白尿等危险因素，保护健存肾单位，延缓肾脏功能损害、减少心血管并发症。

### （二）营养治疗

营养治疗的原则是在保障能量摄入的前提下，减少蛋白质摄入，以减少含氮代谢废物的产生，减轻症状及相关并发症，延缓病情进展。

优质蛋白质（如瘦肉、鸡蛋、牛奶）含人体必需氨基酸含量高，经吸收后产生的代谢废物少，对肾脏有利。因此，根据《中国卫生行业标准：慢性肾脏病患者膳食指导》（2017版），我们建议非透析 CKD 患者采用优质低蛋白饮食。蛋白质摄入一般为 0.6～0.8g/(kg·d)。血液透析患者或腹膜透析患者蛋白质摄入推荐量为 1.0～1.2g/(kg·d)；其中优质蛋白质应不少于50％，可同时补充复方α酮酸制剂0.075～0.12g/(kg·d)。无论何种饮食治疗方案，都必须摄入足够热量，一般为125.6～146.5kJ/(kg·d)[30～35kcaL/(kg·d)]。还需注意补充维生素及叶酸，控制钾、磷摄入，磷摄入量一般应＜800mg/d。

### (三) 药物治疗

#### 1. 降压治疗

肾性高血压是CKD患者最常见的并发症之一。根据《中国肾性高血压管理指南2016版》，CKD患者降压目标为：①总体目标＜140/90mmHg；②合并白蛋白尿（30～300mg/d或更高），血压应控制在≤130/80mmHg；③60岁以上老年人，降压目标应＜150/90mmHg，同时避免血压＜130/60mmHg；④糖尿病肾病，如能耐受应＜130/80mmHg，特别是对于白蛋白尿≥30mg/d的患者，降压治疗目的是预防心、脑血管并发症以及尽可能延缓CKD进展；⑤透析后患者收缩压靶目标为120～140mmHg。

降压治疗的原则包括：①生活方式改变，包括限制盐摄入；②药物选择，降压应首选RAAS拮抗药，其余抗高血压药在排除禁忌后均可使用，但以血管紧张素转换酶抑制药（ACEI）、血管紧张素Ⅱ受体阻断药（ARB）、钙通道阻滞药（CCB）类药物应用较为广泛；③治疗方案常需多类抗高血压药物联合使用。

#### 2. 肾性贫血治疗

所有透析和非透析CKD患者，当Hb＜100g/L时开始红细胞生成刺激剂（ESAs）治疗。治疗目标Hb≥115g/L，但不推荐＞130g/L。

人促红素的给药方法：①初始剂量，每周100～150U/kg，分2～3次注射，皮下（非血液透析患者）或静脉给药（血液透析患者）。②促红素治疗目标，血红蛋白每个月上升10～20g/L，但增幅不应超过20g/L。③剂量调整方法，未达标则每次促红素增加20U/kg，每周3次；若Hb＞130g/L或增幅过快，则剂量下调25％。

#### 3. 肾性骨病与高磷、低钙血症的治疗

对于明显低钙血症患者，可口服1,25-(OH)2D3(骨化三醇)，0.25μg/d，连服2～4周；如血钙水平和症状无改善，可将用量增加至0.5μg/d；血钙纠正后，非透析患者不推荐常规使用骨化三醇。凡口服骨化三醇的患者，治疗中均需监测血钙、血磷、甲状旁腺激素（PTH）浓度，使维持性透析患者血全段甲状旁腺激素（iPTH），保持在150～300pg/mL。对于iPTH明显升高（＞500pg/mL）时，如无高磷、高钙，可考虑行骨化三醇冲击治疗；新型拟钙剂西纳卡塞对于继发性甲状旁腺功能亢进有较好的治疗作用，可用于合并高磷低钙的患者；iPTH极度升高（＞1000pg/mL）时，需警惕甲状旁腺腺瘤的发生，需借助超声、SPECT甲状旁腺造影等检查协助诊断，必要时行外科手术治疗。

GFR＜30mL/min时，除限制磷摄入外，可应用磷结合剂口服，如碳酸钙（含钙40％）、醋酸钙（含钙25％）、司维拉姆、碳酸镧等，应在餐中服用效果最好。应尽可能限制含钙磷结合剂的使用，防止转移性钙化的发生。司维拉姆、碳酸镧为新型不含钙的磷结合剂，可有效降低血磷水平而不增加血钙水平。

#### 4. 降脂治疗

非透析患者与一般高脂血症患者治疗原则相同，应积极治疗，但应警惕降脂药物所致肌病。对于50岁以上的非透析慢性肾脏病患者，即使血脂正常，仍可考虑服用他汀类药物预

防心血管疾病。根据 ASCVD 发病危险分层的治疗目标：轻至中度 CKD 患者 低密度脂蛋白胆固醇 （LDL-C）＜2.6mmol/L，非高密度脂蛋白胆固醇（非 HDL-C，即总胆固醇与低密度脂蛋白胆固醇）＜3.4mmol/L；重度 CKD（CKD 4～5 期）、CKD 合并高血压或糖尿病者 LDL-C＜1.8mmol/L，非 HDL-C＜2.6mmol/L。

CKD 患者是他汀类引起疾病的高危人群，尤其在 GFR＜30mL/min 患者中，应避免大剂量应用。当他汀类治疗 LDL-C 不达标时，不建议与贝特类联合使用，因其可能升高血肌酐水平，导致肾功能进一步恶化，建议联合依折麦布治疗。

### 5. 纠正代谢性酸中毒及高钾血症

纠正代谢性酸中毒应用的药物为口服碳酸氢钠，轻者 1.5～3.0g/d 即可；中至重度患者 3～15g/d，必要时可静脉输注。积极预防高钾血症的发生。CKD 3 期以上患者应适当限制钾摄入。当 GFR＜10mL/min 或血清钾＞5.5mmol/L 时，应更严格限制钾摄入。当血清钾＞6mmol/L 或心电图有高钾表现或有神经、肌肉症状时需紧急处理。措施包括：①停用一切含钾药物和（或）食物；②对抗钾离子心肌毒性：10% 葡萄糖酸钙稀释后静脉推注；③转移钾至细胞内：葡萄糖与胰岛素合用促进糖原合成，使钾离子向细胞内转移[50% 葡萄糖 50～100mL 或 10% 葡萄糖 250～500mL，加胰岛素 6～12U 静脉输注，葡萄糖与胰岛素比值为(4～6)∶1]；伴代谢性酸中毒者补充碱剂，既可纠正酸中毒又可促进钾离子向细胞内流（5% $NaHCO_3$ 250mL 静脉滴注）；④清除钾：离子交换树脂（口服 1～2h 起效，灌肠 4～6h 起效，每 50g 降钾树脂使血钾下降 0.5～10mmol/L），利尿药（多使用袢利尿药，以增加尿量促进钾离子排泄），急性透析[对内科治疗不能纠正的严重高钾血症（血钾＞6.5mmol/L），应及时给予血液透析治疗]。

### 6. 其他治疗

①糖尿病患者由于肾功能损害后胰岛素灭活能力下降，应注意胰岛素使用减量，避免发生低血糖。②由于肾脏尿酸排泄障碍，CKD 患者常并发高尿酸血症，常用的药物包括别嘌呤醇、苯溴马隆、非布司他，CKD 患者在使用时要注意根据肾功能调节剂量。③肠道排毒治疗：为减轻毒素蓄积对患者全身多器官系统造成损伤，可给予口服药用炭进行肠道吸附排毒的治疗；部分患者使用药用炭后易出现便秘，影响治疗效果，此类患者可使用含大黄导泻的中药制剂，用药过程中须注意监测，避免发生严重腹泻，加重病情。

### 7. 替代治疗

对于 G5 期患者应尽早开始维持性肾脏替代治疗，以纠正尿毒症导致的机体内环境紊乱和代谢毒素蓄积对其他脏器的伤害，避免危及生命的急症事件发生。可选择的替代治疗方式包括肾移植、血液透析和腹膜透析。其中开始透析的指征包括容量负荷所致的严重高血压和心力衰竭、严重的高钾血症和代谢性酸中毒，以及其他不易纠正的尿毒症脑病、贫血、胸膜炎、胃肠道功能障碍等。

### （四）用药注意事项

（1）CKD 患者多数合并高血压，在降压治疗时应注意：①首次使用抗高血压药时，要注意评估患者情况（包括有无水肿、肾动脉狭窄、高龄等情况），个体化制订降压策略。②治疗过程中要注意降压幅度不可过快，如初始血压＞180/100mmHg，应按高血压急症的治疗原则，在开始 24h 内将血压降低 20%～25%，48h 内血压降至 160/100mmHg 左右，过快降压易导致脑卒中等风险增加。③老年患者降压用药时应慎用 α 受体阻断药等易致直立性低血压和跌倒的药物，必须使用时建议首剂减半量，同时做好用药指导；使用利尿药时要关注并预防电解质紊乱。

（2）糖尿病肾病高血压患者应首选 ACEI/ARB 类药物，若血肌酐＞265μmol/L 或 CrCl＜30mL/min 的患者，可能使肾功能进一步恶化并导致高钾血症，需慎用。同时监测肾功能、血钾水平。

（3）CKD 合并痛风患者，应禁用干扰尿酸排泄的噻嗪类利尿药，尤其是 CrCl＜30mL/min 的患者（噻嗪类利尿药对其可能无效）。

（4）应用 ESAs 时需警惕过量或血红蛋白升高过快导致的高血压、血栓形成、高钾血症等问题。

（5）用药时间应注意降磷治疗时，碳酸钙应为餐中服用；补钙治疗时，碳酸钙应于空腹服用效果更佳；当发生高钙血症时，为避免血管发生异位钙化，可给予不含钙的磷结合剂，如碳酸镧、司维拉姆等，不推荐使用氢氧化铝，以避免铝中毒风险。

（6）由于 CKD 患者用药品种数较多、用药剂量较大，要注意指导患者合理安排服药时间，以提高用药依从性。

## 四、患者健康教育

患者应注意低盐、优质低蛋白饮食（详见本节前述"营养治疗"部分），避免高脂食物的摄入，同时由于 CKD 患者尿酸排泄障碍，多数患者常并发高尿酸血症（但一般极少发生痛风），建议适当控制动物内脏、海鲜类等高嘌呤饮食摄入。由于 CKD 患者免疫力较低，易并发感染，建议注意个人卫生以及饮食卫生，适当运动，注意休息。慢性肾脏病是不可逆性疾病，但积极的对症治疗与良好的精神状态对于延缓肾功能减退进展是非常有益的。

### 分析11-3 ▶▶

慢性肾脏病的治疗重在早期防治，及时发现急性肾损伤患者，积极针对病因治疗，就能够逆转疾病进展，最大限度恢复患者肾功能。对于已存在肾脏慢性病变的患者，应积极控制高血压、糖尿病、蛋白尿等危险因素，保护健存肾单位，延缓肾脏功能损害、减少心血管并发症。该患者为慢性肾衰竭（尿毒症期），出现高血压、贫血、酸碱平衡紊乱、代谢性酸中毒、电解质代谢紊乱、高磷血症等多种疾病，因此应采取综合治疗。治疗原则：①营养治疗，低蛋白饮食；②降压治疗；③纠正肾性贫血；④纠正代谢性酸中毒，高磷血症；⑤防治并发症；⑥肾脏替代治疗。

# 第十二章

# 肿　瘤

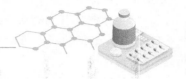

## 第一节 ◉ 肿瘤的临床基础

### 一、概述

　　肿瘤（tumor）是指机体组织细胞在各种致瘤因素（外因、内因）的长期作用下，形成以细胞异常增殖、异常分化为主要特点的新生物，这个新生物称为肿瘤。肿瘤生长不受正常调控，还可破坏正常组织器官。恶性肿瘤可通过血液循环和淋巴转移至机体其他部位，危及生命。目前，肿瘤已然成为威胁人类生命健康的重要疾病。临床上常见的有肺癌、胃癌、乳腺癌、结直肠癌、肝癌、皮肤癌等。

### 二、病因

　　肿瘤的病因复杂，包括外部因素和内在因素两个方面。

#### （一）外部因素

　　首先是化学致癌物，目前发现的化学致癌物有一千余种，如烷化剂、亚硝胺、黄曲霉素、氨基偶氮类化合物等，多与饮食、环境、吸烟等有关；其二是物理因素，如 X 线、紫外线的照射，过热过硬的食物损伤食管，烟酒、石棉纤维的刺激等；其三生物因素，某些肿瘤的发病与病毒感染有密切的关系，如乙肝病毒感染与肝癌发病，EB 病毒感染与鼻咽癌发病，HPV 反复感染与宫颈癌的关系等。

#### （二）内在因素

　　研究发现，内分泌异常与多种肿瘤的发病有关，如甲状腺癌、乳腺癌、子宫内膜癌、卵巢癌及前列腺癌等；肿瘤有明显的遗传易感性，如食管癌、胃癌、结直肠癌、乳腺癌等，有家族集聚现象。研究证明肿瘤的发生与某些基因突变密切相关，如乳腺癌与 BRCA1/2 基因突变。此外免疫缺陷患者患肿瘤的概率远高于正常人，先天性或后天获得性免疫缺陷性疾病，致免疫识别、免疫监视及清除功能缺陷，肿瘤细胞可逃避免疫应答，致肿瘤细胞增殖、侵袭、蔓延。如艾滋病和器官移植术后的患者发生淋巴瘤的风险大幅增高。精神刺激、过度紧张焦虑或抑郁等多种精神创伤与肿瘤的发生密切相关。

### 三、肿瘤诊断与分期

（一）诊断

肿瘤的正确诊断，是制订治疗方案、保证治疗效果的前提。

**1. 询问病史**

全面详细地询问病史对肿瘤诊断有很大帮助，包括致癌物的接触史、有无与肿瘤相关病史及家族史等。高度重视患者的癌相关信号，对某些进行性症状如肿块、疼痛、出血、发热、消瘦、咯血、黄疸、贫血、食欲减退等应深入询问，并结合年龄、病程全面分析。癌多发于中老年患者，肉瘤发病年龄较轻。

**2. 临床表现**

肿瘤早期多无特异性临床表现，一般中、晚期才出现临床症状，但不同部位的肿瘤临床表现各异。以胃癌为例，早期 70% 以上患者无明显症状，部分患者有上腹饱胀不适或恶心、食欲不振等，但难与慢性胃炎、胃溃疡等一般消化系统良性疾病区别。随着病情进展，患者可出现与进食无关的胃部疼痛；个别患者因肿瘤组织坏死、破溃导致上消化道出血才来就诊。因此大部分患者确诊时多属于晚期。

此外，同一肿瘤不同发展阶段的临床表现也有差异。以肺癌为例，临床表现非常复杂，大致可归纳为四个层面：①原发肿瘤引起的症状，如咳嗽、咯血、呼吸困难和胸痛等；②肿瘤在胸内蔓延引起的症状，如声音嘶哑、上腔静脉压迫综合征、胸腔积液、心包积液等；③远处转移症状，如脑、骨、肝、肾上腺等器官转移的相应表现；④副癌综合征的肺外表现，如高钙血症、抗利尿激素综合征等。

肿瘤发生部位、发展时期不同，临床表现具有多样性，但归纳起来，肿瘤有局部表现和全身表现，局部表现包括肿块、疼痛、溃疡出血、肿瘤引起阻塞症状（食管癌引起吞咽障碍，肺癌引起气道阻塞）、压迫症状（甲状腺癌压迫气管、食管、喉返神经等）；全身表现包括发热、进行性消瘦、贫血、乏力、黄疸及肿瘤伴随综合征。

**3. 影像学检查**

影像学检查在肿瘤诊断、术前分期、术后随访及疗效评估等方面起着非常重要的作用。常用的影像学检查手段包括 X 线检查、计算机断层扫描（CT）、磁共振成像（MRI）、正电子发射计算机断层成像（PET-CT）及超声检查等。

影像学技术的多样化为肿瘤诊断提供了更多选择，但每种检查手段有其适应证，如骨、肺部的占位病变首选 X 拍片，消化道肿瘤首选 X 线造影，脑的占位病变首选 CT 检查，腹腔内肝胆占位病变首选 B 超检查。

**4. 肿瘤标志物**

肿瘤标志物，是肿瘤细胞在生长过程中合成释放或是宿主在肿瘤细胞的刺激下释放的物质。这些物质能反映肿瘤发生、发展，监测肿瘤的治疗效果。肿瘤标志物存在于肿瘤组织、体液和排泄物中，用免疫学、生物化学等方法检测。肿瘤标志物大致分为酶类、激素类、胚胎抗原类、糖蛋白类、基因及其产物等。大多数肿瘤标志物在良性肿瘤和正常组织中均可出现，仅在恶性肿瘤发生时，其水平明显高于良性肿瘤和正常组织。重要肿瘤标志物有以下几种：①甲胎蛋白（AFP），有助于原发性肝癌的诊断和鉴别诊断；②癌胚抗原（CEA），有助于结直肠癌、胰腺癌的诊断；③前列腺特异性抗原（PSA），有助于男性前列腺癌的诊断。

### 5. 内镜检查

内镜检查是诊断肿瘤的重要方法，可在镜下直接观察空腔脏器内肿瘤发病部位及表面病变的情况，还可以通过内镜钳取活组织检查，来判断肿瘤的性质。临床常用内镜有支气管镜、食管镜、胃十二指肠镜、膀胱镜及结肠镜等。

### 6. 病理学检查

病理学诊断至今仍被称为肿瘤诊断的"金标准"，不仅可以诊断肿瘤，还可以判断其性质及组织学类型。如肺癌的病理组织分型有鳞癌、腺癌和小细胞癌等。

### （二）恶性肿瘤分期

恶性肿瘤分期对选择治疗方案、判断预后及疗效分析有着重要意义。不同肿瘤有不同的分期标准，目前多数采用国际抗癌联盟（UICC）建立的 TNM 分期标准。分为临床 TNM（cTNM）分期和病理 TNM（pTNM）分期，其中后者更具有临床指导价值。其中"T"代表原发肿瘤大小，依据原发肿瘤大小范围分为 $T_1$、$T_2$、$T_3$、$T_4$，未见原发肿瘤为 $T_0$；"N"代表有无淋巴结转移及范围，分为 $N_0$、$N_1$、$N_2$、$N_3$；"M"代表是否有远处转移，分为 $M_0$、$M_1$。依据 TNM 不同组合，将肿瘤分为 Ⅰ、Ⅱ、Ⅲ、Ⅳ期，根据不同分期制订适合的治疗方案。

# 第二节 ◉ 肿瘤的治疗与预防

## 一、肿瘤的治疗

部分早期和个别特殊类型的肿瘤，采用单一的治疗手段，即可取得较好的疗效，如胃黏膜癌单纯手术切除后 5 年生存率非常高，皮肤基底细胞癌，转移率很低，手术治疗多能治愈。但绝大部分肿瘤发现即为中、晚期，多需采用综合治疗手段，包括外科手术、化学药物（化疗）、放射线照射（放疗）、免疫、介入及生物靶向治疗等多种方法。每一种治疗方法各有优势和局限性。

肿瘤综合治疗前应充分了解、评估患者机体情况，结合肿瘤的病理类型、侵犯范围和发展趋势，有计划、合理地应用现有的治疗手段，制订出个体化治疗方案，以最大限度地提高肿瘤治愈率和患者生存质量，取得最佳治疗效果。

## 二、药物治疗

半个世纪以来，肿瘤的药物治疗有了迅速发展，已成为肿瘤的主要治疗手段之一。抗肿瘤药物包括化疗药物、内分泌药物、靶向药物、免疫药物等。常用的抗肿瘤药物的分类及作用机制见表 12-1。

表 12-1　常用抗肿瘤药物的分类与作用机制

| 类别 | 作用机制 | 药品 |
|---|---|---|
| 细胞毒类 | 作用于 DNA 的药物 | 烷化剂、铂类、丝裂霉素、多柔比星等 |
| | 影响核酸合成的药物 | 二氢叶酸还原酶抑制剂：甲氨蝶呤、培美曲塞<br>胸腺核苷合成酶抑制剂：氟尿嘧啶、卡培他滨<br>嘌呤核苷合成酶抑制剂：6-巯基嘌呤<br>DNA 多聚酶抑制剂：阿糖胞苷、吉西他滨 |
| | 作用于核酸转录的药物 | 放线菌素 D、阿克拉霉素 |
| | 拓扑异构酶抑制剂 | 伊立替康、拓扑替康、依托泊苷 |
| | 作用于有丝分裂期药物 | 紫杉醇类、长春新碱 |
| | 其他细胞毒药 | L-门冬酰胺酶 |
| | 抗雌激素制剂 | 他莫昔芬、托瑞米芬 |
| | 芳香化酶抑制剂 | 福美西坦、依西美坦、来曲唑、阿那曲唑 |
| | 孕激素 | 甲羟孕酮、甲地孕酮 |
| 激素类 | 性激素 | 甲睾酮、丙酸睾丸酮、己烯雌酚 |
| | 抗雄激素制剂 | 氟他胺、比卡鲁胺 |
| | 促黄体生成素释放激素激动剂/拮抗剂 | 戈舍瑞林、亮丙瑞林 |
| 生物反应调节剂 | 调节免疫 | 干扰素、白介素-2、胸腺肽 |
| 单克隆抗体 | 靶向抑制肿瘤 | 利妥昔单抗、西妥昔单抗、曲妥珠单抗、贝伐珠单抗 |
| | 细胞分化/凋亡诱导 | 维 A 酸、亚砷酸、硼替佐米 |
| 其他 | 血管生成抑制剂 | 重组人血管内皮抑制素、沙利度胺 |
| | 表皮生长因子抑制剂 | 吉非替尼、厄洛替尼 |

（一）化学药物及临床应用

**1. 化学药物治疗（简称"化疗"）原则**

多采用联合化疗，即在一个化疗疗程中同时或先后使用几种作用机制不同的化疗药物组成化疗方案。联合化疗方案的确定来自临床研究，遵循以下原则：①肿瘤对化疗药物敏感；②所选的药物对该肿瘤在单药治疗时有较好的疗效；③兼顾选择细胞周期特异性药物和细胞周期非特异性药物组成方案；④避免使用主要不良反应、作用机制重叠的药物。如常用于治疗乳腺癌的 CMF 化疗方案，其中包括环磷酰胺（CTX）、甲氨蝶呤（MTX）、氟尿嘧啶（5-FU）。

**2. 化疗方式**

常见的化疗方式包括根治性化疗、辅助化疗、新辅助化疗。

（1）根治性化疗　血液系统、淋巴及生殖系统的肿瘤属于对化疗高度敏感的肿瘤，部分经化疗可达到治愈。因此，方案中的药物尽量用至人体能耐受的最大剂量，发挥对肿瘤细胞的最大杀伤力。

（2）辅助化疗　辅助化疗实际上是根治性治疗的一部分，许多肿瘤在手术前已经存在超出切除范围的微小转移灶，经有效的局部治疗（手术或放疗）后，为防止复发转移进行的化疗称为辅助化疗，以提高治愈的可能性。临床实践证明，乳腺癌、结直肠癌等实体肿瘤采取术后辅助化疗具有重要价值。

（3）新辅助化疗　新辅助化疗是指在局部治疗（手术或放疗）前采取的化疗，其目的是使肿瘤体积缩小，有利于手术切除。实施新辅助化疗还可以观察肿瘤对化疗的反应，为后续的化疗提供参考。

### 3. 给药途径

临床上常用的给药途径有静脉、动脉、腔内、口服等途径。①静脉给药：为最常用给药途径，需将药物稀释后静脉注射，以维持血液中有效药物浓度；②动脉注药：局部动脉给药可提高肿瘤局部的血药浓度，同时减轻化疗药物的全身性毒副反应，适于某些晚期不宜手术或复发的局限性肿瘤；③腔内注射：用于癌性胸水、腹水、膀胱癌等；④口服给药：装入胶囊或制成肠溶剂以防止药物被胃酸破坏、减轻对黏膜的刺激。

### 4. 职业防护

化疗药物在杀灭肿瘤细胞的同时也会影响正常细胞，尤其是处于增殖期的细胞。医务人员由于职业原因长期暴露于化疗药物的环境中，可从呼吸道、皮肤等途径被动吸收化疗药物，从而影响健康。可有脱发、骨髓抑制、生殖系统的危害等表现，并随着化疗药物接触时间的增加，相关症状会越发明显。因此，相关从业人员应做好防护。①加强管理，完善药物配置安全操作规范，定期进行安全防护及岗位培训，实行化疗药物集中配置，妊娠期及哺乳期医护人员应避免接触化疗药物。②加强医疗废弃物管理，医疗废弃物应集中分类存放并进行统一处理，避免化疗药物污染室内空气。

## （二）靶向药物治疗

传统的化疗药物在杀灭肿瘤细胞的同时，会不同程度损伤正常细胞。靶向药物是基于对肿瘤特定靶点结构和功能的认识，挖掘对肿瘤细胞生存、增殖起着关键作用，且与正常细胞存在差异的微妙之处（靶点），开辟了一条选择性高、不良反应相对较少的药物治疗新途径。以乳腺癌的靶向治疗为例，研究发现，20%～30%乳腺癌患者存在 HER2（人表皮生长因子受体2）基因的过度表达，导致细胞增殖失控和肿瘤发生、发展，致使乳腺癌患者生存率低、预后较差，曲妥珠单抗是针对 HER2 阳性的靶向药物。临床研究发现，曲妥珠单抗单独应用有效率偏低，不足20%，曲妥珠单抗联合化疗或者内分泌治疗乳腺癌有效率超过50%。对尚未复发的早期患者，术后使用曲妥珠单抗1年，可降低50%的复发风险。但不推荐 HER2 阴性患者使用曲妥珠单抗治疗。

## （三）免疫治疗

肿瘤的发生、发展与机体的免疫功能密切相关。因此激活机体的免疫功能，或使衰竭失能的免疫细胞正常化，从而增强机体的抗肿瘤免疫应答、克服肿瘤的免疫逃逸、抑制肿瘤生长或完全消除肿瘤。

# 三、不良反应及处理

## （一）不良反应

抗肿瘤药物应用可出现的急性或亚急性反应，指在用药当时和疗程内出现的不良反应，包括过敏反应、消化道反应、骨髓抑制、肝肾功能受损、皮肤毒性等；也可出现远期不良反应，指在停药以后或停药后多年出现的不良反应，如神经毒性、间质性肺炎、心脏毒性、内分泌失调、免疫抑制、致畸胎甚至不育等；部分药物还有特殊毒性反应，如环磷酰胺引起出血性膀胱炎、蒽环类药物的心脏毒性、丝裂霉素引起的溶血性尿毒症、博来霉素引起的肺纤维化以及紫杉醇、门冬酰胺酶引起过敏反应等。

### (二) 常见不良反应及处理

#### 1. 消化道反应及处理

(1) 恶心呕吐　是最常见的化疗反应之一。顺铂和蒽环类药物恶心呕吐较重，原因是药物引起 5-羟色胺 (5-HT) 等物质释放，作用于大脑皮质、第四脑室化学感受区并激活延髓呕吐中枢引起呕吐。可采用多巴胺受体阻滞药 (甲氧氯普胺)、$5-HT_3$ 受体拮抗药 (格拉司琼、昂丹司琼等)、抗胆碱和抗组胺药 (苯海拉明) 等；绝大多数患者能够缓解症状。

(2) 腹泻　易引起腹泻的药物有 5-氟尿嘧啶、伊立替康等。以伊立替康为例，可导致早发性和迟发性腹泻，早发性腹泻在用药后短时间内发生，呈一过性，迟发性腹泻常在用药后数日发生，持续时间可能较长，严重者可致脱水、电解紊乱或感染发生。应用伊立替康数日后一旦出现大便性状改变甚至水样便，可服用洛哌丁胺 4mg，随后每 2h 服用 2mg，直至末次水样便停止后 12h。所有患者用洛哌丁胺不得少于 12h。洛哌丁胺不用于预防性给药。如怀疑是伪膜性小肠结肠炎时，不用止泻药，以防加重肠道中毒症状。治疗过程中，注意补液，维持水、电解质及酸碱平衡。

(3) 口腔黏膜炎　迅速增殖的黏膜组织容易受到化疗药物损伤，表现为口腔黏膜局部疼痛甚至溃疡，常见于甲氨蝶呤和氟尿嘧啶类药物。出现口腔黏膜炎患者，可应用漱口液 (预防细菌及真菌感染)、进食前用利多卡因液漱口止痛、给予维生素 $B_2$ 等多种维生素、必要时给予静脉营养支持治疗。

#### 2. 骨髓抑制及处理

骨髓抑制是化疗常见的不良反应，表现为白细胞、血小板下降。所以，化疗前一般要求白细胞总数 $>4.0\times10^9/L$，中性粒细胞计数 $>2.0\times10^9/L$，血小板计数 $>80.0\times10^9/L$ 以上。

(1) 白细胞下降　最常见。粒细胞的半衰期短，6～8h，因此最先下降，多出现在化疗后 7～10 天。轻度白细胞下降不需处理，多可自行恢复；重度白细胞下降可使用重组人粒细胞集落刺激因子 (G-CSF) 或成人粒细胞巨噬细胞刺激因子 (GM-CSF) 治疗，尤其是白细胞计数 $<2.0\times10^9/L$ 或中性粒细胞计数 $<1.0\times10^9/L$ 的患者需要应用，同时还需采用保护性隔离、房间消毒及预防性应用抗生素。需要强调的是 G-CSF 或 GM-CSF 只能在一个周期化疗用药完全结束 48h 后才能应用。

(2) 血小板下降　血小板计数下降比白细胞下降出现晚，但回升较快。轻度下降一般不需处理，较重的血小板下降或有出血倾向者，需输注血小板，或给予重组人促血小板生成素 (TPO) 等措施，同时嘱患者减少活动，防止出血。

#### 3. 皮肤毒性及处理

抗肿瘤药物引起皮肤不良反应，主要表现为脱发、皮肤色素沉着、皮疹、瘙痒等。多柔比星、柔红霉素、环磷酰胺、依托泊苷、紫杉醇等容易引起脱发；博来霉素可引起膝肘部、甲周部色素沉着，部分可致躯干鞭打状色素沉着。这类反应影响美观，但绝大多数可逆，停药后逐渐恢复。痤疮样皮疹是人类表皮生长因子受体（EGFR）抑制剂如吉非替尼、厄洛替尼突出的皮肤不良反应，可依据皮疹严重程度采取以下措施，轻度皮疹一般只需观察或局部使用糖皮质激素软膏，无需改变 EGFR 抑制剂的用药剂量；中重度的皮疹除局部处理外，必要时可全身应用抗生素和糖皮质激素治疗，视情况可停止用药。

### 4. 肝脏毒性及处理

部分抗肿瘤药物及其代谢产物可引起肝细胞损害、变性、坏死甚至胆汁淤积等。可分为急、慢性两种。急性肝损害较为常见，多表现为一过性转氨酶升高或血清胆红素升高（黄疸），与用药时间密切相关，多在治疗期间或治疗结束后短期内出现，部分患者无明显症状，仅肝功能异常，易被忽视；慢性肝损害如肝纤维化、肝脂肪变性，多由长期用药引起。具有明显肝损害的药物主要有环磷酰胺、亚硝脲类如卡莫司丁、阿糖胞苷及依托泊苷等。

因此，化疗前应全面了解患者肝脏疾病史，评估其肝功能；治疗期间应密切监测肝功能，一旦发生肝毒性，应立即停用可疑药物，根据药物所致肝毒性机制与特征，结合患者病情可选用还原性谷胱甘肽、多烯磷脂酰胆碱或鹅去氧胆酸等保肝药物。需要提出的是靶向药物利妥昔单抗可能导致乙型肝炎再激活，因此用药前应对所有患者进行乙型肝炎病毒筛查，不应对活动性乙肝患者应用利妥昔单抗治疗。

### 5. 肾脏毒性及处理

抗肿瘤药物所致肾毒性的临床表现，主要有肾小管功能障碍、梗阻性肾病、急性和慢性肾衰竭、溶血性尿毒综合征等，肾毒性的早期症状可为蛋白尿和管型尿，继而可发生氮质血症、肾功能减退，严重时可出现急性肾功能衰竭和尿毒症等。

环磷酰胺和异环磷酰胺可引起出血性膀胱炎，表现有尿频、排尿困难等尿道刺激症状，继而出现血尿，其中异环磷酰胺引起出血性膀胱炎的风险更高；因此治疗时需同步给予美司钠，预防剂量常为环磷酰胺/异环磷酰胺剂量 20%，分别在给药后 0h、4h、8h 静脉滴注美司钠；如怀疑中毒应尽快一次性大剂量给予美司钠解救，连续静脉滴注，最大剂量可达环磷酰胺/异环磷酰胺剂量 100%。铂类药物中的顺铂是可引起肾毒性的典型代表，可致肾小管间质损伤、血清肌酐水平升高，临床表现为多尿、尿酸化功能障碍等；充分水化或碱化尿液可预防肾毒性发生。此外，靶向药物引起的肾毒性易被忽视，如抗血管生成的 VEGF 抑制剂贝伐单抗可导致高血压、蛋白尿及急性肾损伤等。

### 6. 心脏毒性及处理

蒽环类抗生素容易引起急、慢性心脏毒性，导致左心功能受损、心力衰竭等，可采用抗氧化剂如维生素、辅酶 $Q_{10}$ 等进行预防或治疗。大剂量环磷酰胺（超过 $1000\text{mg/m}^2$）可能出现急性心力衰竭而死亡；氟尿嘧啶（尤其静脉滴注）可以引起冠脉痉挛、心肌缺血；紫杉醇引起不同类型的心律失常，其中心动过缓最常见（发生率 30%），临床应用时注意。此外，曲妥珠单抗诱导的心脏毒性主要表现为无症状的左心室射血分数降低、心动过速、心悸、呼吸困难、胸痛和充血性心力衰竭，无药物剂量依赖性，停药后常可逆转。

### 7. 肺脏毒性及处理

抗肿瘤药物可引起的肺毒性，包括肺纤维化、肺水肿、间质性肺炎等。严重程度不一，重者可致死。可发生于化疗后数日或数周内，也可出现于停药后数月或数年内。导致肺毒性的典型化疗药物如博来霉素，累积剂量超过 300mg 或联合放疗可使肺毒性的风险增高或程度加重，因此应定期行胸部 X 线和肺功能检查，早期诊断，一旦出现应立即停药、吸氧、给予糖皮质激素治疗。此外，EGFR 抑制药如吉非替尼、厄洛替尼可导致间质性肺炎，PD-1 抑制药（帕博丽珠单抗）可导致免疫相关性肺炎。尽管发生率低，但仍应警惕并把握好干预时机。

### 8. 神经毒性及处理

抗肿瘤药物引起的神经毒性是临床常见的剂量限制性不良反应，包括中枢神经系统毒性、外周神经系统毒性和感受器毒性三方面。鞘内注射或大剂量快速注射甲氨蝶呤时可能出现急性或亚急性神经系统毒性，表现为脊髓功能不全、感觉和运动障碍、排尿困难等症状，还可出现嗜睡、抽搐等中枢神经系统异常。紫杉醇类药物和长春瑞滨多见外周神经末梢病变，表现为肢端（手指、脚趾）麻木、疼痛等；顺铂可见听神经改变，表现为耳鸣、听力下降等，多数不严重，可继续治疗，不能耐受时停药后多数可自行恢复。应用神经营养药物可减轻症状。

### 9. 过敏反应及处理

紫杉醇、多西紫杉醇、门冬酰胺酶、替尼泊苷等可引起过敏反应。如出现局部反应需停药、同时抗过敏治疗；如出现全身反应则需要应用肾上腺素、糖皮质激素等治疗。

因此，化疗前需检查血尿常规、肝肾功能、心电图等，并熟知抗肿瘤药物的特性及毒副作用，必要时可预防性用药，来保证化疗过程安全顺利。

## 四、预防

肿瘤是由多种不同致病因素（外因、内因）相互作用而引起的。目前尚无单一的预防措施。国际抗癌联盟认为，通过病因的预防，至少 1/3 的恶性肿瘤是可以避免发病的，1/3 的恶性肿瘤如能早期诊断是可以治愈的，剩余的 1/3 可以通过合理治疗减轻痛苦，延长寿命。肿瘤的预防是一个系统工程。

### （一）一级预防

针对肿瘤致病因素或危险因素采取的预防措施，防止或减少肿瘤的发生。如禁烟、合理膳食、杜绝垃圾食品、适当运动、做好职业防护等。

### （二）二级预防

指在肿瘤的临床前期做到早发现、早诊断、早治疗的"三早"，发现无症状的早期患者，以终止或控制病情的发展及恶化。具体方法有普查、筛查、健康体检、高危人群的重点监控等，来提高肿瘤的治愈率。

### （三）三级预防

指对已经患病人群提供规范化诊疗方案和康复指导，同时进行生理、心理、营养和锻炼的全方位指导。晚期患者对症支持地综合治疗，提高生活质量，延长寿命。

# 第三节 ▶ 安宁疗护

## 一、概述

安宁疗护是为疾病终末期或老年患者在临终前提供身体、心理、精神（身心灵）等方面的照护和人文关怀等服务，控制痛苦和不适症状，提高生命质量，帮助患者舒适、安详、有尊严地离世。同时尊重患者和家属的意愿。又称缓和医疗、临终关怀等。

WHO对安宁疗护理念的进一步解释为：①正视生命的全过程（生、老、病、死），尊重死亡的正常过程，既不促进也不推延死亡。②提供有效的缓解疼痛和其他不适症状，结合心理精神治疗，给予全面支持，尽可能提高患者生活质量。③注意对家属的帮助和支持，使其能够面对患者病期和死亡的诸多问题。总之通过患者和家庭成员的参与，形成以患者为中心的医疗方式，以改善患者生活质量为目的，最大限度减轻患者痛苦，帮助患者有尊严地走完人生最后一程。

其总体原则：尊重、有益、不伤害和公平。尊重患者意愿和价值观，保障个人行为权利，但是不能以牺牲他人的利益为代价；有益指医师对患者的职责是减轻痛苦、恢复健康及保护生命；公平指对所有患者一视同仁，不存偏见，在医疗资源使用上保证公众利益。

## 二、常见不适与处理

疾病终末期患者常伴有各种痛苦不适，严重影响其生活质量，如疼痛、进食困难、恶病质、抑郁、焦虑、失眠、恶心呕吐、便秘等问题。某些严重症状可以经过预防性措施而减轻，处理好任何一个症状都会提高患者生活质量。

### （一）疼痛

疼痛是一种与组织损伤或潜在组织损伤相关的感觉、情感、认知和社会维度的痛苦体验。不同个体对疼痛的感受不同。疼痛是许多疾病常见或主要症状，可引起机体发生一系列病理生理变化，如手术后疼痛可影响患者术后的恢复，慢性疼痛尤其是癌性疼痛可严重影响患者的生活质量。按疼痛的程度分为：①轻度疼痛；②中度疼痛；③剧烈疼痛。临床常用数字评分法评估疼痛的程度，用"0～10"的数字代表不同程度的疼痛，0为无痛，10为最剧烈疼痛，让患者圈出一个最代表疼痛程度的数字，1～3分为轻度疼痛，4～6分为中度疼痛，7～10分为重度疼痛。约70%的晚期癌症患者有剧烈疼痛，有些患者甚至因绝望而产生轻生的念头。这对患者家庭和社会都带来很大影响。现在绝大多数癌性疼痛都能得到有效控制。

#### 1. 给药原则

WHO推荐的癌性疼痛三阶梯给药疗法。给药基本原则：①按疼痛的程度选用镇痛药物；②口服给药，一般口服给药为主；③按时给药，根据药理特性有规律地按时用药，不是按需给药；④个体化用药，应根据具体患者和疗效用药，按阶梯给药。第一阶梯：非阿片类镇痛药，多指非甾体抗炎药（NSAIDs），轻度疼痛时，选用非阿片类镇痛药物，如阿司匹林，也可选择胃肠道反应较轻的布洛芬和对乙酰氨基酚等，对轻度疼痛疗效肯定，并可增强第二、三阶梯药物的效果，具有"封顶效应"（天花板效应），当疼痛得不到缓解时，不宜换用另一种NSAIDs药物，应直接升至第二阶梯药物。第二阶梯：弱阿片类镇痛药，轻、中度疼痛单用非阿片类镇痛药不能控制疼痛，应加用弱阿片类药提高镇痛效果，如可待因、曲马多等，多有良好效果。第三阶梯：强阿片类镇痛药，合理使用可使90%以上的中、重度疼痛患者免除疼痛，无"封顶效应"，主要药物有吗啡、芬太尼、美沙酮、哌替啶等。临床上除了根据WHO癌症三阶梯止痛原则选择药物之外，还需要根据疼痛的性质选择合适的药物，例如神经性疼痛使用阿片类加皮质类固醇药物；传入神经阻滞性疼痛使用三环类抗抑郁药或抗惊厥药加阿片类和非阿片类药物；交感神经性疼痛使用交感神经阻滞药。内脏疼痛：轻度者可用非阿片类，中重度疼痛用阿片类加非阿片类。骨、软组织疼痛：轻中度用非阿片类，重度用阿片类加非阿片类。其他疼痛：颅内压增高的头痛用皮质类固醇；肌肉痉挛给予肌肉松弛菊。

### 2. 镇痛药物

缓解癌症疼痛的基本药品包括：轻度、中度疼痛有对乙酰氨基酚、布洛芬、双氯芬酸、曲马多、可待因；中度、重度疼痛有吗啡（即释剂或缓释剂）、芬太尼（透皮贴剂）、羟考酮、美沙酮（即释剂）；神经病理性疼痛有阿米替林、卡马西平、地塞米松；内脏性疼痛有丁溴酸东莨菪碱。

（1）非甾体药物　通过抑制环氧化酶来阻断花生四烯酸转化为前列腺素和白三烯，减少炎性物质刺激从而达到止痛效果。可能也作用于中枢神经系统，但不刺激阿片受体。有剂量极限性（即天花板效应），如对乙酰氨基酚不超过 4g/24h。为非处方用药，对轻度疼痛有确切效果，对中、重度疼痛与阿片类药物合并使用可增加疗效，不产生耐药性、依赖性。代表药物有对乙酰氨基酚、布洛芬、双氯芬酸等。该类药物抑制前列腺素，容易导致胃肠道溃疡的发生和肾功能损害；此外水杨酸可破坏胃黏膜及加重肝损害。对老年肝、肾功能不全者，溃疡病史患者及有出血倾向者则应慎用。

（2）阿片类药物　阿片类药物通过与中枢神经系统的阿片受体结合，从而起到强力的镇痛、镇静作用，常用的完全激动剂无天花板效应，可因个体止痛需要而增加剂量，价格低，剂量范围大，对重度疼痛有确切疗效。完全激动剂包括吗啡、二氧吗啡酮、可待因、羟考酮、美沙酮及芬太尼。目前多用的是吗啡、芬太尼。部分激动剂包括丁丙诺非，在阿片类受体的内在活性低，且存在镇痛极限，临床少用。阿片类药物的几个药理现象包括：①生理依赖（身体依赖），药物连续使用一段时间后，突然停药或注射拮抗剂时将出现戒断综合征；②耐受性，反复用药后，作用下降，作用时间缩短，需要逐渐增加剂量或缩短给药间隔才能维持其治疗效果，生理依赖和耐受性为阿片类药物的正常药理学现象；③心理依赖（精神依赖亦即所谓"成瘾"），一种反映心理异常的行为表现，患者不由自主和不择手段地渴望得到药物，目的是为了达到"欣快感"。

弱阿片药物：①曲马多，注射液 50～100mg，肌内注射，临时使用；缓释片剂 50～100mg，qd 或 ql2h，如果用至 200mg/d 仍未能控制疼痛，应该改用强阿片类药物。主要不良反应有恶心、便秘，可以对症处理。②复方双氢可待因片，每片含有对乙酰氨基酚 500mg，双氢可待因 10mg，1～2 片，q6h 或 q4h，每天最大剂量不超过 8 片，不良反应亦有呕吐、便秘等。

强阿片药物：①吗啡，每日 30～60mg，口服；5～10mg 每 4h 一次，皮下注射。②硫酸吗啡缓释片（美施康定）用药 TIME 原则如下，调整剂量（titrate），10～30mg，每 12h 一次开始，每 24h 调整剂量 1 次至疼痛完全缓解；增加剂量（increase），若疼痛无缓解，则按照 30%～50% 的幅度增加剂量，直至疼痛完全缓解；剂型管理（management），应用速释吗啡处理突破性疼痛或爆发性疼痛，剂量是美施康定的 1/4～1/3；若应用美施康定后镇痛效果不满意，应考虑增加下一次美施康定的用量；疗效评估（evaluate），随时评价镇痛效果。③芬太尼透皮贴剂：慢性持续止痛，一贴可持续贴用 72h，口服吗啡 90mg/24h 与芬太尼透皮贴剂 25μg/h 等效。常用阿片类止痛药物的剂量换算关系见表 12-2。

表 12-2　常用阿片类止痛药物剂量换算

| 阿片类止痛药 | 每日剂量/(mg/d) | | | |
|---|---|---|---|---|
| 口服吗啡 | 60～134 | 135～224 | 225～314 | 315～404 |
| 肌内注射或静脉用吗啡 | 10～22 | 23～37 | 38～52 | 53～67 |
| 口服羟考酮 | 30～67 | 67.5～112 | 112.5～157 | 157.5～202 |
| 口服可待因 | 150～447 | | | |
| 肌注哌替啶 | 75～165 | 166～278 | 279～390 | 391～503 |
| 口服美沙酮 | 20～44 | 45～74 | 75～104 | 105～134 |
| 芬太尼透皮贴剂 | 25μg/h | 50μg/h | 75μg/h | 100μg/h |

不良反应及处理：该类药物主要不良反应包括中枢性通气不足、呼吸衰竭，恶心、呕吐及便秘，失眠、头痛、嗜睡、躁动、头晕、感觉异常、瞳孔缩小等中枢神经系统症状，肺水肿、支气管痉挛等。便秘可以给予通便药物，严重者可灌肠；恶心、呕吐可以使用氟哌啶醇1.5～3mg qn 或甲氧氯普胺 10mg q8h 口服；尿潴留者应按时排尿，给予小腹热敷、膀胱区按摩，必要时无菌导尿；如药物过量，可能引起昏迷和呼吸抑制，心率、血压下降，针尖样瞳孔缩小，应进行心电监测与气道保护，并可给予纳洛酮每 2～3min 静脉推注一次，总量小于 4mg（10 支）。

（3）辅助止痛药　使用原则：治疗特殊类型疼痛；改善癌症患者发生的其他症状；增加主要药物的止痛效果或减轻毒副作用；不能常规给予，而应根据患者的需要而定，一旦用药切勿轻易放弃。

有明显焦虑的患者可同时给予抗惊厥和镇静药，如奋乃静、氟哌啶醇、地西泮，不但疼痛减轻，同时患者伴有的失眠、烦躁也可得到缓解。有抑郁的患者可同时加用抗抑郁药，既能增加镇痛作用，又能改善心情，对神经性疼痛效果佳。对于神经受压或损伤及颅内压升高引起的疼痛，同时给予类固醇皮质激素，止痛效果可明显加强，且能够减轻脑水肿及脊髓水肿。

抗抑郁药物主要包括文拉法辛、度洛西丁及三环类抗抑郁药如阿米替林等。三环类抗抑郁药与吗啡联合应用可以增加血中吗啡浓度。止痛机制为抑制突触间隙内 5-HT 和去甲肾上腺素的再摄取，使两者在突触间隙内浓度增加，从而加强中枢神经对痛觉的下行抑制作用。对烧灼性神经疼痛、针刺样与撕裂性疼痛可能有效。老年人阿米替林或丙米嗪一般以12.5mg 或 10mg qn 起始，一般人 25mg qn 起始，可以每 3～5 日逐渐增加剂量至 100～150mg。止痛起效时间比抗抑郁作用出现早（服药后 4～7 天即可出现），所需剂量亦比抗抑郁治疗所需剂量低。

抗惊厥药物对神经性疼痛（尤其是突发性刺痛、撕裂样痛）比较有效，对持续性感觉异常也有治疗作用。其治疗神经性疼痛（刺痛）可能是通过减慢受损神经的不正常电传导及抑制神经元过度兴奋实现的。常选择加卡马西平、加巴喷丁和普瑞巴林。65 岁以上的老年人加巴喷丁起始剂量为 100mg qn，次日改为 2 次给药（100mg bid），第三日改为 3 次给药（100mg tid），之后逐渐增加剂量；一般人则以 300mg qn 起始，剂量增加方法同老年人，如果有效，可以逐渐调高剂量至每日 1800mg。使用卡马西平患者会出现外周血白细胞计数或血小板计数减低，故于初次给药后 2～4 周应复查血常规，白细胞 $< 4 \times 10^9$/L 时不建议使用该药，$< 3 \times 10^9$/L 时应停药。口服抗惊厥药物在胃肠吸收率与药物剂量成反比，必要时可

以根据血浆药物浓度调整剂量。

对于痉挛性疼痛可以考虑联合使用抗胆碱药物；伴完全性或不完全性肠梗阻，可以考虑通过非胃肠道给药途径用药，如丁丙诺啡舌下含片，芬太尼透皮贴剂，也可采用自控镇痛术以及其他辅助止痛药物，如类固醇皮质激素、$H_2$ 受体阻滞剂、抗胆碱药等。

对于爆发性疼痛频繁、存在吞咽困难或胃肠道功能障碍、临终患者的止痛治疗，可以采用患者自控镇痛泵技术，常用药物强阿片类药物，如吗啡注射剂、二氢吗啡酮注射剂、芬太尼注射剂、舒芬太尼注射剂、羟考酮注射剂等。

### （二）消化系统症状及处理

#### 1. 吞咽困难

非药物性治疗方法包括少量多次给予精致或者软质食物；进餐 30min 内保持床头抬高；指导患者配戴义齿并充分咀嚼；必要时使用吸引器。药物治疗措施包括：①疼痛性口腔黏膜炎，按照 1：2：8（利多卡因：氢氧化镁铝：盐酸苯海拉明）的比例配制混悬液作为餐前含漱止痛；②念珠菌感染，可给予克霉唑或氟康唑口服；③严重口臭者，可用抗微生物漱口水漱口，加强口腔和牙齿护理；④如若存在呼吸道感染，需用抗生素抗感染治疗。

#### 2. 恶心呕吐

可使用氟哌啶醇口服或肌内注射，痉挛性疼痛伴恶心呕吐者可使用东莨菪碱口服或肌内注射。

#### 3. 便秘

最常见原因是阿片类药物的不良反应与抗胆碱药物的副作用。可应用刺激性或渗透性泻剂。如果持续 4 天仍无肠蠕动可以灌肠。

#### 4. 肠梗阻

放置鼻胃管胃肠减压，同时可给予通里攻下的中药治疗，如有手术适应证者需手术解除梗阻。

#### 5. 恶病质、脱水

严重疾病的晚期可出现，应鼓励患者，增强战胜疾病的信心，加强营养增强抵抗力。不能进食者，可静脉营养支持、静脉补液维持患者的代谢。

### （三）精神、神经系统症状及处理

对于终末期患者，可出现抑郁、焦虑、失眠等症状，医护人员和家属应坦诚地与患者交流，了解患者的关注点及不适，解除其关注与不适症状，亦可对症用药并积极心理干预。

### （四）呼吸系统症状及处理

#### 1. 呼吸困难

教会患者放松并选取合适体位，减轻呼吸阻力，抬高床头；减少烟雾及过敏原刺激，保持室内空气新鲜清爽；对低氧血症的患者吸氧。

#### 2. 分泌物过多

呼吸道分泌物过多，可致呼吸道不通畅，嘱患者用力咳出，如无力咳出，可吸痰；如因感染引起分泌物过多需抗感染治疗。

### 三、患者健康教育

#### 1. 无痛生活

肿瘤晚期引起的疼痛是可以控制的，不必强忍疼痛增加痛苦。教会患者配合评估疼痛程度，阶梯用药镇痛，让患者无痛地生活，保证生活质量。

#### 2. 生死观教育

勤与患者沟通，正确认识生老病死的自然过程，面对疾病，既要以积极心态配合治疗，同时也应学会放下。

#### 3. 心理支持

帮助病患及家属解决实际困难，适当的心理援助。使病患和家属都不留有遗憾。病患有尊严地走完人生最后一程。

# 第十三章
# 中毒解救

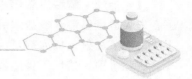

## 第一节 ▶ 一般救治措施

### 一、概述

在一定条件下以较小剂量进入生物体后，能与生物体之间发生化学作用并导致生物体器官组织功能和（或）形态结构损害性变化的物质称为毒物。毒物引起的疾病成为中毒。

中毒的严重程度与后果取决于作用毒物的剂量、作用的时间以及诊断和救治是否准确与及时等。对于急性中毒者，必须迅速做出准确判断，及时果断地采取有效的救治措施，以挽救生命、减轻损害程度、避免后遗症。对未知毒物中毒不能判定时应送当地毒物分析中心进行毒物分析。

毒物种类很多，中毒方式各异，尽管有的中毒尚无特效解毒药，但救治原则基本相同。

### 二、一般救治措施

急性中毒救治的步骤是：首先快速确定诊断，估计中毒程度；其次尽快排出尚未吸收的毒物，以降低中毒程度；再次对已吸收的毒物采取排毒和解毒措施；最后要对症支持治疗。

**（一）清除未吸收的毒物**

根据进入途径的不同，采取相应的排毒措施。

**1. 经皮肤和黏膜吸收中毒**

（1）除去污染的衣物，清除皮肤、黏膜上的毒物，用大量温水清洗被污染的皮肤与黏膜，特别注意毛发和直接接触的部位；对不溶于水的毒物可用适当溶剂清洗，如用10％乙醇或植物油冲洗酚类中毒，也可用适当的解毒剂加入水中冲洗；皮肤接触腐蚀性毒物者，冲洗时间要求达15～30min，并用适当的中和液或解毒液冲洗。

（2）对由伤口进入或其他原因进入局部的药物中毒，要用止血带结扎，尽量减少毒物吸收，必要时行局部引流排毒。

（3）眼内污染毒物时，必须立即用清水冲洗至少5min，并滴入相应的中和剂；对于固体的腐蚀性毒物颗粒要用眼科器械取出异物。

**2. 经呼吸道吸入性中毒**

应尽快使患者脱离中毒环境，呼吸新鲜空气，必要时给予氧气吸入、进行人工呼吸。

**3. 经消化道吸收中毒**

大多数中毒患者为口服摄入，排毒最直接的方法是催吐、洗胃。对神志清醒的患者，只要胃内尚有毒物，均应采取催吐、洗胃的方法以清除胃内毒物。

（1）催吐　清醒患者用压舌板等刺激咽弓和咽后壁催吐，因食物黏稠不易吐出时，可让患者先喝适量温清水或盐水后，再促使呕吐。药物催吐，如阿扑吗啡是一种有效的催吐药，用法为皮下注射，成人剂量为0.1mg/kg，3～5min后即呕吐。

注意事项：禁用于昏迷及休克状态者；中毒引起抽搐、惊厥未被控制之前不宜催吐；患有食管静脉曲张、主动脉瘤、胃溃疡出血、严重心脏病等患者不宜催吐；孕妇慎用；当呕吐时，患者头部应放低或转向一侧，以防呕吐物吸入气管而发生窒息或引起肺炎。

（2）洗胃　洗胃的目的主要是清除胃内毒物，阻止毒物吸收和毒物吸附，对水溶性药物中毒，洗胃比较适用。方法：清醒患者饮下洗胃液200～400mL后，用压舌板刺激咽部，促使其呕吐，并反复进行，直到呕吐出清水而无特殊气味为止。也可采用胃管插入进行洗胃，对急性中毒患者尽量将胃内容物先抽出后再进行洗胃，洗胃时每次用液体300mL，洗胃应多次反复冲洗，直到洗出液与注入的液体一样清澈为止洗胃液有吸附作用。

注意事项：毒物进入体内时间在4～6h之内应洗胃，超过4～6h毒物大多吸收，但是如果服毒量很大或者毒物过多，或所服毒物存在胃-血-胃循环，尽管超过6h，仍有洗胃的指征；深度昏迷，洗胃时可能引起吸入性肺炎；中毒引起的惊厥未被控制之前禁止洗胃，操作过程中如发生惊厥或呼吸停止，应立即停止洗胃并给予对症治疗；每次灌入洗胃液为300～400mL，最多不超过500mL，过多则易将毒物驱入肠中；强腐蚀剂中毒患者禁止洗胃，因可能引起食道及胃穿孔；洗胃时要注意减少注入液体压力，防止胃穿孔；挥发性烃类化合物（如汽油）口服中毒患者不宜洗胃，因胃反流后可引起类脂质性肺炎；应将胃内容物抽出做毒物分析鉴定。

### （二）加速毒物排泄，减少吸收

多数毒物经小肠及大肠吸收后引起肠道刺激症状，因此欲清除经口进入的毒物，除用催吐及洗胃外，尚需导泻及洗肠，使进入肠道的毒物尽可能迅速排出，以减少毒物在肠道的吸收。

#### 1. 导泻

一般用硫酸钠或硫酸镁15～30g溶解于200mL水中内服导泻，以硫酸钠较为常用。注意事项：若毒物引起严重腹泻，则不能用导泻法；腐蚀性毒物中毒或极度衰弱者禁用导泻法；镇静药与催眠药中毒时，避免使用硫酸镁导泻。

#### 2. 灌肠

洗肠一般用1%温盐水、1%肥皂水或清水，或将药用炭加于洗肠液中，以加速毒物吸附后排出。

#### 3. 利尿

大多数毒物进入机体后由肾脏排泄，因此强化利尿是加速毒物排泄的重要措施之一，通常采用的方法为静脉补液后，静注呋塞米20～40mg，也可选用其他利尿药。注意事项：由于利尿药作用较强，对电解质平衡影响较大，所以必须在密切观察下使用，以免发生电解质紊乱；肾衰竭者不宜采用强利尿药；此外，还要考虑心脏负荷等情况。

#### 4. 血液净化

毒性强烈或大量毒物突然进入体内后，在短时间内可导致中毒患者心、肾等脏器功能受损。血液净化疗法可以迅速清除体内毒物，使重症中毒患者的预后大为改观。血液净化的方法主要有血液透析、腹膜透析、血液灌注、血液滤过和血浆置换等。

（三）药物拮抗解毒

### 1. 物理性拮抗剂
药用炭等可吸附中毒物质，蛋白、牛乳可沉淀重金属，并对黏膜起保护润滑作用。

### 2. 化学性拮抗剂
如弱酸中和强碱，弱碱中和强酸，二巯丙醇夺取已与组织中酶系统结合的金属离子等。

### 3. 生理性拮抗剂
生理性拮抗剂能拮抗中毒毒物对机体生理功能的扰乱作用，例如阿托品拮抗有机磷中毒、毛果芸香碱拮抗颠茄碱类中毒。

### 4. 特殊解毒剂
（1）二巯丙醇用于砷、汞、金、铋及酒石酸锑钾中毒。

（2）二巯丁二钠（二巯琥珀酸钠）用于锑、铅、汞、砷的中毒，并预防镉、钴、镍的中毒。

（3）依地酸钙钠（解铅乐、EDTA Na-Ca）用于铅、锰、铜、镉等中毒，尤以铅中毒疗效好，也可用于镭、钚、铀、钍中毒。

（4）青霉胺（D-盐酸青霉胺）用于铜、汞、铅中毒的解毒，可治疗肝豆状核变性病。

（5）亚甲蓝（美蓝）用于氰化物中毒，小剂量可治疗高铁血红蛋白血症（亚硝酸盐中毒等）。

（6）硫代硫酸钠（硫代硫酸钠）主要用于氰化物中毒，也用于砷、汞、铅中毒等。

（7）碘解磷定（解磷定）用于有机磷中毒。

（8）氯磷定用于有机磷中毒。

（9）双复磷用途同氯磷定。其特点是能通过血-脑屏障。

（10）双解磷用途同双复磷。但其不能通过血-脑屏障。

（11）盐酸戊乙奎醚用于有机磷农药中毒和中毒后期或胆碱酯酶（ChE）老化后维持阿托品化。

（12）亚硝酸钠治疗氰化物中毒。

（13）盐酸烯丙吗啡用于吗啡、哌替啶急性中毒。

（14）谷胱甘肽用于丙烯腈、氟化物、一氧化碳、重金属等中毒。

（15）乙酰胺（解氟灵）用于有机氟杀虫农药中毒。

（16）乙酰半胱氨酸用于对乙酰氨基酚过量所致的中毒。

（17）纳洛酮用于急性阿片类中毒（表现为中枢和呼吸抑制）及急性乙醇中毒。

（18）氟马西尼用于苯二氮平类药物过量或中毒。

（四）支持与对症治疗
支持与对症治疗的目的在于保护及恢复重要器官的功能；维持机体的正常代谢状态，帮助中毒患者恢复。

（1）卧床休息、保暖、密切观察生命体征。

(2) 输液和鼻饲以维持营养和水、电解质平衡。

(3) 昏迷患者注意保持呼吸道通畅，定时翻身以预防肺炎和压疮。

(4) 中毒性高热必须物理降温，如无禁忌证可考虑同时使用氯丙嗪降温。

(5) 对中毒性肾衰竭者尽早进行血液透析或腹膜透析。

## 第二节 ▶ 有机磷、香豆素类杀鼠药、氟乙酰胺、氰化物、磷化锌以及各种重金属中毒

### 一、有机磷中毒

目前，在农业生产中，有机磷农药是使用最多的农药，有机磷农药通过各种途径进入人体可以引起急性或慢性中毒。

#### （一）中毒表现

有机磷农药急性中毒后，经一定的潜伏期即开始出现相应的临床症状。一般而言，经消化道中毒者，其潜伏期约 0.5h，空腹时潜伏期更短；皮肤接触者潜伏期 8～12h；呼吸道吸入者在 1～2h 内发病。

**1. 症状**

有机磷农药中毒所出现的症状大致可分为毒蕈碱样症状、烟碱样症状及中枢神经系统症状三大症候群。

（1）毒蕈碱样症状　是由于副交感神经异常兴奋，导致内脏平滑肌、腺体以及汗腺等兴奋，产生与毒蕈碱中毒类似的症状。表现为食欲减退、恶心、呕吐、腹痛、腹泻、瞳孔缩小、视物模糊、多汗、流涎、支气管痉挛、呼吸道分泌物增多、呼吸困难、发绀等。

（2）烟碱样症状　是由于交感神经与运动神经受到刺激，导致交感神经节及横纹肌兴奋性增加而引起的症状。主要表现为肌肉震颤、抽搐、肌无力、心率加快、血压升高等。

（3）中枢神经系统症状　主要表现为眩晕、头痛、乏力、烦躁不安、发热、失眠、震颤、精神恍惚、言语不清、惊厥、昏迷等。

**2. 分级**

有机磷中毒按照临床表现可分为三级：轻度中毒、中度中毒和重度中毒。

（1）轻度中毒　头痛、头晕、恶心、呕吐、乏力、多汗、胸闷、腹痛、视力障碍等。血胆碱酯酶活力降至 50%～70%。

（2）中度中毒　上述症状更加明显，精神恍惚、言语不清、流涎、肌肉颤动、瞳孔缩小、肺部有湿啰音。血胆碱酯酶活力降至 30%～50%。

（3）重度中毒　神志昏迷、惊厥、抽搐、呼吸困难、瞳孔极度缩小、口唇发绀、脉搏细数、血压下降，有肺水肿，血胆碱酯酶活力降至 30%以下。

#### （二）治疗原则及治疗药物选择

（1）脱离中毒环境，脱去被污染衣服，用肥皂水或 1%～5%碳酸氢钠溶液反复清洗被污染的皮肤和头皮。

（2）洗胃用 2%碳酸氢钠（敌百虫中毒者忌用）、清水或 1:5000 高锰酸钾溶液（硫磷

中毒者忌用）反复洗胃，然后给予硫酸镁导泻。

（3）应用解毒剂

① 阿托品 1～2mg（肌内注射或静脉注射，严重中毒时可加大 5～10 倍），每 15～20min 重复 1 次，直到青紫消失，继续用药至病情稳定，然后用维持量，有时需用药 2～3 天。

② 碘解磷定轻度中毒：静脉注射 0.4g，必要时 2h 后重复给药 1 次。中度中毒：静脉注射 0.8～1g，以后每小时给予 0.4～0.8g。重度中毒：缓慢静脉注射 1～1.2g，30min 后如不显效，可重复给药，好转后逐步停药。

③ 氯解磷定轻度中毒：肌内注射 0.25～0.5g，必要时 2h 后重复给约 1 次。中度中毒：肌内注射 0.5～0.75g。重度中毒：静脉注射 1g，用注射用水 20mL 稀释，其余解毒方法与解磷定同。

（4）血液净化技术在治疗重症有机磷中毒时有显著疗效，可选用血液透析、腹膜透析或血液灌流。

（5）对症治疗维持呼吸功能，防治脑水肿、心搏骤停及感染。中毒症状缓解后要继续观察 3～5 天，以防复发。

（6）应用阿托品的注意事项　阿托品不能破坏磷酸酯类物质；也不能使抑制的胆碱酯酶恢复活力或分解乙酰胆碱；更不能用来预防有机磷中毒。它的作用仅在于能拮抗乙酰胆碱的毒蕈碱样作用，提高机体对乙酰胆碱的耐受性。阿托品对烟碱样作用无效，故不能制止肌肉纤维震颤及抽搐，对呼吸肌麻痹也无效。轻度中毒者，可单用阿托品治疗；中度与重度中毒者，则必须与解磷定等胆碱酯酶复活剂同时应用。

用阿托品治疗重度中毒的原则是"早期、足量、重复给药"，达到阿托品化而避免阿托品中毒。阿托品化的指征是瞳孔扩大、面部潮红、皮肤干燥、口干、心率加快。当达到阿托品化或毒蕈碱样症状消失时应酌情减量、延长用药间隔时间，并维持用药数日。

严重缺氧的中毒患者，使用阿托品时有发生心室颤动的危险，应同时给氧。

对伴有体温升高的中毒患者，应物理降温并慎用阿托品。阿托品与胆碱酯酶复活剂合用时，阿托品剂量应适当减少。

患者如出现谵妄、躁动、幻觉、全身潮红、高热、心率加快甚至昏迷时，则为阿托品中毒，应立即停用阿托品，并可用毛果芸香碱解毒，但不宜使用毒扁豆碱。

（7）应用胆碱酯酶复活剂（如碘解磷定，以下简称复活剂）注意事项　切勿同时应用两种或三种复活剂，以免增加其毒性。复活剂对解除烟碱样作用（特别是肌肉纤维颤动）和促使昏迷患者苏醒的作用比较明显；对毒蕈碱样作用和防止呼吸中枢抑制的作用较差，故与阿托品合用可取得协同效果。

胆碱酯酶复活剂对内吸磷、对硫磷、甲拌磷、乙硫磷、治螟磷、毒死蜱、苯硫磷、辛硫磷、特普等中毒疗效较好；对敌敌畏、敌百虫、乐果、氧乐果、马拉硫磷、二嗪磷等中毒疗效较差或无效，此种情况应以阿托品治疗为主。

对复活剂有效的有机磷杀虫剂中毒，除要尽早应用外，应根据中毒程度，给予合理的剂量和应用时间。复活剂用量过大、注射过快或未经稀释直接注射，均可引起中毒，须特别注意。由于此类药物在碱性溶液中不稳定，可以水解生成剧毒的氰化物，故不能与碱性药物合用。

## 二、香豆素类杀鼠药中毒

香豆素类杀鼠药常因误食或自杀而引起中毒。

**（一）中毒表现**

在误食后即表现恶心、呕吐、食欲减退及精神不振等，随后可出现鼻出血、齿龈出血、咯血、便血、尿血及贫血，出血、凝血时间延长；并可有关节疼痛、腹部疼痛、低热及舒张压偏低等，皮肤紫癜的特点为斑丘疹及疱疹状，圆形及多形性红斑，极易与血友病混淆。

**（二）治疗原则及治疗药物选择**

（1）口服中毒者，应及早催吐、洗胃和导泻。禁用碳酸氢钠溶液洗胃。

（2）特效解毒剂静脉滴注维生素 K 10～30mg，一日 1～3 次；亦可先静脉注射维生素 $K_1$ 50mg，然后改为 10～20mg 肌内注射，一日 1～4 次。严重出血时每日总量可用至 300mg。

（3）其他措施　大剂量维生素 C 可降低血管的通透性，促进止血；出血严重者可输新鲜全血治疗。

## 三、氟乙酰胺中毒

氟乙酰胺性质稳定，通常情况下，经过长期保存或经高温、高压处理后毒性不变，属于高毒类灭鼠药。常因误食本品或食用本品毒死的动物而引起中毒，也可经皮肤吸收导致中毒。

**（一）中毒表现**

急性中毒时，可出现中枢神经系统障碍和心血管系统障碍为主的两大症候群，前者称神经型，后者称心脏型。中毒后，潜伏期较短（30～120min）。口服者有明显的上腹部灼痛、恶心、呕吐、口渴、头痛、心率加快；重者可出现烦躁不安、全身强直性或间歇性痉挛、抽搐、昏迷、大小便失禁、瞳孔缩小、发绀、血压降低、心室颤动或心脏骤停等。抽搐是氟乙酰胺中毒最突出的表现，来势凶猛，反复发作并且进行性加重，常导致呼吸衰竭而死亡。

**（二）治疗原则及治疗药物选择**

（1）口服者洗胃，用氢氧化铝凝胶或蛋清保护消化道黏膜。皮肤污染引起中毒者立即脱去污染衣物，彻底清洗皮肤。

（2）特殊解毒剂乙酰胺（解氟灵）肌内注射，一次 2.5～5g，每日 2～4 次，或每日 0.1～0.3g/kg，分 2～4 次注射。一般连续注射 5～7 天，危重病例一次可给予 5～10g，一般连用 7 天。乙酰胺剂量过大时可出现血尿，宜减量并加用肾上腺糖皮质激素。没有乙酰胺时可以使用无水乙醇 5mL 溶解于 10％葡萄糖注射液 100mL 中静脉滴注，每日 2～4 次。

（3）对症治疗，如有抽搐、惊厥患者可给予镇静药或冬眠疗法；呼吸抑制患者给予呼吸兴奋药；腹痛者可给予阿托品；有频繁室性早搏或心室颤动时，可给予普鲁卡因胺或利多卡因，同时给予心脏保护剂；有心脏损害者禁用钙剂。

## 四、氰化物中毒

氰化物中毒多见于事故或意外，中毒的途径主要有三种，一是吸入氰化氢或含有氰化物的粉尘，二是通过破损皮肤黏膜吸收入血，三是通过口腔进入消化道，其中以吸入中毒较多见。

**（一）中毒表现**

吸入高浓度氰化氢气体可导致猝死，非猝死患者呼出气体中可有苦杏仁气味，轻度中毒者表现为眼和上呼吸道刺激症状，进而出现呼吸困难，并有胸闷、头痛、心悸表现，皮肤黏膜呈樱桃红色，随即出现强直性或阵发性痉挛、角弓反张，重症者可出现昏迷、血压骤降、呼吸浅而不规律、发绀、反射消失甚至死亡。

**（二）治疗原则及治疗药物选择**

（1）患者迅速脱离中毒环境，皮肤、黏膜受氰化物污染时用大量清水清洗。

（2）吸入中毒者立即将亚硝酸异戊酯1～2安瓿包在手帕内打碎，紧贴在患者口鼻前吸入，每1～2min吸入15～30s。根据病情反复吸入数次，直至静脉注射亚硝酸钠为止。

（3）静脉注射3％亚硝酸钠10～15mL加入25％葡萄糖注射液20mL，缓慢注射不少于10min，以防血压突然下降。如有休克先兆应停止给药，随即用同针头，静脉注射50％硫代硫酸钠20～40mL，必要时可于1h后重复给药。轻度中毒者可单用此药。也可静脉注射亚甲蓝，一次按体重5～10mg/kg，最大剂量为20mg/kg。

## 五、磷化锌中毒

磷化锌是一种毒鼠药，具有蒜臭味。毒性作用机制主要是磷化锌在胃内遇酸后转变为磷化氢和氯化锌。前者通过抑制细胞色素氧化酶损害中枢神经系统和心、肝、肾，后者对消化道有强烈刺激作用，可引起胃肠黏膜腐蚀性损伤。食后多在48h内发病。

**（一）中毒表现**

轻度中毒以消化道症状多见，如口腔、咽喉部位黏膜糜烂充血，恶心，呕吐，呕吐物有蒜臭味，腹痛、腹泻，胃黏膜出血、溃疡及头痛、乏力、胸闷、咳嗽等。严重者可出现意识障碍、抽搐、呼吸困难，甚至昏迷、惊厥、肺水肿、呼吸衰竭、心肌及肝脏损伤。

根据磷化锌中毒的主要表现，其临床过程可一般可分为3期，第1期为立即反应期，服药数小时内，上腹部疼痛、恶心、呕吐、严重者并发上消化道出血，此期持续7～8h；第2期为缓解期，胃肠道症状有不同程度的缓解，甚至完全消失，患者可无自觉症状，一般持续1～3天；第3期为全身反应期，其表现以神经系统和心、肝、肾等实质脏器受损为主，此期持续1～3周。

**（二）治疗原则及治疗药物选择**

磷化锌中毒的抢救治疗包括催吐、洗胃、导泻、对症和支持疗法。口服中毒者，立即用1％硫酸铜溶液催吐，禁用阿扑吗啡。然后再用0.5％硫酸铜溶液或1：2000高锰酸钾溶液洗胃，直至洗胃液无蒜味为止。洗胃后口服硫酸钠（忌用硫酸镁）30g导泻。禁用油类泻药，也不宜用蛋清、牛奶、动植物油类，因磷能溶解于脂肪中，可促进吸收而加重中毒。对症治疗：呼吸困难时给氧，并给予氨茶碱，禁用胆碱酯酶复活剂。给予低脂饮食，以减少毒物吸收，静脉输液或给予高渗葡萄糖，并用护肝药及保护心肌等药物。

## 六、重金属中毒

重金属中毒包括铅、汞、镉、砷、铬中毒等，中毒时可有神经系统、呼吸系统、消化系统、血液系统、肾脏、心血管及皮肤等组织器官损害，危害人类健康，严重时甚至可导致死亡。

### （一）铅中毒

铅中毒以无机铅中毒为多见，主要损害神经系统、消化系统、造血系统及肾脏。职业性铅中毒的侵入途径主要是经过呼吸道吸入。吸入物主要是粉尘、蒸汽及烟中的铅及其化合物。急性铅中毒主要是通过消化道摄入。

#### 1. 中毒表现

神经系统症状，消化系统症状和贫血症状。

慢性铅中毒可有头痛、头晕、乏力、失眠、烦躁、多梦、记忆力减退、四肢麻木、腹痛、食欲减退、便秘等。

急性铅中毒可表现为恶心、呕吐、口内有金属味、腹胀、腹绞痛、便秘或腹泻、血压升高，但是腹部没有明显的压痛点和肌紧张。少数患者有消化道出血、麻痹性肠梗阻。严重中毒数日后出现贫血、中毒性肝炎、中毒性肾炎、多发性周围神经病变、铅中毒性脑病。

#### 2. 治疗原则及治疗药物选择

（1）清除毒物　脱离污染源，经消化道引起的急性中毒应立即用 1% 硫酸镁或硫酸钠洗胃，以形成难溶性铅盐，阻止铅吸收。给予硫酸钠或硫酸镁导泻促进排出，可灌服活性炭吸附毒物，由大便排出。

（2）驱铅治疗　中至重度中毒患者使用驱铅治疗，方法是使用络合剂，给予喷替酸钙钠、依地酸钙钠、二巯丁二钠，静脉注射，用量为 1g，加入 5% 葡萄糖注射液 250mL 中，静脉滴注，每日 1 次，或 0.25～0.5g 肌内注射，每日 2 次，连用 3 天，4 天为一个疗程。治疗 2～4 个疗程。二巯丁二钠尚可口服给药，0.5g 口服，每日 3 次，疗程同上。青霉胺也可用于驱铅治疗，但是由于毒性较大，现已不推荐使用。因为络合剂不能移出骨组织中的铅，因此，治疗后可出现血铅水平反弹，症状反复，可再次驱铅治疗。

（3）对症治疗　腹绞痛给予阿托品 0.5mg 肌内注射，或 10% 葡萄糖酸钙 10mL 静脉注射。重症铅性脑病应给予糖皮质激素、脱水剂降低颅内压治疗等。轻度铅中毒患者做卫生教育，儿童应补充蛋白质、维生素和微量元素，纠正营养不良和铁、钙、锌的缺乏。成人应注意检测血中铁、锌、钙等微量元素并及时补充。

### （二）汞中毒

由环境污染引起汞中毒事件罕见，急性汞中毒主要由口服升汞等汞化合物引起，慢性中毒大多数由长期吸入汞蒸汽引起，少数由于汞制剂导致。

#### 1. 中毒表现

急性汞中毒：经口服中毒患者在服用数分钟到数十分钟之内可出现急性腐蚀性口腔炎和胃肠炎，口腔和咽喉灼痛，并有恶心、呕吐、腹痛、腹泻。呕吐物和粪便内常见血性黏液和脱落的坏死组织。可伴有泛发型腹膜炎、周围循环衰竭、胃肠道穿孔；3～5 天后出现少尿型肾衰竭，同时可伴有肝衰竭。

短期内高浓度汞蒸气吸入后最初仅出现口中有金属味，继而出现头晕、头痛、发热、皮疹等症状，消化道出现齿龈红肿、酸痛、糜烂、出血，口腔黏膜溃疡、口内腥臭味、恶心、呕吐、腹痛、腹泻等。呼吸系统出现咳嗽、咳痰、胸痛、呼吸困难、发绀等症状。还可能出现肾衰竭等。

慢性汞中毒首发神经衰弱症状，病情发展到一定程度时出现三大典型表现：易兴奋症、意向性震颤、口腔炎。

（1）慢性轻度中毒　神经衰弱综合征、口腔-牙龈炎、手指震颤可伴有舌、眼睑震颤；近端肾小管功能障碍，如尿中低分子蛋白含量增高、肌酐升高。

（2）慢性中度中毒　在轻度中毒基础上，具有性格情绪改变或上肢粗大或明显肾脏损害。

（3）慢性重度中毒　可有慢性中毒性脑病。

### 2. 治疗原则及治疗药物选择

汞中毒的治疗原则是驱汞治疗，可用二巯丙磺钠进行驱汞治疗，并进行对症支持治疗、健康教育。

（1）驱汞治疗

① 二巯丙磺钠：用于急性金属中毒救治时可静脉注射，每次 5mg/kg，每 4～5h 1 次，第二日，2～3 次/日，以后 1～2 次/日，7 日为一个疗程。用于慢性中毒的用药原则是小剂量间歇用药，每次 2.5～5mg/kg，1 次/天，用药 3 日、停 4 日为 1 个疗程，一般用 3～4 个疗程。需注意的是静注速度过快时有恶心、心动过速、头晕及口唇发麻等，一般 10～15min 即可消失。偶有过敏反应，如皮疹、寒战、发热，甚至过敏性休克、剥脱性皮炎等。一旦发生应立即停药，并对症治疗，轻症者可用抗组胺药，反应严重者应用肾上腺素或肾上腺皮质激素。

② 二巯丙醇：用于急性中毒时，成人常用肌内注射剂量为 2～3mg/kg，第一、二天，每 4～6h 1 次。第三天改为每 6h 1 次，第四天后减少到每 12h 1 次，疗程一般为 10 天。需注意的是严重肝功障碍者禁用，有花生或花生制品过敏者不可应用本品，有严重高血压、心力衰竭和肾功能衰竭的患者应禁用。应用本品前后应测量血压和心率，治疗过程中要检查尿常规和肾功能。大剂量长期应用时还要检查血浆蛋白。本品与金属结合的复合物在酸性条件下容易离解，故应碱化尿液，保护肾脏。两次给药间隔时间不得少于 4h。本药为油剂，肌注局部可引起疼痛，肌注部位要交替进行，并注意局部清洁。

③ 青霉胺：一日 1g，分 4 次服用，5～7 天为 1 个疗程，停药 2 天后，开始第 2 个疗程，一般 1～3 个疗程。需注意的是青霉素过敏者禁用。不良反应有偶见头痛、咽痛、乏力、恶心、腹痛。对肾脏有刺激，对骨髓有抑制作用。

④ 二巯丁二钠：肌内注射，一次 0.5g，一日 2 次；缓慢静脉注射，急性中毒，首次 2g，用注射用水稀释，以后一次 1g，1h 给予 1 次，共 4～5 次。慢性中毒，一次 1g，一日 1 次，疗程 5～7 天，可间断用药 2～3 个疗程。不良反应有头痛、恶心、四肢酸痛等，数小时后自行消失。放置后如出现混浊则不可再用。

（2）对症支持治疗　重症患者补液、纠正水电解质平衡。口腔炎治疗：口腔护理的同时给予 2% 碳酸氢钠或 0.02% 氯己定、盐水漱口。发生急性肾衰竭时不宜驱汞治疗，血流灌注可有效移除血汞。接触性皮炎给予 3% 硼酸湿敷。汞中毒性脑病难以治愈。苯海索治疗其震颤疗效不佳。

（3）健康教育改变不良生活习惯及饮食习惯，合理膳食，预防为主。

# 第三节 ▷ 催眠药、镇静药、阿片类及其他常用药物中毒

## 一、巴比妥类镇静催眠药急性中毒

巴比妥类镇静催眠药主要有长效类如巴比妥、苯巴比妥，中效类如戊巴比妥、异戊巴比妥、异丁巴比妥，短效类如司可巴比妥、硫喷妥钠。巴比妥类中毒分急性中毒和慢性中毒，急性中毒是指短期内大量服用巴比妥类药物而出现的病症，需紧急救治。长期滥用催眠药的患者可发生慢性中毒，除有轻度中毒症状外，常伴有精神症状。

### （一）中毒药物确认的方法

（1）有过量服用或误用巴比妥类药物史。

（2）血液、呕吐物及尿液的巴比妥测定有助于确立中毒物质。

（3）中毒表现以中枢神经系统抑制症状为主，如意识障碍、昏迷、呼吸抑制、血压下降。

### （二）急性中毒表现

临床表现以中枢神经系统抑制为主。

#### 1. 中枢神经系统症状体征

轻度中毒时，有头胀、眩晕、头痛、语言迟钝、动作不协调、嗜睡、感觉障碍、瞳孔缩小或扩大、血压下降、恶心、呕吐等。

重度中毒可有一段兴奋期，患者可发生狂躁、谵妄、幻觉、惊厥、瞳孔放大（有时缩小）、全身反应弛缓，角膜、咽、腱反射均消失，瞳孔对光反射存在，昏迷逐渐加深。

#### 2. 循环系统症状

可引起血流动力学及微循环的改变，致使血管扩张及血管通透性增加引起血浆渗出，导致血压下降，终致休克。皮肤发绀、湿冷，脉搏快而微弱，尿量减少或尿闭。

#### 3. 呼吸系统症状

轻度中毒时，一般呼吸正常或稍慢。重度中毒时，由于呼吸中枢受到抑制，呼吸减慢变浅而不规则，或呈潮式呼吸，如并发肺部感染时，则有呼吸困难及发绀，严重时可引起呼吸衰竭。大剂量巴比妥类可直接抑制呼吸中枢，导致呼吸衰竭。

### （三）救治措施

急性中毒救治措施主要如下。

（1）人工呼吸、给氧等支持治疗。

（2）洗胃 服药 5～6h 内的中毒患者均应立即洗胃，洗胃应彻底。一般可用 1:5000 高锰酸钾溶液，将胃内药物尽量洗出；洗胃后可留置硫酸钠溶液于胃内（成人 20～30g），以促进药物排泄。

（3）洗肠 凡是应用巴比妥类药灌肠引起中毒者，应用上述洗胃液进行洗肠。

（4）静脉补液 每天 3000～4000mL（5%葡萄糖和 0.9%氯化钠注射液各半）。

（5）应用利尿药可加速毒物排泄，静脉注射呋塞米，每次 40~80mg，要求每小时尿量大于 250mL。但须注意维持水、电解质平衡。利尿和透析对短效类中毒效果不好。

（6）碱化尿液　以 5％碳酸氢钠溶液静脉滴注以碱化尿液，加速排泄。因异戊巴比妥主要经肝脏代谢，在异戊巴比妥中毒抢救过程中，碱化尿液的效果不及苯巴比妥。

（7）当苯巴比妥血药浓度超过 80mg/L 应予以血液净化治疗。

**（四）常用解毒药和拮抗药的作用原理、选择和临床应用**

可酌情使用中枢兴奋药如尼可刹米、戊四氮等，但是此类药物如果反复大量使用可出现惊厥，并增加机体耗能与耗氧，加重呼吸衰竭，因此不宜常规使用，有下列情形之一时方可酌情使用苏醒药或中枢兴奋药：①患者深度昏迷，处于完全无反应状态；②有呼吸衰竭；③积极抢救 48h 患者仍不清醒。应用中注意防止惊厥和心律失常。给予输液支持血液循环，并根据情况给予必要的药物。

## 二、苯二氮䓬类镇静催眠药中毒

苯二氮䓬类镇静催眠药常用的有地西泮、硝西泮、氯硝西泮、氟西泮、三唑仑等。

**（一）中毒药物确认的方法**

（1）有过量服用或误用苯二氮䓬类药物史。
（2）有嗜睡、眩晕、运动失调、意识障碍、昏迷、呼吸抑制、血压下降。
（3）血液、呕吐物及尿液的苯二氮䓬类测定有助于确定中毒物质。

**（二）中毒表现**

一般情况下中枢神经系统抑制较轻，很少出现严重的症状如长时间深度昏迷和呼吸抑制等。如果出现，应考虑同时服用了其他镇静催眠药或酒等。

可有嗜睡、眩晕、运动失调、精神异常、尿闭、便秘、乏力、头痛、反应迟钝等症状。严重中毒时，可出现昏迷、血压降低、呼吸抑制、心动缓慢和晕厥。偶可发生过敏性皮疹、白细胞减少症和中毒性肝炎。

**（三）救治措施**

（1）应立即催吐、洗胃、硫酸钠导泻，以排除药物。
（2）血压下降时，选用升压药如去甲肾上腺素、间羟胺等。
（3）输液，保持体液平衡并促进药物从肾脏排出。
（4）呼吸抑制时给氧，必要时做人工呼吸，酌用呼吸中枢兴奋药如尼可刹米等。一般情况下对症支持治疗已经足够，需注意的是血液透析和血液灌流疗法不能清除血液中的本类药品。

**（四）常用解毒药和拮抗药的作用原理、选择和临床应用**

氟马西尼是特异的苯二氮䓬受体拮抗药，能快速逆转昏迷，首次静脉注射剂量为 0.3mg。如果在 60s 内未达到所需的清醒程度，可重复使用直至患者清醒，或总量达到 2mg。如果再度出现昏睡，可以每小时静脉滴注 0.1~0.4mg 药物。滴注速度应根据所要求的清醒程度进行个体调整。氟马西尼可致焦虑、头痛、眩晕、恶心、呕吐、震颤等不良反应，可能引起戒断状态；对本药过敏者、对苯二氮䓬类药或酒精曾经出现过戒断症状者、对苯二氮䓬类药有身体依赖者、癫痫患者和颅内压较高者禁用。

### 三、阿片类药物中毒

阿片类药物主要包括阿片、吗啡、可待因、复方樟脑酊等，主要作用是抑制中枢神经系统。这类药在镇痛的同时还可引起欣快感觉，诱使用药者有重复用药的要求，因而易致成瘾。

#### （一）中毒药物确认的方法

（1）有过量使用或误用吗啡类药物史。

（2）轻度阿片类中毒主要表现为头痛、头晕、恶心、呕吐、兴奋或抑制，出现幻想，失去时间和空间感觉。重度中毒时昏迷、针尖样瞳孔和呼吸的极度抑制为吗啡中毒的三联症状。

（3）血、尿和胃内容物检测有阿片类药物存在。

#### （二）中毒表现

（1）重度中毒时昏迷、针尖样瞳孔和呼吸的极度抑制为吗啡中毒的三联症状。但致缺氧时，瞳孔可显著扩大。

（2）轻度中毒时中毒症状为头痛、头晕、恶心、呕吐、兴奋或抑郁、口渴、呼气中有阿片味，肌张力先增强，而后弛缓，皮肤发痒、出汗、幻想、失去时间和空间感，或有便秘、尿潴留及血糖增高等。

（3）在中毒患者因窒息而发生虚脱之前，其脊髓反射可以增强，常出现肌肉抽搐、惊厥、牙关紧闭和角弓反张等。

（4）摄入剂量过大时，患者先出现呼吸浅慢、肺水肿、发绀、瞳孔极度缩小，迅速进入急性昏迷状态；继之发生脉速弱而不规则、皮肤苍白、湿冷等休克现象及瞳孔扩大等，偶有发生蛛网膜下腔出血及过高热等。

（5）急性吗啡中毒后，在6～12h内多死于呼吸麻痹；超过12h后，往往并发呼吸道感染而死于肺炎；超过48h者预后较好。故应争取时间迅速治疗。

（6）慢性中毒（即阿片瘾或吗啡瘾）有食欲减退、便秘、消瘦、贫血、阳痿等症状，如停用8h以上，即有戒断现象，如精神萎靡、喊叫、打呵欠、出冷汗、呕吐、腹泻、失眠，甚至虚脱或意识丧失。

#### （三）救治措施

发现中毒后首先明确进入途径，以使尽快排出毒物。

（1）口服中毒，以1:2000高锰酸钾溶液洗胃，以硫酸镁溶液或硫酸钠溶液导泻，中毒较久的口服中毒患者，因为幽门痉挛可能导致少量药物长时间滞留在胃内，故仍应洗胃，禁用阿扑吗啡催吐。如系皮下注射过量吗啡中毒，迅速用止血带扎紧注射部位上方，局部冷敷。

（2）静脉滴注葡萄糖氯化钠注射液，促进排泄，防止脱水，注意保温。

（3）有呼吸抑制时，保持呼吸道畅通和积极有效吸氧，给予阿托品刺激呼吸中枢。应防止吸入性肺炎。

（4）救治期间，禁用中枢兴奋药（士的宁等），因其可与吗啡类对中枢神经的兴奋作用相加而诱发惊厥。亦不能用阿扑吗啡催吐，以免加重中毒。

（5）重度中毒患者可给予血液透析和血液灌流治疗。慢性中毒治疗在 2～3 周之内逐渐撤药。

### （四）常用解毒药和拮抗药的作用原理、选择和临床应用

及早应用阿片碱类解毒药。纳洛酮和烯丙吗啡为阿片类药物中毒的首选拮抗剂，其化学构与吗啡相似，但与阿片受体的亲和力大于阿片类药物，能阻止吗啡样物质与受体的结合，从而消除吗啡等药物引起的呼吸和循环抑制等症状。纳洛酮肌内注射或静脉注射，一次 0.4～0.8mg。不良反应包括肺水肿、室颤等，对阿片类药物有躯体依赖性者或已经接受大剂量类阿片药物者必须慎用，因可激发急性戒断综合征。与其他兴奋剂合用可出现激动不安、高血压、室性心律失常。盐酸丙烯吗啡也有对抗吗啡作用，肌内注射或静脉注射 5～10mg，必要时 10～15min 重复给药，总量不超过 40mg。对阿片类药物已耐受者，使用盐酸丙烯吗啡会立即出现戒断症状，高血压及心功能障碍患者应慎用。

# 参考文献

[1] 国家食品药品监督管理局执业药师资格认证中心. 国家执业药师职业资格考试指南：药学综合知识与技能 [M].
北京：中国医药科技出版社，2020

[2] 国家食品药品监督管理局执业药师资格认证中心. 国家执业药师职业资格考试指南：药学综合知识与技能 [M].
北京：中国医药科技出版社，2019.

[3] 段洪云. 2016 国家执业药师资格考试高分宝典：药学综合知识与技能 [M]. 北京：中国医药科技出版社，2016.

[4] 刘博文. 药学综合知识与技能 20 讲 [M]. 3 版. 北京：中国医药科技，2018.

[5] 侯志飞. 药学综合知识与技能 [M]. 2 版. 北京：化学工业出版社，2018.

[6] 马春利. 双硫仑样反应 1 例 [J]. 临床急诊杂志，2016，17（03）：242-243.

[7] 冯亚楠，刘欣欣，李永辉，等. 新《药品管理法》下医疗机构药物警戒工作面临的挑战 [J]. 中国药物警戒，
2020，17（09）：572-573＋582.

[8] 刘文勇. 临床安全用药管理用于静脉药物配置中心的实施效果 [J]. 临床合理用药杂志，2020，13（34）：
131-132.

[9] 万学红，卢雪峰. 诊断学 [M]. 9 版. 北京：人民卫生出版社，2018.

[10] 孙虹，张罗. 耳鼻咽喉头颈外科学 [M]. 9 版. 北京：人民卫生出版社，2018.

[11] 张志愿. 口腔科学 [M]. 9 版. 北京：人民卫生出版社，2018.

[12] 杨培增，范先群. 眼科学 [M]. 9 版，北京：人民卫生出版社，2018.

[13] 张学军，郑捷. 皮肤性病学 [M]. 9 版. 北京：人民卫生出版社，2018.

[14] 葛均波，徐永健，王辰. 内科学 [M]. 9 版. 北京：人民卫生出版社，2018.

[15] 于锋，闻德亮. 临床医学概论 [M]. 2 版. 北京：人民卫生出版社，2016.

[16] 姜远英，文爱东. 临床药物治疗学 [M]. 4 版. 北京：人民卫生出版社，2019.

[17] 贾建平，陈生弟. 神经病学 [M]. 8 版. 北京：人民卫生出版社，2018.

[18] 郝伟，陆林. 精神病学 [M]. 8 版. 北京：人民卫生出版社，2018.

[19] 曹霞，陈美娟. 临床药物治疗学 [M]. 北京：中国医药科技出版社，2018.

[20] 葛均波，徐永健. 内科学 [M]. 8 版. 北京：人民卫生出版社，2013.